Sinais Clínicos: Pequenos Animais

Michael Schaer DVM DipACVIM DipACVECC
College of Veterinary Medicine
Universidade da Flórida
Gainesville, Flórida, EUA

2009

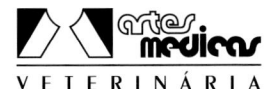

VETERINÁRIA

Traduzido do original em inglês:
Clinical Signs in Small Animal Medicine

Copyright © 2008 Manson Publishing Ltd
Copyright © 2009 by Editora Artes Médicas Ltda. para a língua portuguesa.

ISBN: 978-85-367-0100-4

Todos os direitos reservados. Nenhuma parte desta publicação pode ser reproduzida, armazenada em sistema de recuperação ou transmitida em qualquer forma ou por qualquer meio sem permissão, por escrito, do detentor dos direitos autorais, ou de acordo com as disposições do Copyright Act 1956 (conforme emendas), ou, nos termos de quaisquer licenças permitindo cópias limitadas editadas pela Copyright Licesing Agengy, 33-34 Alfred Place, London WC1E 7DP, UK.
Qualquer pessoa que execute ato não autorizado em relação a esta publicação pode ser passível de processo criminal e civil e responsável por danos e perdas.

Um registro de catálogo CIP deste livro está disponível na British Library.

Diretor Editorial: Milton Hecht

Equipe de Produção
Gerente de Produção: Fernanda Matajs
Tradução: Ivan Carlquist
Revisão: Maria Eugênia Camargo Barros Affonso
Diagramação: GraphBox•Caran

Editor Responsável: Jill Northcott
Gerente de Projeto: Julie Bennett
Editor de Cópia: Peter Beynon
Planejamento e Design: DiacriTech, Chennai, India
Reprodução em Cores: Tenon & Polert Colour Scanning Ltd, Hong Kong
Impresso por: Grafos SA, Barcelona, Spain

Dados Internacionais de Catalogação na Publicação (CIP)
(Câmara Brasileira do Livro, SP, Brasil)

Schaer, Michael
    Sinais Clínicos: Pequenos Animais / Michael Schaer ;
[tradução Ivan Carlquist]. -- São Paulo : Artes Médicas, 2009.

    Título original: Clinical signs in small animal medicine.
Bibliografia.
ISBN 978-85-367-0100-4

    1. Animais - Doenças 2. Medicina veterinária I. Título.

09-00381   CDD-636.0896399206

Índices para catálogo sistemático:
1. Pequenos animais : Medicina veterinária
    636.0896399206

Editora Artes Médicas Ltda.
R. Dr. Cesário Mota Jr, 63 – Vila Buarque – CEP: 01221-020 – São Paulo – SP – Brasil
Home Page: http://www.artesmedicas.com.br – E-mail: artesmedicas@artesmedicas.com.br
Tel: 11 3221-9033 – Fax: 11 3223-6635 – Linha direta do consumidor: 0800-559033

Sumário

	Abreviações	4
	Introdução	5
Capítulo 1:	Doenças dermatológicas	12
Capítulo 2:	Doenças oftalmológicas	30
Capítulo 3:	Doenças infecciosas	42
Capítulo 4:	Doenças cardiovasculares	62
Capítulo 5:	Doenças respiratórias	74
Capítulo 6:	Doenças hematológicas	94
Capítulo 7:	Doenças gastrintestinais	112
Capítulo 8:	Doenças endócrinas	150
Capítulo 9:	Doenças urogenitais	180
Capítulo 10:	Doenças neurológicas	202
Capítulo 11:	Doenças neoplásicas	216
Capítulo 12:	Doenças toxicológicas (incluindo envenenamento por mordida de cobra)	244
Capítulo 13:	Doenças diversas	262
	Índice	286

Abreviações

AHA	anemia hemolítica auto-imune
AINE	antiinflamatório não-esteroidal
CAD	cetoacidose diabética
CIVD	coagulação intravascular disseminada
DOCP	desoxicorticosterona pivalato
GI	gastrintestinal
HIH	hiperadrenocorticismo induzido por hipófise
HPB	hipertrofia prostática benigna
Ht	hematócrito
IM	intramuscular
IPE	insuficiência pancreática exócrina
IV	intravenoso
NET	necrólise epidermóide tóxica
NPO	nada por boca (nil per os)
OF	organofosforado
PIF	peritonite infecciosa felina
PT	proteínas totais
PTI	púrpura trombocitopênica idiopática
PU/PD	poliúria/polidipsia
SAMe	s-adenolsil-l-metionina
SC	subcutâneo
SD	super-dose
SDMO	síndrome de falência de múltiplos órgãos
SDRA	síndrome de desconforto respiratório aguda
SRIS	síndrome de resposta inflamatória sistêmica
TCO_2	dióxido de carbono total
VLF	vírus de leucemia felina

Introdução

Ao olhar este livro seria possível pensar no que me motivou a fazer um atlas fotográfico de medicina de pequenos animais tendo em vista toda a ciência que constantemente nos cerca na moderna literatura veterinária. Minhas respostas são simples. O principal motivo é que nada substitui olhar o animal e observar a lesão, ou movimento anormal, quando vem para diagnóstico clínico. Esta filosofia me foi ensinada pelos mentores do *Animal Medical Center* (AMC), em Nova York, nos anos de 1970, e continuo a transmiti-la a meus alunos até hoje. Outro motivo importante é que eu queria deixar um legado significativo para a profissão e, como há tantos livros publicados com textos maravilhosos, gostaria que as imagens deste livro complementassem as palavras escritas por meus colegas.

Uma revisão feita pelo homem ocidental do provérbio chinês "Uma imagem vale mais que dez mil palavras" o transformou em "Um olhar vale mil palavras", de acordo com Fred R. Barnard, nos anúncios do jornal *Printers'Ink* em 1921. Em 1927, Barnard republicou a frase como "Uma fotografia vale dez mil palavras". Independentemente da origem e das modificações subseqüentes, o valor de ver realmente a lesão é especial e insubstituível no aprendizado da medicina, valendo mil ou dez mil palavras.

Como já disse, um dos principais objetivos deste texto é proporcionar uma representação gráfica de doenças que muitos clínicos encontram na prática da medicina. O desejo surgiu primeiro durante meu internato na AMC, em 1970, quando meu salário era U$6,500 e o peso da maleta era incrivelmente grande e fez-me esquecer que estava esfomeado. Eu não tinha meios para comprar uma câmara com lentes "macro", que meus colegas mais velhos usavam. Com grande frustração, tive que esperar pela residência em medicina, quando pude emprestar o dinheiro para comprar uma nova "Nikon Nikormat" com suas macrolentes muito especiais, que depois paguei com os U$35.00 de cada contracheque. A partir daquele momento, minha câmara esteve comigo "ao lado da gaiola" dos meus pacientes, onde registrei imagens que, acreditava, algum dia aumentariam meu real desejo de ensinar medicina clínica.

Dentre os milhares de imagens da minha coleção, as que integram este livro foram selecionadas pelas situações clínicas únicas que representam. Algumas vezes o leitor achará que apresentei mais de uma versão para um sinal clínico particular; isso foi feito para mostrar que muitas síndromes têm várias apresentações diferentes. O que me compeliu a mostrar uma doença e não outra foi novamente a peculiaridade da fotografia e, talvez, a raridade de certas doenças; no entanto, o leitor encontrará exceções a essa diretriz discricionária, pois algumas doenças não são tão raras.

Inicialmente, tentei apresentar a maioria dos sistemas orgânicos e distribuir as imagens uniformemente entre eles. No entanto, logo percebi que sistemas orgânicos como o gastrintestinal e o endócrino têm papéis destacados na coleção de imagens do clínico, o que explica a disparidade entre os vários sistemas. De início imaginei um livro com fotografias de todos os tópicos abordados em livros didáticos como **Veterinary Internal Medicine**, de Ettinger e Feldman, mas o volume seria muito grande para manusear e provavelmente muito caro. Assim, talvez os tópicos não ilustrados motivem-me a publicar uma segunda edição, no futuro.

A organização do texto serve apenas para enfatizar a imagem da medicina. Desde o primeiro instante em que falamos com o cliente, na sala de espera e no consultório, nossos olhos, logo após cumprimentarmos o dono do animal, imediatamente se fixam no paciente. Esse é o começo do nosso exame, e é quando uma fotografia definitivamente vale mil ou talvez dez mil palavras. Claro que sempre devemos ter o cuidado de não nos fixarmos na lesão e esquecermos o resto do paciente. Um meio de evitar essa armadilha é focalizar o problema somente depois do exame completo.

Embora tenha mencionado a palavra "armadilha", este poderia ser o melhor lugar para compartilhar alguns pensamentos filosóficos, que registrei nos meus 37 anos de prática de medicina veterinária. Alguns podem parecer alegres, mas outros são avisos importantes dos desastres potenciais que esperam todos nós. A lista inicial vem das minhas primeiras experiências com o Dr. Erwin Small, na Universidade de Illinois, onde me formei em medicina veterinária, e depois da AMC, onde tive a grande honra de ser instruído por homens como os Drs. William J. Kay e Steven Ettinger. Asseguro-lhes que fui influenciado por outros, além desses três colegas, mas estes foram para mim fonte de informação e energia como nada mais no mundo. O título "Máximas do Mikey" originou-se da expressão carinhosa usada em Nova York por um de meus internos, o Dr. Max Easom, que ficou ligada a mim por muitos anos. Assim, aqui estão as "Máximas de Mikey":

- Trate o tratável.
- Suposições causam encrencas; portanto, não suponha.
- Sempre interprete a informação clínica no contexto da apresentação do paciente.
- Evite visão da "luz no final do túnel".
- Trate o paciente, não apenas a doença.
- Evite supermedicação.
- Seja honesto consigo mesmo.
- Não adie as urgências de hoje para amanhã.
- Pense que coisas comuns ocorrem comumente.
- Olhe bem seu paciente; usualmente ele lhe diz o que está errado.
- Nunca deixe que seu paciente morra sem lançar mão do último recurso possível.
- Quando ouvir ruído de cascos, procure cavalos, mas não esqueça as zebras.
- Nunca substime os conceitos básicos – eles ainda são a melhor opção.
- Se não pensar em alguma coisa, não vai encontrá-la.

- Nunca deixe uma amostra biológica ir para o lixo.
- O desastre está à espreita sempre que o problema de um paciente é "rotina".
- Se não está piorando, dê uma chance de melhorar.
- Não se afaste para muito longe do paciente – o diagnóstico finalmente vai aparecer.
- Não dê ao paciente uma doença que ele não merece ter.
- Não deixe a tecnologia torná-lo descerebrado.
- A necropsia é o julgamento do clínico por um júri.
- A sabedoria da experiência nunca deve ser ignorada.
- O médico deve sempre fazer a si mesmo duas perguntas: onde estou agora e para onde irei?
- Se o paciente não está indo para onde você espera, volte à estaca zero.
- Para ter sucesso no tratamento de um gato, você precisa pensar como um gato.
- Evite as armadilhas do despistamento.
- Se não puderem comprar um Cadillac, ofereça um Chevrolet.
- Conheça o paciente.
- Ninguém quer pagar uma conta alta por um animal morto.
- Você precisa ter conhecimento para diagnosticar corretamente.
- Para prognosticar primeiro você precisa diagnosticar.

Embora algumas pareçam engraçadas, asseguro que todas se baseiam na experiência da vida real; oferecendo-as, espero poupar muitos de uma fração da "dor" que tive ao longo dos anos.

Há cerca de 8 ou 10 anos dei uma palestra, que chamei de "Pérolas Clínicas". Ao contrário das Máximas, que são mais filosóficas, as "Pérolas Clínicas" representam lições práticas valiosas, que têm ajudado a mim e a outros a praticar melhor a medicina. Nunca tive a intenção de incluí-las neste livro, mas o editor, Sr. Michael Manson, insistiu que o fizesse. Assim, curvando-me ao conhecimento e à experiência de Mike em relação à palavra escrita, incluí várias listas de "Pérolas Clínicas" que, repito, espero sejam de grande valor para meus colegas. Algumas, gerais, aparecem no final da Introdução; outras ficaram no começo de cada capítulo ao qual se relacionam. Algumas são escritas em gíria americana, o que foi essencial para alcançar o máximo da minha mensagem. Peço desculpas aos que poderiam criticar minha falta de estilo.

Há muitas pessoas a quem desejo agradecer, sem as quais muito da minha carreira nunca teria sido possível. Primeiro, e acima de tudo, está minha mulher, M. J. (Mary Jane), companheira fiel nos bons e maus momentos nos 33 anos do nosso casamento. Ela merece crédito especial, porque viver comigo em períodos de extrema pressão no trabalho nunca poderia ser descrito como "moleza". M. J. é quem efetivamente tornou possível este livro, porque escaneou manualmente, o que é muito cansativo, milhares dos meus diapositivos, para permitir que eu entrasse na era eletrônica do ensino. Eu poderia acrescentar que ela não somente escaneou; mas limpou todos os diapositivos de anos de deterioração, tornando-os completamente utilizáveis ainda por muito tempo. Essa santa paciência eu nunca teria, ou provavelmente seria um neurocirurgião, em vez de clínico. No âmbito do lar, agradeço a meus filhos, Andrew e Lauren, por ficarem perto do pai, embora ele tenha perdido alguns momentos especiais de suas infâncias. Isso me faz voltar a M. J., certa de que o trabalho podia esperar enquanto o papai participava da maioria desses eventos.

A meus pais, Teddy (falecido) e Bernice, agradeço por me ensinarem os princípios do certo e do errado e por terem me dado a melhor educação escolar possível. À minha falecida irmã, Marsha, obrigado por sempre participar de meus triunfos e estar onde eu precisava de um amigo. Você nos deixou muito subitamente. Sinto saudades.

Aos meus alunos, eu deixo para vocês os meus trabalhos na esperança que se beneficiem deles, porque foram vocês que me inspiraram a persistir com o ensino mesmo quando tudo ao meu redor parecia desanimador. Ao me recordar daqueles momentos de descoberta durante as visitas ainda me trazem arrepios e as expressões em suas faces quando vocês perceberam que poderiam realmente exercer a medicina com excelência – simplesmente inestimável.

Um agradecimento especial aos meus colegas, que partilharam os momentos de aprendizado e me ofereceram conhecimentos e inspiração em minha busca de excelência na medicina. A medicina acadêmica está muito longe de ter um ambiente relaxante, mas ao mesmo tempo só aí se fazem desafios intelectuais, os egos são feridos e, mais importante, a arte e a ciência da medicina progridem. Espero que compartilhemos esses momentos especiais. Também quero agradecer a meus colegas da AMC e da Universidade da Flórida por permitirem que eu fotografasse seus casos e os compartilhasse com meus estudantes, colegas e leitores deste texto.

Por último, mas não certamente com menor importância, agradeço ao Sr. Michael Manson e ao pessoal maravilhoso da Manson Publishing, em Londres, Inglaterra. Mike é um cavalheiro tremendamente bondoso e com um intelecto maravilhoso, que o tornou o sucesso que é hoje. Meu agradecimento final é um grande obrigado a Peter Benyon, responsável por transformar meu estilo literário rude, em algo que me dá mais crédito do que mereço. Obrigado, Peter, por fazer a "mágica" que tornou este livro o produto final polido que agora temos em mãos.

Michael Schaer
Gainesville, Flórida

PÉROLAS CLÍNICAS

Avaliação do paciente:
- Palidez pode ser causada por hipóxia, choque, anemia e injeção de epinefrina.
- Palidez anêmica mais icterícia produzem um matiz amarelo.
- Mucosas róseas mais icterícia produzem uma cor mais alaranjada.
- Linfadenopatia maciça generalizada usualmente significa linfoma.
- Se parece, tem cheiro e gosto (?) de pus, então deve ser pus.
- Acúmulo de líquido no tórax e no abdome comumente significa doença ruim. Causas comuns: neoplasia, insuficiência cardíaca, inflamação difusa, hipoproteinemia.
- Choque séptico: hipotensão, hipotermia, trombocitopenia.
- O turgor da pele é difícil de avaliar quando há caquexia e obesidade.
- Inchaço facial súbito, mucosa oral hemorrágica, diminuição da consciência – pense em envenenamento por cascavel dorso de diamante oriental (na Flórida).
- Várias causas de hiperventilação: cardiorrespiratória, febre, doença cerebral, doença de Cushing, acidose metabólica, ansiedade, dor, choque, anemia.
- Febre mais doença auto-imune – o apetite pode se manter.
- Febre mais sepsis – anorexia.
- Crostas nasais, hiperemia de escleróticas, mucosas pastosas – pense em uremia.
- Na palpação: "Toque, mas não aperte o Charmoso".
- Tire o paciente da gaiola e olhe para ele!
- Se alguma coisa "não está certa" pense em neuro.
- Olhe em baixo da língua em qualquer gato vomitando (e cão).
- Olhe os membros posteriores ao primeiro sinal de fraqueza.
- Os seis **grandes**: Ht, PT, uréia, glicose, exame de urina, radiografias de tórax/abdome.
- Depois de pericentese terapêutica, volte e repita a palpação abdominal de modo a não deixar passar a massa.
- Você palpou todas as glândulas mamárias?
- Um caroço é um caroço até que você o fure.
- Está tudo na história.
- Não apenas olhe para ele (um caroço) – fure-o.
- Choque térmico >43º C (>109º F) – procure CIVD.

Fluidos e eletrólitos:
- Administração de fluidos SC – isotônico, agulha calibre 18, fluxo gravitacional.
- Alcalose metabólica mais hipocalemia comum com obstrução GI alta.
- NaCl 0,9% mais KCl – melhor para obstrução GI alta.
- TCO_2 >40 mmol/l sempre é alcalose metabólica (usualmente com hipocalemia).

- TCO$_2$ <10 mmol/l usualmente significa acidose metabólica grave.
- Penicilina potássica contém 1,7 mmol K$^+$/milhão de unidades – tome cuidado quando injetar.
- Tratamento de hipocalcemia quando IV não é opção: acrescente 2,5 ml/kg de gluconato de cálcio a 10% em 150 ml de NaCl 0,9% – administre SC q 12 h (para gato adulto).
- Quando administrar líquidos SC evite hipocalemia – acrescente 3,5 mmol de KCl/150 ml de solução de Ringer lactato – administre SC (para gato adulto).
- Todos os fluidos de manutenção IV devem conter 7-10 mmol KCl/250 ml; exceções são oligúria e Addisoniano não tratado.
- Para incrementar solução de dextrose a 2,5%, acrescente 12,5 ml de dextrose a 50% em água a 250 ml de fluidos.
- Reidrate antes de induzir diurese; verifique primeiro densidade urinária.
- Carga de volume com cristalóide isotônico.
- Cânulas intra-ósseas podem salvar a vida.

Drogas:
- Observe interações de drogas.
- Não use teofilina com ciprofloxacino – causa SD de teofilina.
- Melhor evitar via IV para tiamina (melhor IM) e vitamina K1 (melhor SC).
- Reidrate antes de usar aminoglicosídeos.
- Prednisona para osteopatia craniomandibular.
- Cimetidina aumenta a neurotoxicidade induzida por metronidazol.
- Pneumonia por aspiração piora quando são usados bloqueadores H$_2$.
- Panmicina em gatos causa febre.
- Para anafilaxia, dê epinefrina (0,01 mg/kg) IM e repita a cada 15-20 minutos até a estabilização.

Tratamento do paciente:
- Cães velhos não toleram bem tranqüilizantes.
- Evite sedar pacientes com doença aguda, salvo se for absolutamente necessário.
- Não sede no final do dia.
- Espontaneidade aumentada pode ser premonição de morte.
- Seringa heparinizada pode conter até 200 unidades de heparina – muito para cãezinhos e gatinhos.
- Lavagem auricular traumática pode causar doenças de ouvido interno e vestibular.
- Gatos odeiam gotas de atropina (use pomada).
- Algumas bexigas patológicas podem vazar após cistocentese.
- Não esqueça **tiamina** em gatos.
- Supositórios de glicerina em pacientes com fratura pélvica serão muito apreciados!

Introdução

- Três miligramas (dose total) de cetamina IV podem conter adequadamente o gato com obstrução uretral.
- Cuidado com fluidos SC – cães não são gatos e gostam de se esfregar.
- Compressão manual de bexiga de cão é nociva – pode rompê-la.
- Administração de fluidos SC – fique atrás da escápula e na frente da asa ilíaca. Use agulha calibre 18 e 50 ml/local (gato adulto).
- Não esqueça glicose para os bebês.
- Imipenem para infecções que ameaçam a vida.
- Gato limpo é gato feliz.
- Nenhum fleet enema (enemas com alto teor de fosfato e sódio) para obstipação, salvo se quiser tratar um bom caso de hipocalcemia.
- Quando foi a última vez que você abraçou seu paciente?
- Uma dupla dinâmica: boa ciência e experiência.
- Lâmpada de aquecimento e esfregar álcool = um cachorro **quente.**
- Nada é rotina.
- Enfaixamento corporal em gatos causa pseudo-paralisia.
- Abdominocentese rápida é eficaz e segura em ascite crônica, exceto quando devida a hepatopatia. Neste caso, é melhor ir devagar e administrar simultaneamente plasma IV.
- Melhor evitar B1 e K1 intravenosas – dê SC ou IM.
- Nunca "mate-os" com base em resultados de citologia.
- Trate anafilaxia com epinefrina, fluidos IV, bloqueadores H_1 e H_2 e glicocorticóides (para benefício tardio).

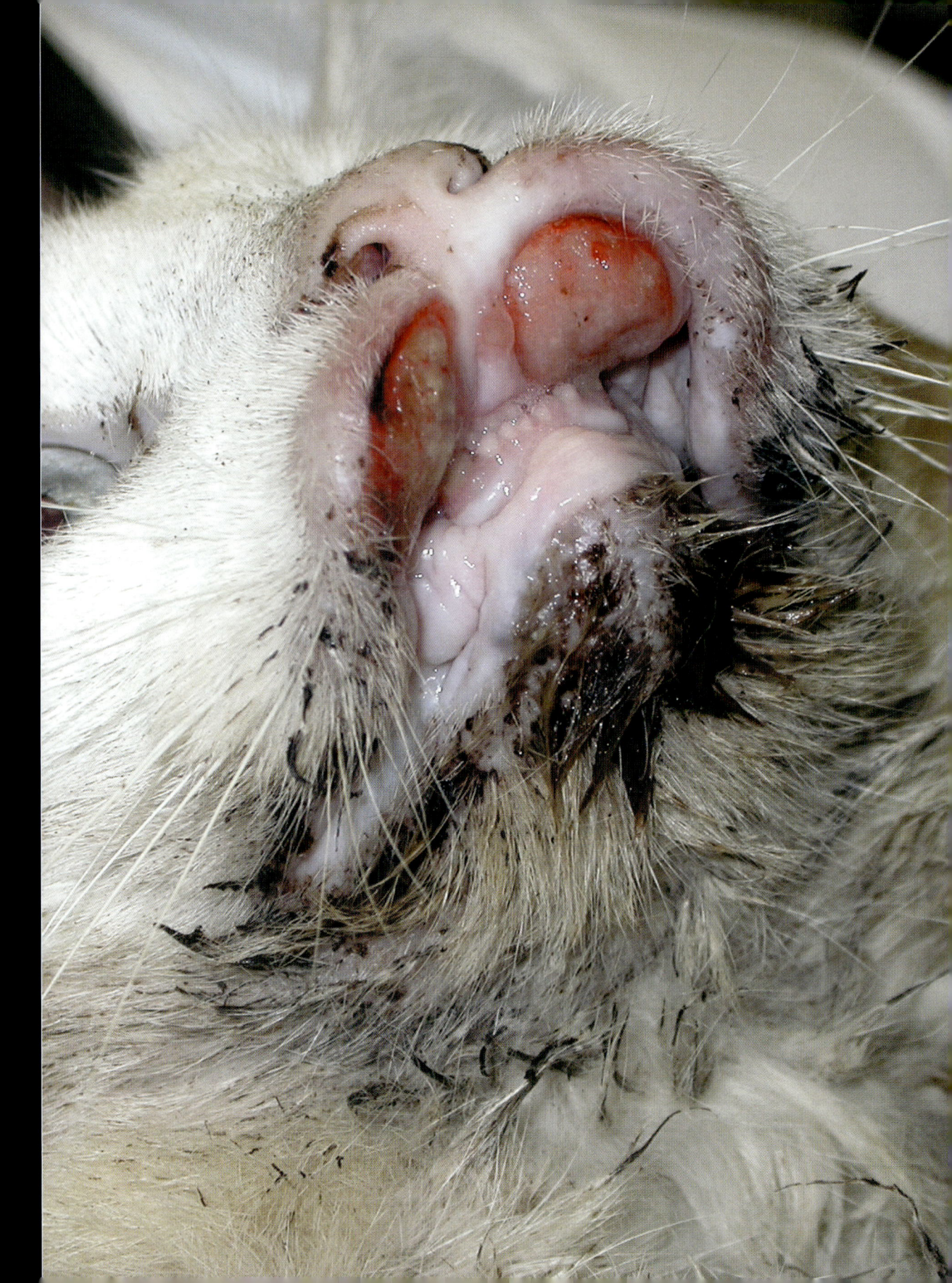

1 Doenças dermatológicas

A palavra DERMATOLOGIA deriva dos termos gregos *derma* (pele) e *logos* (estudo ou discurso, palavra ou razão). É disciplina essencial para o clínico, dada a alta incidência de doenças de pele com que se confronta diariamente. Tais doenças podem ocorrer como lesões primárias ou síndromes ou refletir alguma outra disfunção interna. Conhecer o histórico do caso e realizar exame físico completo é essencial para determinar a causa da doença dermatológica. O grupo mais comum das afecções de pele relaciona-se a hipersensibilidade, mas também importantes são as doenças auto-imunes, infecciosas, neoplásicas, nutricionais e várias outras, de origem metabólica e endócrina. A metodologia diagnóstica das doenças de pele inclui, além do histórico e do exame físico, exames gerais, como hemograma completo, perfil bioquímico do sangue, sorologia para doenças infecciosas e imunológicas, testes cutâneos de hipersensibilidade e biópsia. Esses exames têm a vantagem de ficar rapidamente disponíveis para o clínico e de não serem invasivos para o paciente. Em muitos casos o aspecto clássico de certas lesões permite avaliação diagnóstica mínima, poupando ao dono despesas substanciais.

1

Doenças dermatológicas

✦ Um caroço é um caroço até que você o olhe ao microscópio.

✦ Não olhe para ele – fure-o.

✦ O turgor da pele é difícil de avaliar quando há obesidade e caquexia.

✦ Excesso de fluidos SC pode causar empastamento tissular.

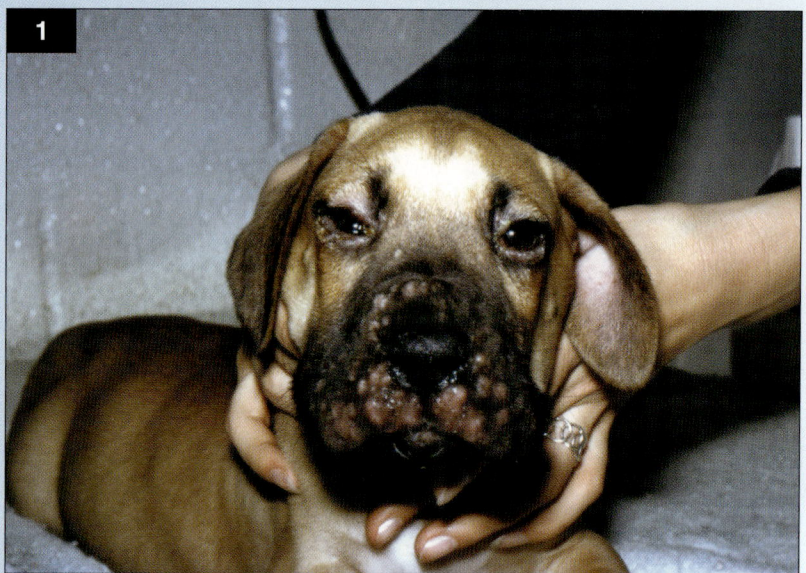

1 Estrangulamento de filhote. Também conhecida como celulite juvenil, a doença afeta filhotes de quatro semanas a quatro meses de idade. Antibióticos são praticamente ineficazes para controlá-la; para tratar essa doença de pele, supostamente decorrente de hipersensibilidade, as drogas de escolha são os glicocorticóides.

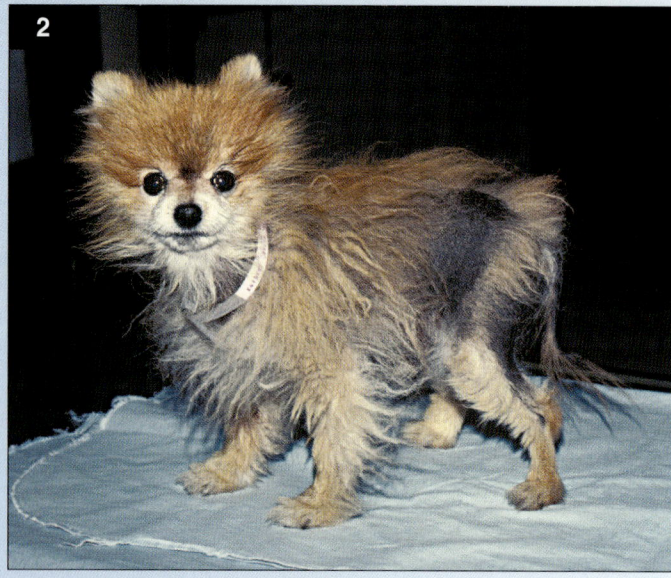

2 Alopecia X. Este Pomerano tem as anomalias cutâneas típicas de alopecia e hiperpigmentação, antes atribuídas a deficiência de hormônio de crescimento. Pesquisas posteriores mostraram que os níveis de hormônio de crescimento podem ser normais e que a síndrome pode associar-se a várias outras causas, incluindo anomalias de hormônio sexual.

3a–c Sarna *Cheyletiella*.
O exame deste coelho muito prurítico (**3a**) revelou "caspa andarilha" (**3b, c**), na realidade ácaros em movimento.
A doença é facilmente diagnosticada com o exame microscópico de um esfregaço de pele mostrando o grande ácaro. Pode-se usar pó de piretrina para tratar esse parasita, mas não permetrinas, por causa dos possíveis efeitos colaterais adversos desses compostos em coelhos e gatos.

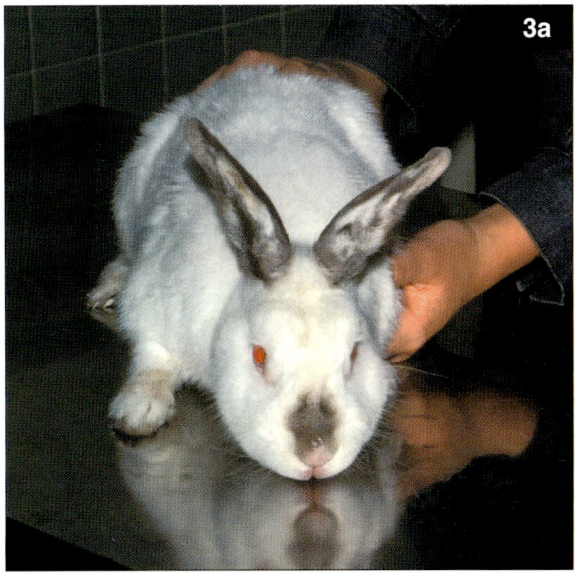

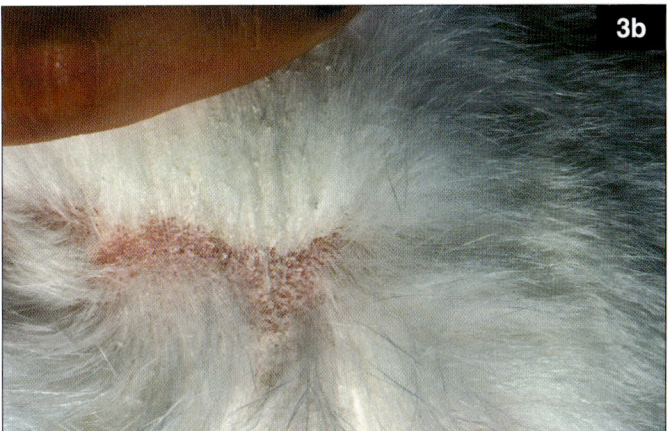

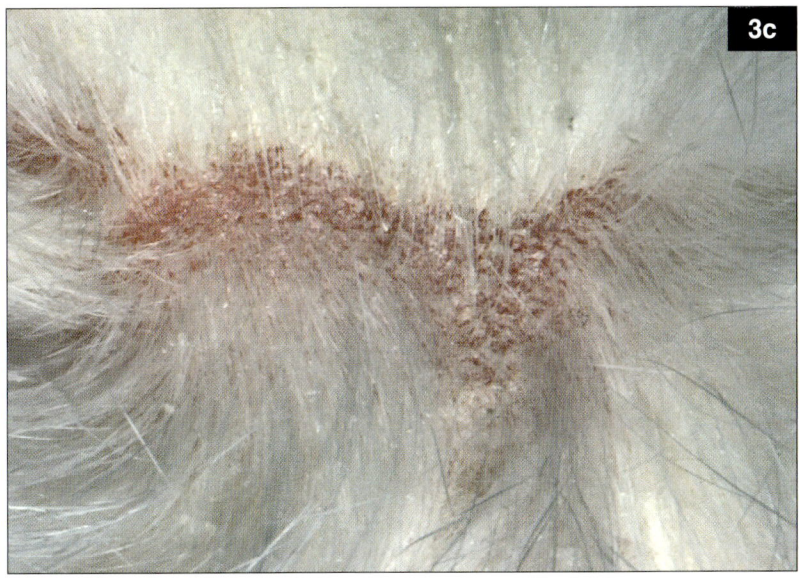

Doenças dermatológicas

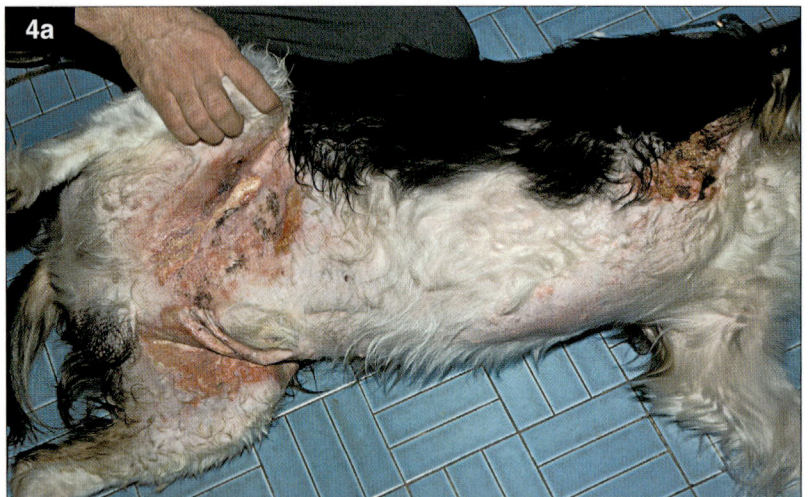

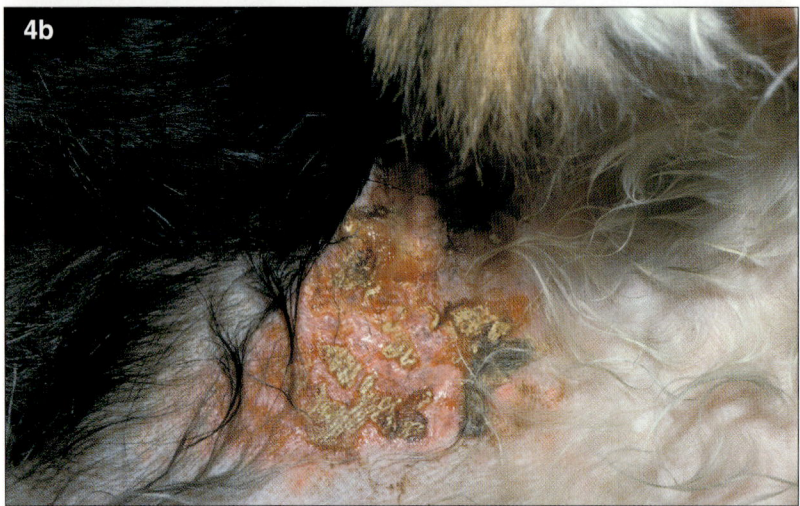

4a, b   Calcinosis cutis.
Este cão (**4a**) tinha hiperadrenocorticismo induzido pela hipófise (HIH) e a forma inflamatória característica de calcinosis cutis. Note a mineralização no detalhe da axila (**4b**). Apesar da inflamação, não se devem usar glicocorticóides porque somente pioram a doença.

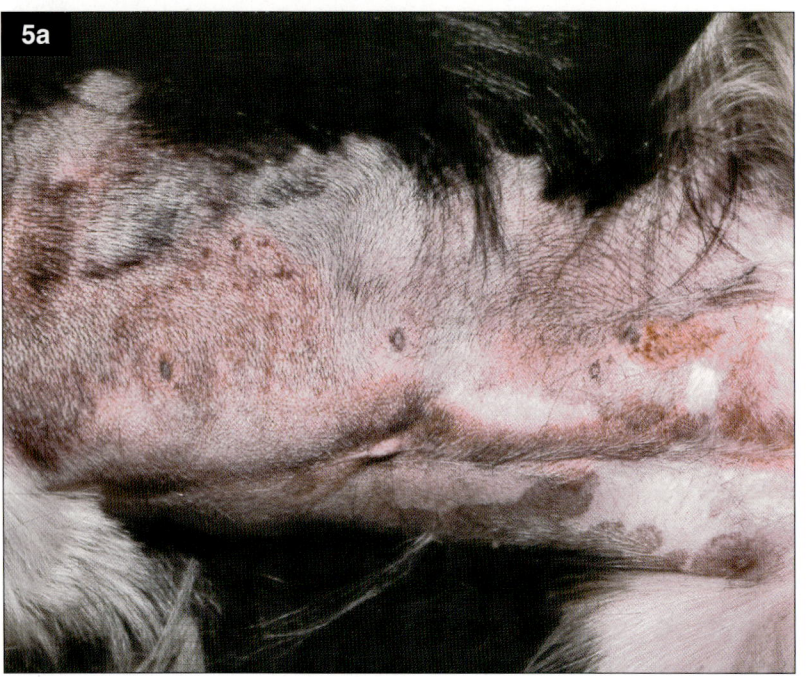

5a, b   Calcinosis cutis devida a gluconato de cálcio.
As duas imagens mostram calcinosis cutis gravemente debilitante, causada por injeção subcutânea de gluconato de cálcio em um jovem Australian Shepherd, para tratamento de hipocalcemia resultante de hipoparatireoidismo primário. A imagem **5a** foi feita durante a fase inicial e a **5b**, uma semana depois. Apesar do que afirma a literatura veterinária, a solução de gluconato de cálcio irrita os tecidos e portanto não deve ser injetada em grande veia.

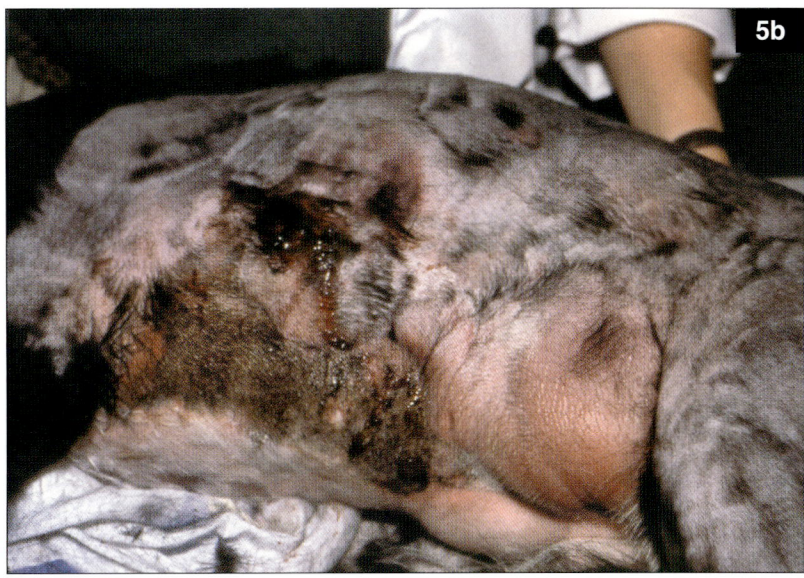

6a, b Edema angioneurótico.
Este jovem Dachshund adquiriu, logo depois de ser vacinado, edema angioneurótico e urticária, uma reação de hipersensibilidade tipo I que responde a anti-histamínicos e glicocorticóides e ao tempo. Usualmente não progride a ponto de ameaçar a vida, mas, de qualquer modo, o paciente deve ser bem examinado.

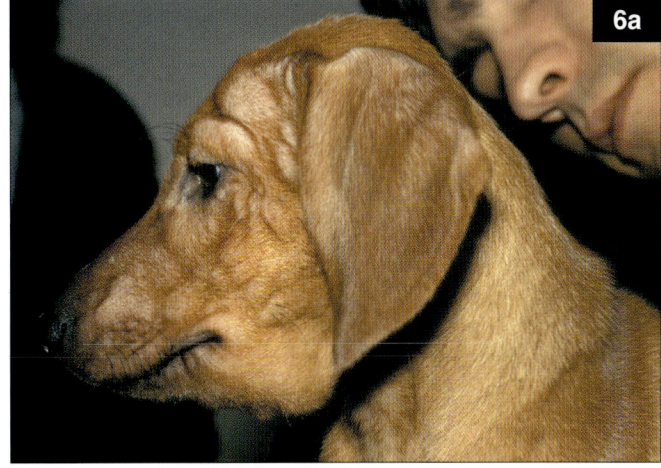

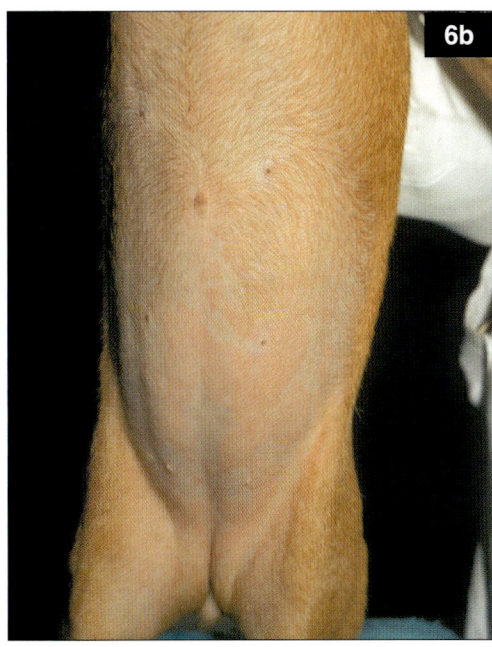

Doenças dermatológicas

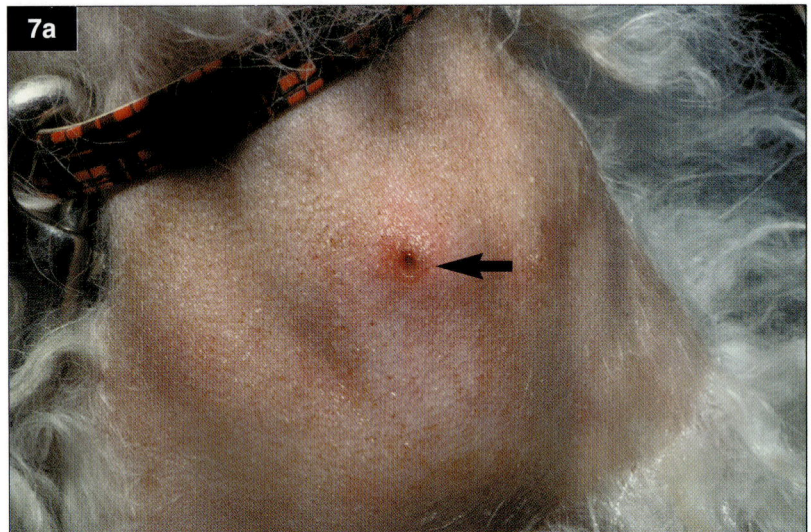

7a, b Cuterebriose.
Moscas da espécie *Cuterebra* às vezes depositam seus ovos diretamente na pele do cachorro, o que permite à larva enterrar-se, causando o granuloma típico, com "orifícios de explosão" (**7a**). Esta larva foi extraída cuidadosamente para não ser esmagada ainda dentro da pele (**7b**). Ver também o caso **408**.

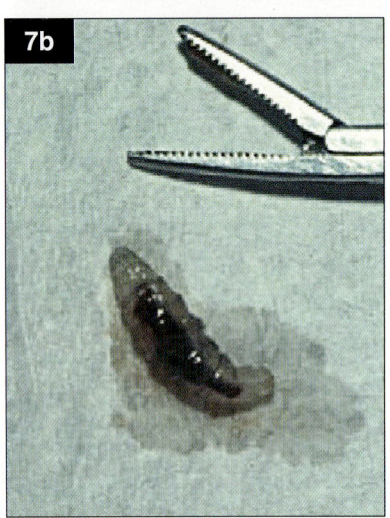

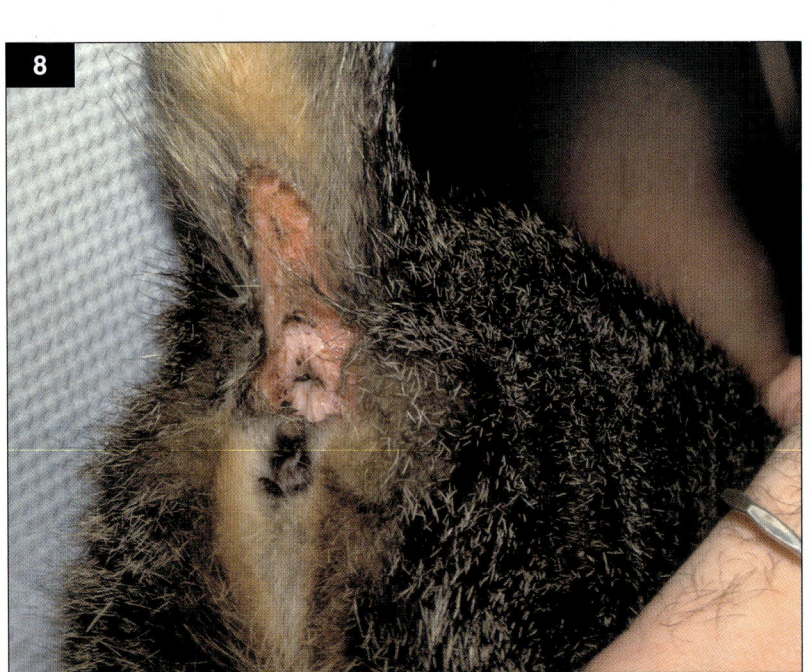

8 Dermatite de contato.
Este gato Abissínio sentou em querosene e teve dermatite de contato aguda, que piorou com a freqüente lambedura. Drogas antiinflamatórias e o uso de um colar elizabetano seriam indicados para tratamento.

Doenças dermatológicas

9a, b Picadas de saúva.
Este jovem Weimaraner deitou-se próximo a um formigueiro e foi atacado por esses himenópteros sem asas, que picam (**9a**). As lesões são papulares no início e depois desenvolvem um núcleo central supurativo, evidenciado pelas "cabeças brancas" (**9b**). O tratamento consiste em remover a formiga, usar anti-histamínicos e glicocorticóides e manter bom cuidado geral. Podem ser necessários fluidos intravenosos e o uso de antibióticos é discricionário (ver também o caso **393**, p. 282).

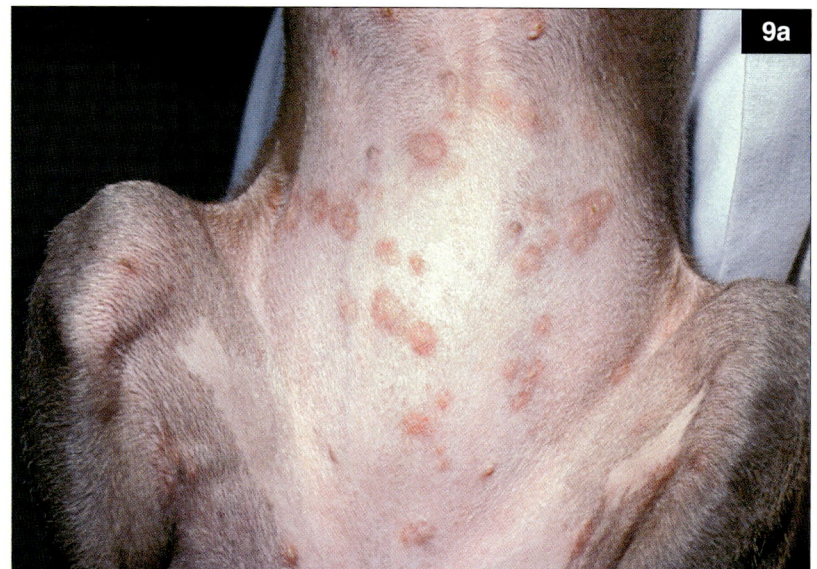

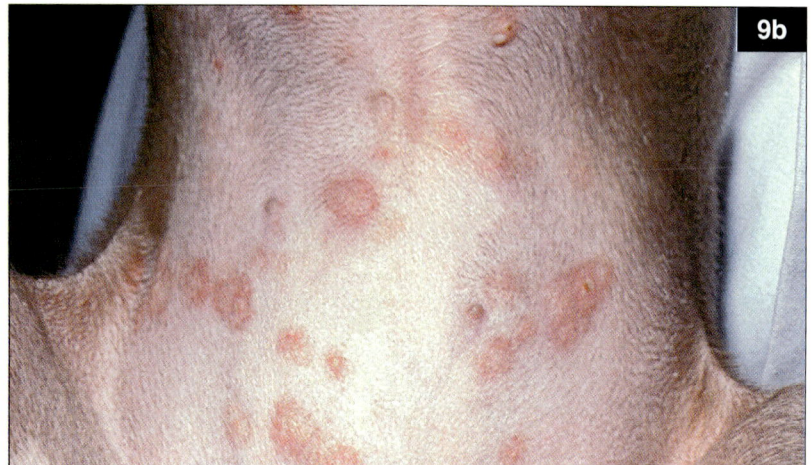

10 Querion.
A lesão dermatófita na cauda de um cão tem característica de granuloma. Usualmente causada por *Microsporum gypseum*, localiza-se com maior freqüência na face e nos membros. O diagnóstico e o tratamento são os mesmos de outras infecções dermatófitas. O tratamento inclui depilação da região e drogas antifúngicas locais e orais.

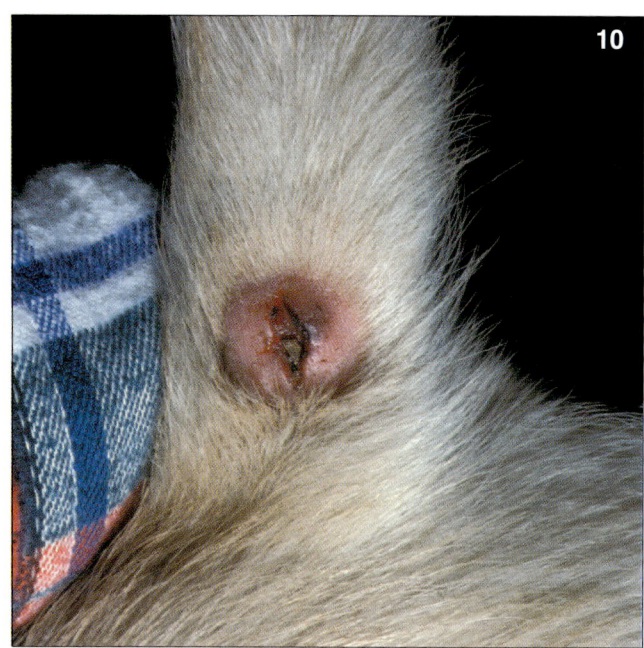

Doenças dermatológicas

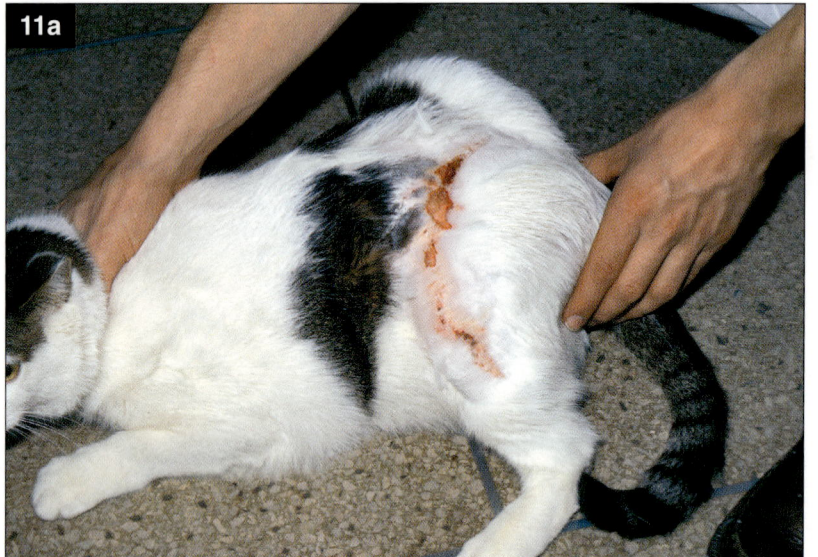

11a, b Granuloma linear.
Lambedura compulsiva pode ter sido fator de peso para o desenvolvimento da lesão cutânea bilateral deste gato. O tratamento inclui a cessação de possíveis causas de estresse, além de drogas para modificação do comportamento.

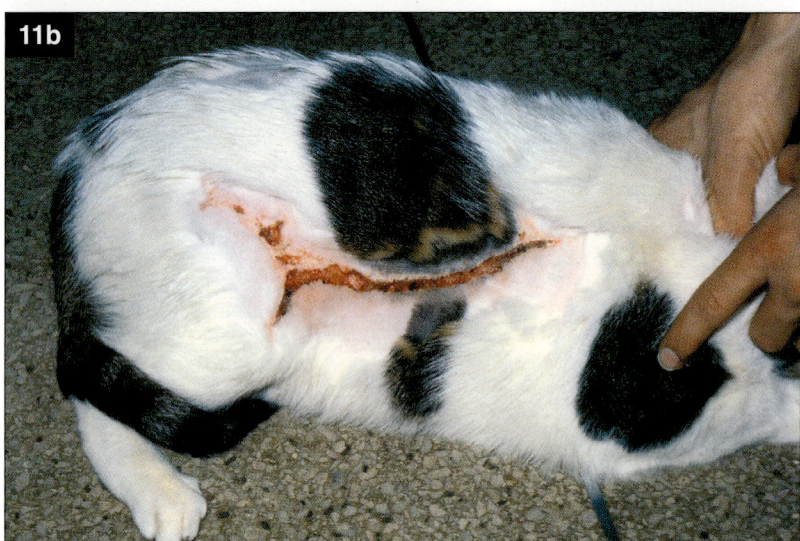

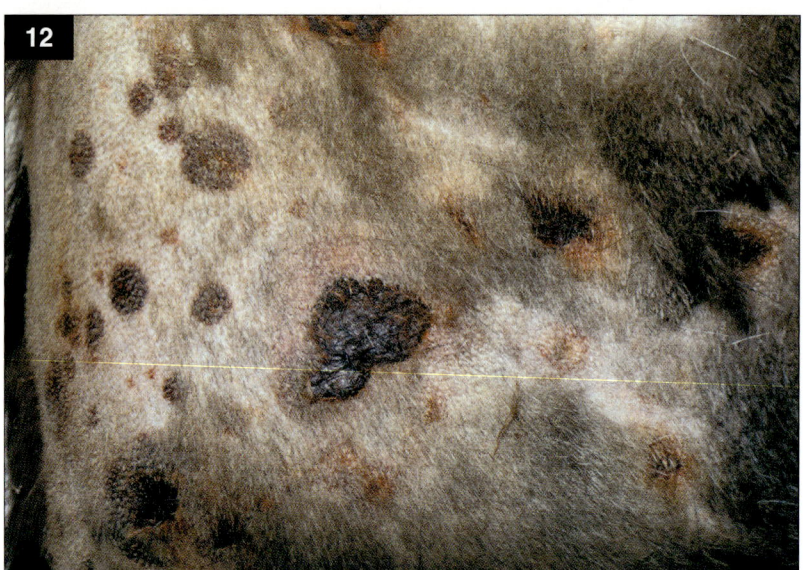

12 Sepsis.
As lesões cutâneas pigmentadas escuras foram associadas a espécies de *Pseudomonas* que invadiram as arteríolas terminais dos vasos sangüíneos cutâneos e outros sistemas orgânicos importantes. O exame microscópico da lesão da pele mostrou os microorganismos infectantes.

13a, b Necrólise epidérmica tóxica.
Este jovem Shi Tzu tem úlceras epidérmicas graves e necrose da pele características de necrólise epidérmica tóxica (NET), que usualmente ocorre após alguma doença viral ou como reação adversa a alguma droga.
O tratamento requer a suspensão de qualquer droga suspeita e o cuidado meticuloso do paciente, que pode incluir imersão em medicamentos, debridamento judicioso e, algumas vezes, tratamento antimicrobiano para infecção bacteriana secundária.

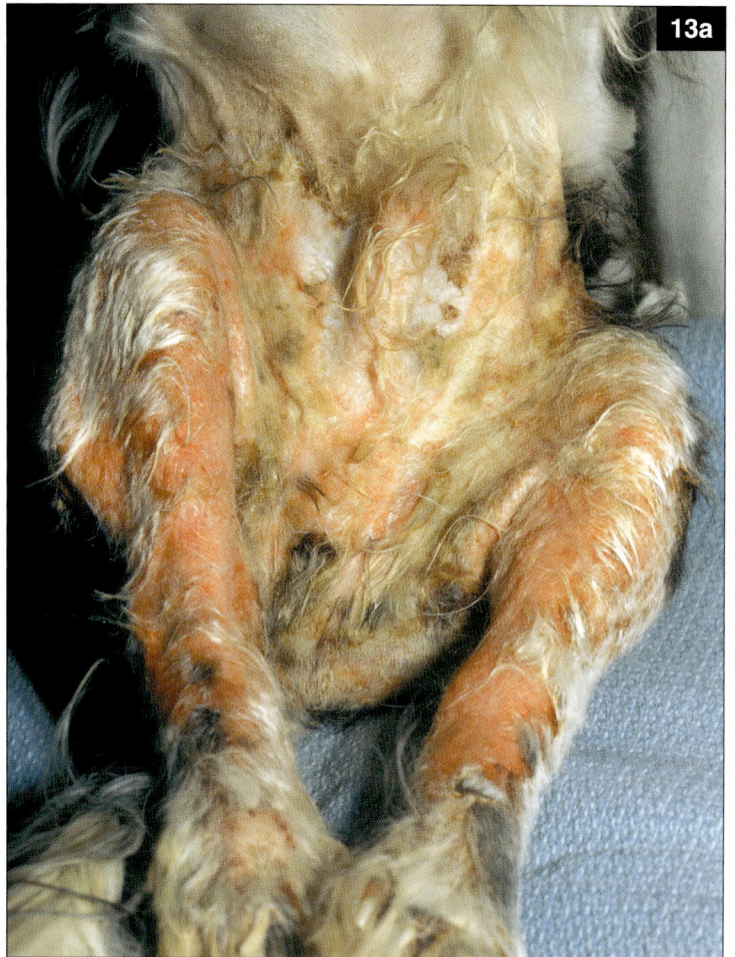

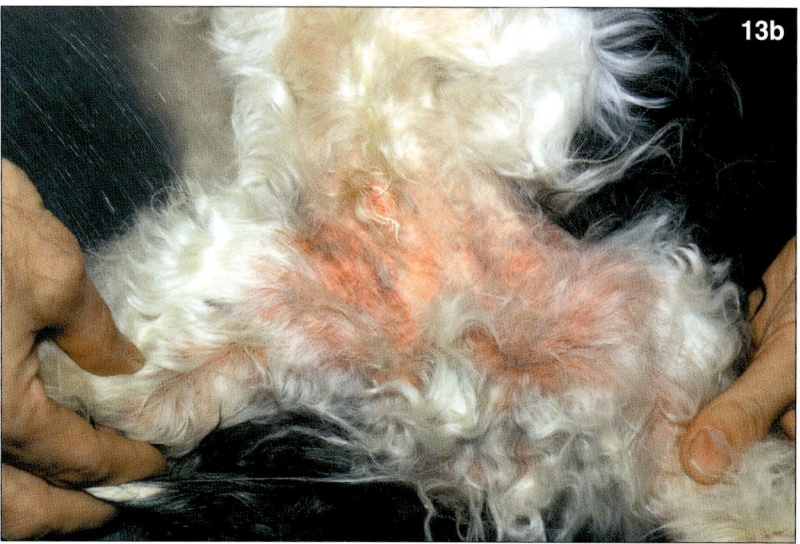

Doenças dermatológicas

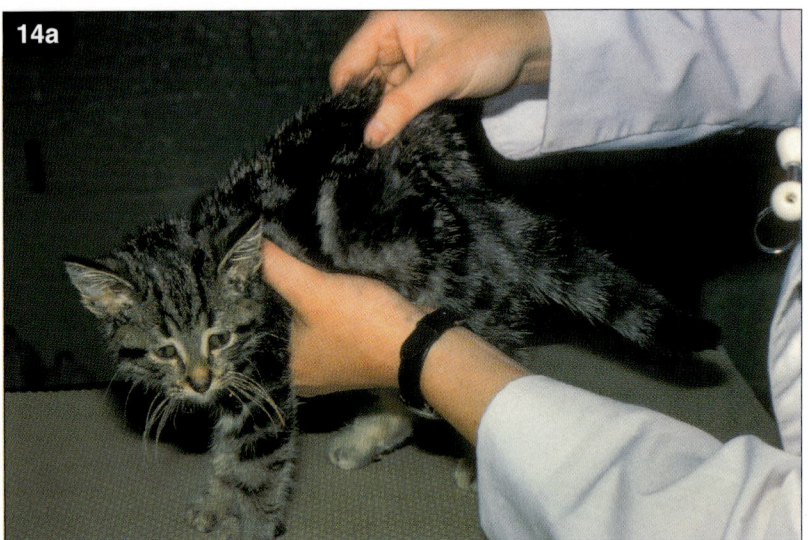

14a, b Hiperelastosis cutis. Este gatinho tem uma disfunção congênita do colágeno, que tornou a pele hiper-elástica (**14a**), podendo facilmente se esgarçar com punção venosa de rotina (**14b**). Gatos com tal afecção necessitam de curativos freqüentes nos ferimentos, o que pode ser muito difícil, porque a inserção da agulha de sutura tende a causar mais esgarçamento.

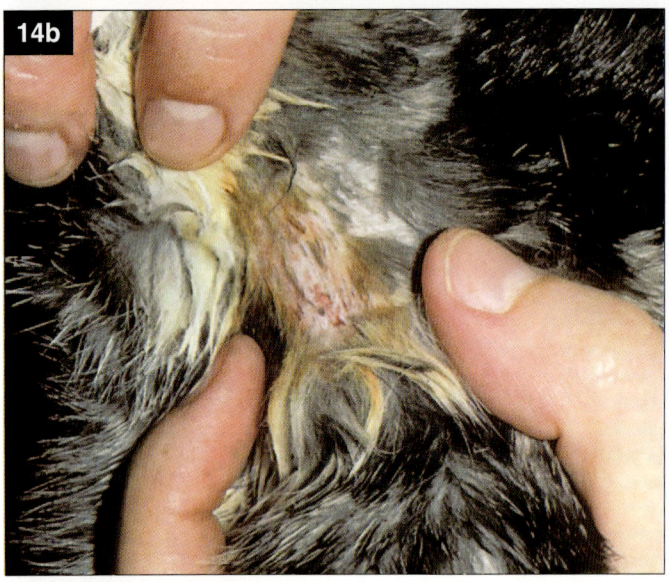

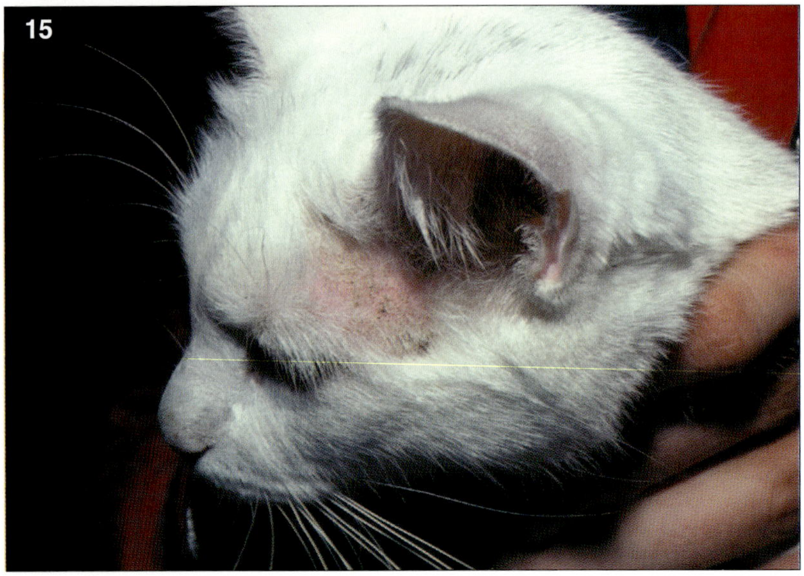

15 Dermatofitose. *Microsporum canis* é o agente causador da tinha no gato, a qual tem características clínicas variadas. Este gato mostra sinais de inflamação, além de lesão de pele do tipo alopecia seca.

Doenças dermatológicas

16 Pitiose.
Antes considerado um fungo, esse microorganismo semelhante à alga é mais comum no cão que no gato. A infecção pode ser cutânea ou sistêmica, e cada forma tem prognóstico de reservado a grave. A foto mostra o comprometimento da pele da região peitoral. A remoção cirúrgica radical dos tecidos envolvidos é quase sempre necessária, evitando que a lesão fique muito grande para ser ressecada.

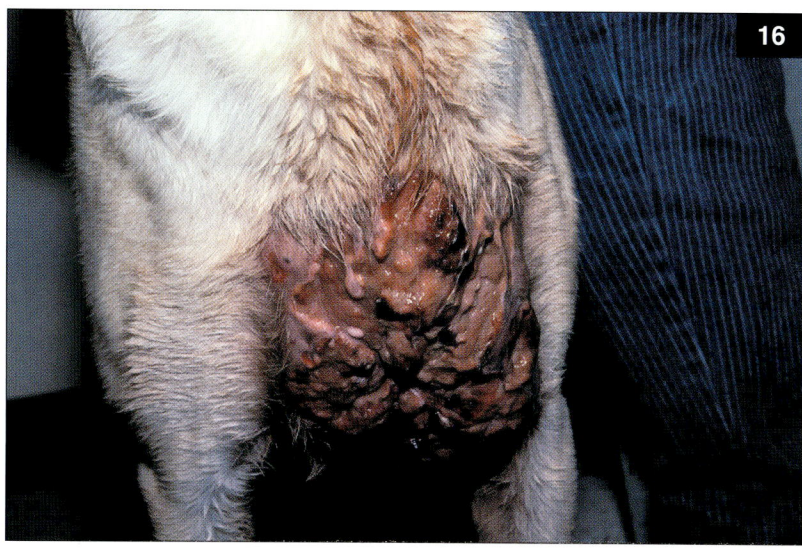

17a, b Pitiose.
Este cão tem uma forma mais grave de pitiose que atinge a parte posterior da coxa (**17a**) e os tributários venosos ventrais (**17b**). Há invasão dos vasos sangüíneos pudendos profundos, tornando impossível a ressecção completa.

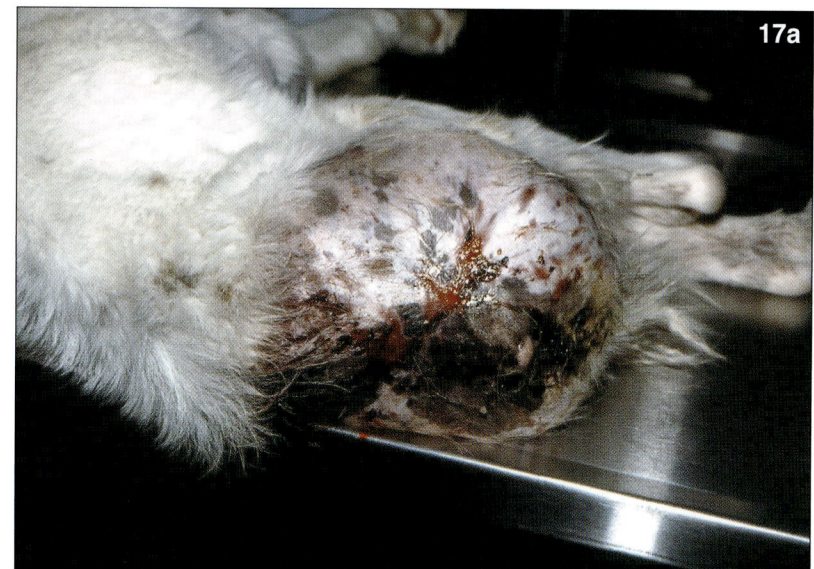

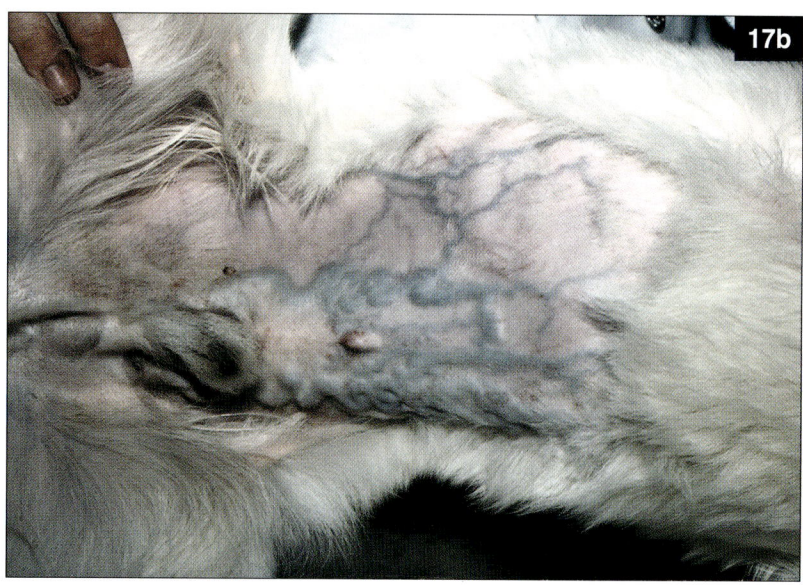

Doenças dermatológicas

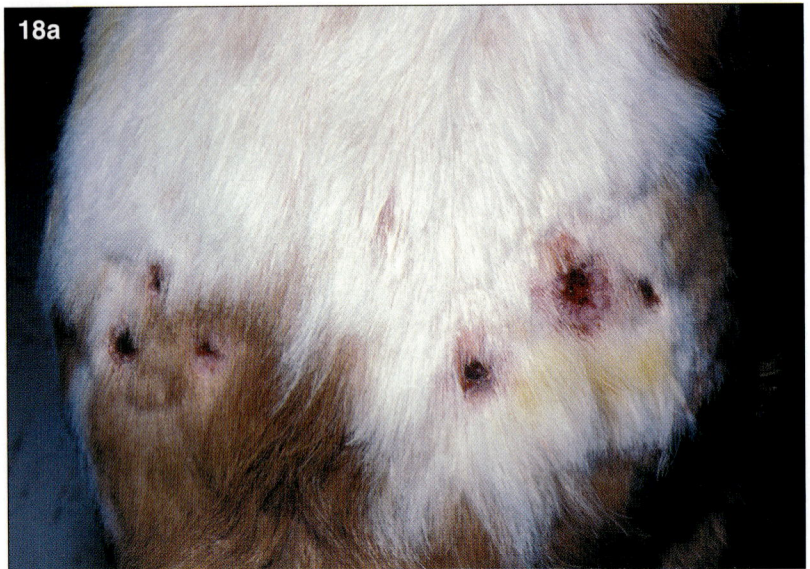

18a, b Paniculite nodular.
As lesões nodulares exsudativas na pele deste Setter Inglês caracterizam a paniculite nodular, doença de pele auto-imune. O fluido que drena das lesões é opalescente e contém gotículas de gordura. Comumente ocorrem febre e mal-estar. A doença responde ao tratamento com glicocorticóides, que devem ser mantidos, em doses baixas, por longo período de tempo (2-9 meses).

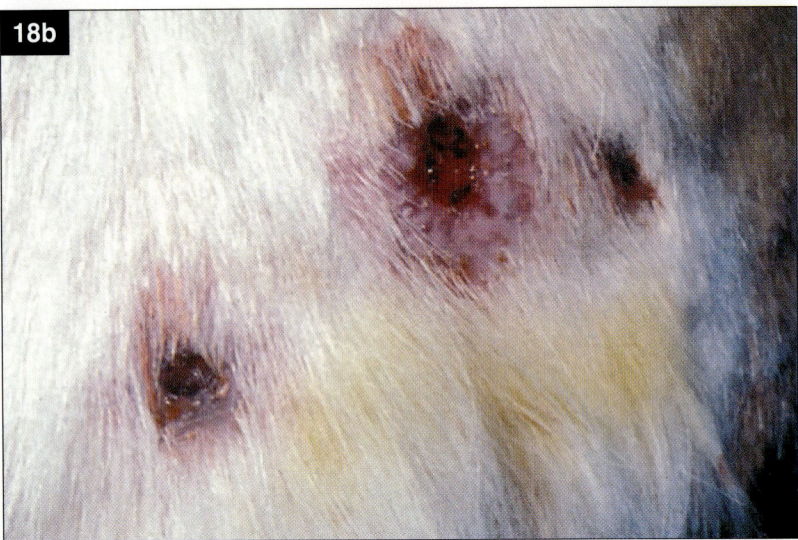

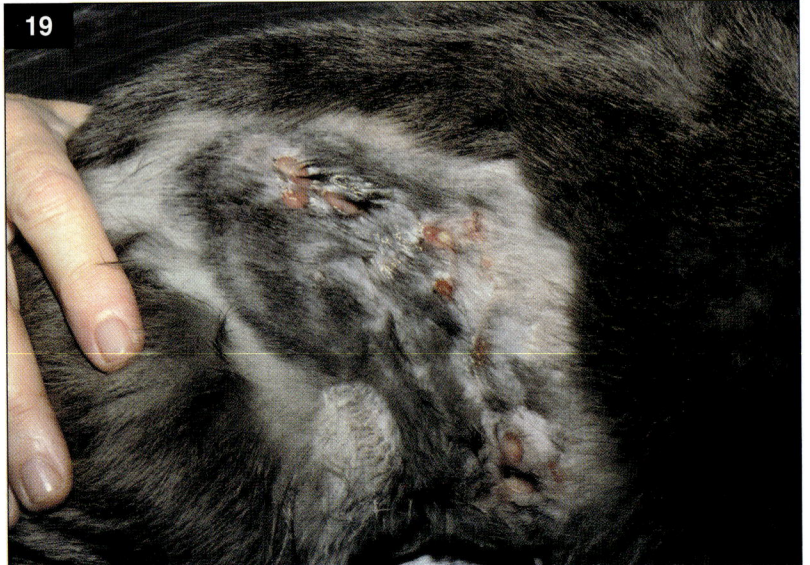

19 Infecção por espécies de *Rhodococcus*.
Essa infecção bacteriana é comum em cavalos. Gatos que partilham com eles o mesmo ambiente também podem adquirir essa infecção ulcerativa exsudativa da pele, passível de ser confundida com infecção micobacteriana atípica. Neste caso específico, a infecção respondeu bem a tratamento antimicrobiano com azitromicina.

Doenças dermatológicas

20a–c Pênfigo vulgar.
Este Dachshund tem pênfigo vulgar, uma das doenças cutâneas auto-imunes bolhosas. São típicas as ulcerações mucocutâneas, acantócitos no esfregaço de pele e teste de imunofluorescência indireta positivo. O prognóstico é reservado e o tratamento é feito com grandes doses de imunossupressor.

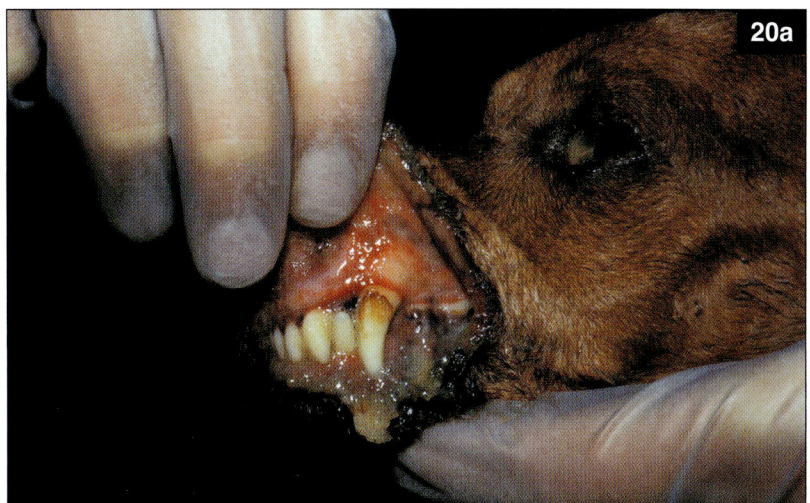

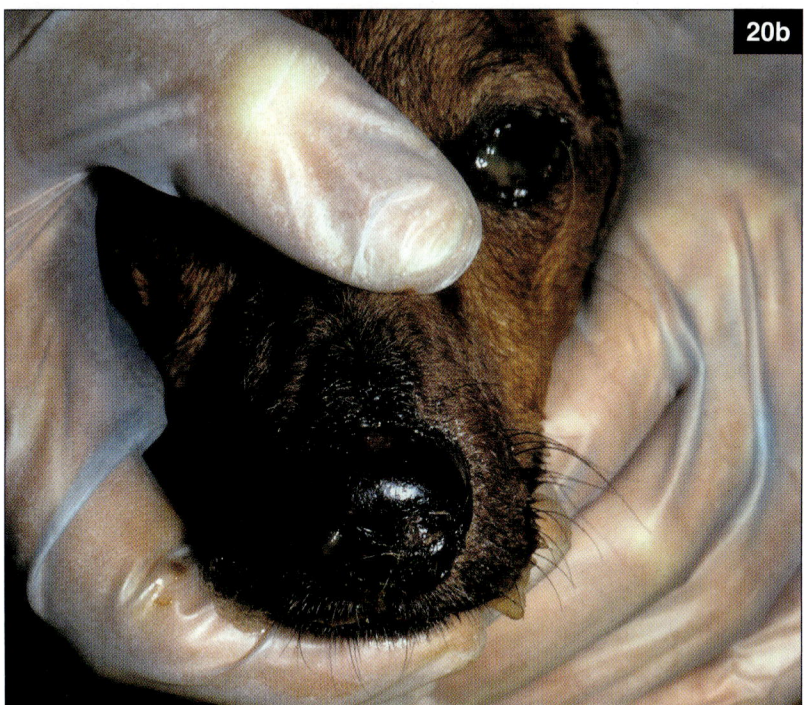

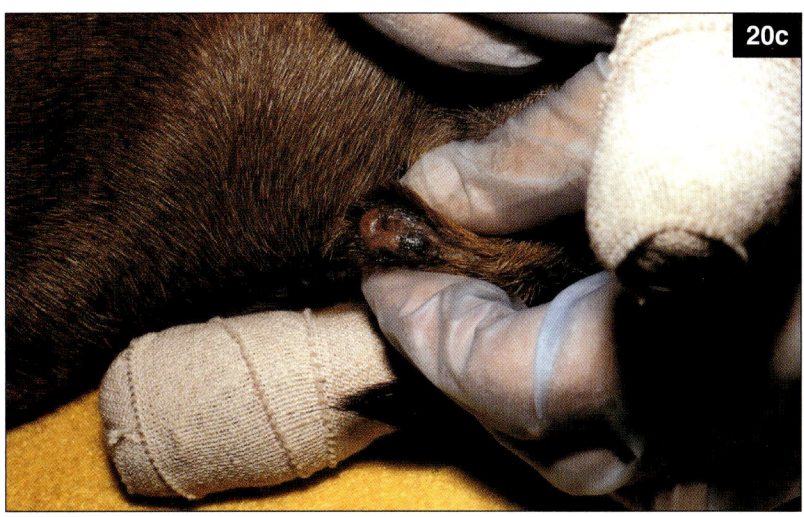

Doenças dermatológicas

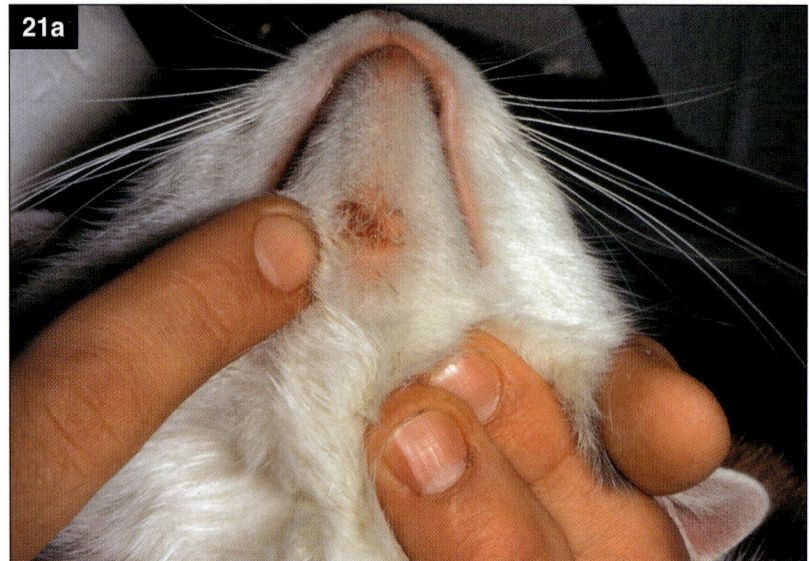

21a–c Complexo granuloma eosinofílico. O gato em **21a** e **21b** tem três lesões diferentes, no queixo, no palato e na língua. O gato em **21c** tem lesão solitária no queixo. Ainda se desconhece a causa exata; as opções de tratamento são descritas no caso **23**.

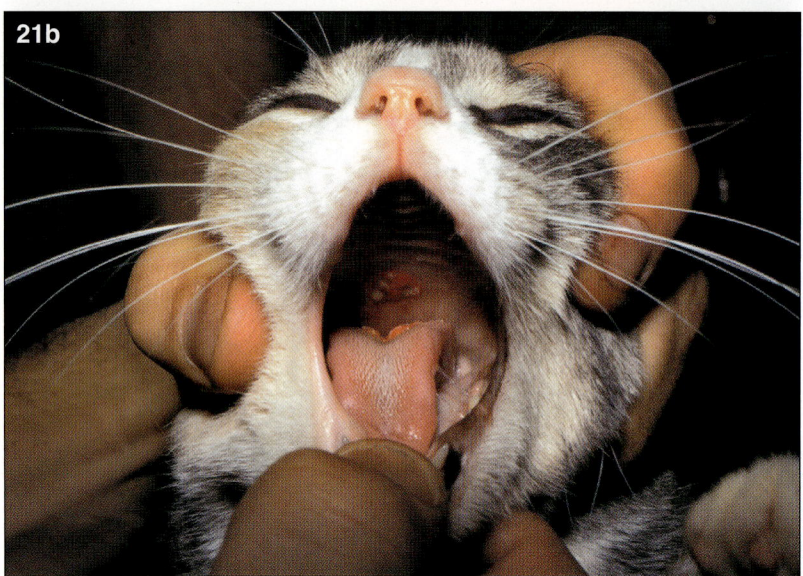

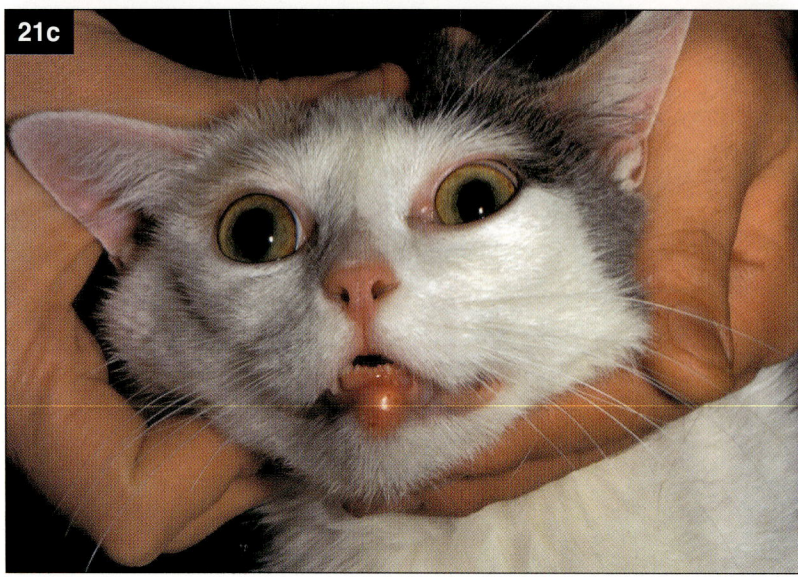

22a–c Complexo granuloma eosinofílico.
A síndrome causa vários tipos de lesão no gato. Aqui se vê um granuloma na língua (**22a**), uma úlcera no lábio (**22b**) e uma placa na coxa (**22c**).

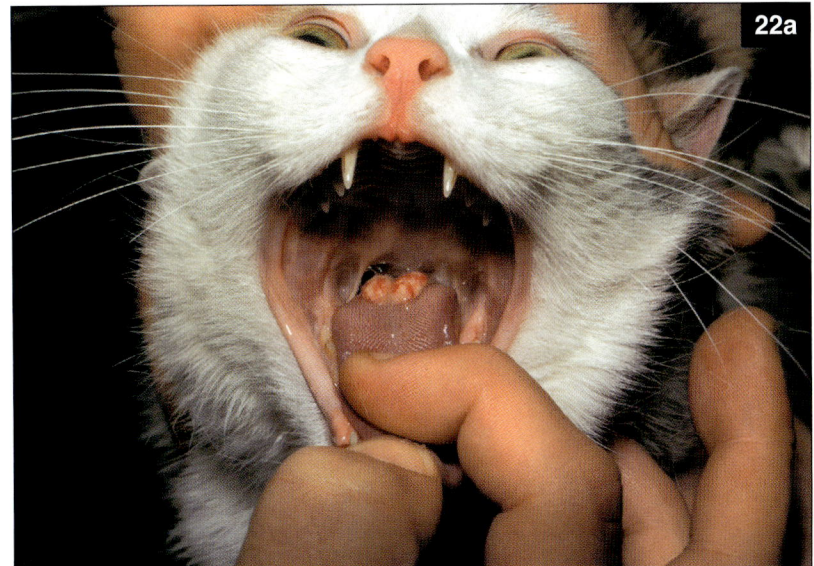

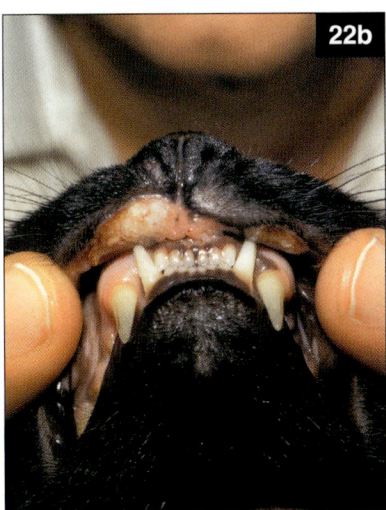
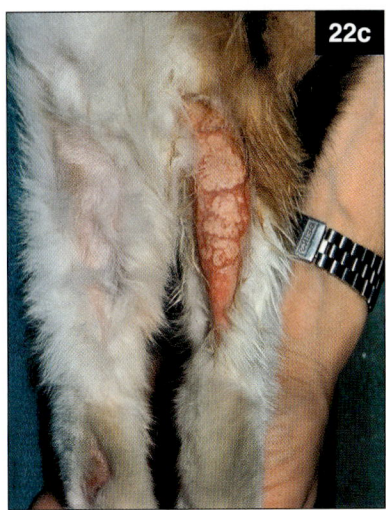

23 Complexo granuloma eosinofílico.
Este gato mostra comprometimento extenso do lábio. O tratamento varia entre glicocorticóides e outras drogas imunomoduladoras, mudanças na dieta, antibióticos, interferon alfa e acetato de megestrol (não mais recomendado). A etiologia ainda é desconhecida.

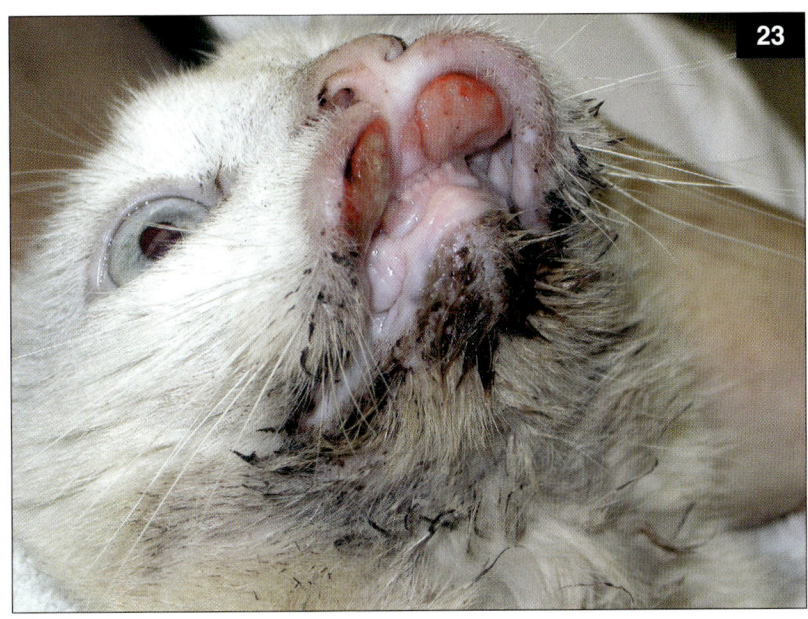

Doenças dermatológicas

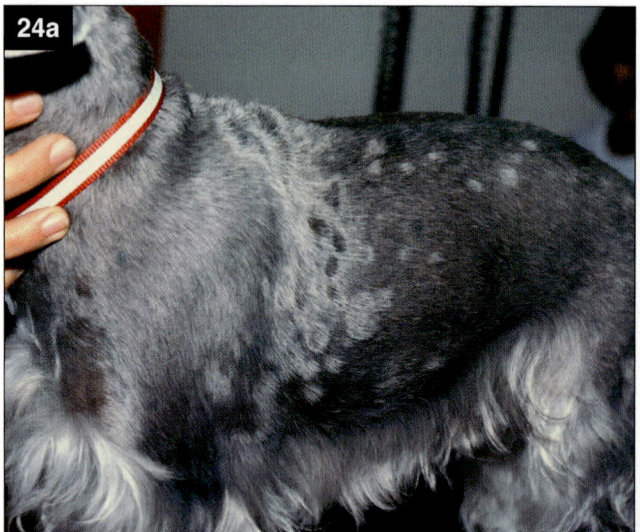

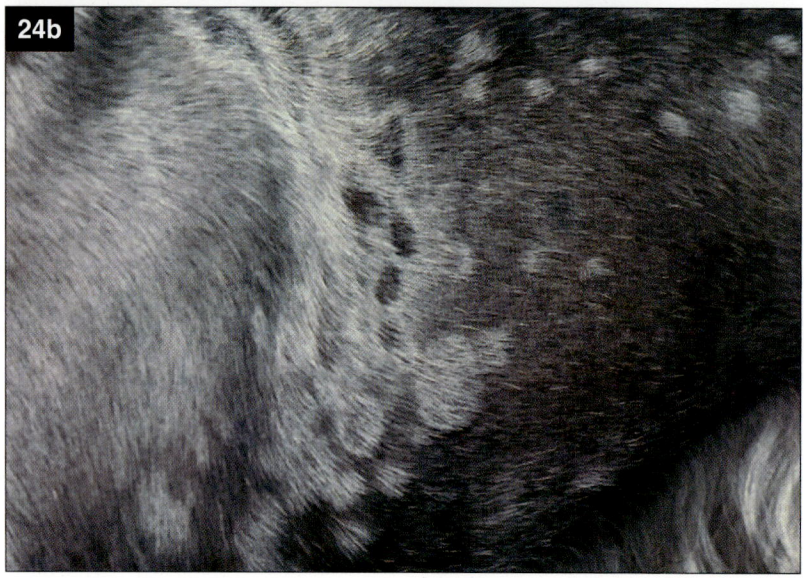

24a, b Urticária em Schnauzers.
Urticária (erupção) comumente é causada por reação de hipersensibilidade, acompanhada de prurido. Alguns Schnauzers têm predisposição a essa lesão, cuja causa nem sempre é evidente.

25a, b Escabiose.
Escabiose é causa comum de prurido intenso em cães. O filhote Beagle tem o reflexo característico de coçar as orelhas ao estímulo tátil (**25a**) e dermatite papular (**25b**). O esfregaço de pele profunda pode mostrar o parasita e/ou seus ovos, mas algumas vezes a descoberta exige várias tentativas.

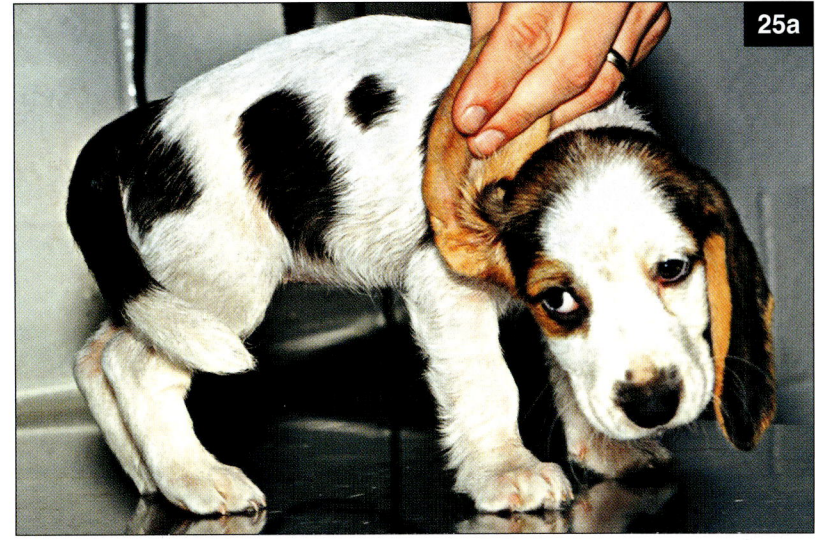

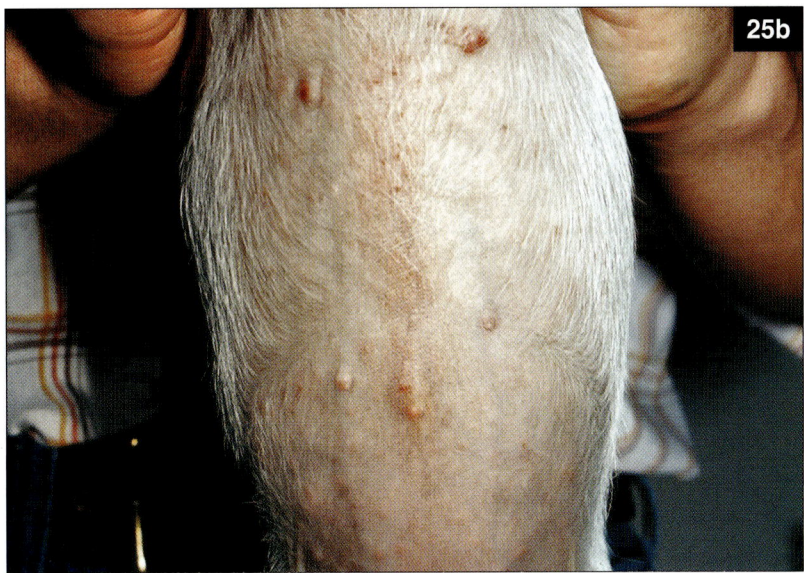

Doenças dermatológicas

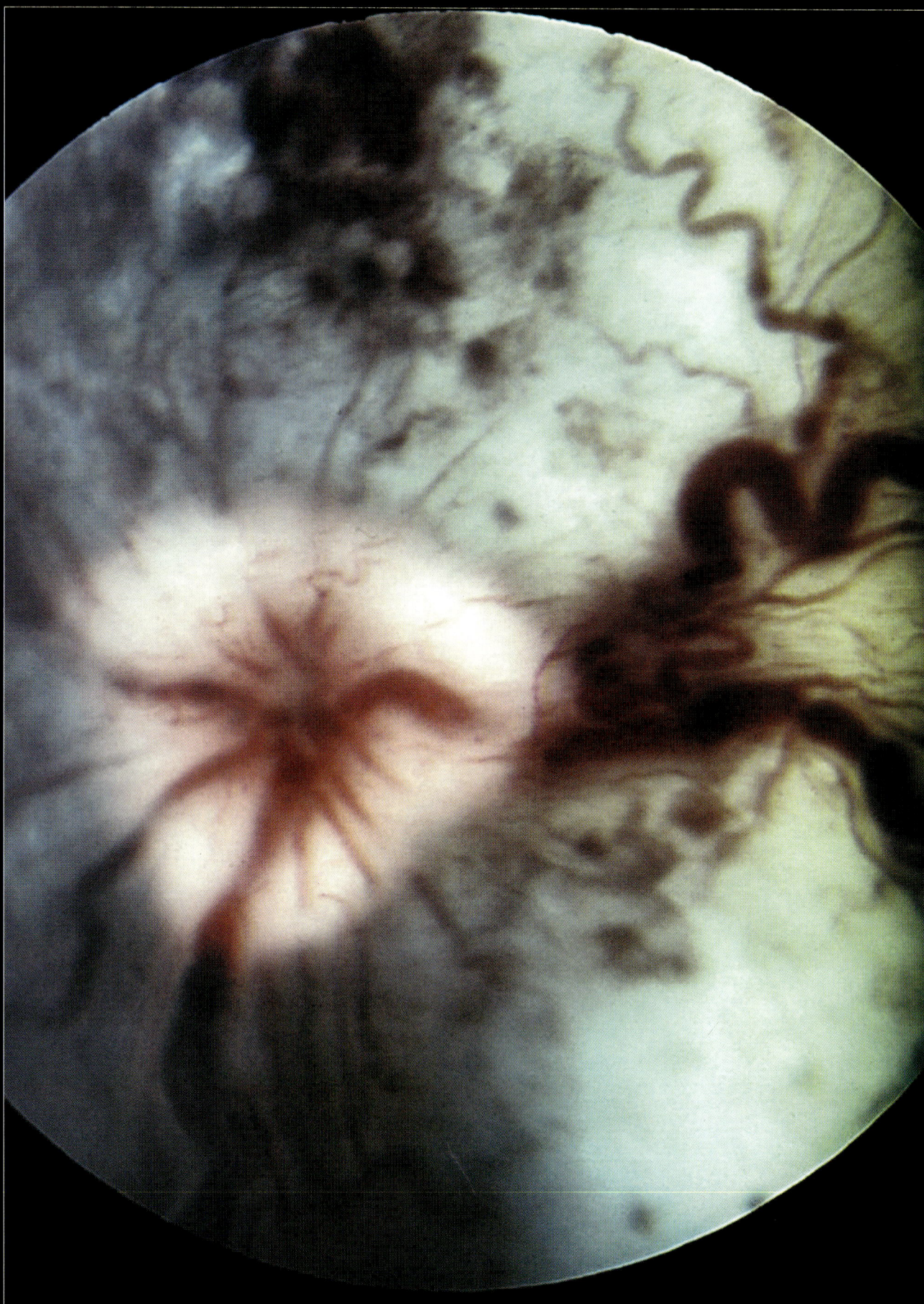

2
Doenças oftalmológicas

A palavra OFTALMOLOGIA deriva do grego *ophtalmos*, que se refere a olho. As doenças dos olhos ocorrem como entidades primárias ou manifestações de outra doença em diferente local do organismo. O olho é algumas vezes chamado de "janela do corpo", porque permite visualização direta de patologia que pode originar-se em outro lugar do corpo. O clínico deve ter conhecimento básico das doenças dos segmentos anterior e posterior do olho e da oftalmoscopia direta e indireta. As lesões identificadas podem ser o primeiro passo para obter um diagnóstico rápido e preciso. Algumas das imagens desta seção não teriam sido possíveis sem a colaboração da seção de oftalmologia da Faculdade de Medicina Veterinária da Universidade da Flórida.

◀ Hipermacroglobulinemia.

2

Doenças oftalmológicas

✦ O olho é a janela para o paciente.

✦ O exame de fundo de olho deve ser feito em todo paciente doente.

✦ Gotas de atropina são muito irritantes para a cavidade oral de gatos; portanto, é melhor usar pomada ocular de atropina.

✦ Hemorragia de retina é sinal comum de hipertensão.

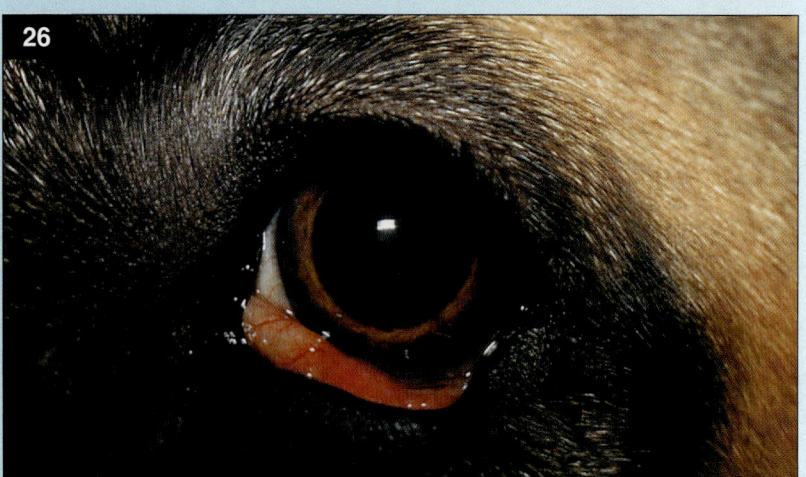

26 Terceira pálpebra evertida.
A terceira pálpebra está dobrada, neste filhote Dogue Alemão, por predisposição congênita que faz com que a porção posterior da cartilagem cresça mais rápido que a anterior. Há necessidade de cirurgia para correção do problema.

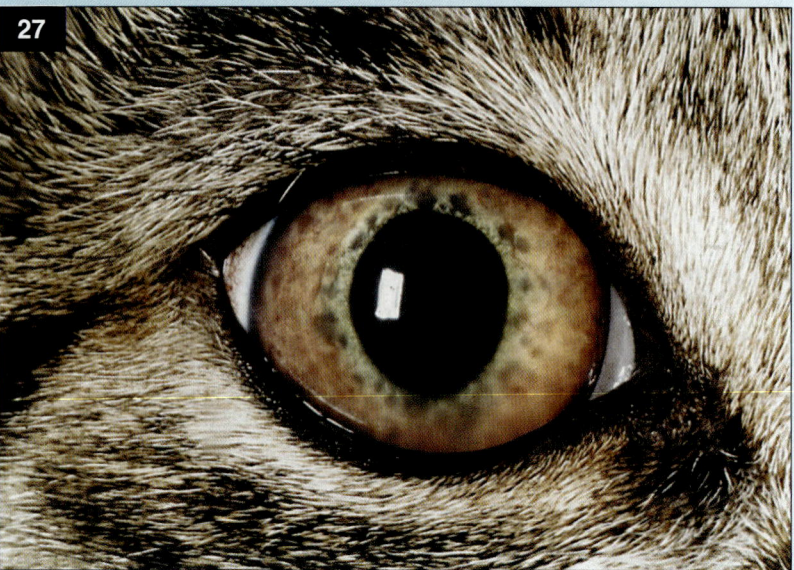

27 Uveíte anterior em gato.
A íris descorada e edemaciada revela uveíte neste gato. As causas gerais incluem infecção e doença auto-imune, traumatismo e neoplasia. A toxoplasmose é uma das doenças infecciosas comuns associadas a uveíte. A causa freqüentemente é desconhecida.

28a, b   Uveíte anterior.
Essa doença ocular grave pode ser primária ou sinalizar outra patologia, incluindo várias doenças infecciosas, auto-imunes e neoplásicas. O Pastor Alemão mostra o clássico "olho azul de hepatite" que ocorreu algumas vezes, nos últimos anos, como reação adversa na vacinação contra hepatite canina.

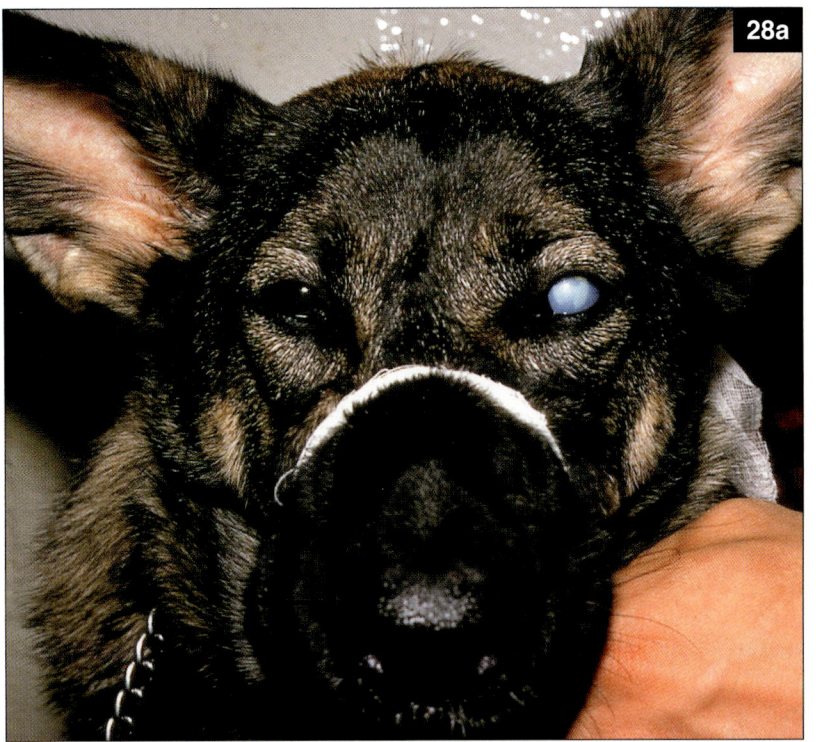
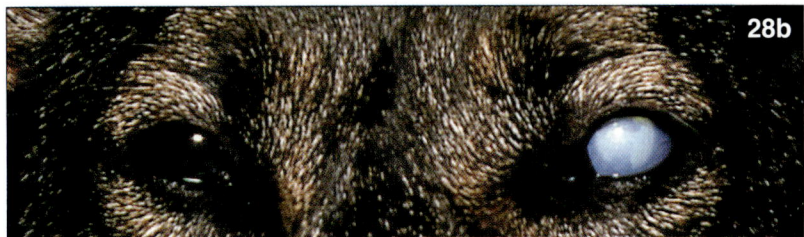

29   Fundo de olho normal.
O conhecimento da aparência normal do fundo de olho canino é o primeiro passo para aprender o que não é normal. A mesma regra aplica-se a todos os sistemas orgânicos.

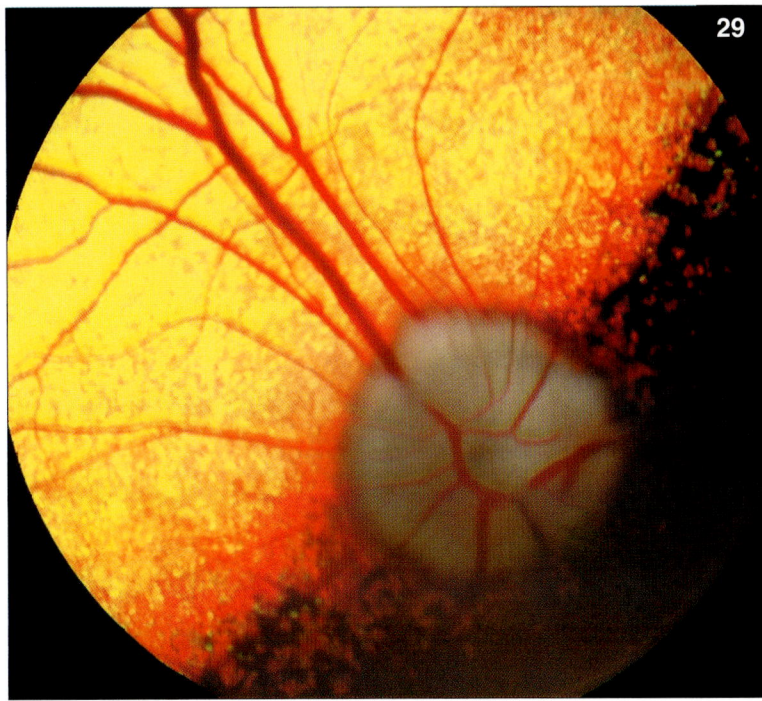

Doenças oftalmológicas

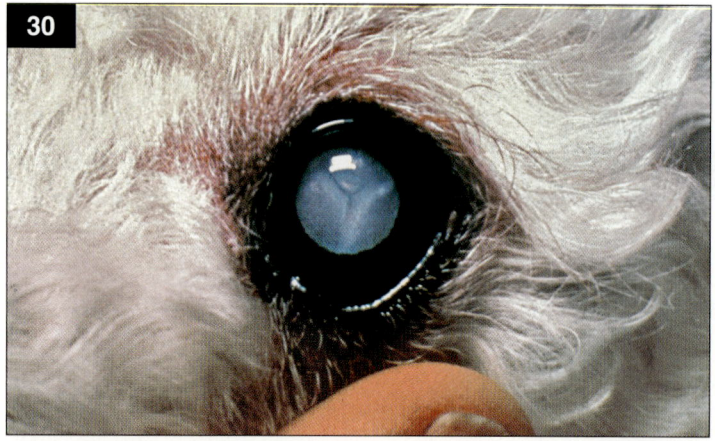

30 Catarata.
De forma típica, a catarata em um cão diabético se forma rapidamente. A catarata diabética usualmente é bilateral. Raramente aparece em gatos, pois seu sistema enzimático de glicoquinase é mais eficiente, evitando a ativação da via poliol (sorbital) no cristalino.

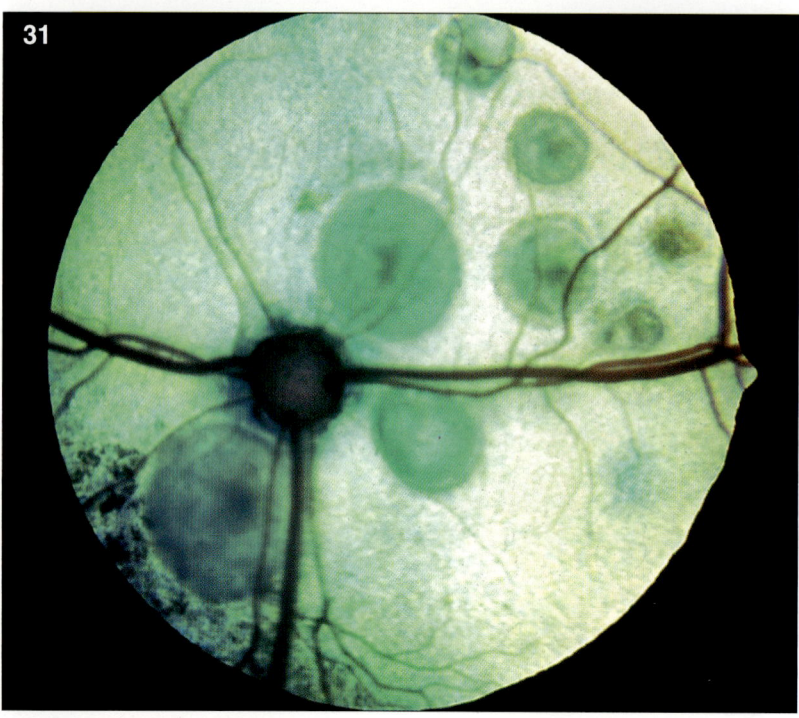

31 Cório-retinite.
Os granulomas na retina são de um gato infectado com criptococose. Cório-retinite em gatos também pode ser causada por várias doenças, incluindo infecções fúngicas, toxoplasmose e peritonite infecciosa felina.

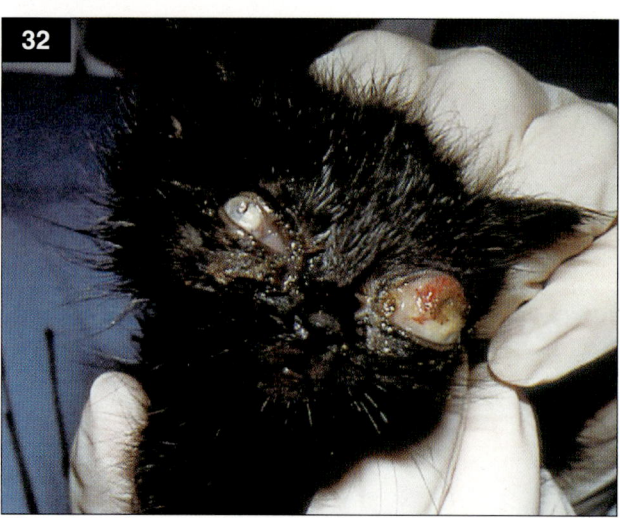

32 Perfuração de úlcera de córnea.
A progressão infeliz de eventos deu origem, neste filhote, a infecção viral de vias respiratórias superiores, conjuntivite, queratite, úlcera e perfuração de córnea. O olho esquerdo provavelmente exigirá enucleação e o olho direito poderá ter o mesmo destino no futuro.

Doenças oftalmológicas

33   Conjuntivite.
Este filhote tem doença oftalmológica viral, causando conjuntivite bilateral, queratite e úlceras de córnea.

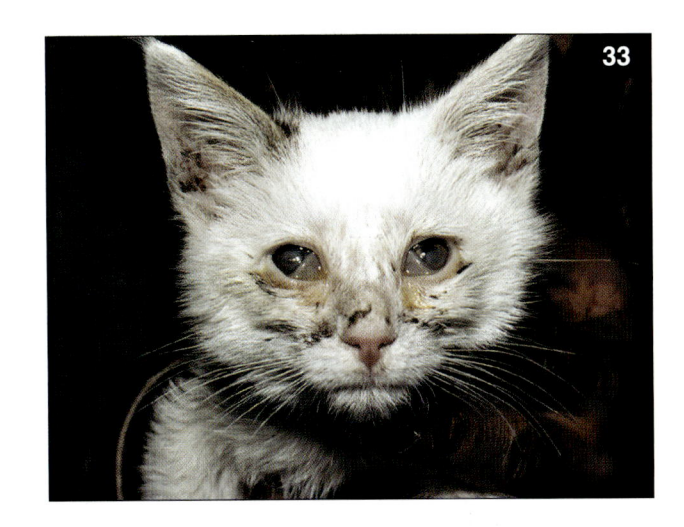

34   Depósitos de colesterol na córnea.
Há várias causas de hiperlipidemia no cão. Hipercolesterolemia é um subtipo, passível de acompanhar qualquer das várias doenças metabólicas, incluindo hipotireoidismo, que pode causar hiperlipidemia. (Imagem cedida pelo Serviço de Oftalmologia da Universidade da Flórida.)

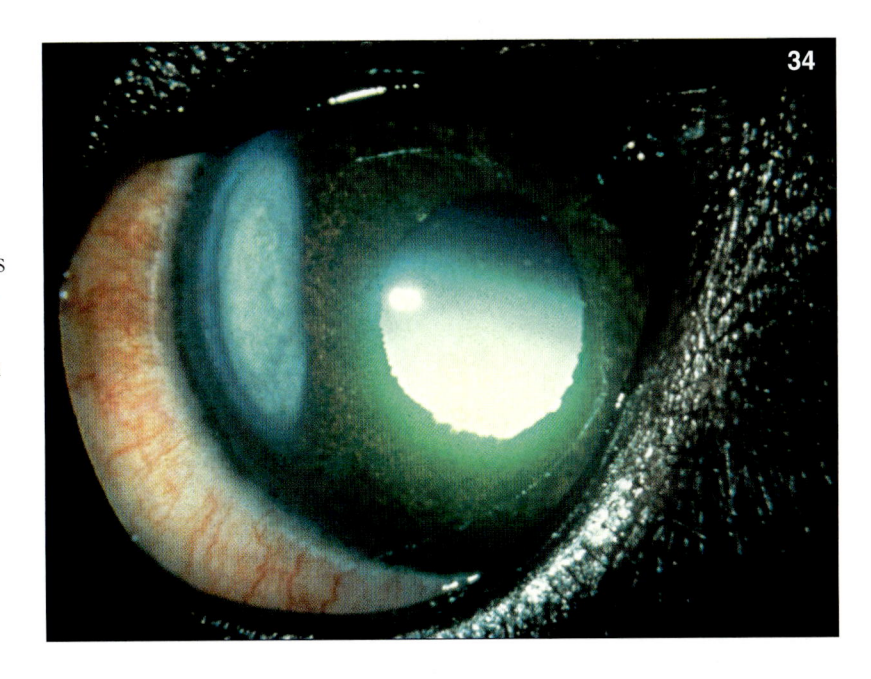

35   Úlcera dendrítica e queratite.
Note a úlcera dendrítica fracamente corada e a inflamação aquosa na córnea deste gato. A úlcera dendrítica aparece como lesão ramificada corada por fluoresceína no centro da córnea. (Imagem cedida pelo Serviço de Oftalmologia da Universidade da Flórida.)

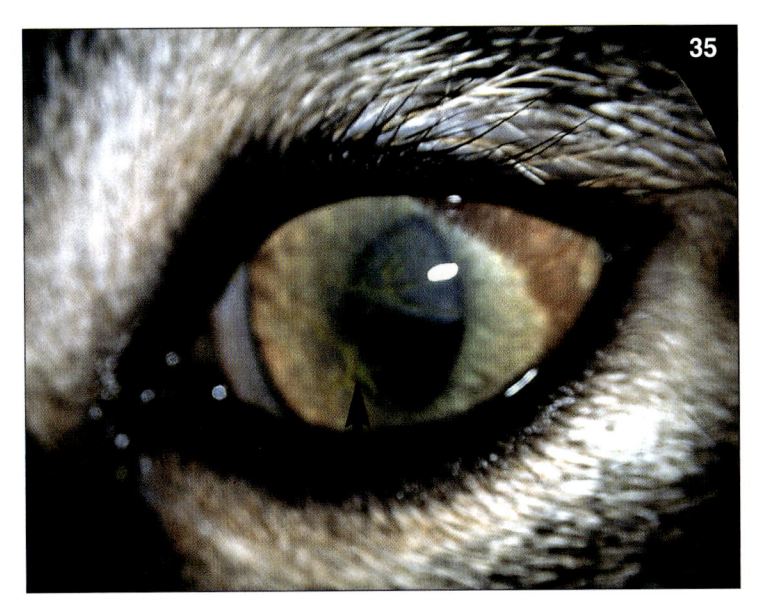

Doenças oftalmológicas

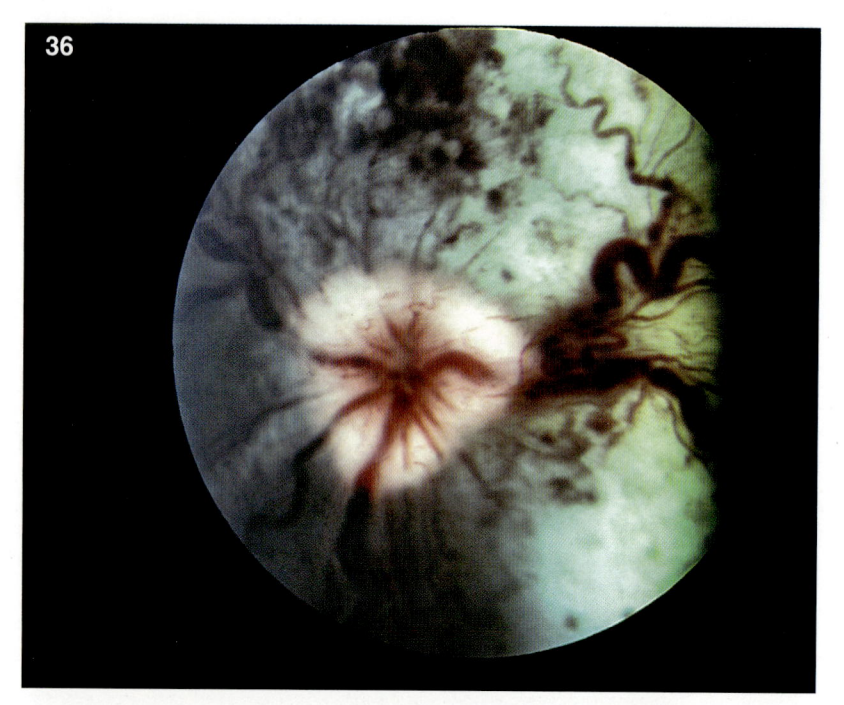

36 Hipermacroglobulinemia.
Essa paraproteinemia pode causar hiperviscosidade do sangue e anomalias de coagulação. As alterações da retina que a acompanham incluem vasos sangüíneos segmentados em "forma de salsicha" e hemorragia. É comum a queixa clínica de letargia, que decorre da lentidão do fluxo sangüíneo cerebral.

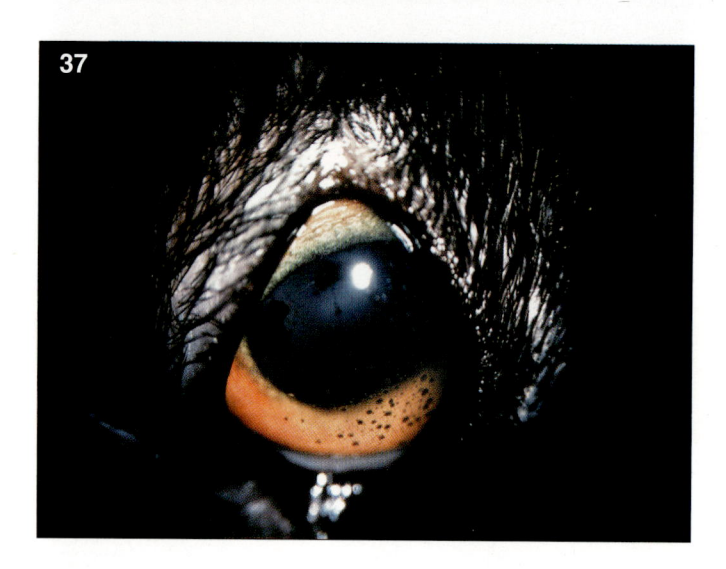

37 Precipitados ceráticos.
Os depósitos na córnea deste gato são precipitados ceráticos, que tipicamente ocorrem com peritonite infecciosa felina. A doença pode propiciar aumento de imunoglobulinas (gamopatia policlonal). (Imagem cedida pelo Serviço de Oftalmologia da Universidade da Flórida.)

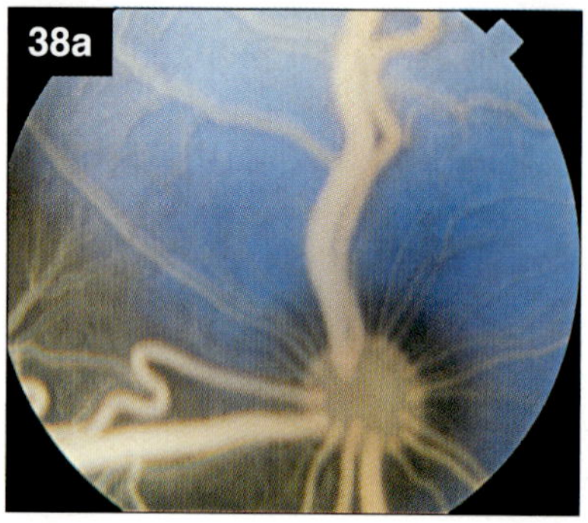

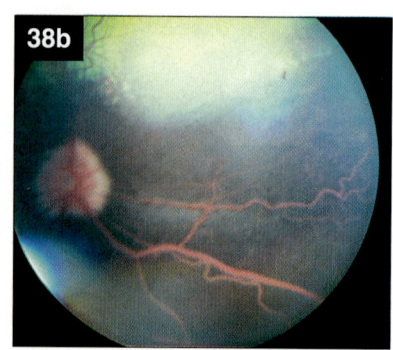

38a, b Lipemia retinalis.
Hiperlipemia pode fazer com que os vasos da retina fiquem brancos. São causas comuns de hiperlipidemia hipotireoidismo, hiperlipidemia familiar dos Schnauzers, hiperadrenocorticismo e diabetes mellitus. Certas doenças congênitas associam-se a deficiência de lipase de lipoproteína. (Imagem cedida pelo Serviço de Oftalmologia da Universidade da Flórida.)

Doenças oftalmológicas

39a, b Agenesia de pálpebra.
Agenesia de pálpebra facilmente predisporia este jovem gato a vários tipos de traumatismo ocular.
A construção cirúrgica da pálpebra é a opção possível.

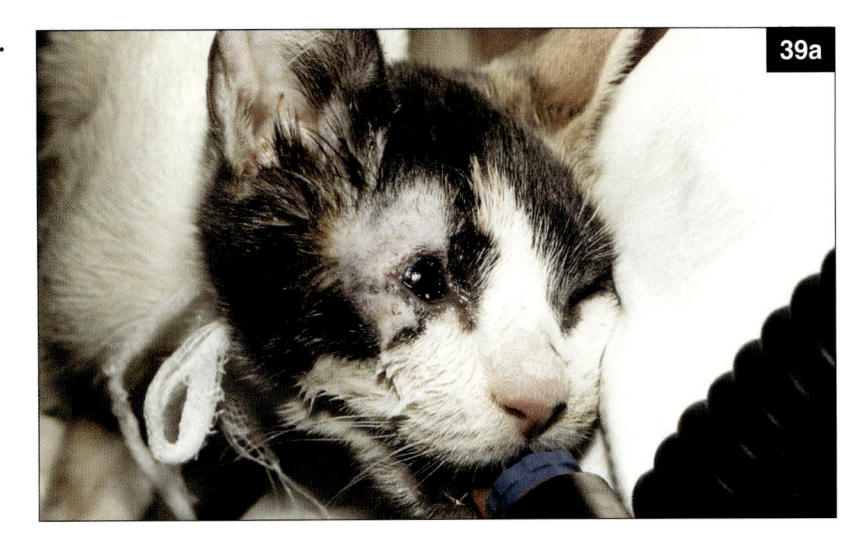

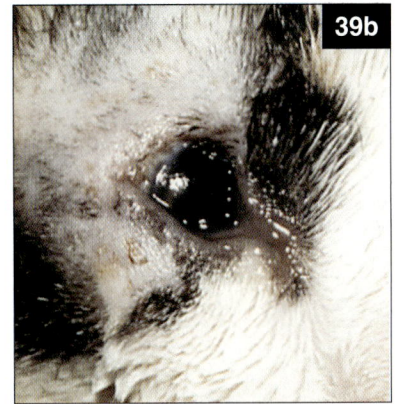

40 Uveíte anterior.
O cão tem uveíte anterior sem edema de córnea, o que permite ao examinador melhor visão do trato uveal. Note a aparência "lodosa" da íris e a injeção da esclerótica.

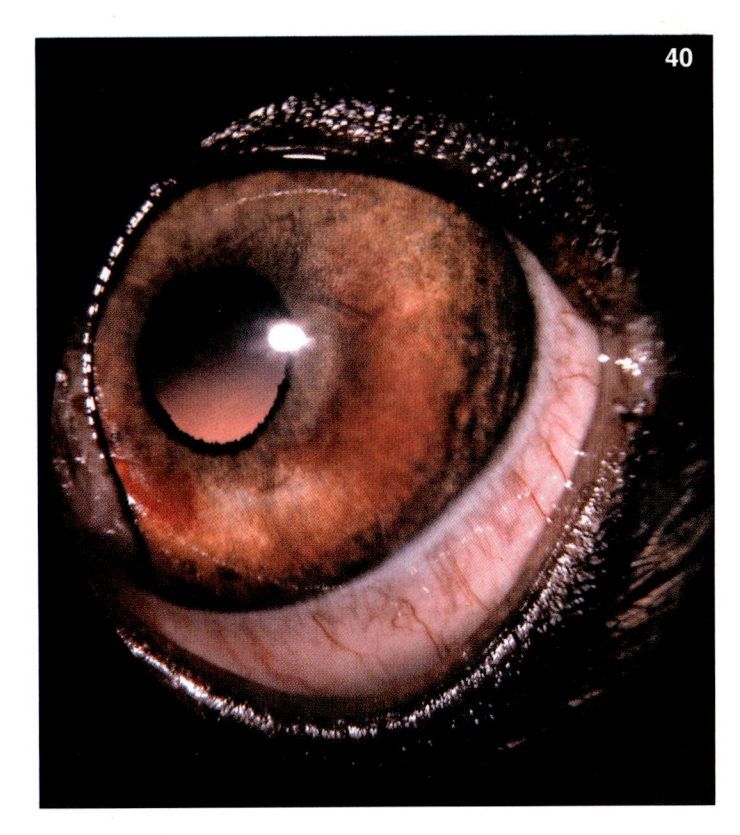

Doenças oftalmológicas

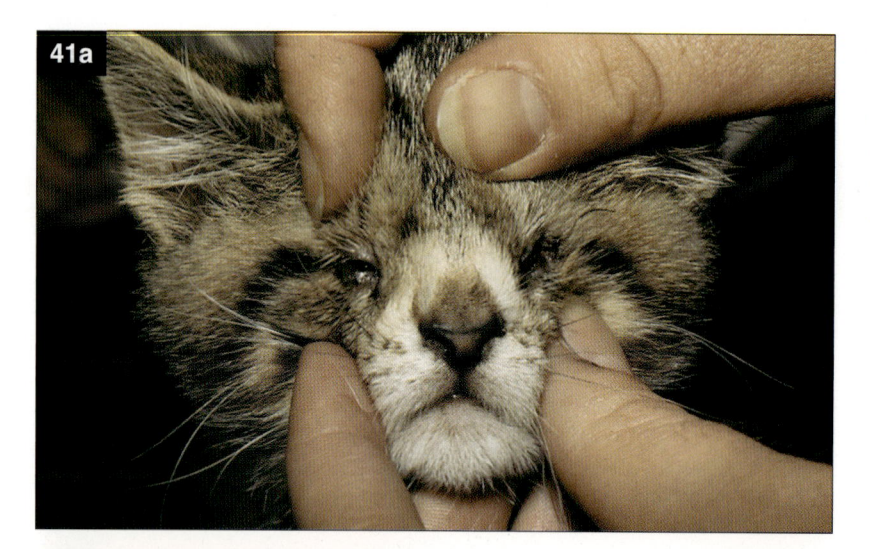

41a, b Microftalmia.
Estes dois filhotes têm microftalmia, doença congênita do olho, acompanhada por vários outros problemas oculares, como catarata, anomalias do segmento anterior e displasia de retina.

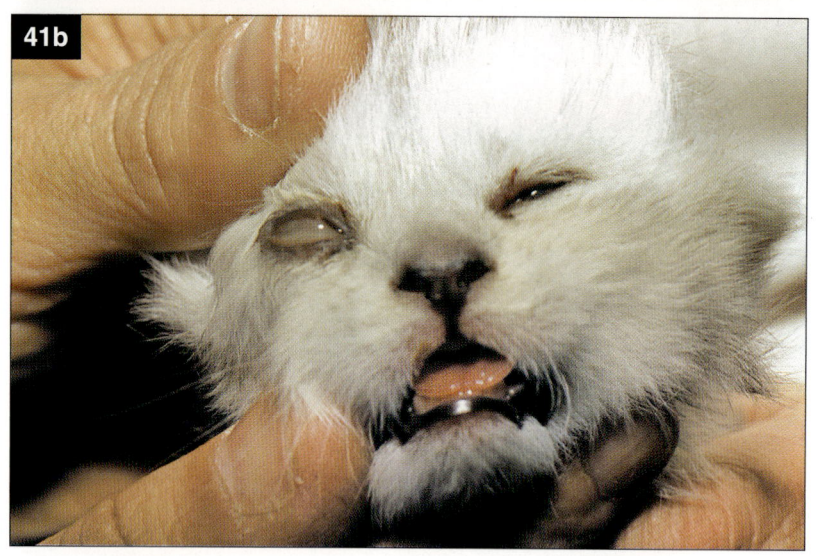

42 Papilite.
Também chamada edema de papila, caracteriza-se por inflamação da papila óptica. A imagem borrada deve-se à condição em que se encontra o caso.

Doenças oftalmológicas

43   Linfoma ocular.
Essa neoplasia pode ter muitas formas. Aqui, o câncer originou-se na conjuntiva e cobriu todo o olho do cão.

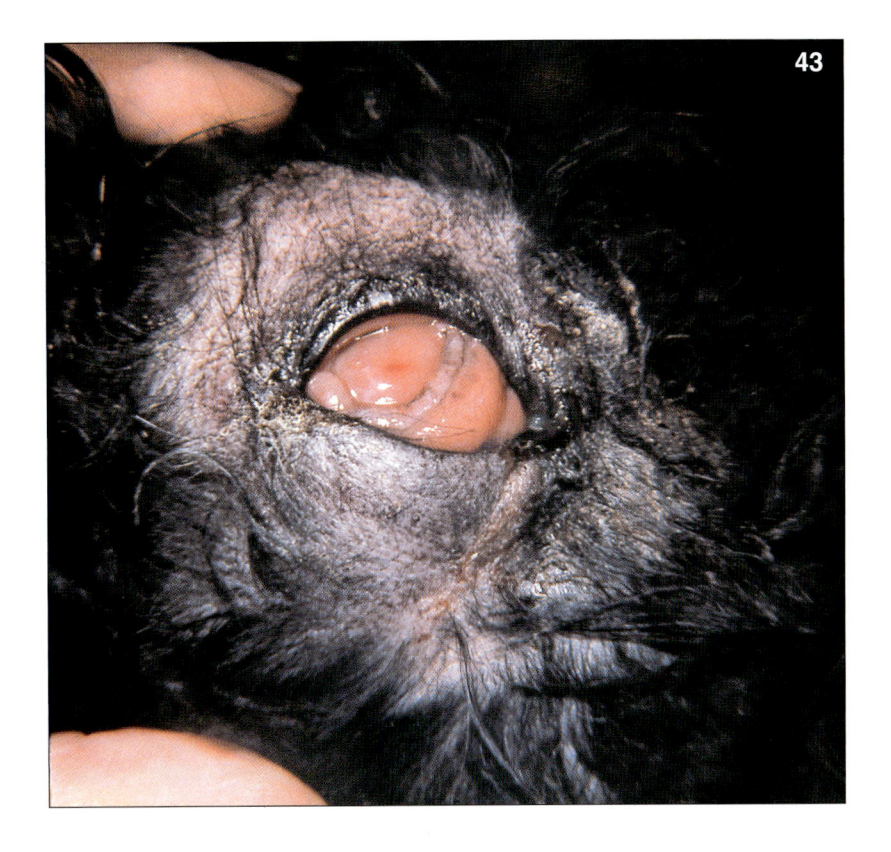

44a, b   Cistos da íris.
Os principais diferenciais para os tumores pigmentados nos olhos dos Abissínios são os cistos uveais e a melanoma. Os cistos uveais se movimentam livremente e eles transluzirarão.

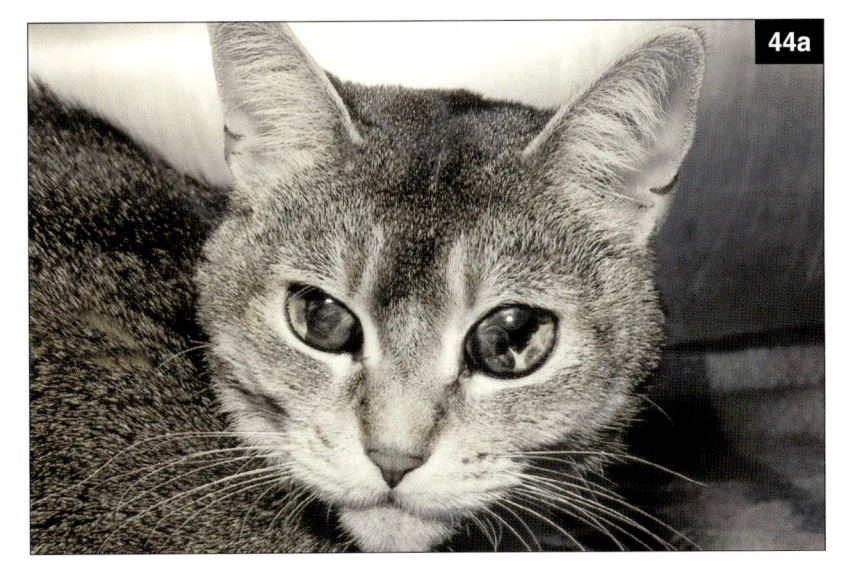

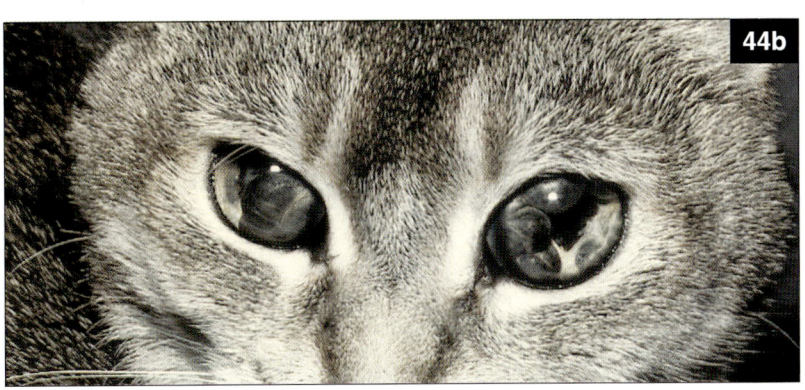

Doenças oftalmológicas

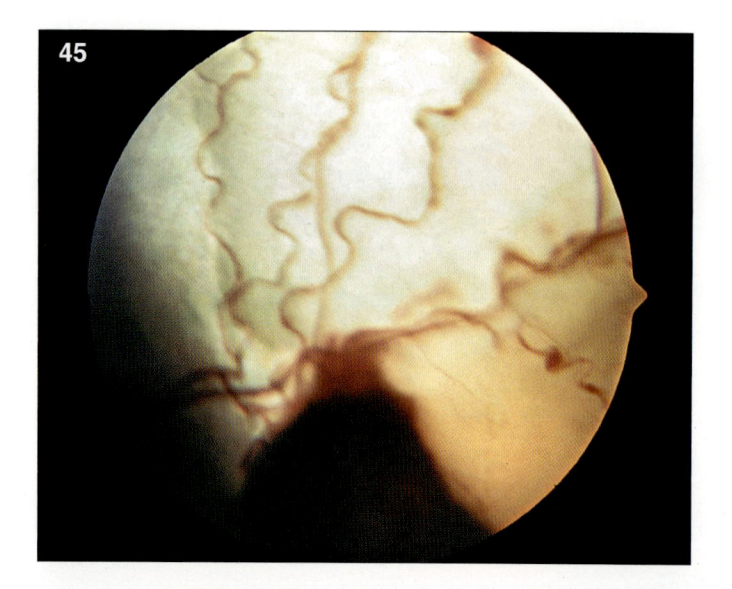

45 Hemorragia de retina.
Hemorragia de retina no gato pode ter muitas etiologias. As causas mais comuns são hipertensão, com ou sem disfunção renal, distúrbios de coagulação, traumatismo, hipertireoidismo e infecção por vírus de leucemia felina.

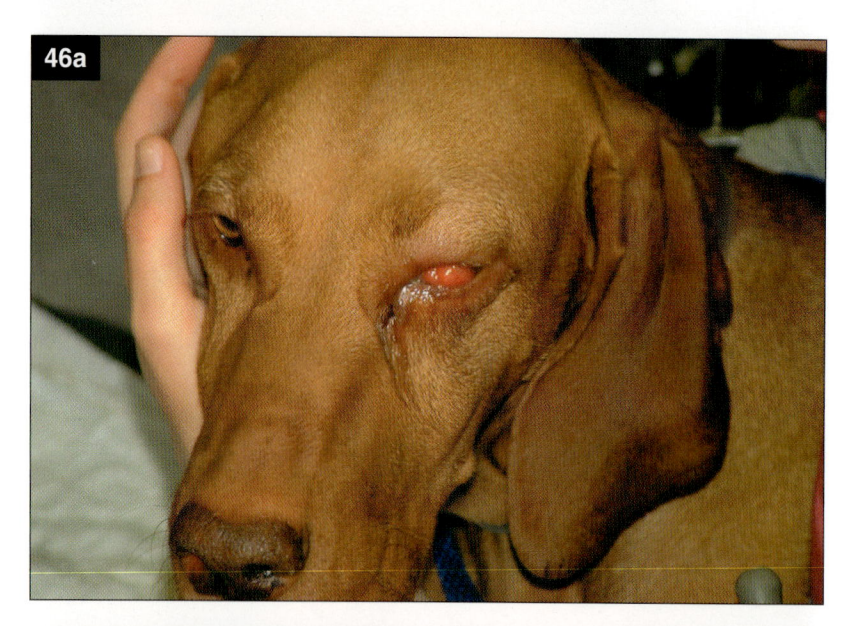

46a, b Celulite retroorbital: abscesso.
A dolorosa celulite retroorbital no cão foi provavelmente causada por um corpo estranho, não encontrado, que penetrou no sentido caudal a partir do último molar superior.

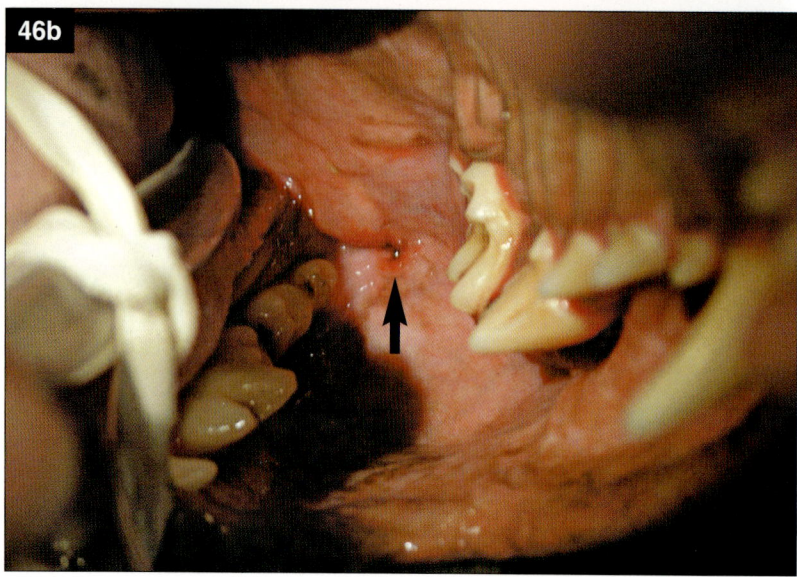

Doenças oftalmológicas

47a, b   Síndrome de Pancoast.
A síndrome ocorre em humanos e animais. Foi causada por tumor apical do pulmão direito, que invadiu a área adjacente e interferiu com as fibras dos nervos simpáticos (ramos comunicantes), ao longo da face anterior das vértebras torácicas, originando a síndrome de Horner (miose, ptose e enoftalmia). Na foto **47a** vê-se um gato afetado por essa síndrome e na **47b**, radiografia ventrodorsal mostrando o tumor no ápice do pulmão direito.

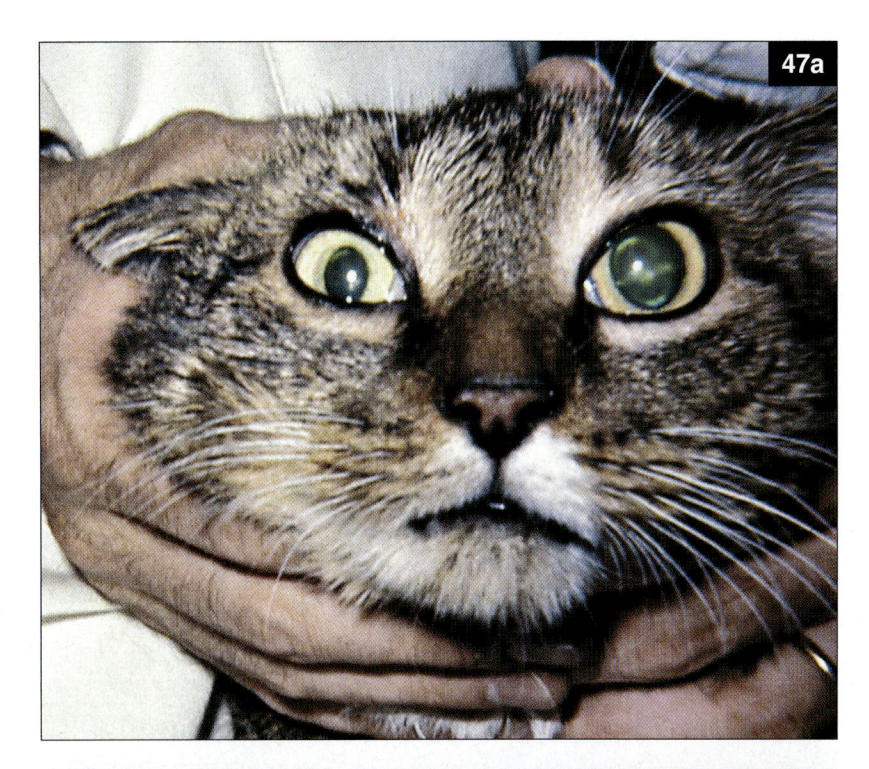

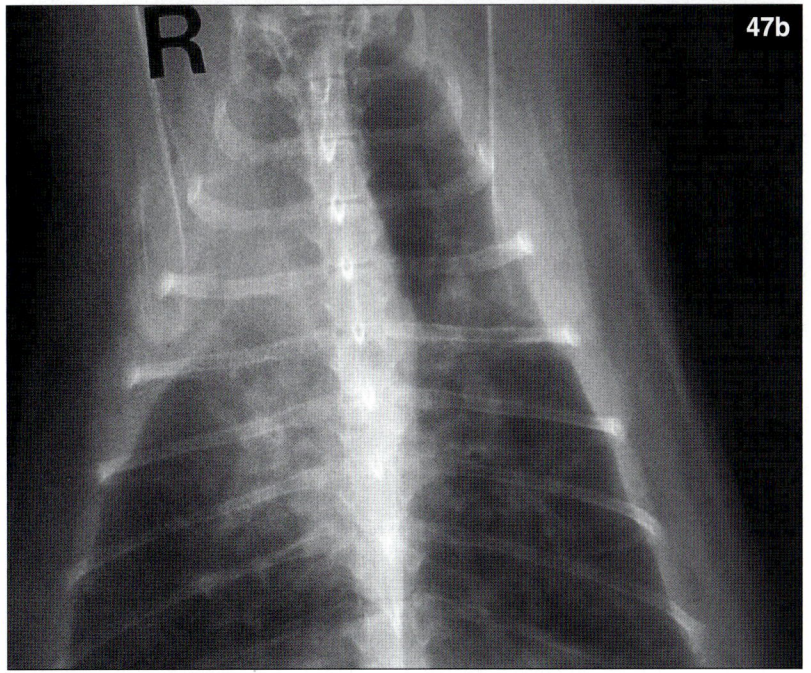

Doenças oftalmológicas

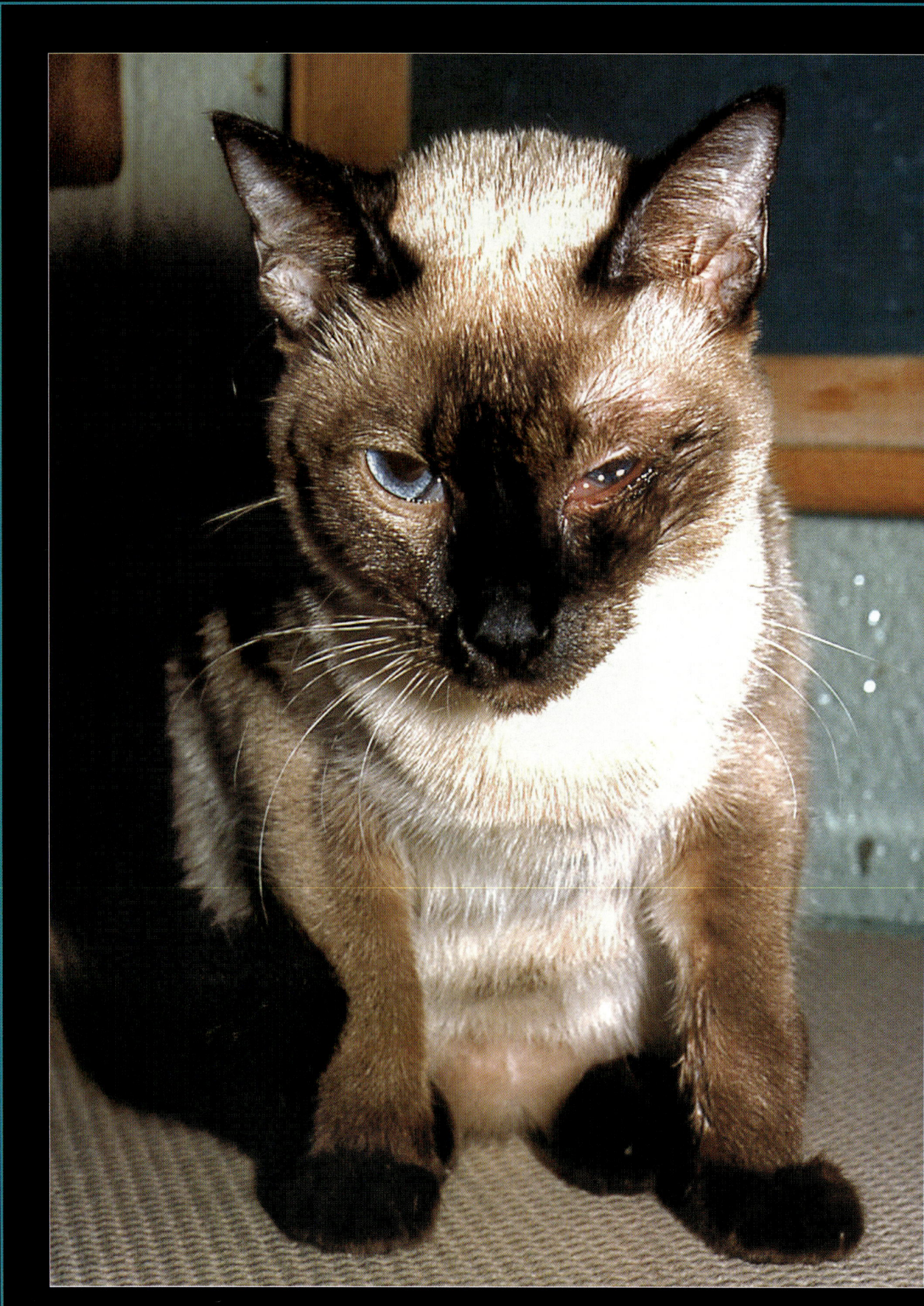

3
Doenças infecciosas

A palavra INFECÇÃO deriva do latim *fectus*, que significa corrompido ou infectado. Esse grupo de doenças é um desafio constante para o clínico, porque o diagnóstico feito em tempo hábil quase sempre redunda em tratamento rápido, o que pode influenciar fortemente o prognóstico. Muitas doenças infecciosas acometem cães e gatos, mas somente algumas serão ilustradas nesta seção. Embora as características clínicas de certas infecções sejam muito típicas de uma doença particular, é altamente recomendado o uso de exames de apoio diagnóstico, como cultura e antibiograma, biópsia e sorologia para confirmação de qualquer suspeita clínica. Com a ampla disponibilidade atual de modalidades modernas de transporte, o histórico geográfico e ambiental é essencial para a precisão do diagnóstico de muitas das doenças aqui apresentadas.

3

Doenças infecciosas

✦ Use os antibióticos mais fortes na maioria das infecções bacterianas persistentes e que ameaçam a vida.

✦ Pacientes com choque séptico podem estar febris e ter hipotensão e trombocitopenia.

✦ Febre tem várias causas diferentes: infecção, reação hiper-imune, doença auto-imune, câncer, necrose, reação medicamentosa.

✦ Pneumonia com leucopenia pode apresentar sinais radiográficos mínimos.

✦ Imunocomprometimento pode predispor a infecções fúngicas.

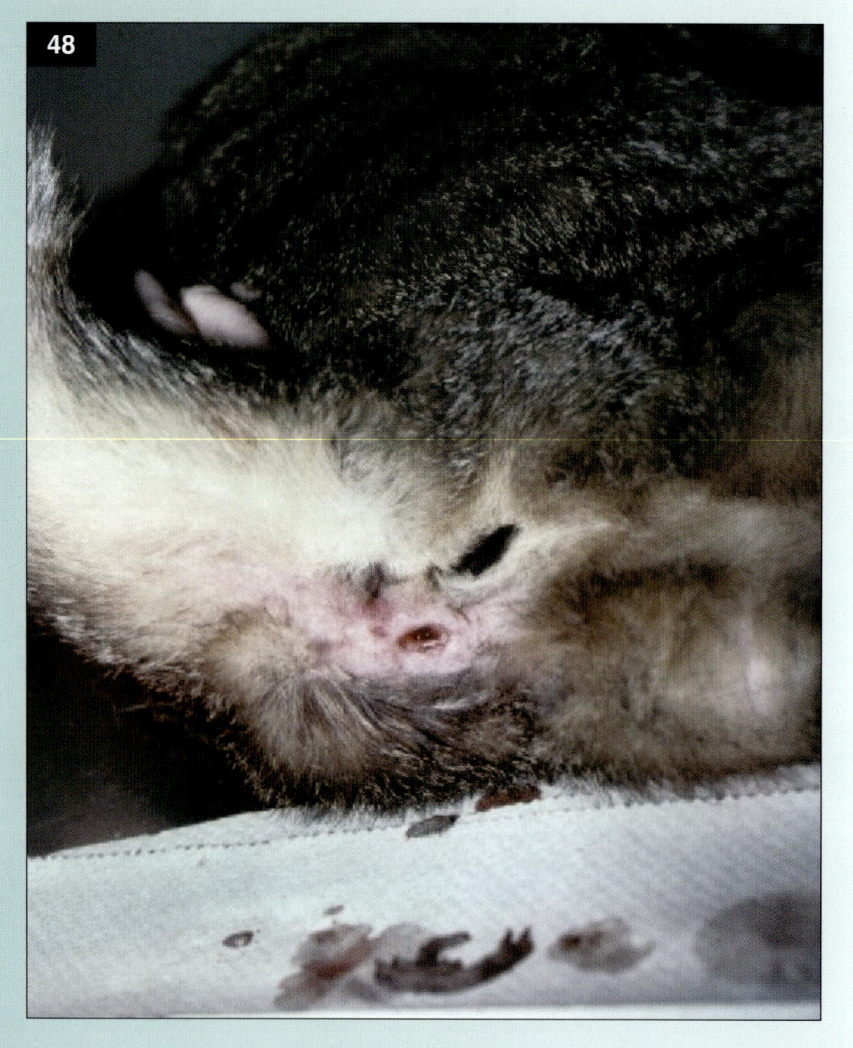

48   Abscesso de saco anal: gato.
Embora saculite anal seja comum em cães, também pode ocorrer no gato e progredir para abscesso que drena. O tratamento é o mesmo que o do cão, consistindo em drenagem do abscesso com expressão do conteúdo do saco, que neste gato era um material espesso, acinzentado, mostrado na imagem. A seqüência do tratamento consiste em compressas quentes e antibióticos.

49a–c Aspergilose
A infecção focal nasal e dos seios da face, causada por *Aspergillus fumigatus*, é bastante comum nas regiões do nariz e dos seios da face de cães em certas partes do mundo. Este cão tem comprometimento grave, que causou necrose e perda de tecidos do osso nasal (**49a**). Antes da infecção fúngica, o cão teve adenocarcinoma nasal, tratado com cirurgia e radiação, posteriormente complicado pela infecção por *Aspergillus*. O tratamento, com cirurgia e medicamentos, foi bem-sucedido (**49b**). Em **49c** vê-se fotomicrografia das hifas do fungo.

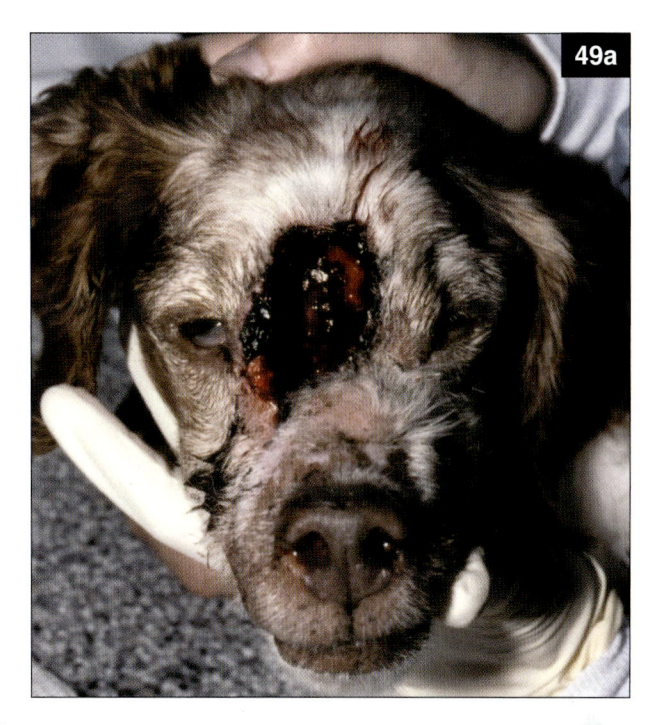

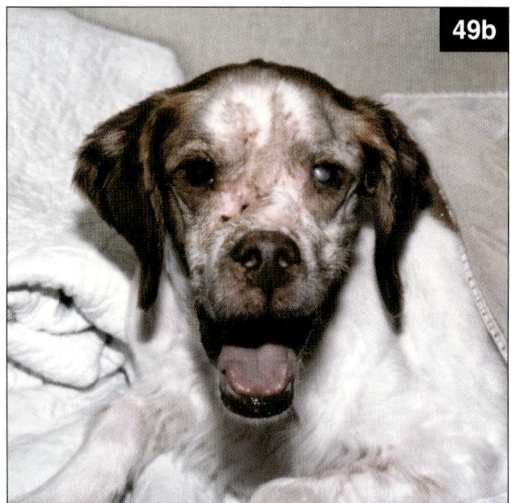

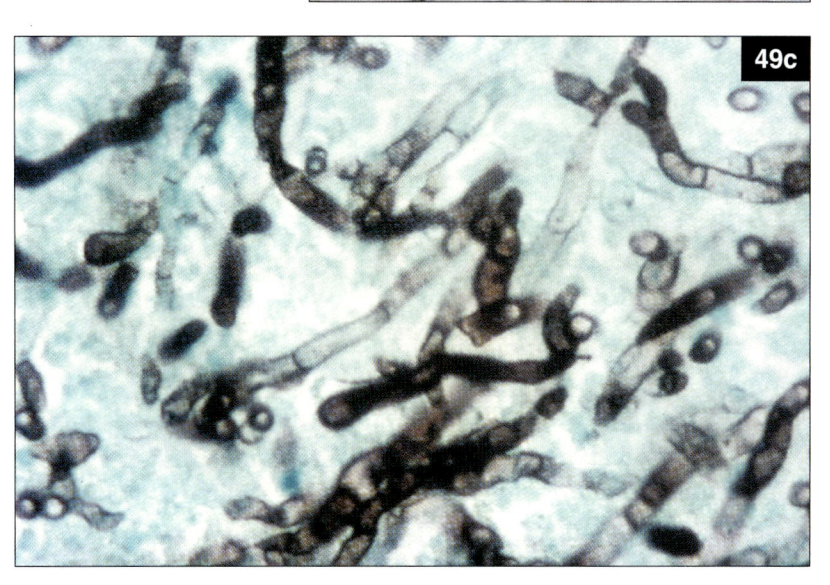

Doenças infecciosas

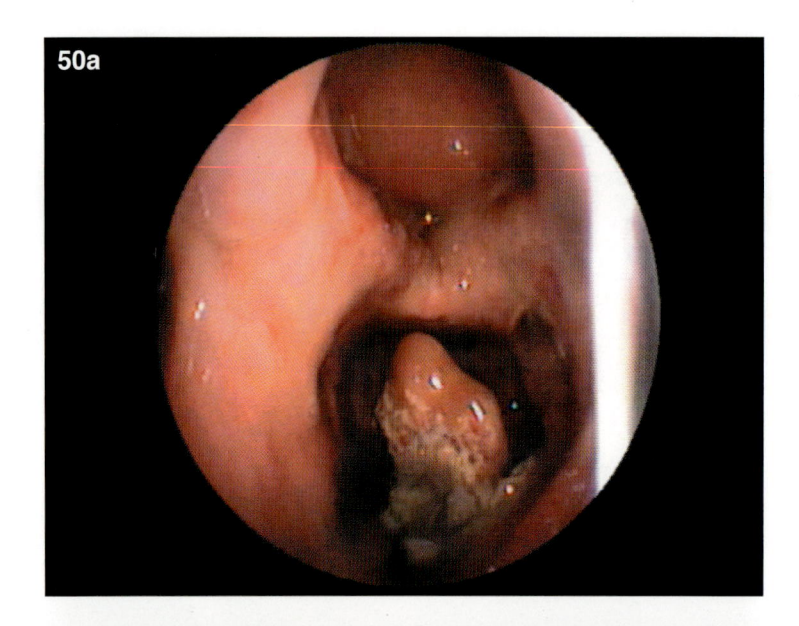

50a–d Aspergilose.
Rinoscopia de um cão com aspergilose nasal (**50a-c**). Vêem-se granulomas fúngicos e placas brancas de fungos, consistindo de milhares de microorganismos da espécie *Aspergillus*. O tratamento inclui instilação local de clotrimazol ou eniconazol. Algumas vezes, em casos refratários, é necessária a ressecção cirúrgica do tecido infectado. O aspecto cirúrgico, em outro cão, mostra o granuloma fúngico dentro da cavidade nasal (**50d**), visível depois da remoção do retalho ósseo.

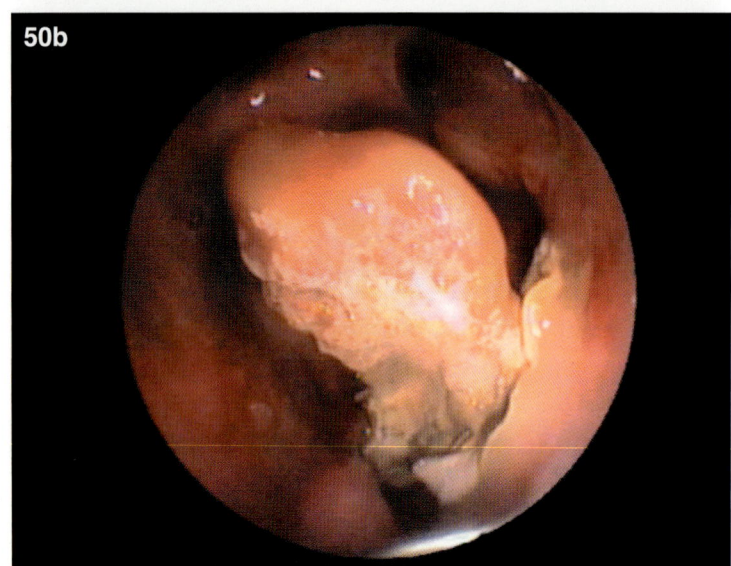

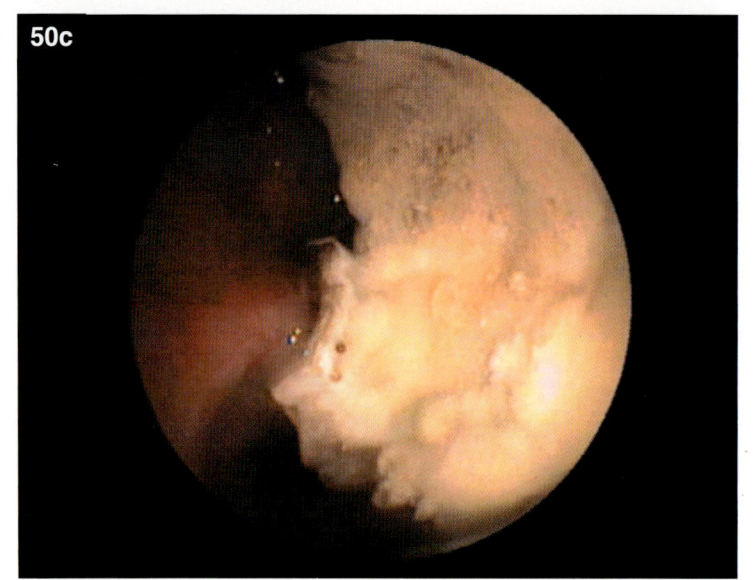

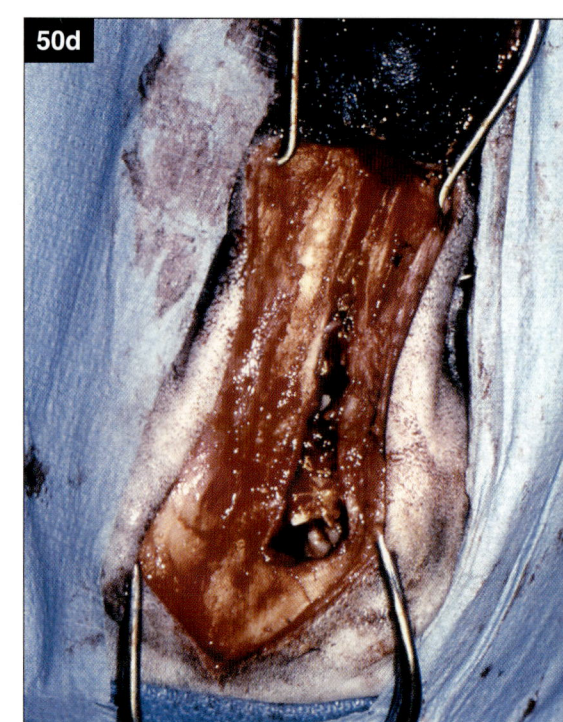

51a–c Discopondilite por *Aspergillus*.
A doença sistêmica devida a espécies de *Aspergillus* é muito debilitante para o cão. Pode, tipicamente, causar espondilite e pielonefrite fúngica e afetar outros tecidos. A imagem dos corpos vertebrais e das placas distais ilustra a osteomielite e a espondilite (**51a**). O exame do sedimento urinário pode detectar hifas de fungos, mostradas em **51b, c**, evidenciando o comprometimento renal.
O *Aspergillus terreus* é causa comum dessa forma sistêmica da doença, que tem predileção por Pastor Alemão e prognóstico grave e reservado.

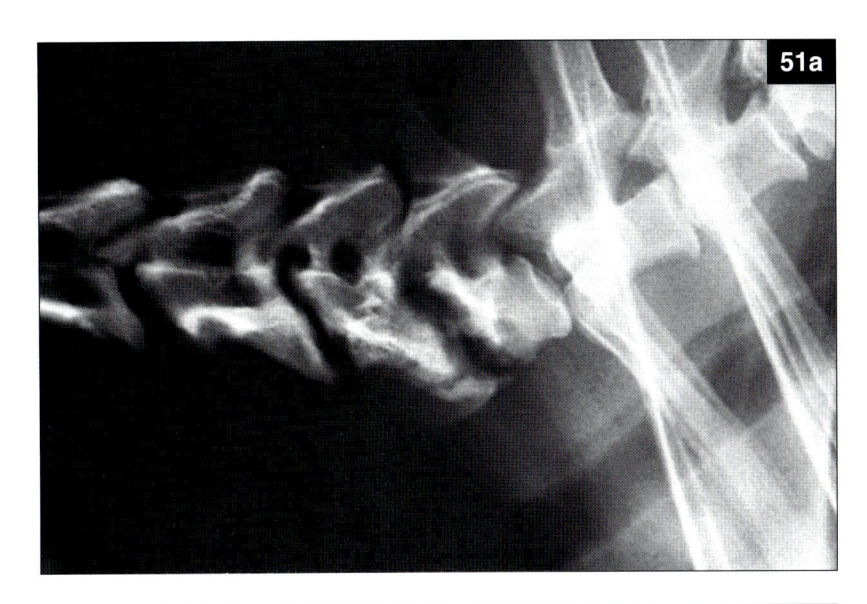

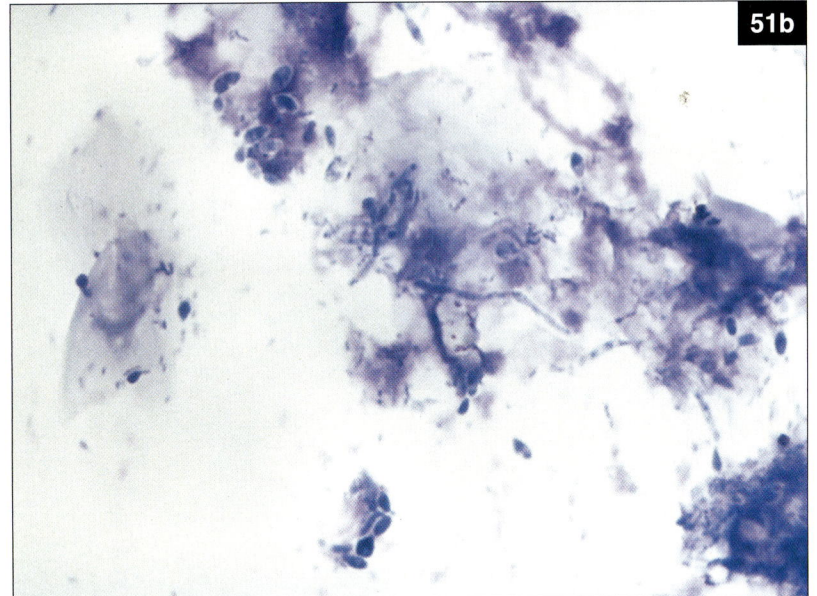

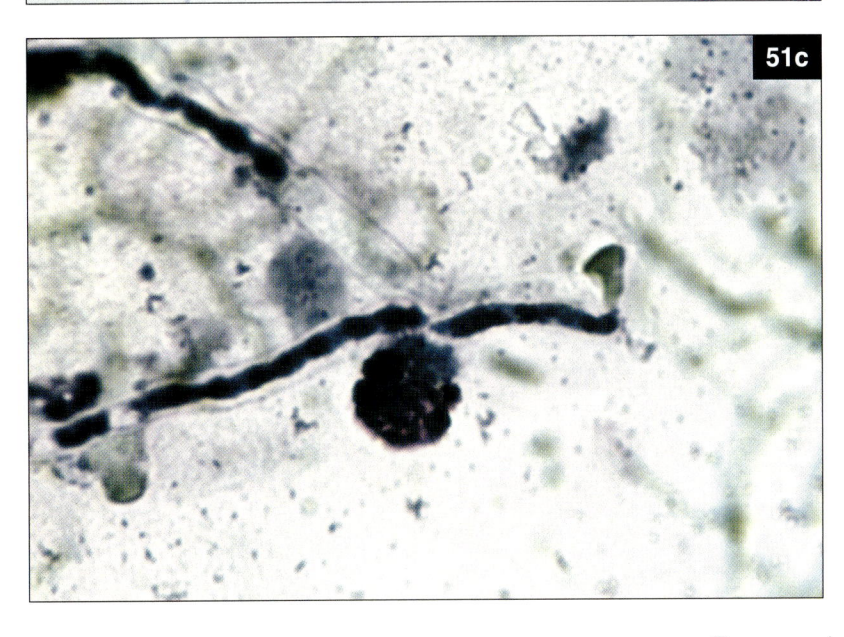

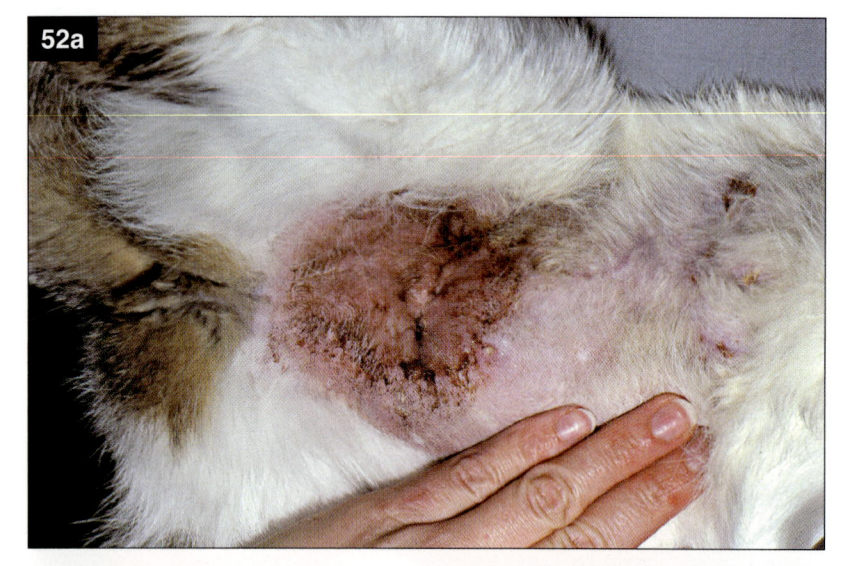

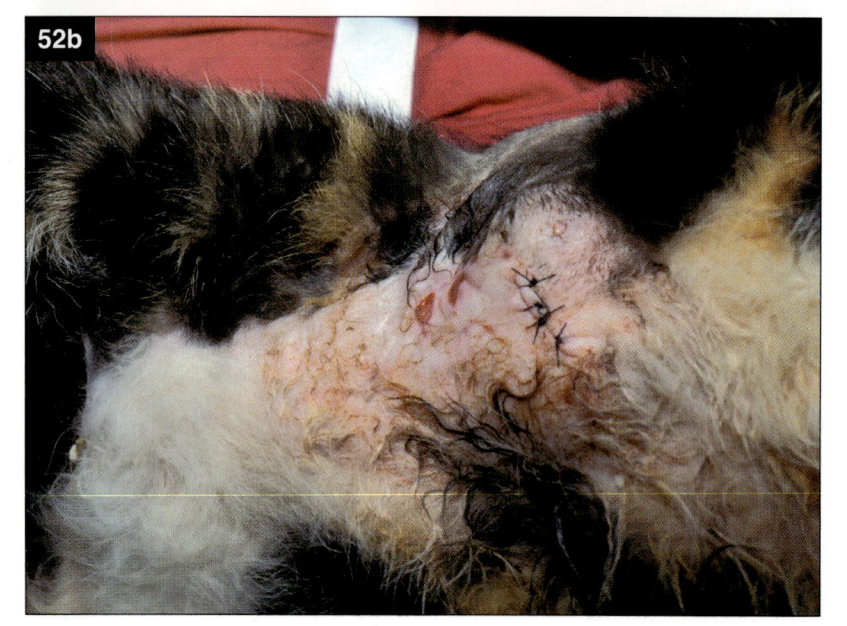

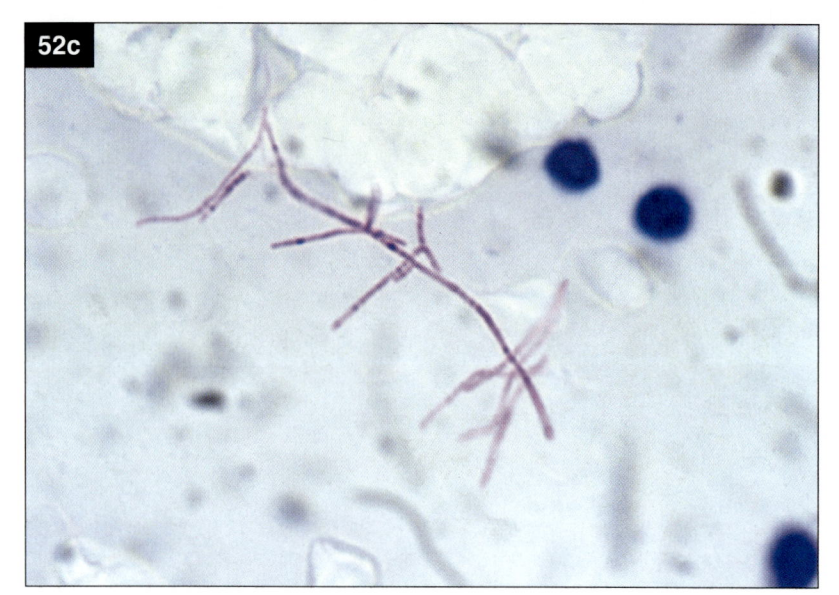

52a–c   Micobactéria atípica.
Essa infecção no gato comumente aparece no flanco e na região ventral do abdome (**52a, b**) e caracteriza-se por inflamação e trajetos fistulosos. Recomenda-se biópsia para histologia e isolamento microbiano para diagnóstico. Os microorganismos são álcool-ácido resistentes (**52c**) e necessitam de meio de cultura especial para isolamento. A ressecção cirúrgica do tecido infectado raramente é bem-sucedida, por causa da remoção incompleta e da alta incidência de recidiva. O tratamento antimicrobiano específico, de longo prazo, usualmente se estende por um ano ou mais. (Imagem **52c** cedida pelo Serviço de Patologia Clínica da Universidade da Flórida.)

Doenças infecciosas

53a, b Blastomicose cutânea.
A blastomicose é mais conhecida pela implicação sistêmica. Nesta imagem, o cão tem comprometimento cutâneo, sob a forma de nódulos ulcerados (**53a**) e provavelmente também sistêmico. Foi fácil perceber o fungo usando-se aspiração com agulha fina e citologia (**53b**). (Imagens cedidas pelo Serviço de Patologia Clínica da Universidade da Flórida).

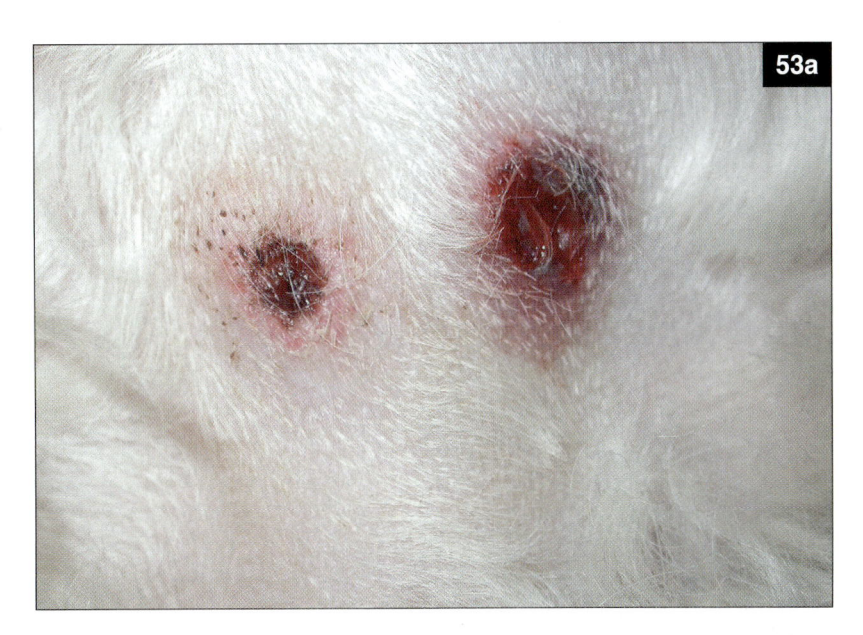

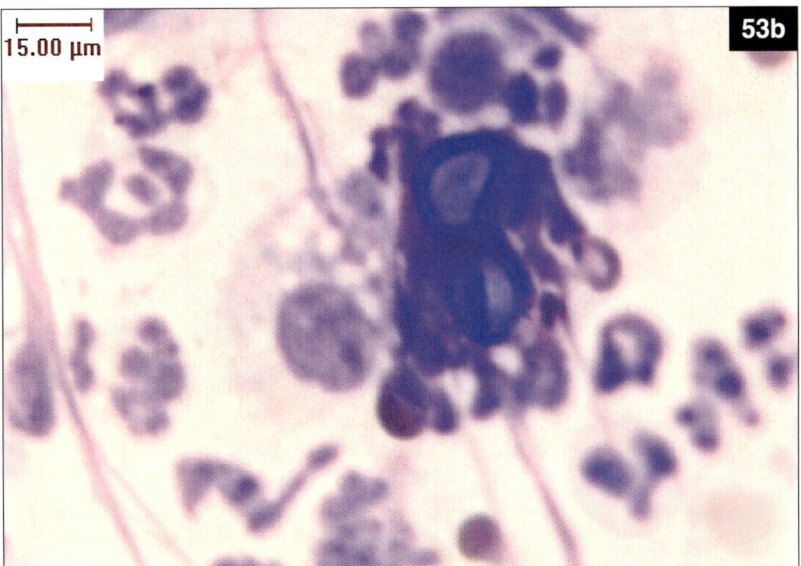

54 Leishmaniose.
O aspirado da medula óssea é de um Golden Retriever com epistaxe crônica, febre periódica e esplenomegalia, detectadas após ter mudado de Creta para os Estados Unidos. O macrófago contém formas amastigotas de *Leishmania*. (Imagem cedida pelo Serviço de Patologia Clínica da Universidade da Flórida.)

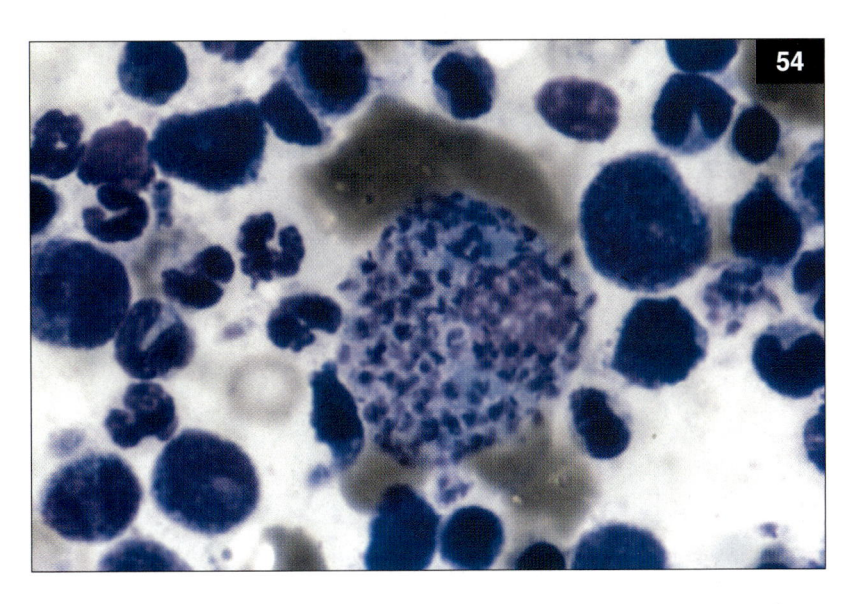

Doenças infecciosas

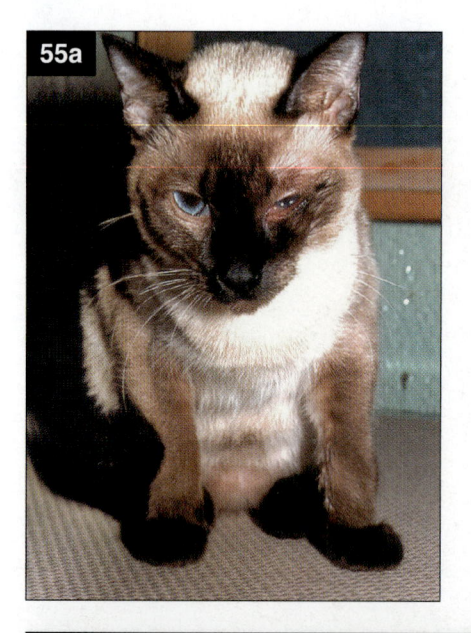

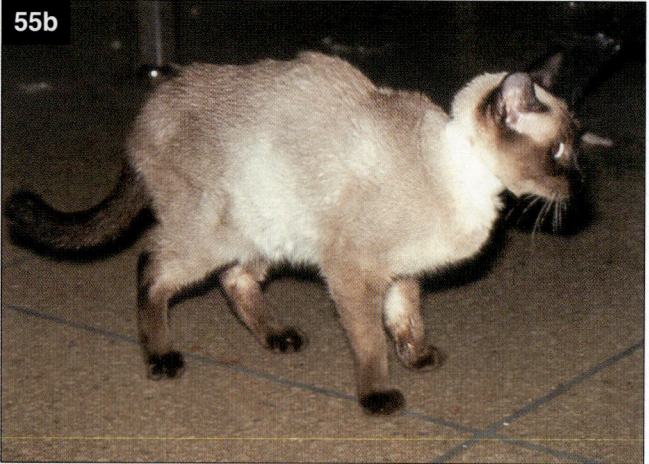

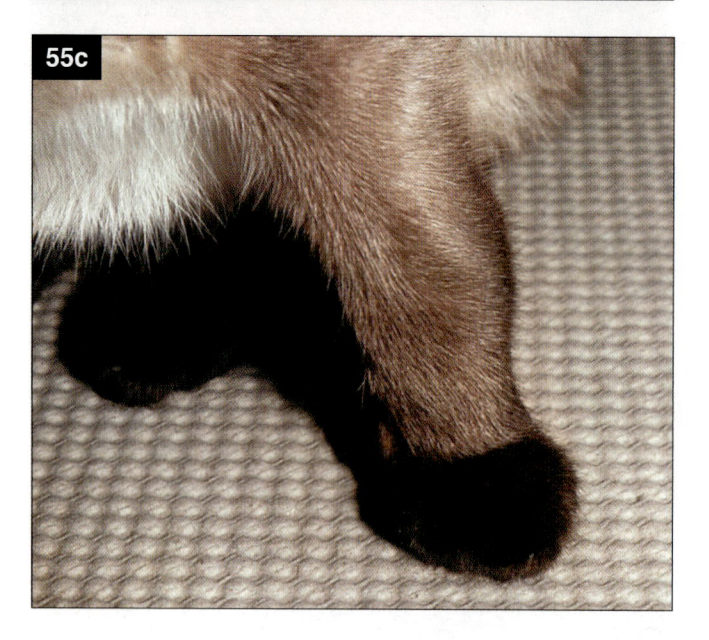

55a–c Calicivirus.
Este gato Siamês (**55a**) mostra sinais oculares dessa infecção comum das vias respiratórias altas. O vírus também é conhecido por causar poliartrite em gatos, aparente neste paciente, cuja postura cuidadosa indica desconforto (**55b**). A artropatia é evidente, bem como o edema (**55c**). A poliartrite é autolimitante e dura somente alguns dias.

56a–c Peritonite infecciosa felina (PIF).
Piogranulomas renais associados a PIF podem ocorrer nas formas "úmidas" e "secas". Comprometimento grave do parênquima renal pode levar a insuficiência renal. O diagnóstico definitivo somente é possível com histopatologia de amostras selecionadas de tecido. Aqui se vêem amostras *post-mortem*, ilustrando piogranulomas grosseiros (**56a, b**) e um tipo granular mais insidioso de piogranuloma (**56c**).

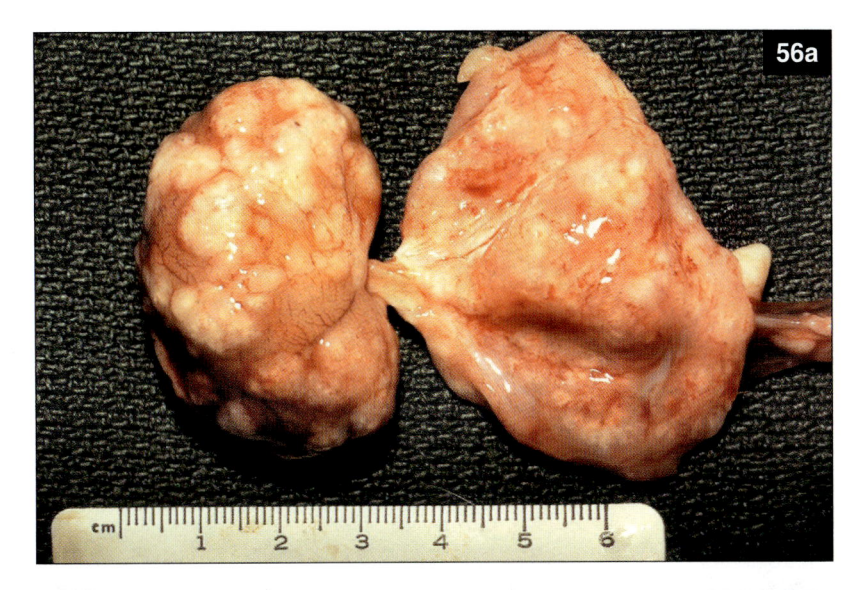

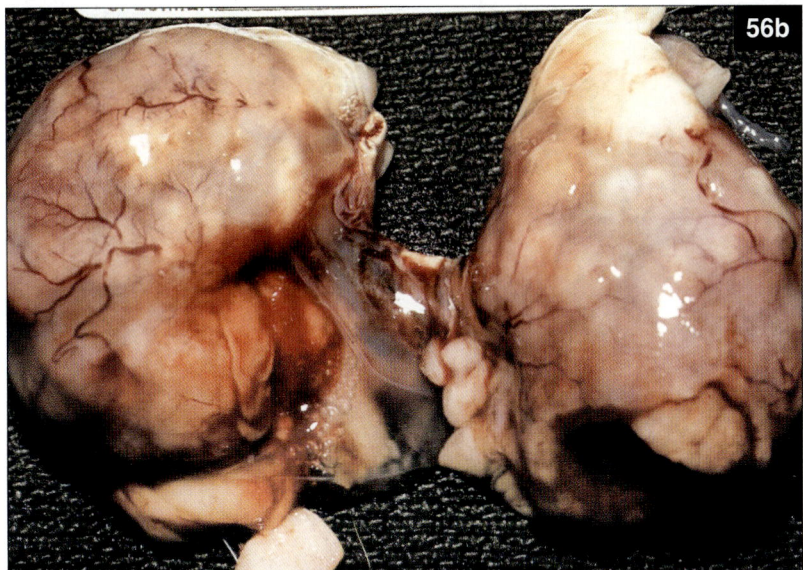

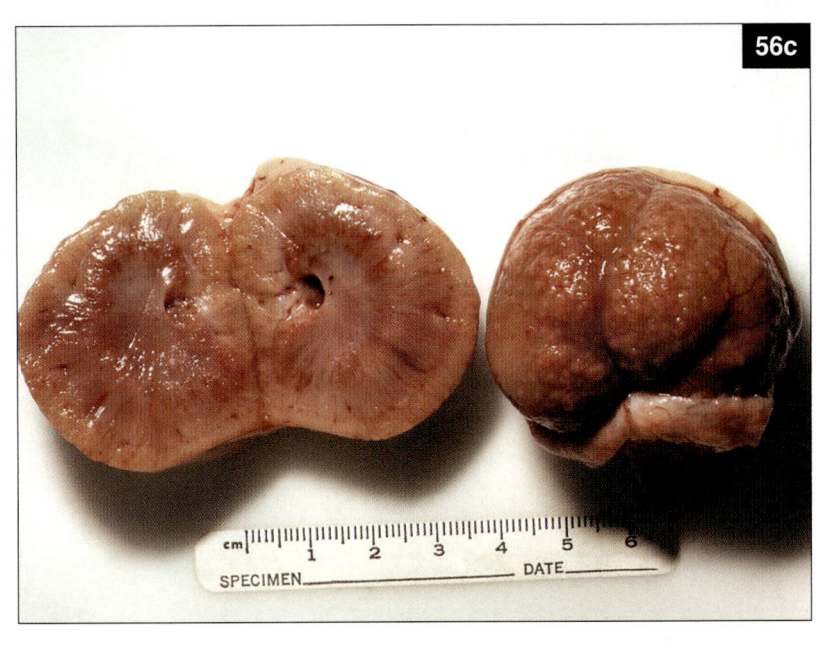

Doenças infecciosas

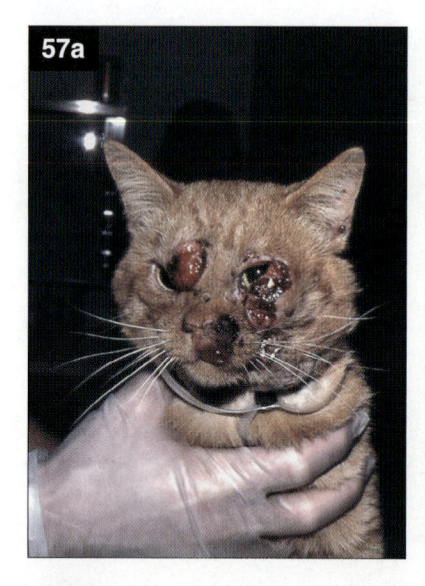

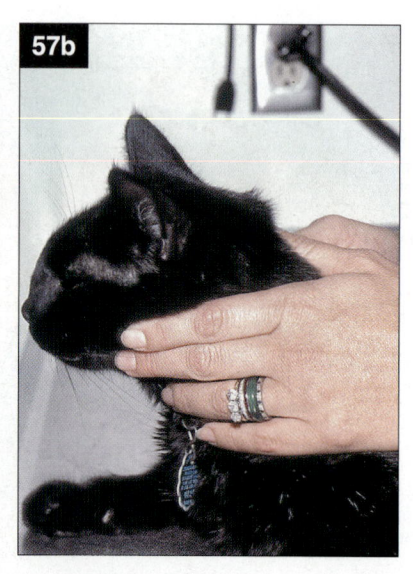

57a–g Criptococose

Cryptococcus neoformans é causa comum de infecção fúngica no gato. Todos estes gatos têm criptococose, e o comprometimento varia de granulomas cutâneos superficiais a infecções mais profundas, atingindo o nariz e os seios da face e algumas vezes até a cavidade torácica. A predileção pelas vias aéreas é comum no gato e deve estar sempre na lista de diagnóstico diferencial em qualquer lesão granulomatosa que envolva o nariz e a boca.

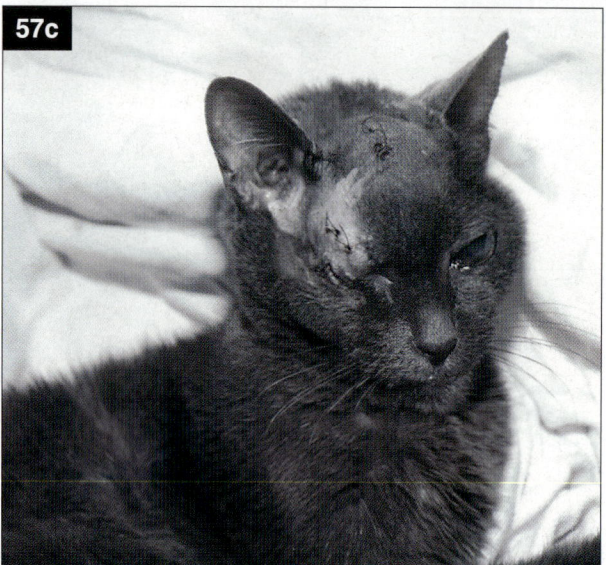

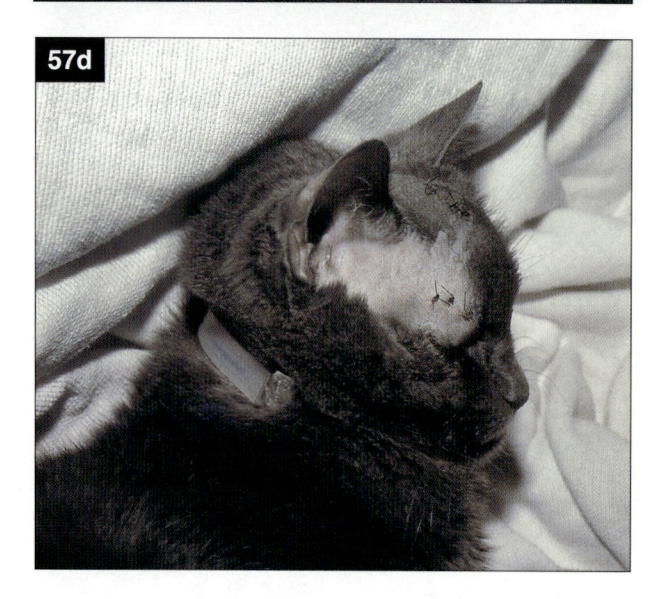

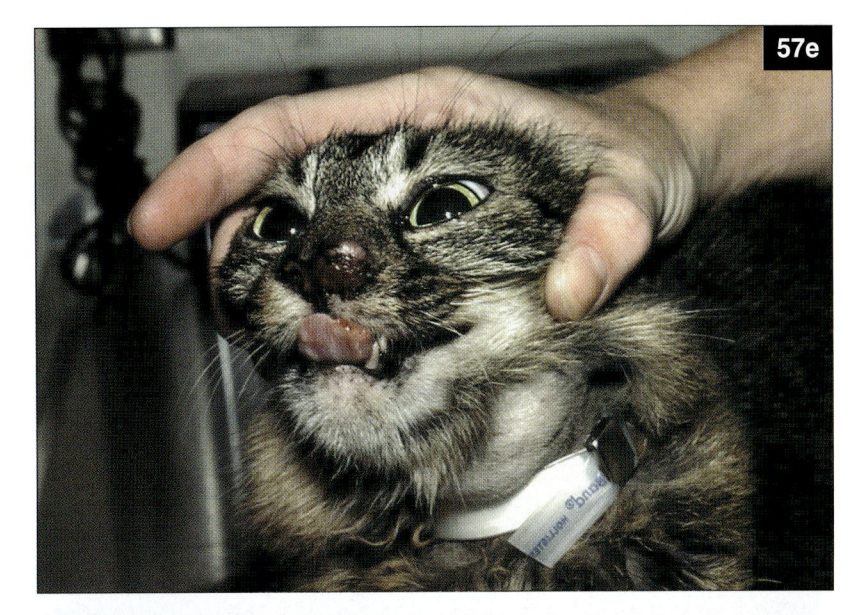

3

57e

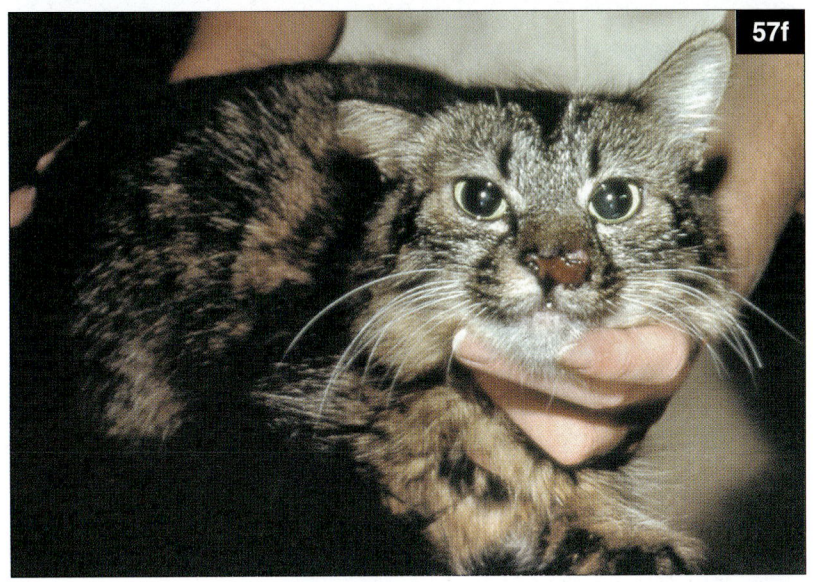

57f

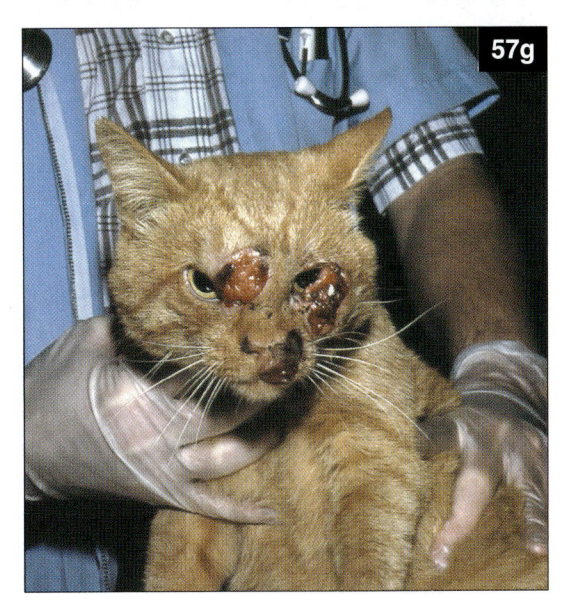

57g

53

Doenças infecciosas

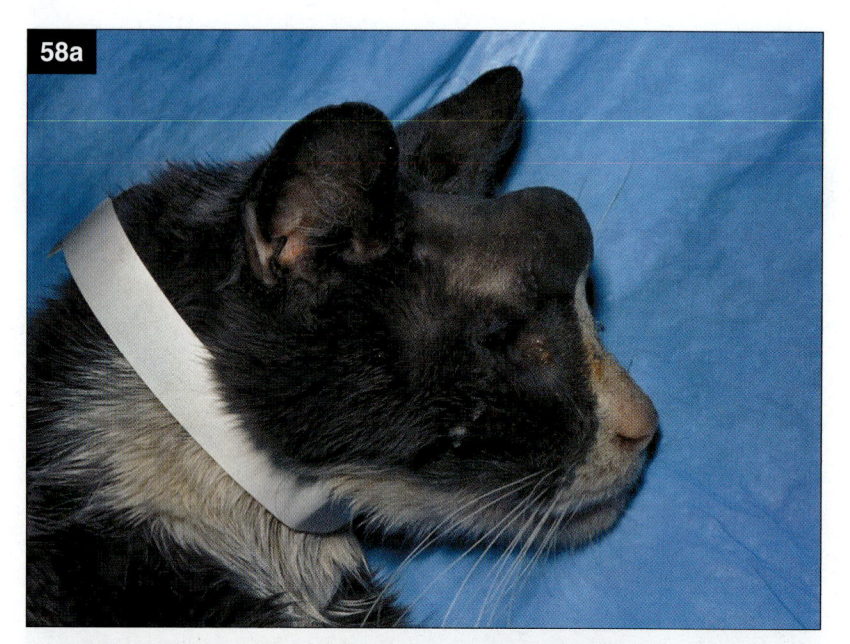

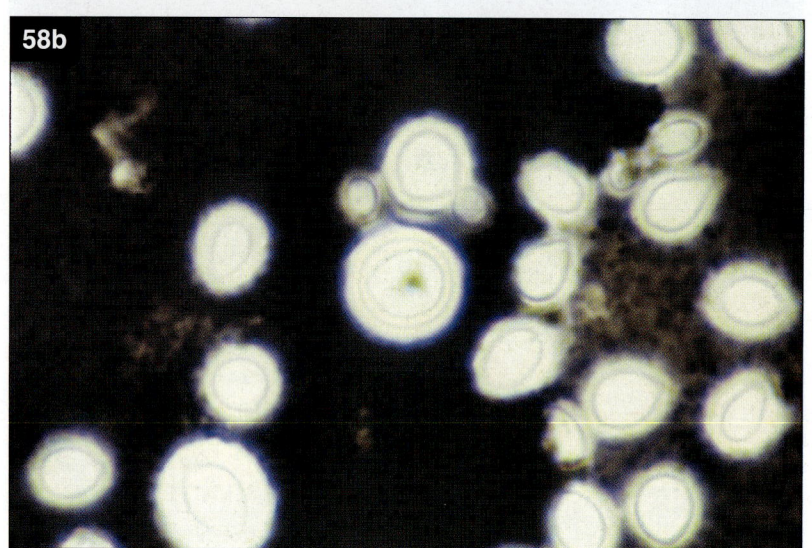

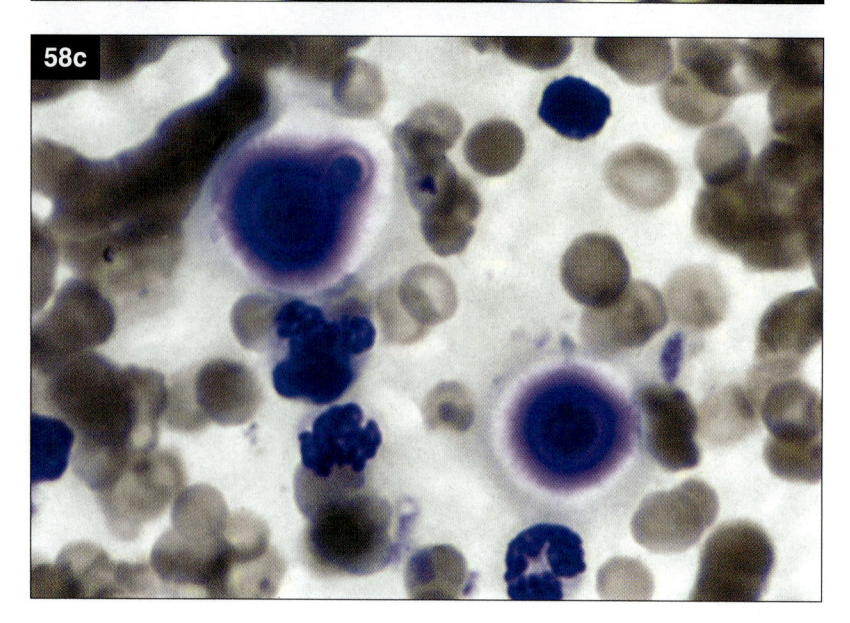

58a–c Criptococose.
Inicialmente pensou-se que este granuloma fúngico (**58a**) fosse um tumor, mas a citologia confirmou infecção por *Cryptococcus neoformans* (**58b, c**). Várias colorações de tecidos podem ser usadas para visualizar o microorganismo, incluindo Diff-Quick, azul de metileno novo, Gram, tinta da Índia (**58b**), e Giemsa e Wright (**58c**).

Doenças infecciosas

59a, b Ehrlichia canis.
A imagem **59a** (seta) mostra mórula de *Ehrlichia* dentro de um leucócito. A infecção por *Ehrlichia* neste jovem Chesapeake Bay Retriever causou pancitopenia, febre, depressão e dor articular. A única petéquia detectada estava no pênis do cão (**59b**). A infecção respondeu bem a tetraciclina, administrada diariamente, por um mês. Atualmente, a droga de escolha é a doxiciclina, administrada durante 2-4 semanas.

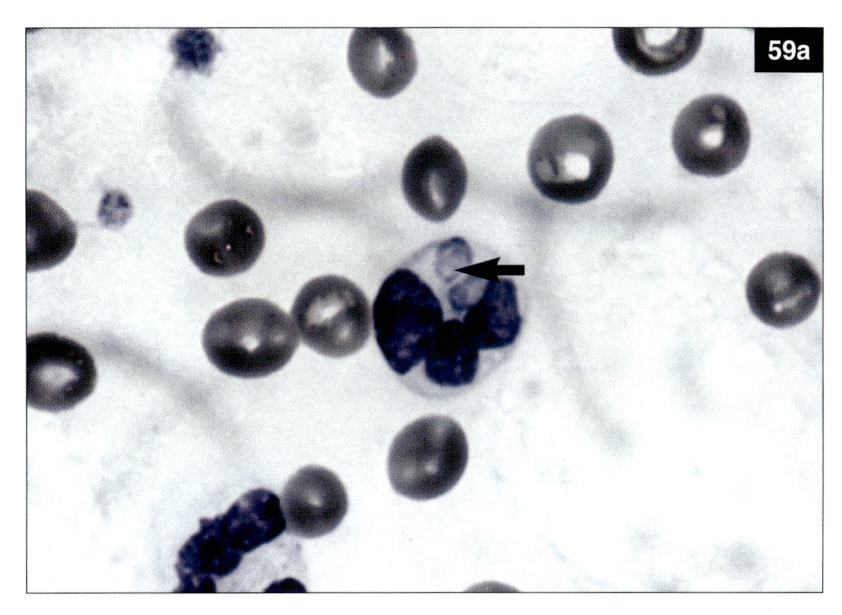

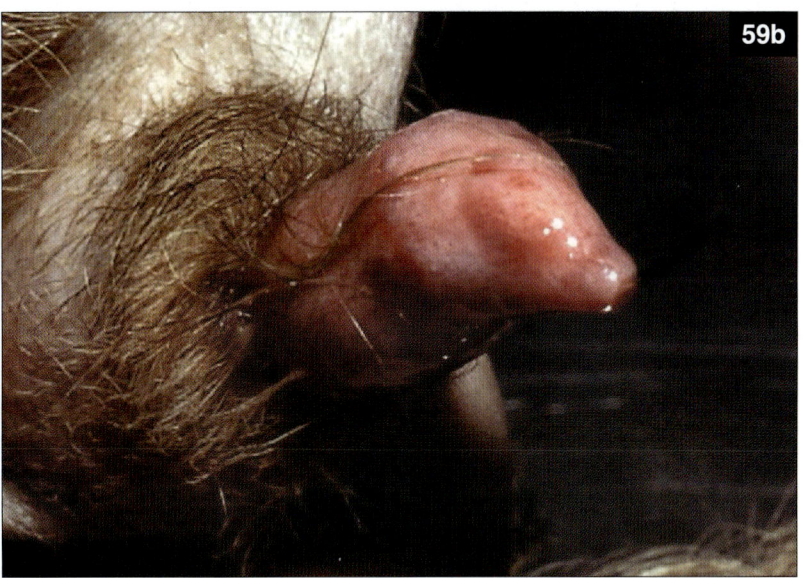

60 Sinais cutâneos de sepsis.
O cão com essas lesões de pele tem septicemia por *Pseudomonas*. A bacteremia causou vasculite cutânea que resultou em infartos cutâneos sépticos. Algumas vezes a bactéria pode ser vista na citologia da lesão cutânea. Essa mesma imagem aparece no caso **12**.

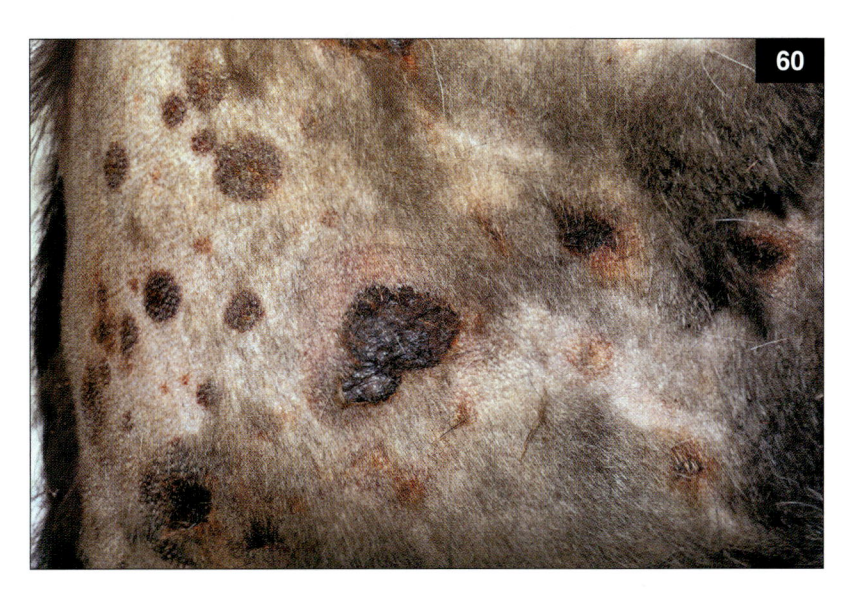

Doenças infecciosas

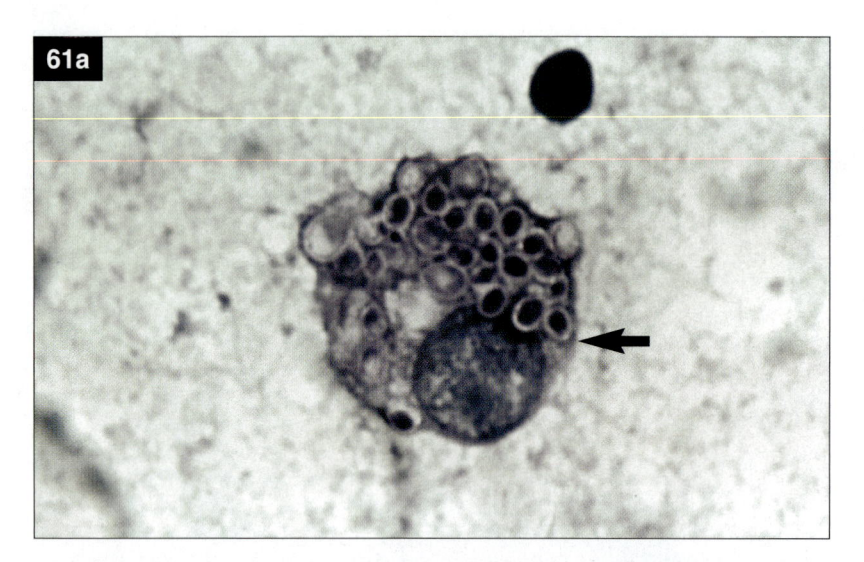

61a, b   Histoplasmose.
Este macrófago contendo *Histoplasma capsulatum* foi observado no esfregaço de fezes de um Dachshund macho com diarréia crônica e perda de peso. O cão provavelmente adquiriu a infecção ao entrar em tocas em terreno infectado, durante competição de campo no estado de Maryland, nos Estados Unidos. As duas lâminas mostram macrófagos cheios de fungos encapsulados.

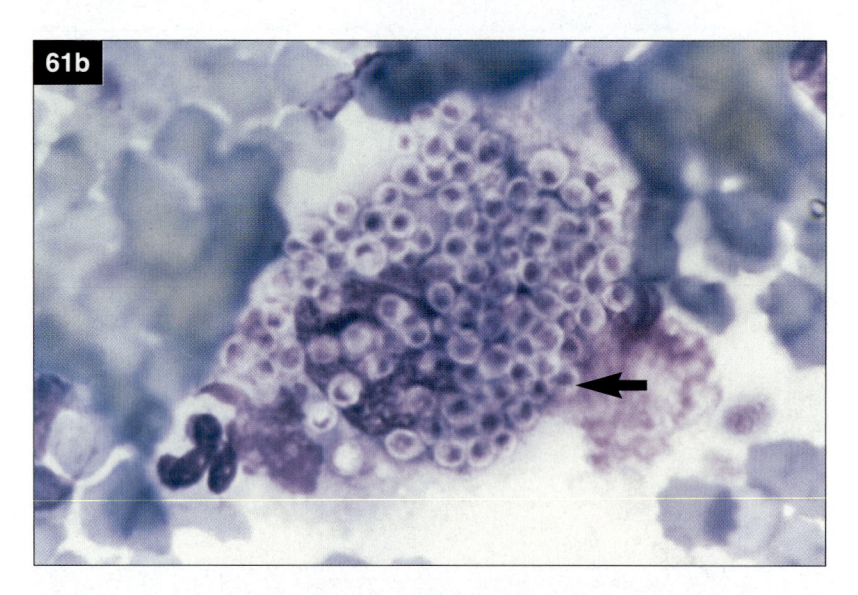

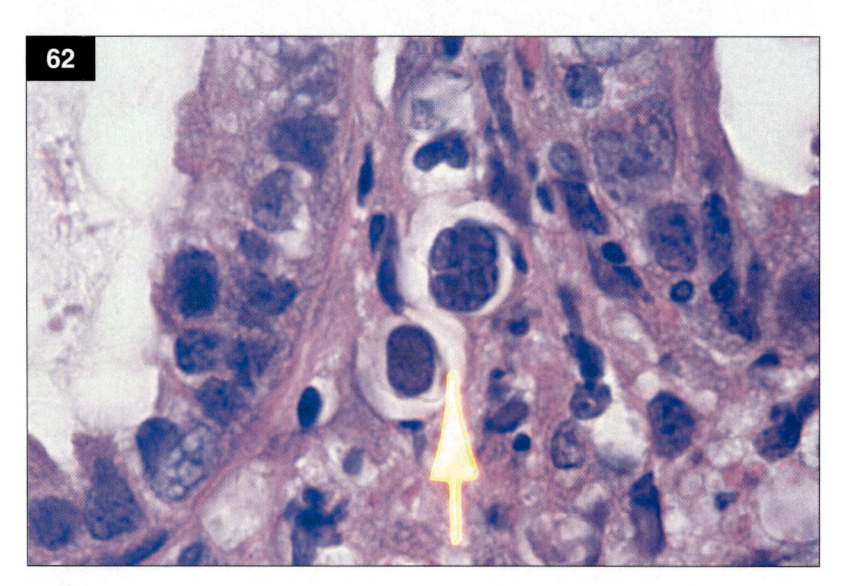

62   Prototecose.
Esta fotomicrografia mostra *Prototheca zopfii* na mucosa do colo. Os sinais clínicos do cão incluíam tenesmo e fezes sanguinolentas.

63a–d Prototecose.
Prototheca são algas que podem afetar o intestino, o sistema nervoso central, a retina e a pele de cães. Estas imagens de um Doberman Pinscher mostram o microorganismo *Prototheca wickerhamii* dentro de um macrófago (**63a**) e em vários locais em que houve comprometimento cutâneo, incluindo nariz (**63b**), jarrete (**63c**) e escroto (**63d**).

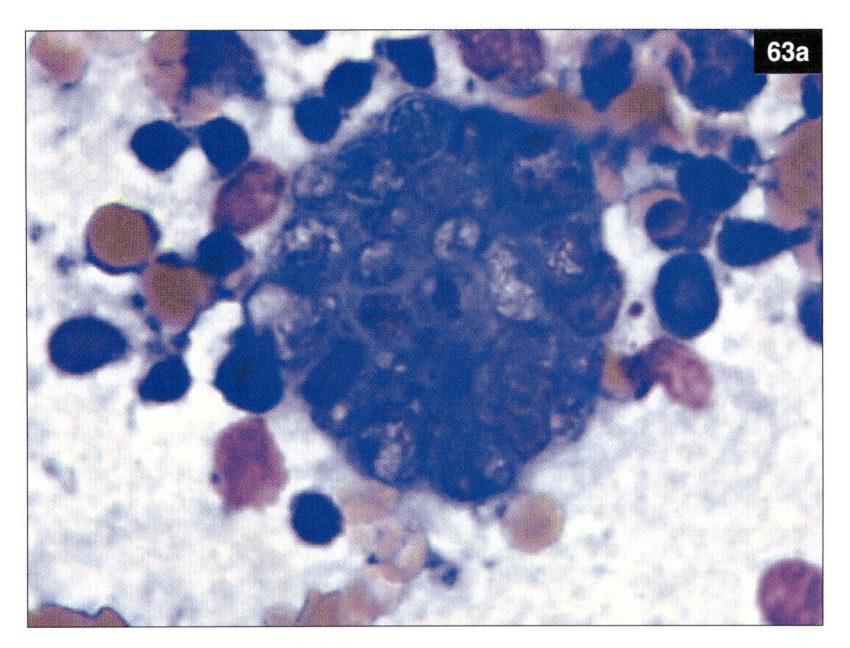

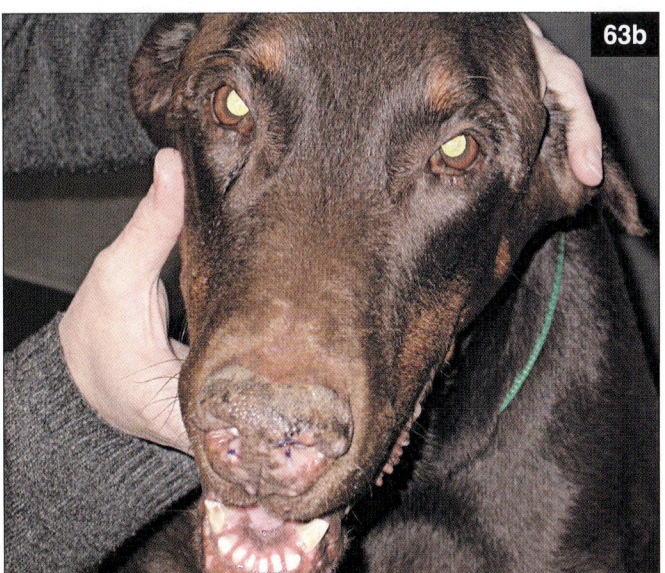

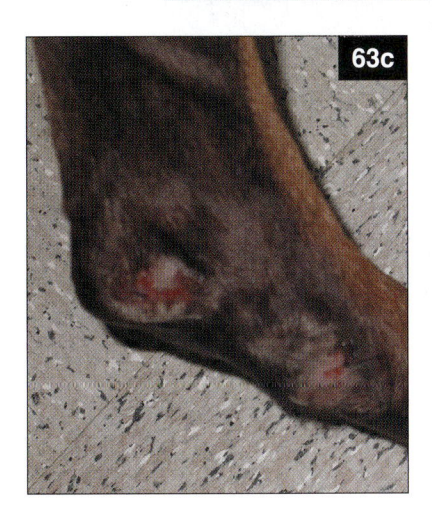

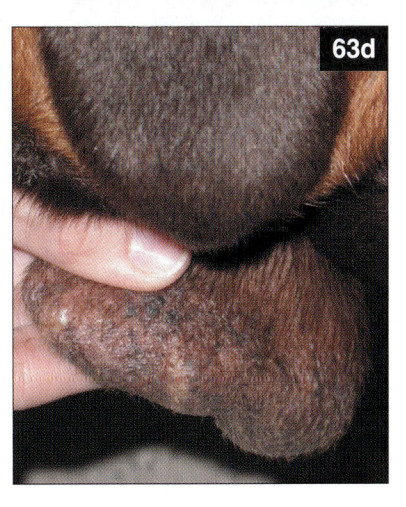

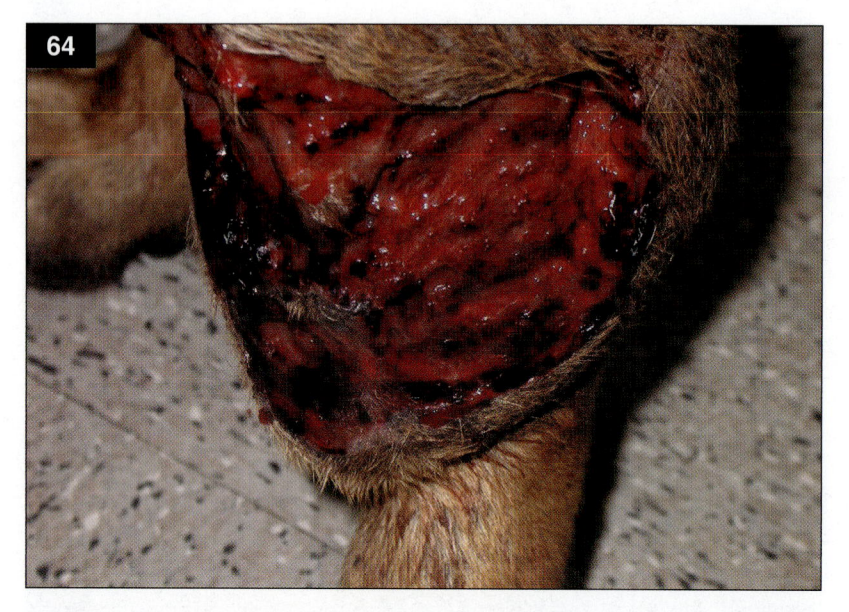

64 Pitiose.
O inchaço nos membros posteriores deste cão foi causado por *Pythium insidiosa*, um fungo aquático comumente encontrado no sudeste e em outras locais dos Estados Unidos e do mundo. Além do comprometimento cutâneo, comumente acomete o trato digestivo, quase sempre com conseqüências fatais.

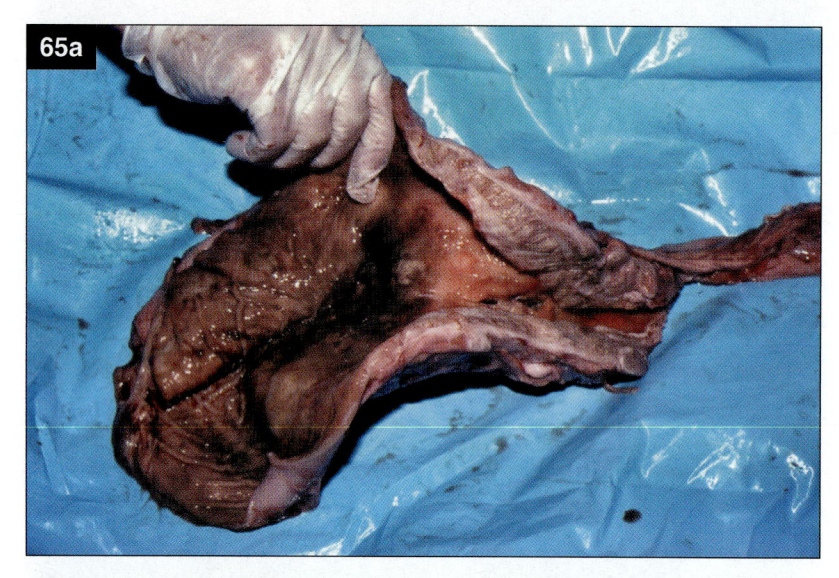

65a, b Pitiose.
Gastrite pitiótica causando obstrução pilórica (**65a**). Durante um mês, o cão teve história de vômitos progressivos de conteúdo gástrico. Essa infecção comumente estimula reação fibrótica substancial.
O estômago deste cão não era passível de tratamento, dado o estado avançado da doença. Os microorganismos aparecem na fotomicrografia com coloração especial (**65b**).

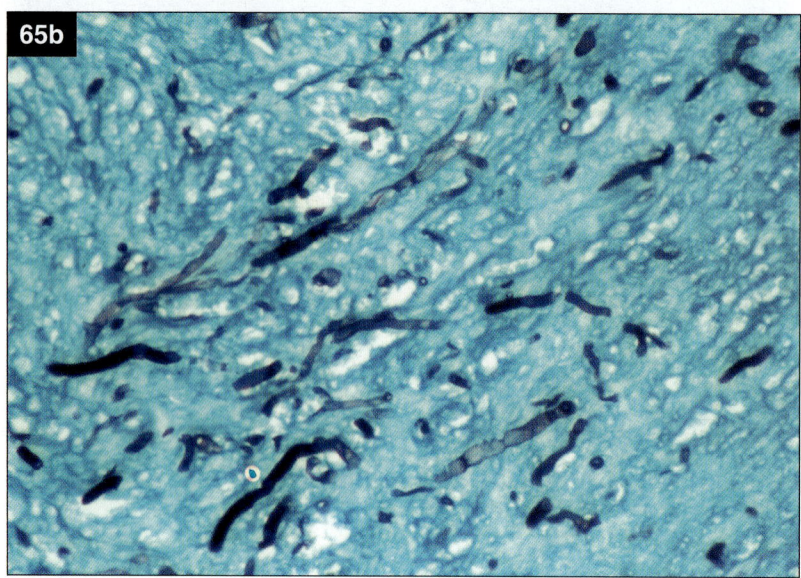

66a, b   Pitiose.
O granuloma (**66a**) induzido por *Pythium* no abdome caudal e nos membros posteriores deste cão causou intensa ingurgitação venosa nos canais venosos periféricos por obstrução das veias profundas (**66b**). Esta mesma imagem aparece no caso **17**.

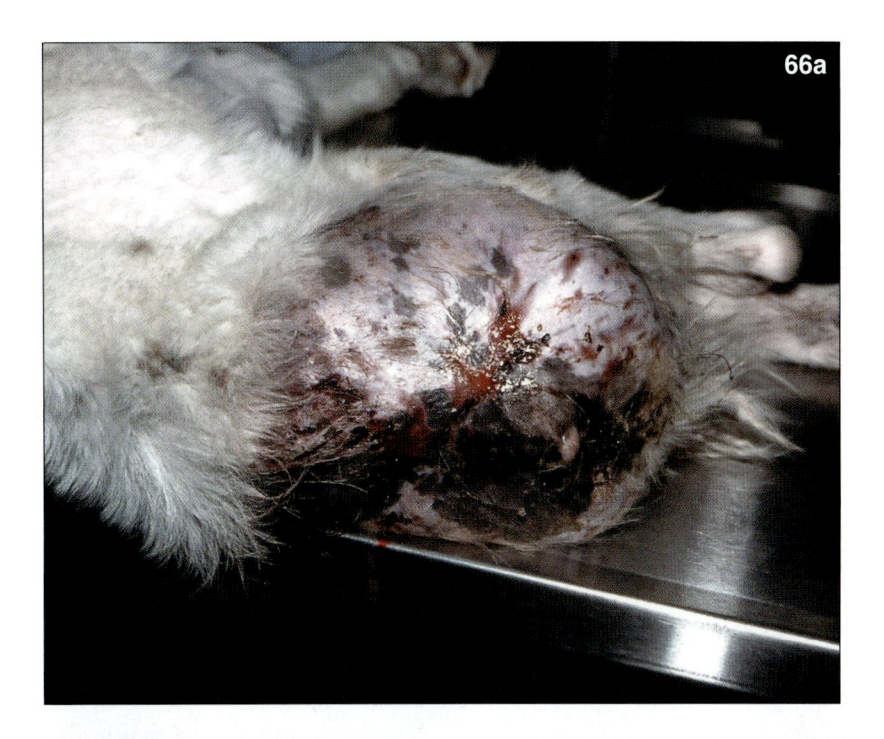

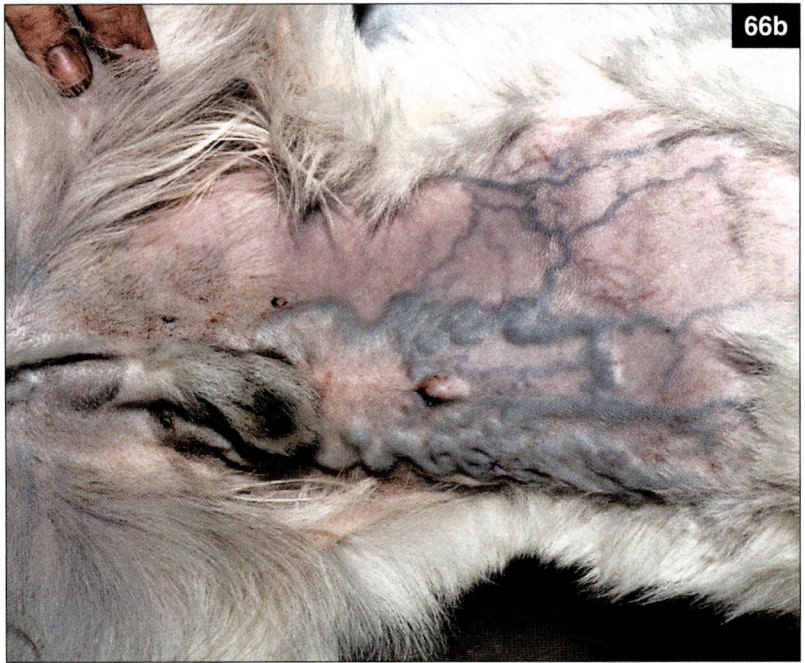

Doenças infecciosas

67a, b   Pitiose.
A massa de granuloma na pele ventral do tórax foi causada por infecção por *Pythium* (**67a**). Muitos cães infectados por esse microorganismo tiveram contato com águas estagnadas, que são a fonte da infecção. O tratamento com antimicóticos raramente controla a doença. A ressecção cirúrgica agressiva da região atingida tem maior possibilidade de cura. A localização e o tamanho desta lesão impedem a remoção completa do tecido infectado. O cão (**67b**) tem pitiose no palato duro, localização que também limita as tentativas de remoção cirúrgica completa. Esta mesma imagem aparece no caso **16**.

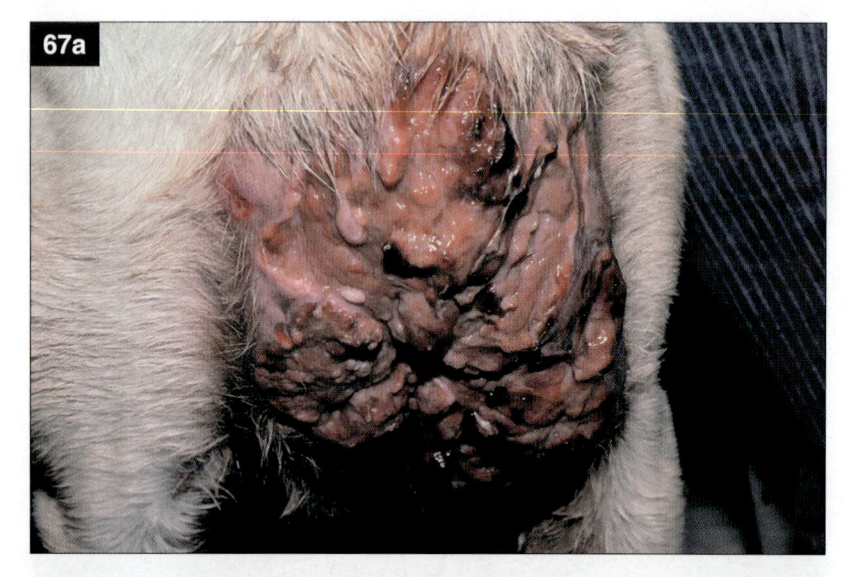

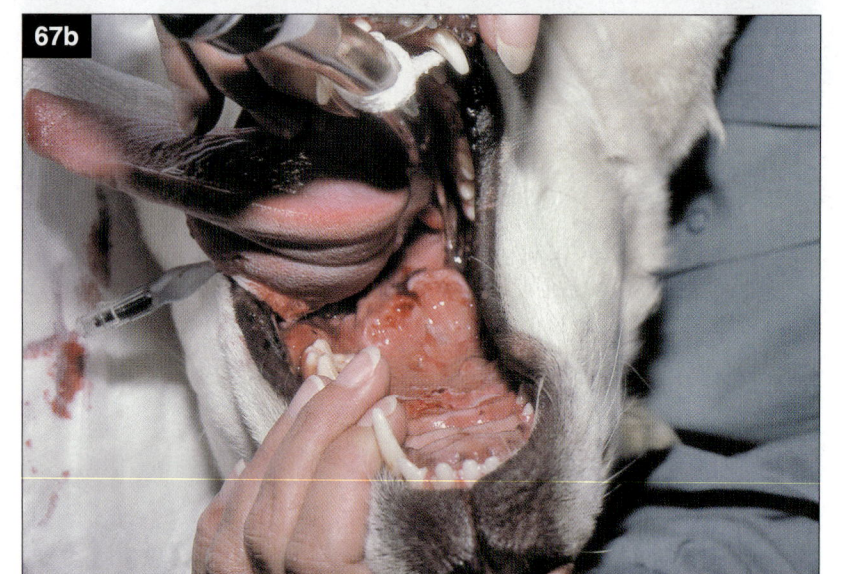

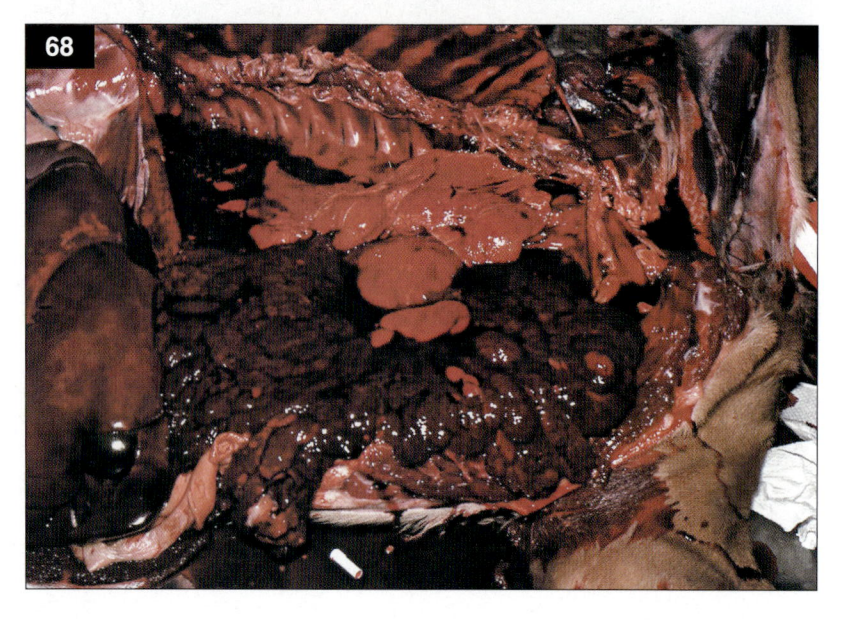

68   Pleurite supurativa.
Actinomyces spp e *Nocardia* spp são duas das várias bactérias que podem causar pleurite supurativa no cão. Esta foi uma infecção de subaguda a crônica por *Nocardia*, na qual o estágio de líquido purulento foi substituído por "cobertor" fibroso de supuração que não respondeu ao tratamento conservador foi necessária decorticação radical.

Doenças infecciosas

69a, b Sepsis.
Estas imagens microscópicas de citologia do fluido abdominal de um cão gravemente doente mostram características sépticas evidenciadas pela presença de neutrófilos "tóxicos" e bactérias dentro e fora dos neutrófilos. Cirurgia exploratória do abdome do cão seria certamente indicada para esse tipo de achado citológico. (Imagens cedidas pelo Serviço de Patologia Clínica da Universidade da Flórida.)

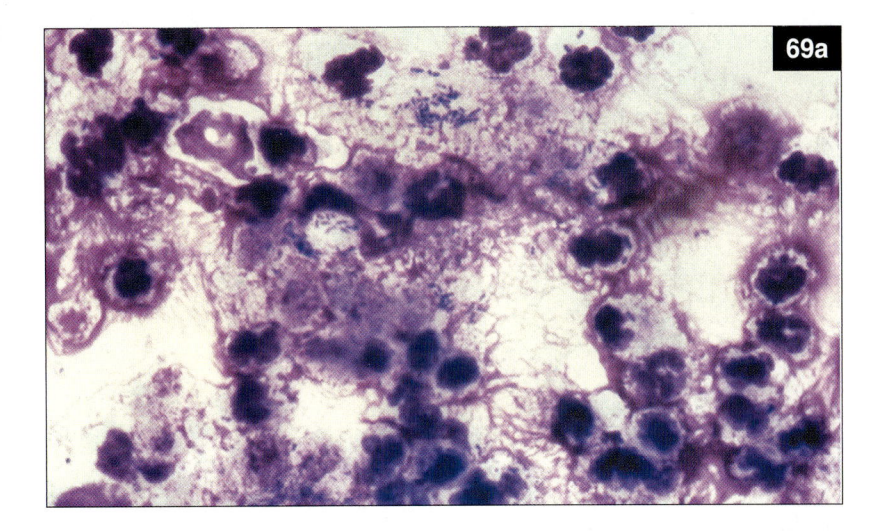

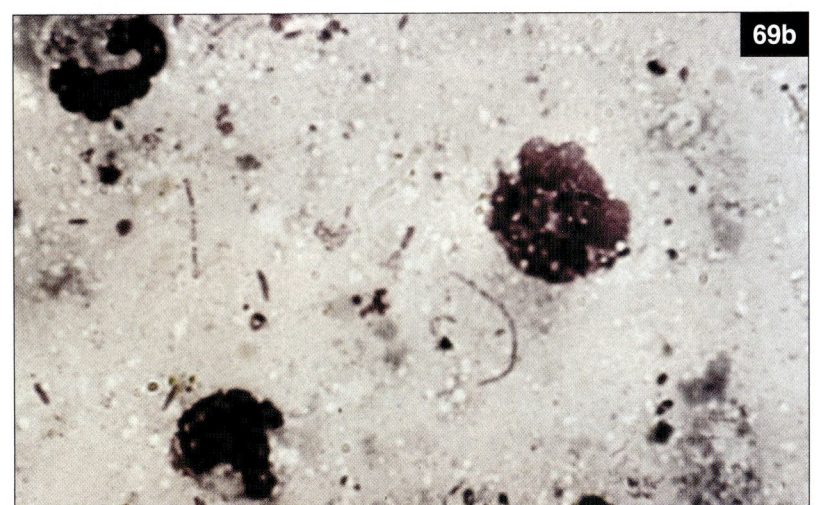

70 Artrite séptica.
O jarrete é de uma cadela tratada por longo tempo com glicocorticóides de pênfigo vulgar, doença cutânea auto-imune. Supôs-se que a imunossupressão resultante a predispusesse a essa doença ortopédica de urgência. Confirmou-se o diagnóstico com aspiração da articulação para citologia e cultura (*Streptococcus* sp) e o cão respondeu bem a tratamento com antibiótico apropriado e aspiração do pus. A aspiração é terapêutica porque retira os neutrófilos contendo enzimas que lesam a cartilagem articular.

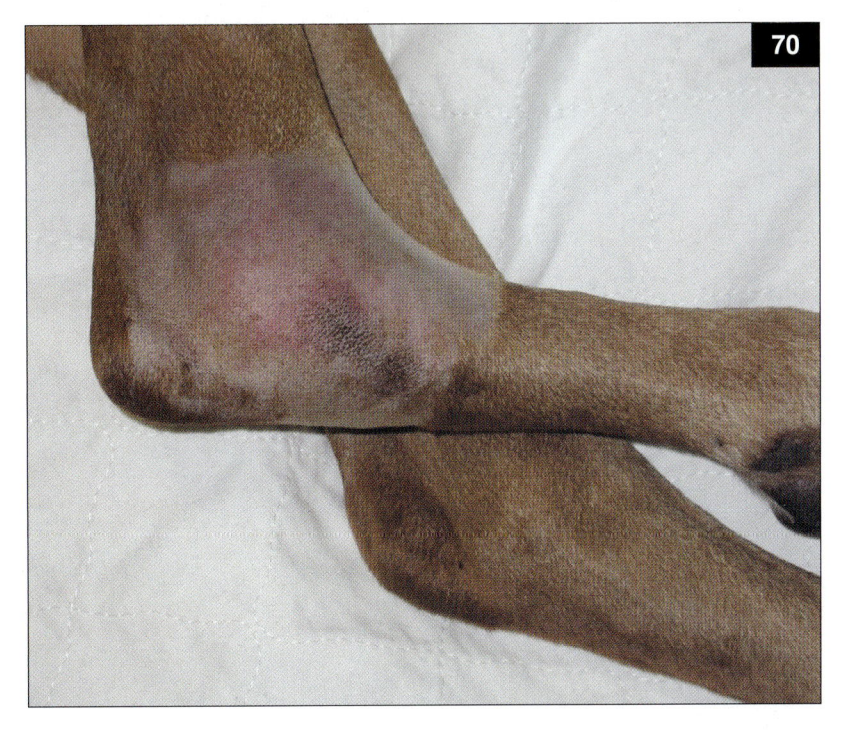

Doenças infecciosas

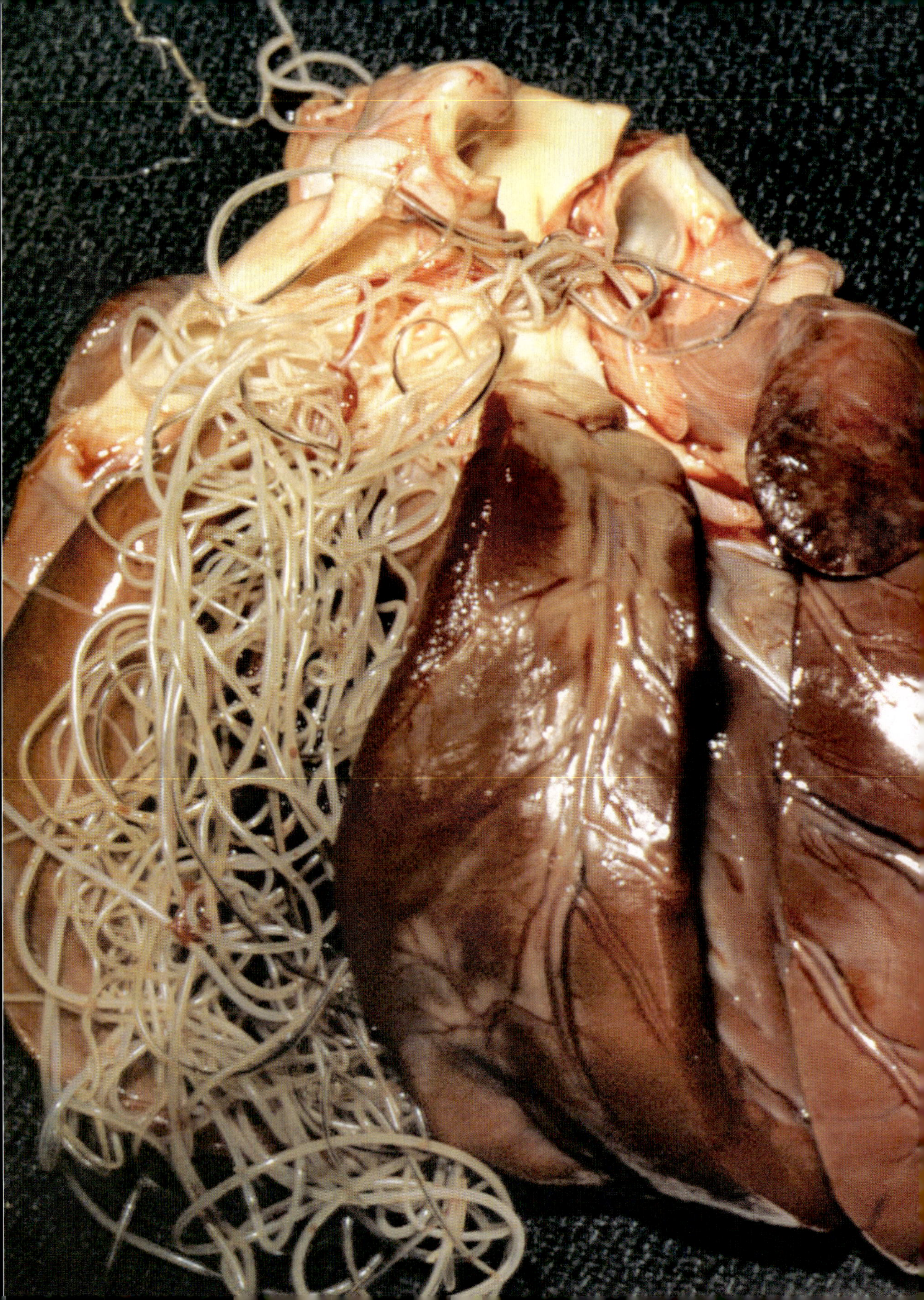

4
Doenças cardiovasculares

O termo CARDIO deriva do grego *kardia*, coração. A cardiopatia apresenta sinais clínicos que variam de sutis a dramáticos. Os sinais físicos também variam, mas quando são gravíssimos o paciente pode ter muito desconforto respiratório, por edema pulmonar, diminuição do volume circulante, derrame pericárdico, distensão abdominal por ascite ou oclusão arterial aguda, como na trombose em sela. Quase sempre o clínico experiente percebe a significância dessas lesões, mas no primeiro encontro pode haver dúvida. As conseqüências potencialmente letais das cardiopatias não tratadas exigem diagnóstico precoce e a maioria delas pode ser diagnosticada com história e exame físico completos, radiografia de tórax e eletrocardiograma. Com a descoberta da ecocardiografia e seu uso na prática, o clínico pode agora avaliar a anatomia patológica real e a função anormal associadas à cardiopatia.

4

Doenças cardiovasculares

- Cardiomegalia nem sempre causa complexos ECG altos.
- A derivação 2 do ECG é satisfatória para determinar freqüência, ritmo e medida de intervalos.
- Gatos com cardiopatia raramente tossem.
- Na alta de cão tratado de verminose cardíaca, receite prednisona e furosemida para os primeiros sinais de embolia pulmonar.
- Ecocardiograma para diagnóstico de endocardite vegetante.
- Intoxicação por digoxina pode causar arritmia cardíaca.
- Melhor não usar betabloqueadores até que o edema pulmonar regrida.

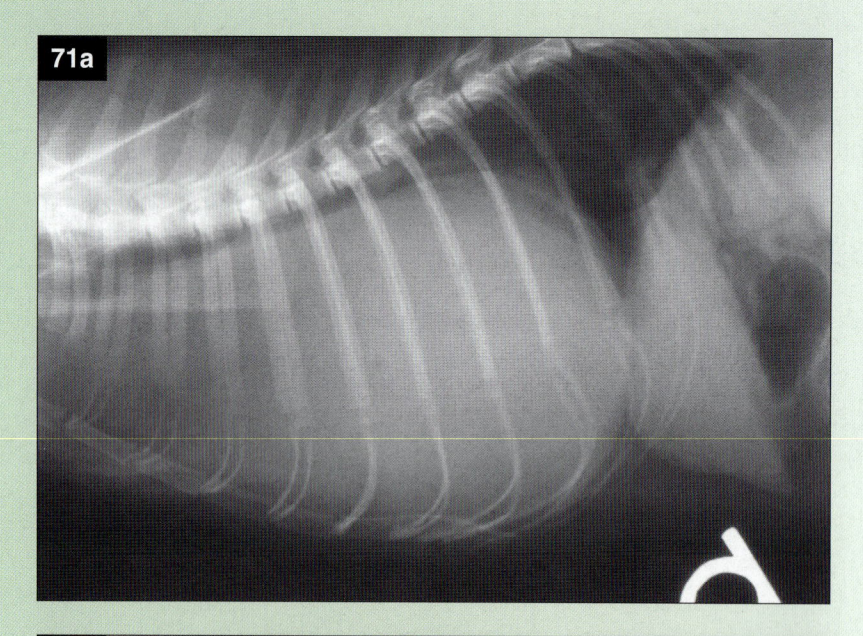

71a, b Mesotelioma pericárdico.
A radiografia à esquerda (**71a**) é de um gato dispnéico com 1 ano de idade. Mostra a clássica forma globosa de coração, típica de derrame pericárdico. A outra imagem (**71b**), é um pneumopericardiograma, mostrando massa de tecido mole no assoalho do saco pericárdico, que a histopatologia confirmou ser mesotelioma.

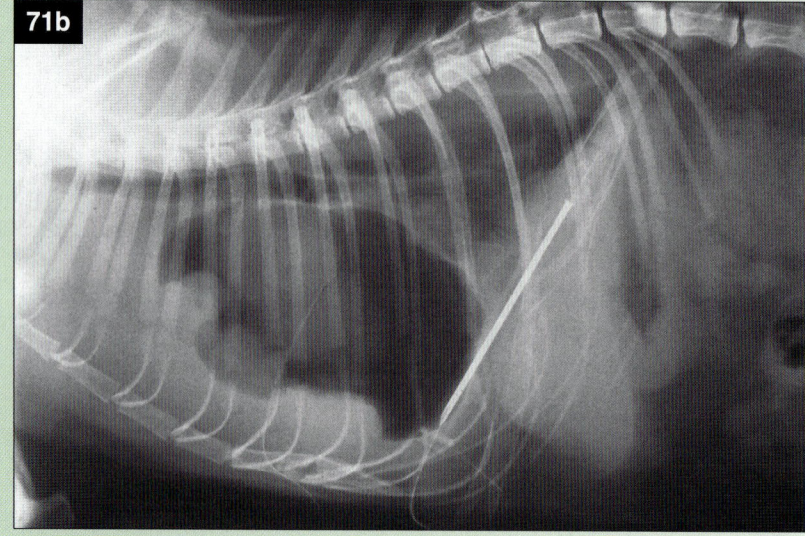

72a, b   Embolia gasosa.
As radiografias são de um gato que morreu subitamente, após injeção de ar na bexiga, durante procedimento de pneumocistograma.
O ar injetado entrou na veia cava posterior através de carcinoma de células transitórias na bexiga e circulou até o coração, onde foi retido no ventrículo direito (seta).

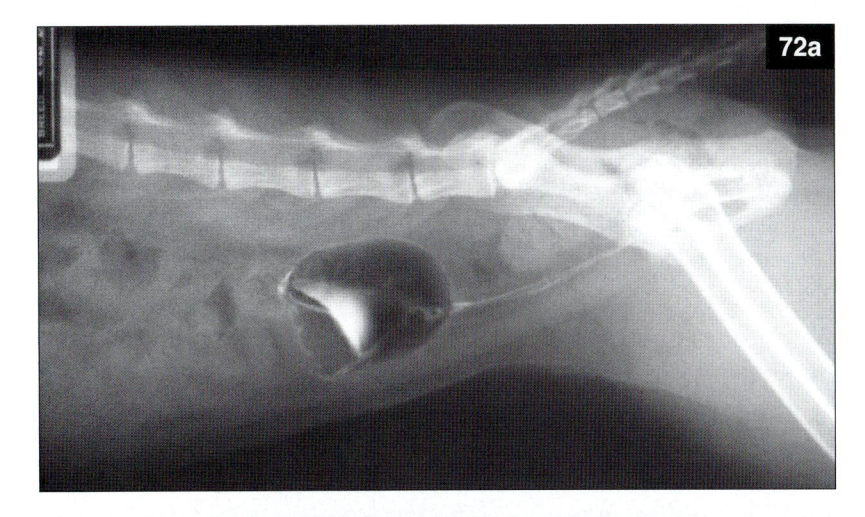

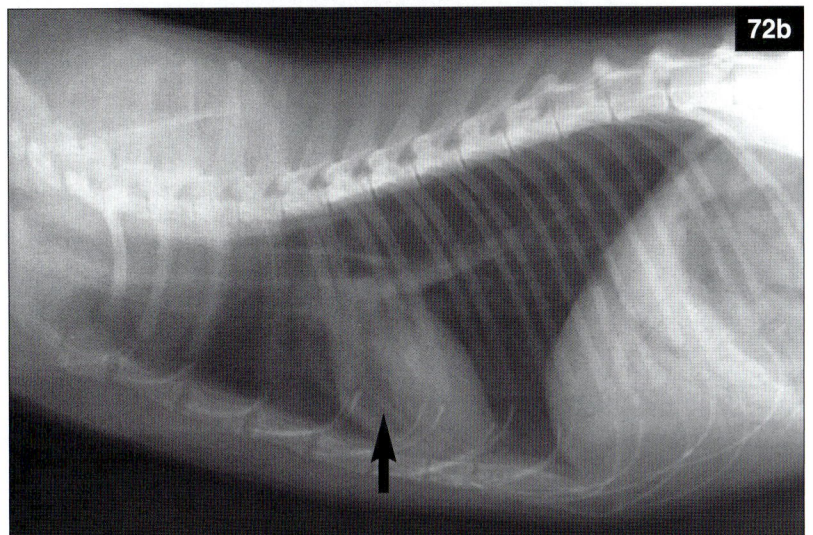

73   Bola de trombo atrial.
Esta imagem *post-mortem* de um gato de meia-idade mostra uma grande bola de trombo atrial que diminuiu o enchimento da câmara cardíaca esquerda e causou a morte. O débito cardíaco muito baixo, diminuindo o fluxo sangüíneo para o cérebro, deixou o gato comatoso.

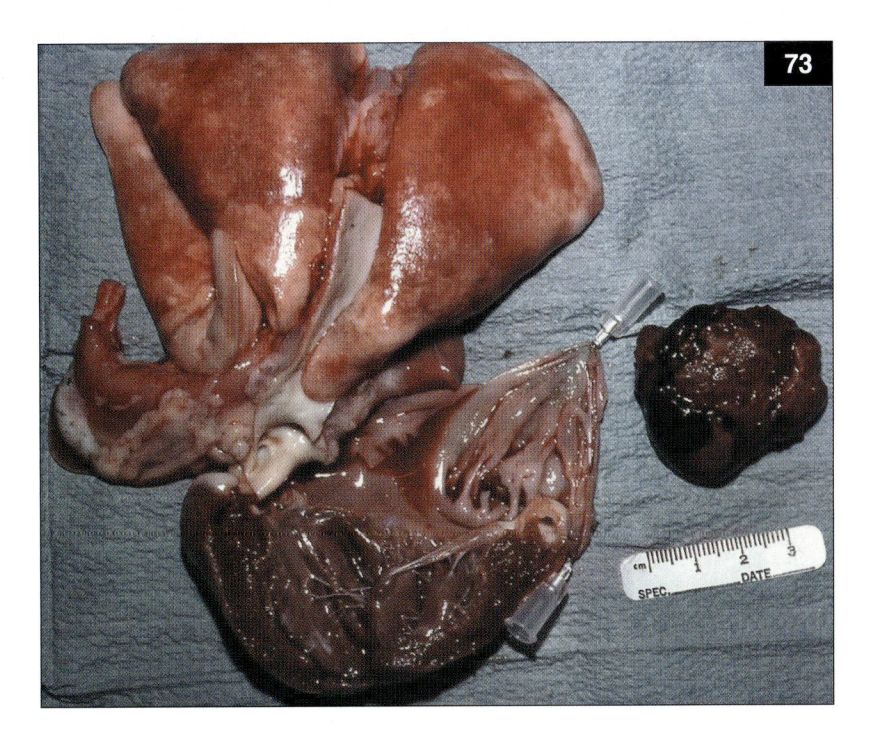

Doenças cardiovasculares

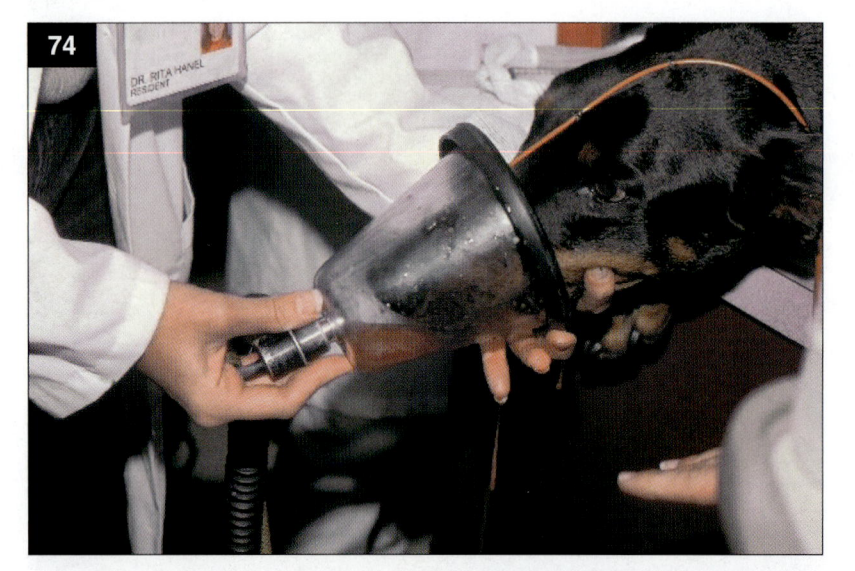

4

74 Miocardiopatia dilatada.
Este Doberman Pinscher teve insuficiência cardíaca fulminante por miocardiopatia dilatada. O edema pulmonar grave fluía pela boca, o que se vê pelo acúmulo de líquido edematoso na máscara facial de oxigênio. O cão ficou em estado crítico nas primeiras 36 horas de hospitalização.

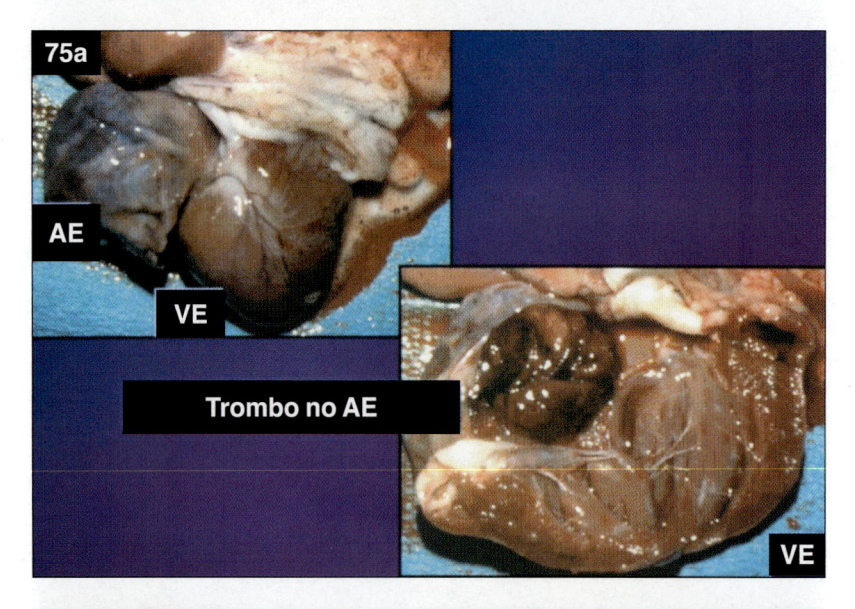

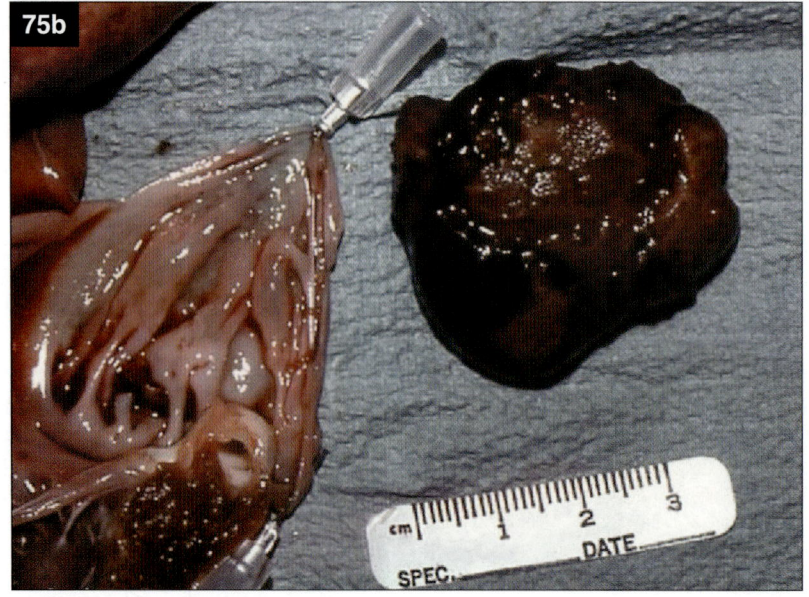

75a, b Miocardiopatia felina.
O trombo venoso que ocorre na miocardiopatia geralmente se forma no átrio esquerdo. Um coágulo extremamente grande, como aquele mostrado aqui, diminuiria o fluxo sangüíneo das veias pulmonares e, conseqüentemente, diminuiria significativamente o débito cardíaco. As imagens mostram um coágulo de trombo muito grande no átrio esquerdo (**75a**) antes e depois (**75b**) da dissecção.
(Legenda em **75a**, cortesia do Dr. P. Snyder.)

Doenças cardiovasculares

76 Miocardiopatia felina.
Respirar com a boca aberta indica dispnéia, mas a ausência deste sintoma não anula a gravidade do problema. Este gato teve insuficiência cardíaca congestiva. Outros sinais de dificuldade respiratória incluem respiração rápida e superficial e um componente abdominal da respiração acentuado.

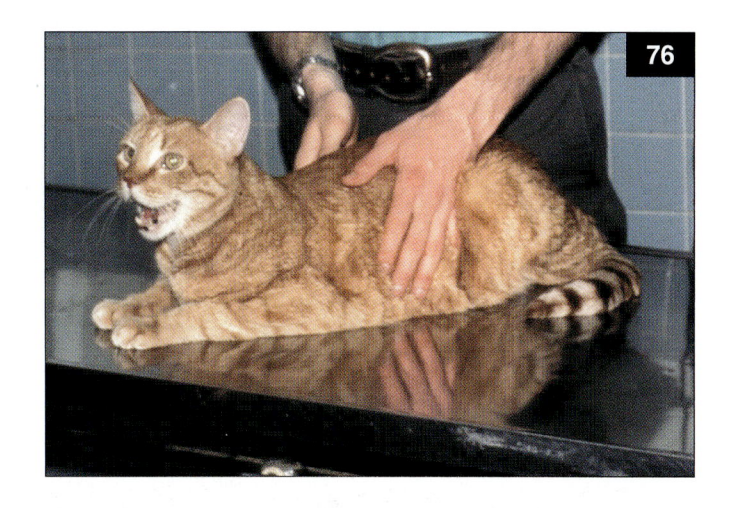

77a, b Miocardiopatia hipertrófica felina.
É, no gato, a forma mais comum de cardiopatia adquirida. A taquicardia, o espessamento das paredes musculares e o aumento da pressão final diastólica, característicos, contribuem para a inadequação do débito cardíaco. Um trombo mural, às vezes, se forma no átrio esquerdo. A insuficiência cardíaca congestiva nesse tipo de miocardiopatia quase sempre causa edema pulmonar.

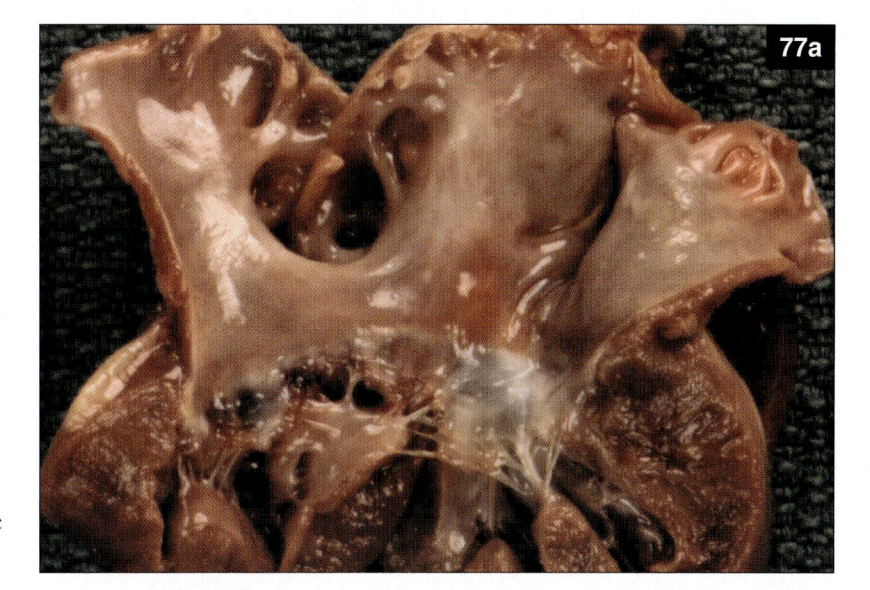

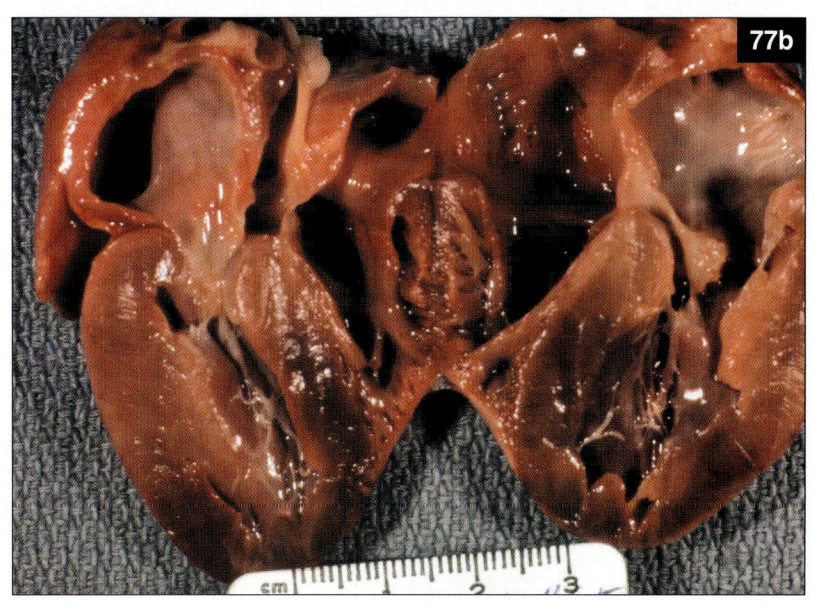

Doenças cardiovasculares

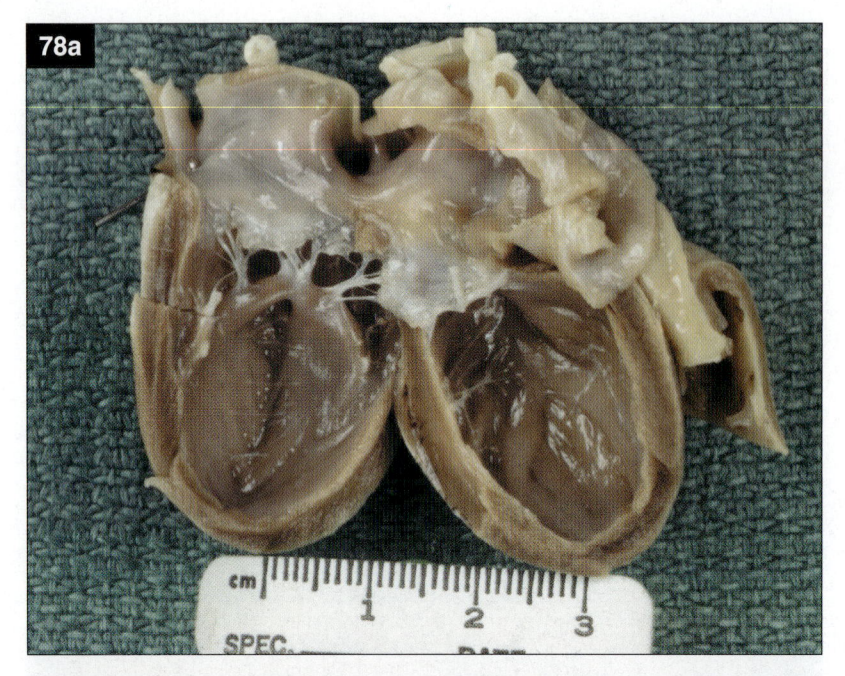

78a, b Miocardiopatia dilatada felina.
Gatos com miocardiopatia dilatada têm diminuição grave das contrações do músculo cardíaco. A causa pode ser atribuída, algumas vezes, à deficiência de taurina. Notar a característica dilatação sacular das câmaras cardíacas. Derrame pleural é comum nesse tipo de cardiopatia felina.

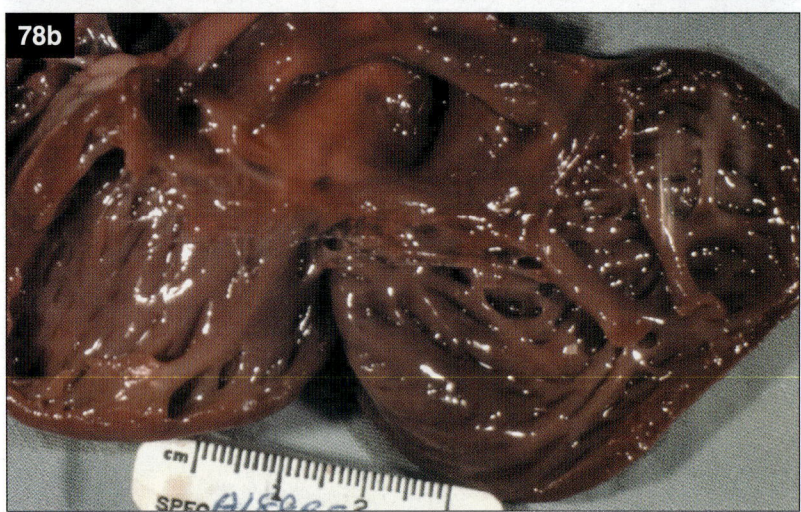

79 Embolia em sela na miocardiopatia felina.
Este gato tinha fraqueza muscular nos membros posteriores, causada por embolia na artéria femoral direita, devida a miocardiopatia subjacente. O membro acometido estava frio ao toque, pálido, com ausência de pulso femoral e contratura do gastrocnêmio.

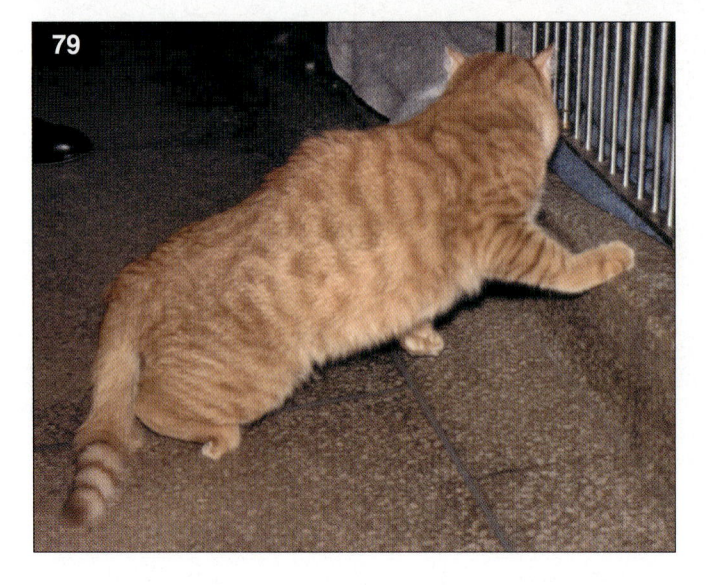

Doenças cardiovasculares

80a, b Miocardiopatia felina.
A síndrome sempre tem prognóstico reservado ou grave. Este gato (**80a**) tinha trombo aórtico em sela e estava em estágio agônico de insuficiência cardíaca congestiva. Morreu logo depois do registro desta imagem (**80b**). Sua lesão primária foi a forma hipertrófica de miocardiopatia. O gato poderia viver mais se a cardiopatia fosse diagnosticada antes de estágio tão avançado. No entanto, alguns gatos gravemente afetados respondem ao tratamento.

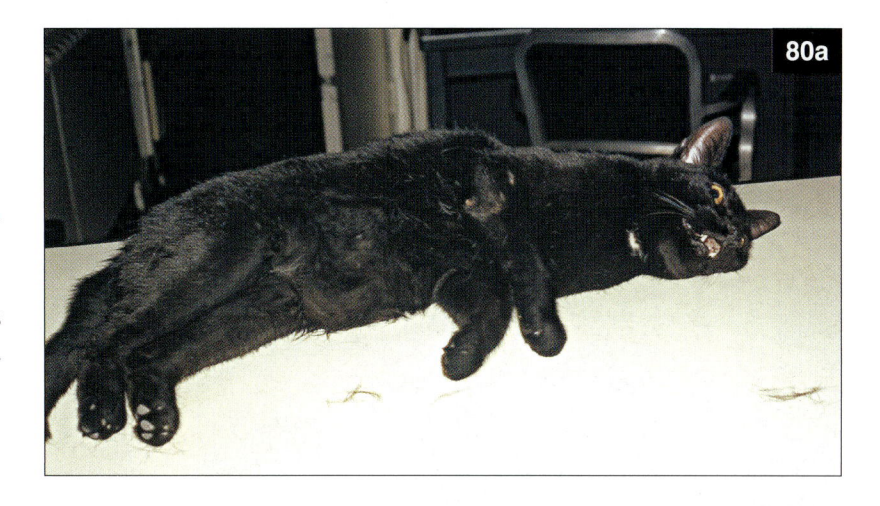

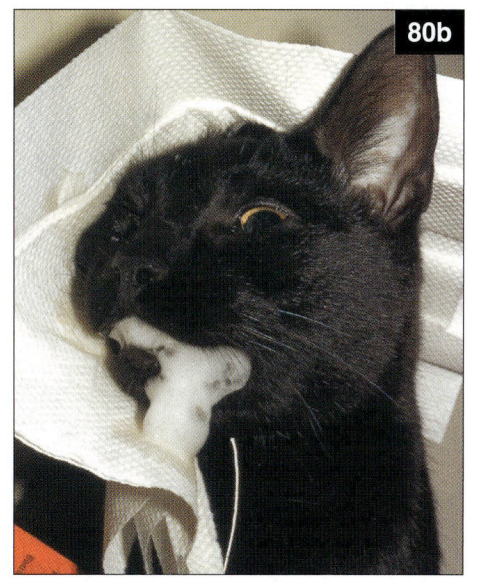

81 Endocardite marântica.
Endocardite vegetante nem sempre tem causa infecciosa, mas pode mostrar os mesmos sinais clínicos da infecção. Endocardite marântica é um termo usado na medicina humana para descrever uma forma estéril, que pode acompanhar neoplasia.

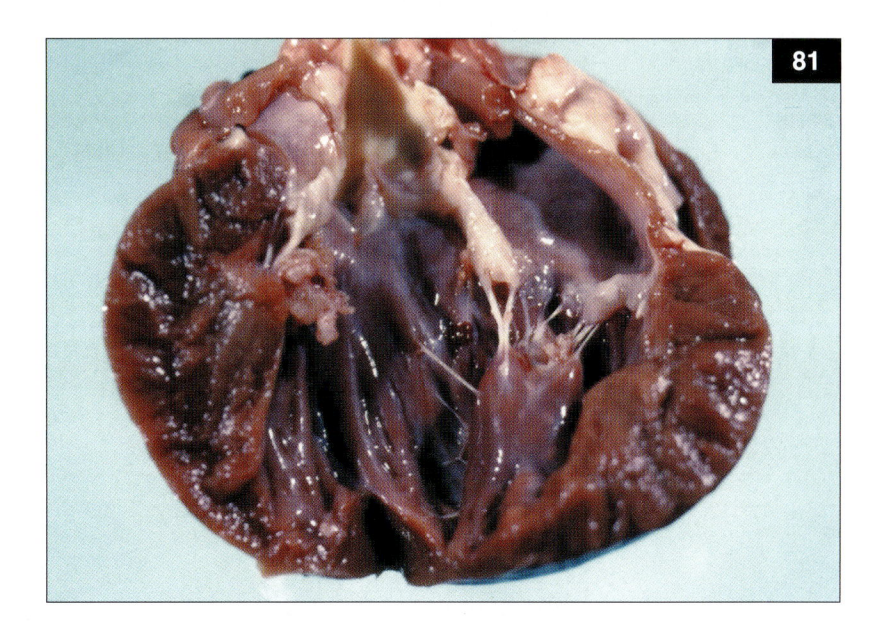

Doenças cardiovasculares

4

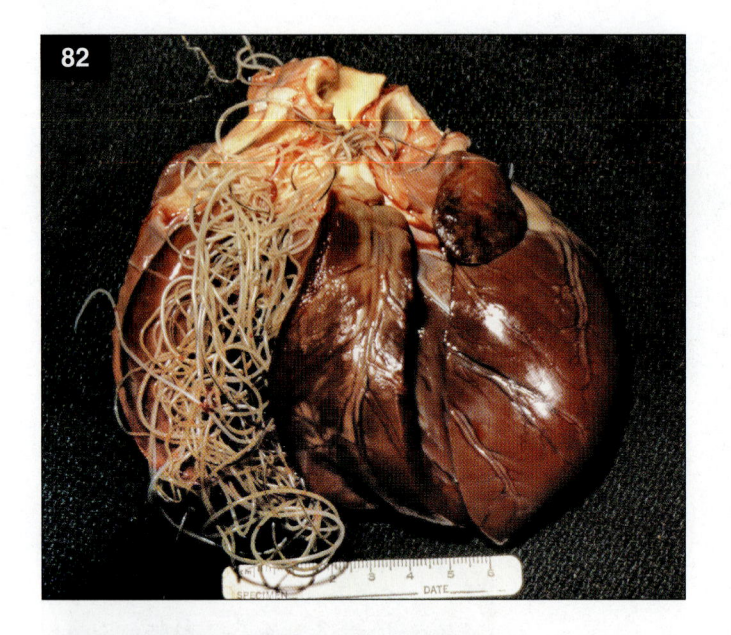

82 Vermes cardíacos.
A verminose cardíaca ainda é um problema mundial. Este coração, *post-mortem*, continha quase 100 *Dirofilaria immitus* adultos. Vários problemas se associam a essa carga de vermes, como insuficiência cardíaca direita, arritmias cardíacas, pneumonite de hipersensibilidade e trombose de artéria pulmonar com infarto de pulmão.

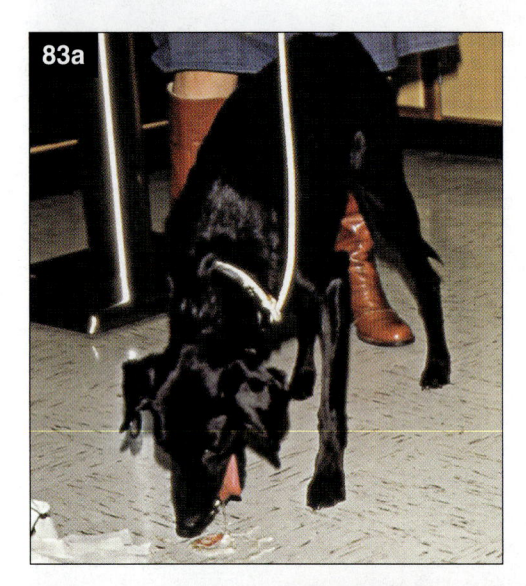

83a, b Tromboembolia por verme cardíaco.
Este cão (**83a**) teve hemoptise ao tossir e dispnéia durante uma semana, após tratamento adulticida de verme cardíaco. A segunda imagem (**83b**) mostra o mesmo cão, morto após exanguinação no meio da noite, causada por ruptura de artéria pulmonar. Conseqüências mórbidas algumas vezes são inevitáveis, apesar do tratamento em tempo hábil.

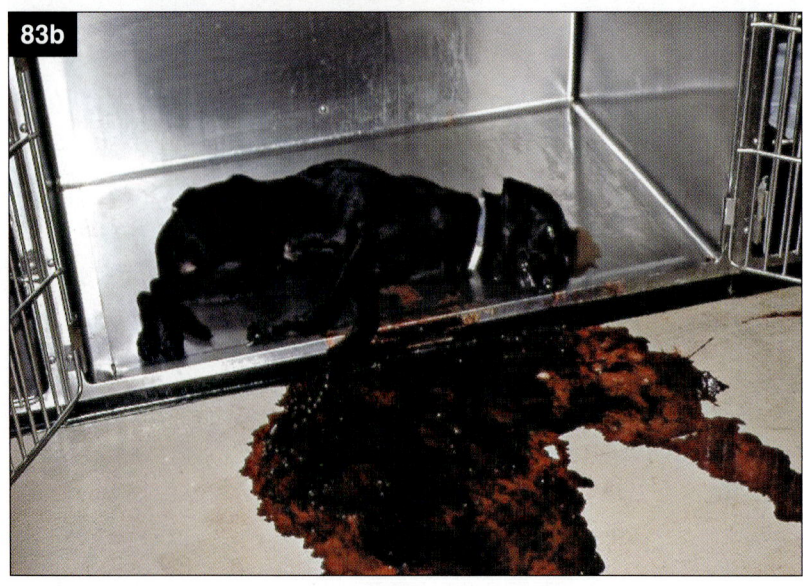

Doenças cardiovasculares

84a, b Trombo em sela.
Aqui se vêem dois trombos em sela, que causaram miopatia isquêmica nos membros posteriores e paraplegia aguda nos pacientes. As características físicas são fraqueza ou paraplegia de membros posteriores, pele fria e cianótica, pulso femoral fraco ou ausente e contratura dolorosa dos gastrocnêmios.

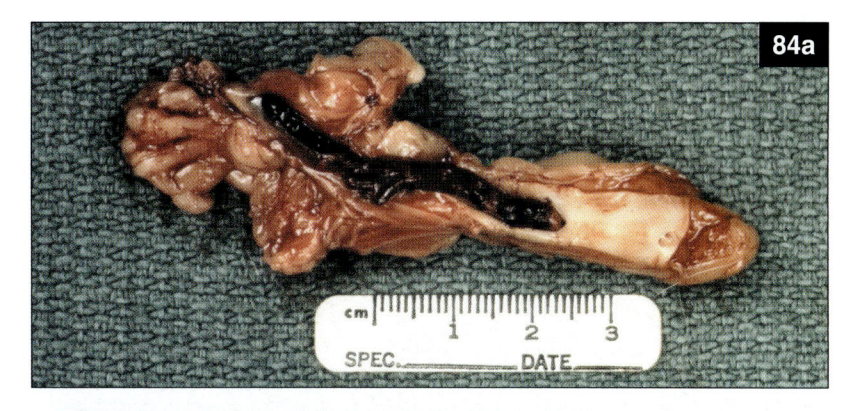

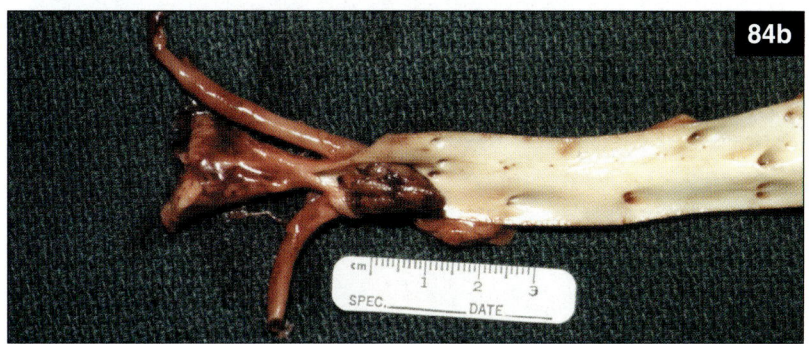

85 Trombo em sela.
A seta mostra o membro posterior isquêmico deste gato, comparado ao membro anterior, com perfusão normal. As causas foram miocardiopatia e trombo aórtico em sela. As chances de reperfusão aumentam se a oclusão arterial for distal à artéria ilíaca circunflexa.

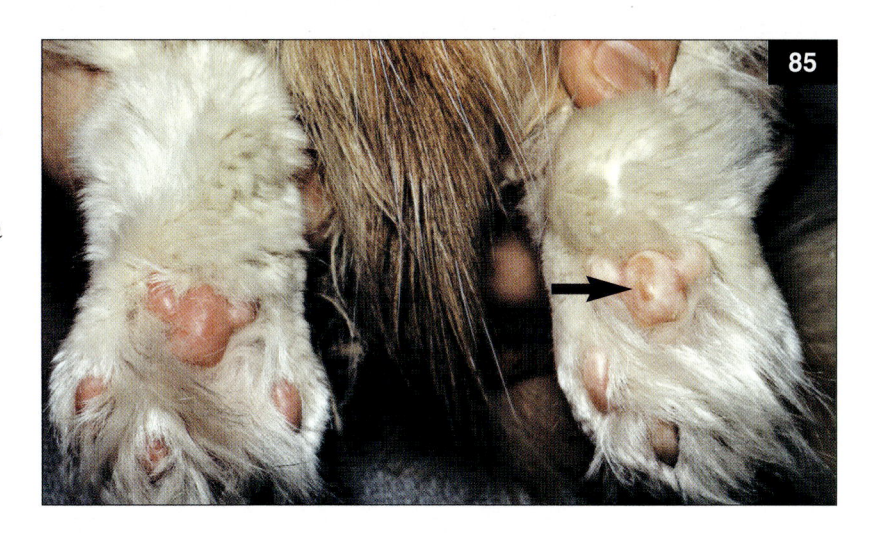

86 Infarto por trombo.
Infarto vascular com forma típica de cunha, comprometendo a orelha de um cão. Provavelmente foi causado por tendência trombótica, acompanhando o hiperadrenocorticismo subjacente do cão.

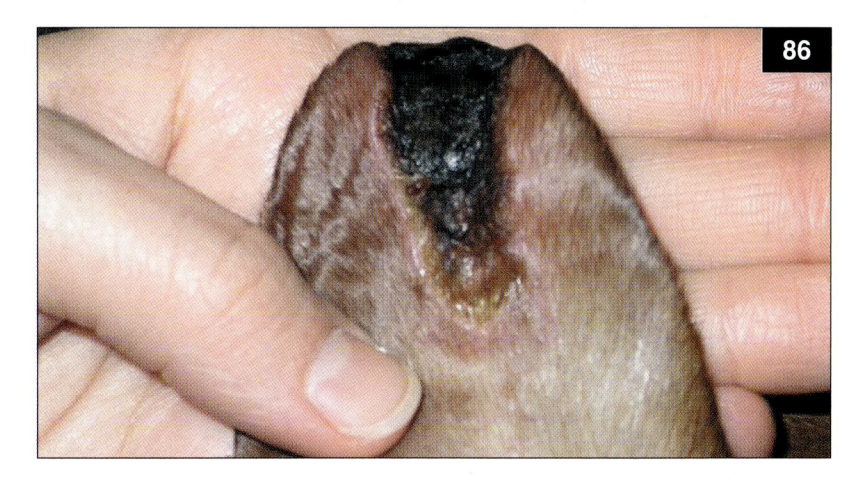

Doenças cardiovasculares

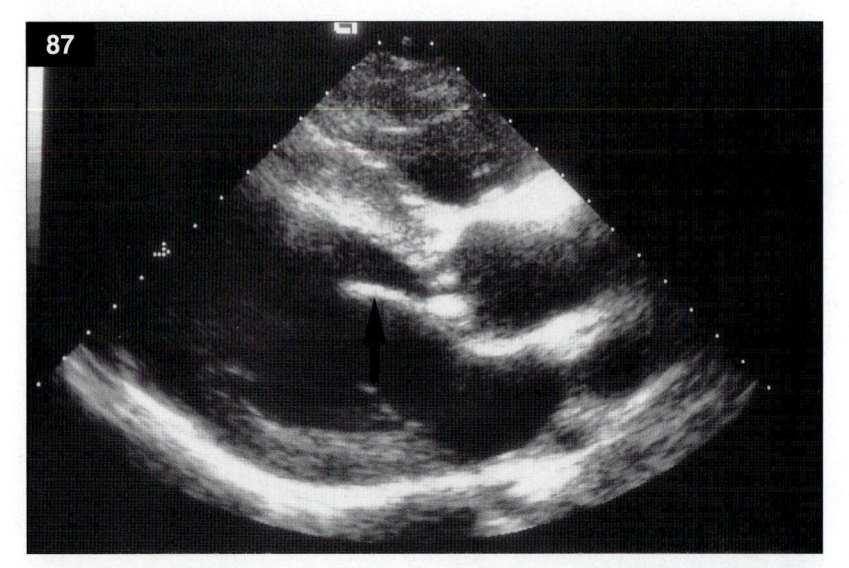

87 Endocardite bacteriana vegetativa.
O uso da ecocardiografia melhorou a capacidade de diagnosticar a endocardite bacteriana, que aparece nesta imagem de trombo na válvula aórtica (seta). É possível que um fragmento do trombo entre na circulação e cause infarto tissular isquêmico onde se alojar.

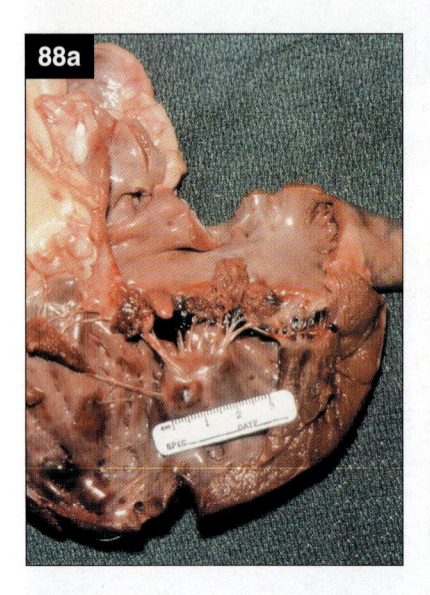

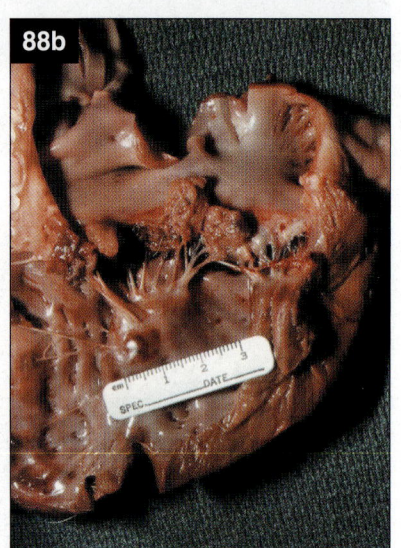

88a, b Endocardite bacteriana vegetativa.
Numerosas vegetações na válvula mitral e aórtica. Se o paciente sobreviver ao tratamento da infecção, as outras principais ameaças que poderiam ocorrer seriam a tromboembolia e os efeitos periféricos do órgão terminal. Insuficiência cardíaca congestiva devida às válvulas severamente defeituosas também podem ocorrer a qualquer momento.

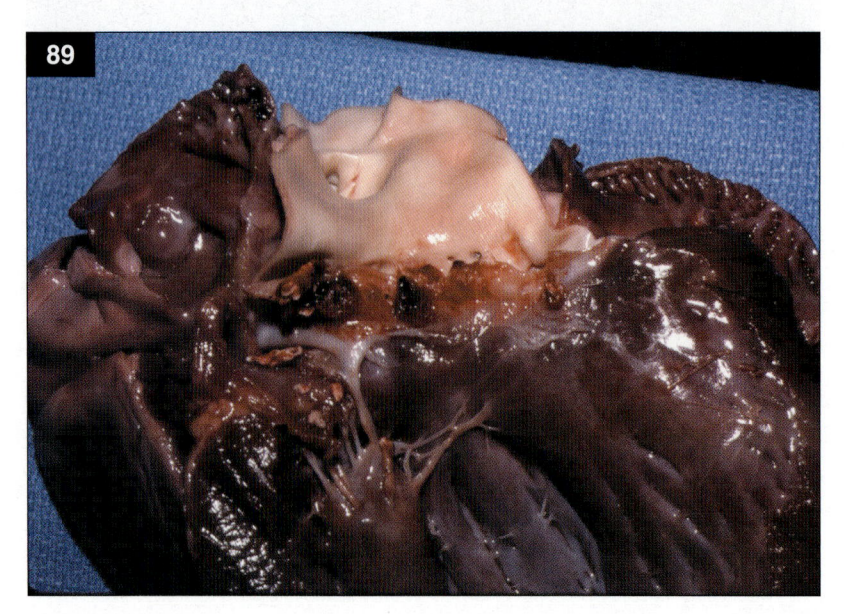

89 Endocardite vegetativa.
Este coração ilustra a destruição, ao longo do tempo, da válvula aórtica, seguida, anos depois, por endocardite aguda vegetante. O cão morreu por insuficiência cardíaca congestiva fulminante. Somente a troca da válvula antes da insuficiência cardíaca poderia melhorar o prognóstico.

90a, b   Endocardite vegetativa.
Por motivo desconhecido, uma agulha penetrou no coração deste cão e causou endocardite vegetante. Aqui aparecem a radiografia, antes da morte (**90a**), e o coração, após a morte (**90b**). É possível que a agulha tenha sido ingerida, perfurado o esôfago e migrado, alojando-se na parede do coração (setas).

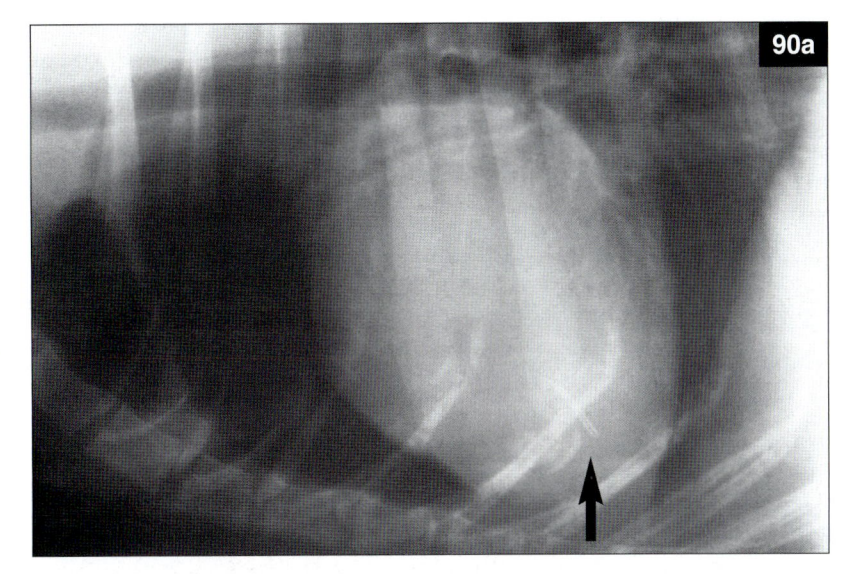

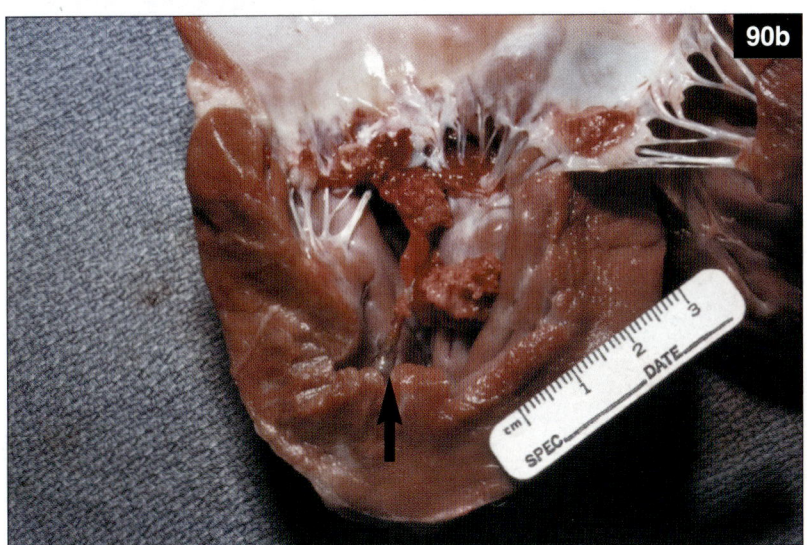

91   Acrocianose.
O cão tinha choque térmico induzido por hipoperfusão periférica. Os dedos cianóticos refletem má circulação periférica, daí o termo "acrocianose". O sinal indica uma situação de ameaça à vida, porque a diminuição de circulação poderia sinalizar outras doenças, como coagulação intravascular disseminada (CIVD).

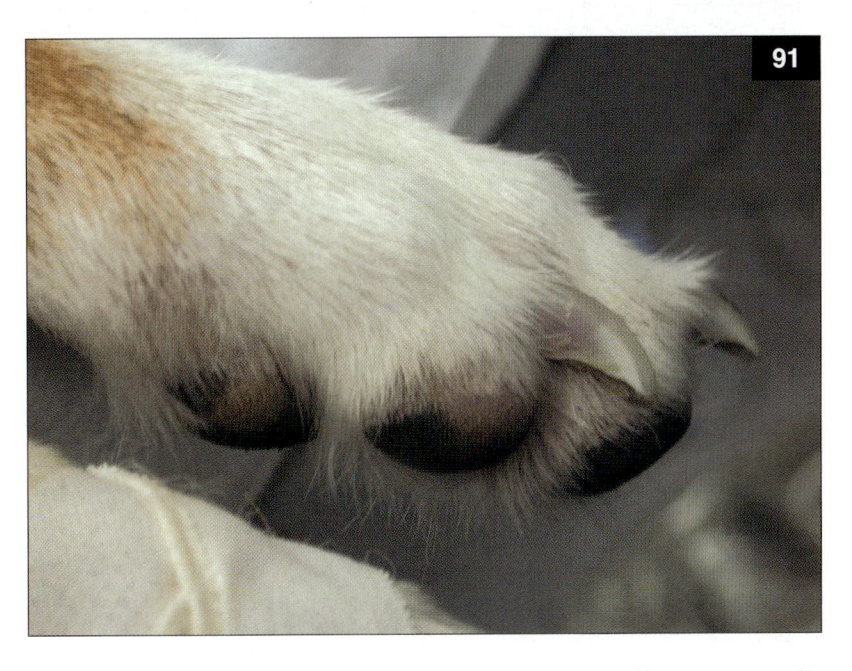

Doenças cardiovasculares

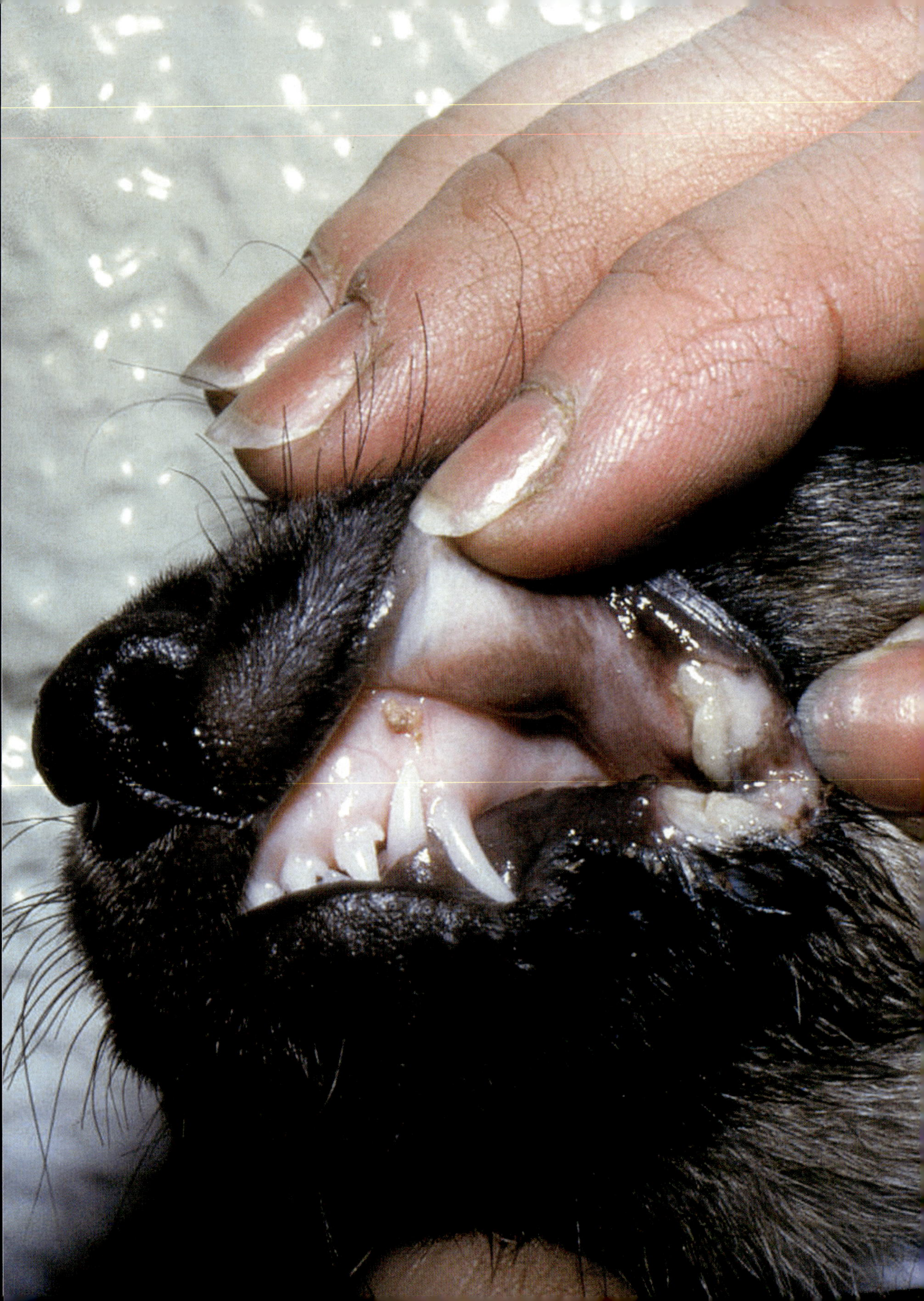

5
Doenças respiratórias

A palavra RESPIRAÇÃO deriva do latim *respirare*, que significa tomar fôlego. As várias doenças clínicas da respiração vão desde aquelas relativamente de menor importância até as que ameaçam a vida. É preciso que o clínico tenha conhecimentos sólidos da fisiopatologia dessas doenças, pois disso pode depender um tratamento que preserve a vida. Acima de tudo, deve lembrar que as vias aéreas precisam estar permeáveis e que deve haver disponibilidade permanente de oxigênio. Também é essencial ter em mente que as duas principais doenças funcionais são os defeitos na ventilação e na perfusão. A capacidade de reconhecer isso no paciente dita o plano diagnóstico e terapêutico. Neste grupo de doenças o diagnóstico tissular pode ser difícil de obter, tornando muito mais importante para o clínico o uso de todas informações diagnósticas disponíveis com a maior precisão possível.

Queimadura por cabo de eletricidade em um cãozinho.

Doenças respiratórias

- Muitos morrem sem nunca ter respirado com a boca aberta.
- Fique atento para o excesso dos sinais abdominais de respiração.
- Abafamento de sons pulmonares – fluido, massa, ar, obesidade, tórax fundo, "orelhas entupidas".
- Abafamento difuso – usualmente líquido torácico.
- Abafamento dorsal – ar ou massa no tórax.
- Gatos com tosse: bronquite alérgica, fascíola, verminose pulmonar, pelos ou corpo estranho na traquéia, tumor.
- Aparecimento súbito de infiltrados pulmonares difusos – pense em SDRA e edema pulmonar neurogênico.
- Pneumonia bacteriana mais leucopenia (por falta de produção na medula óssea) causam infiltrados radiográficos mínimos.
- 3-5 mg (total) de cetamina IV em gato dispnéico podem permitir radiografias de "sobrevida".
- Lembre-se: o lado bom para cima ao radiografar paciente dispnéico.
- Pneumonia por aspiração pode ser pior quando são usados bloqueadores H_2, por causa da alteração da microflora GI.

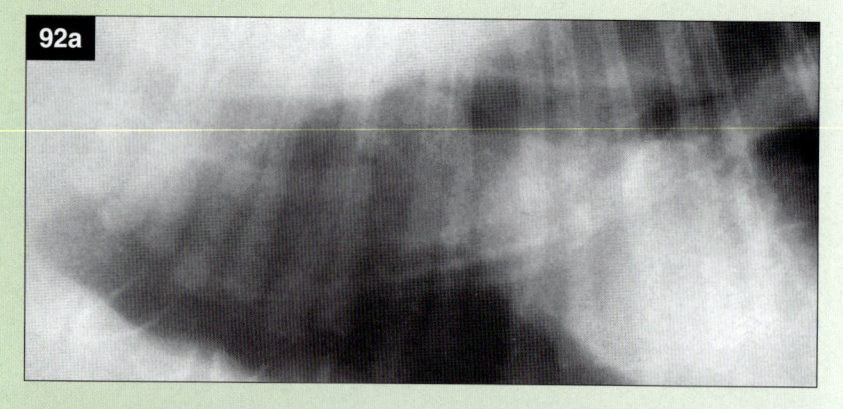

92a, b Tumor traqueal.
Estas radiografias de um gato mostram massa de tecido mole na traquéia. O diagnóstico diferencial seria de tumor traqueal primário. Os tumores traqueais mais comuns no gato são carcinoma espinocelular e linfoma.

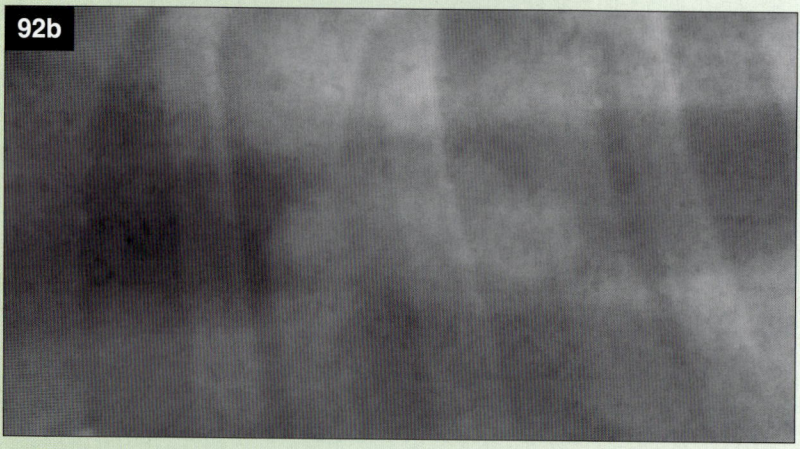

93a–c Bronquite alérgica.
As características radiológicas da bronquite alérgica felina incluem acentuação de bronquíolos com paredes espessas e centro cheio de ar (efeito "rosquinha"). Lobos pulmonares hiper-inflados também podem estar presentes no paciente sintomático.

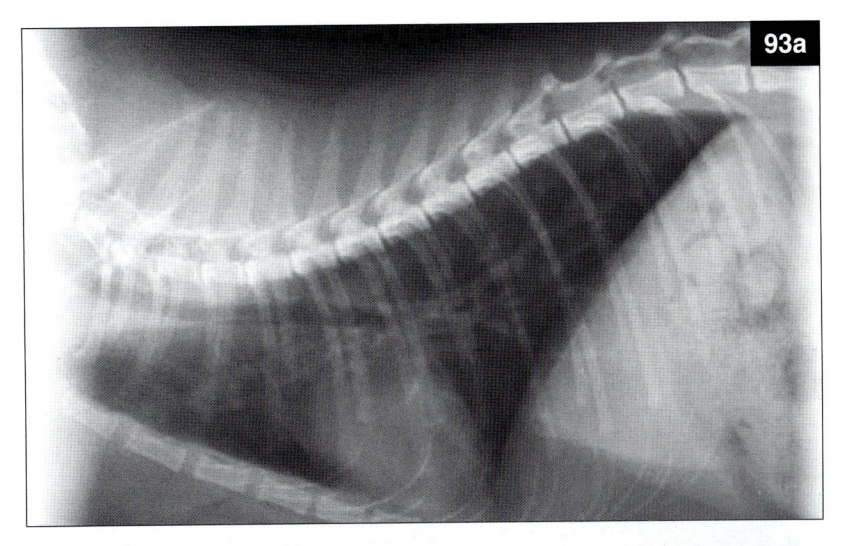

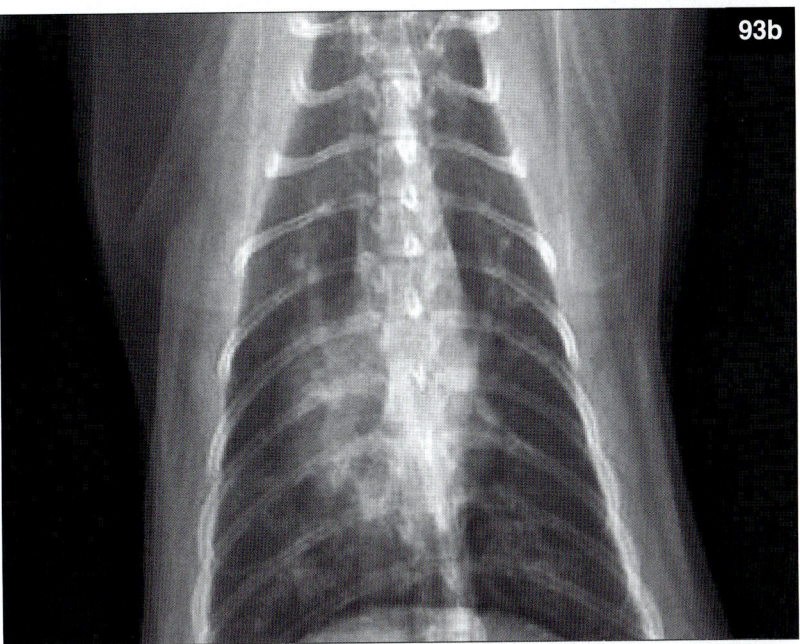

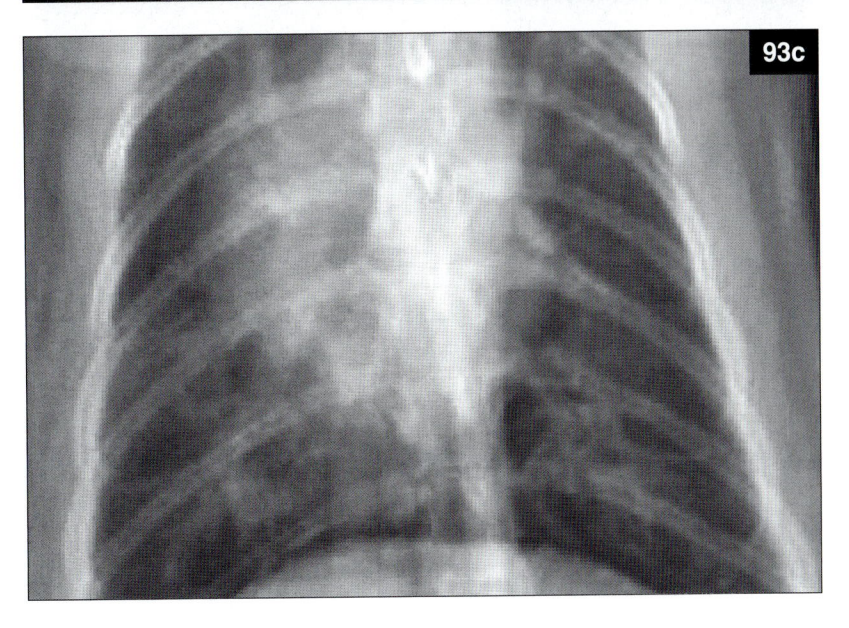

Doenças respiratórias

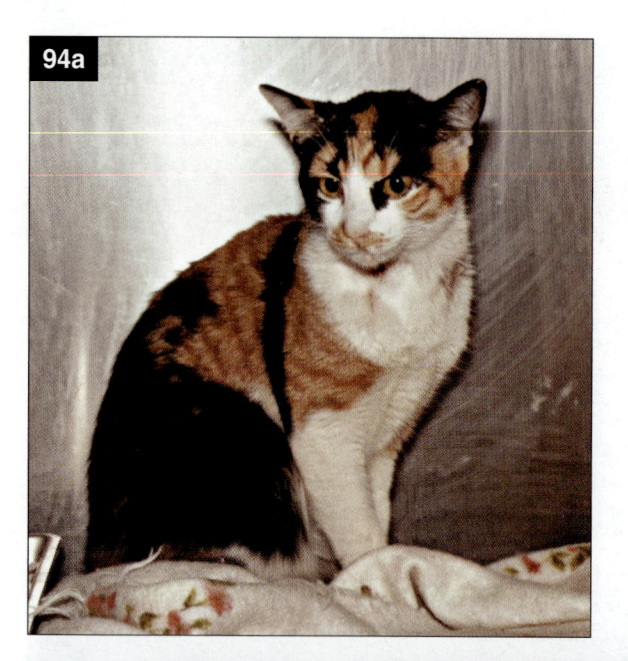

94a–d Colapso de traquéia em um gato.
A radiografia simples (**94b, c**) e o esofagograma lateral (**94d**) mostram colapso de traquéia neste jovem gato (**94a**), que se supôs congênito. O gato tinha estridor respiratório que não respondia ao tratamento clínico, não deixando outra escolha senão tentar a correção cirúrgica.

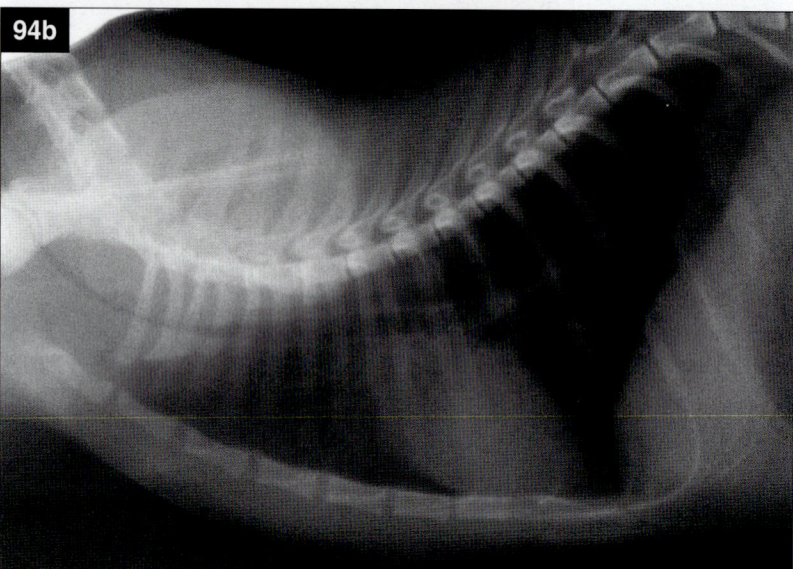

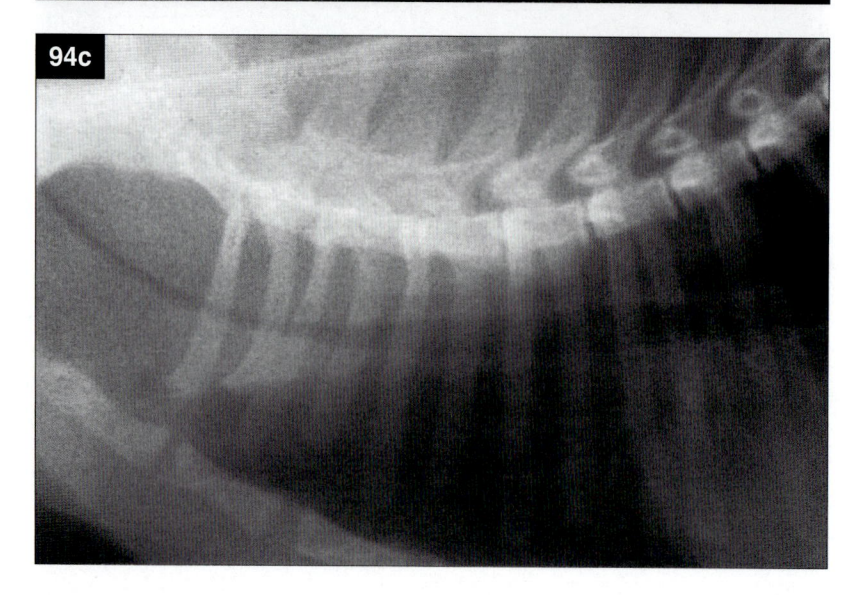

Doenças respiratórias

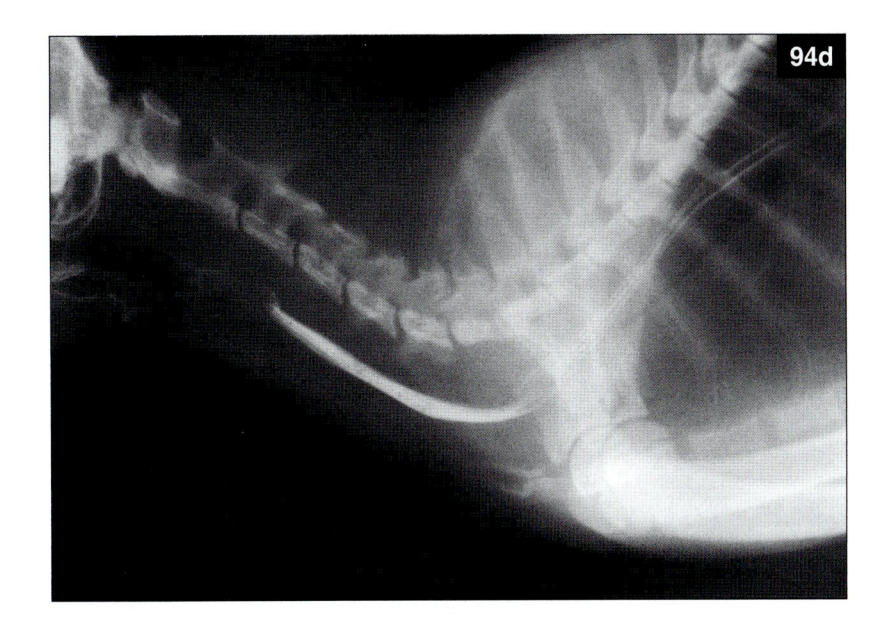

95a, b   Colapso de traquéia.
A peça de necropsia é de um Poodle Miniatura com sinais de colapso grave de traquéia. Note que a traquéia é tão chata quanto o esôfago (**95a**) e que sua extremidade é elíptica, em vez de redonda (**95b**), atestando a gravidade do caso, já que a traquéia normal é mais redonda. O desconforto respiratório não respondia ao tratamento clínico.

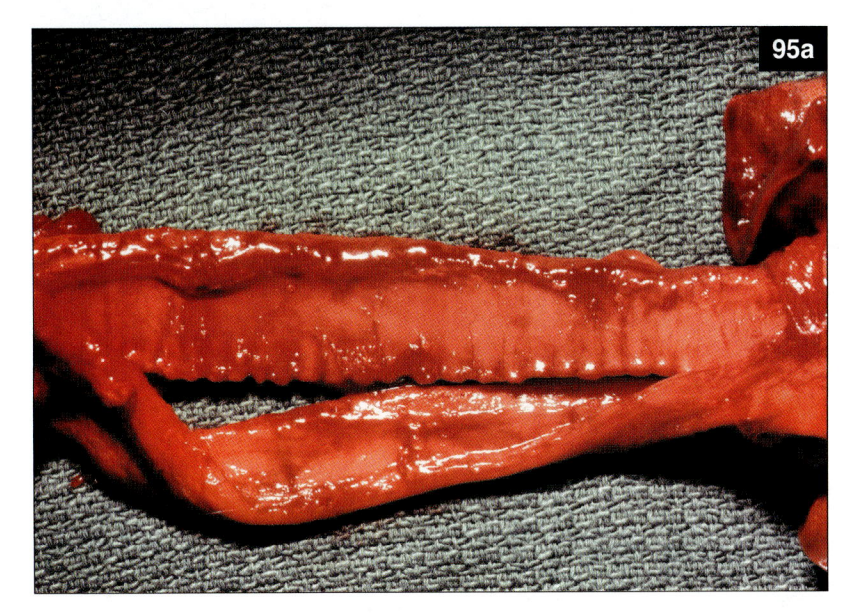

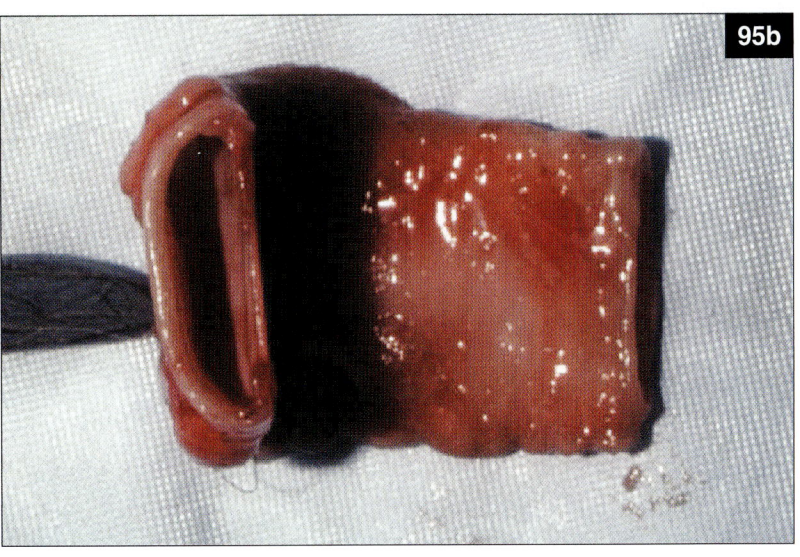

Doenças respiratórias

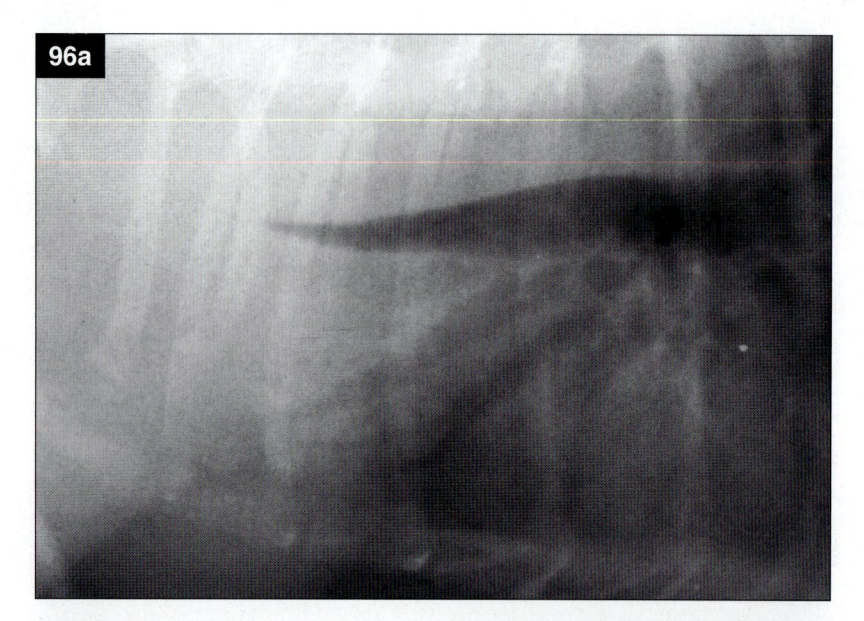

96a–d Colapso de traquéia.
Algumas vezes o colapso de traquéia é fácil de visualizar na radiografia de tórax. A imagem **96** mostra traquéia estreita e colapso ou infiltração no lobo pulmonar cranial. A imagem **96b** apresenta colapso do bronco principal (seta).
A fluoroscopia pode detectar o que não seria imediatamente aparente na radiografia de rotina, especialmente quando há envolvimento do brônquio principal. Isso é ilustrado nas imagens **96c** e **96d**.

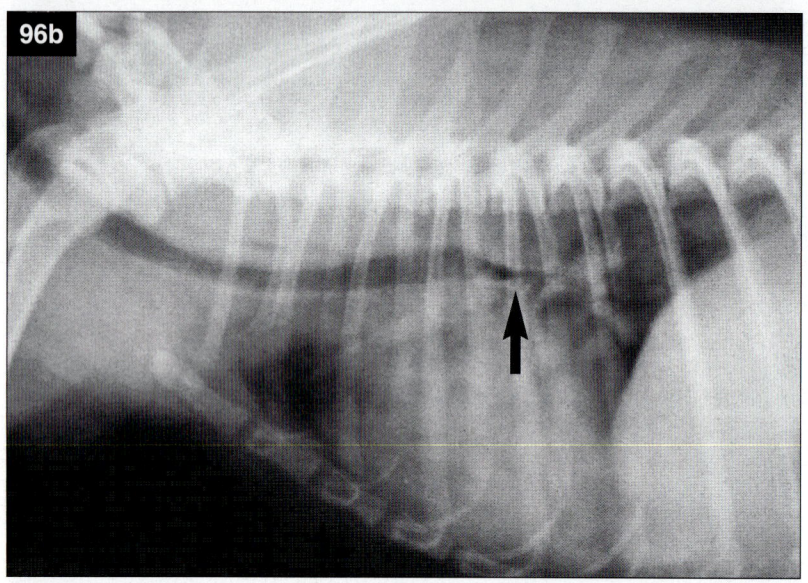

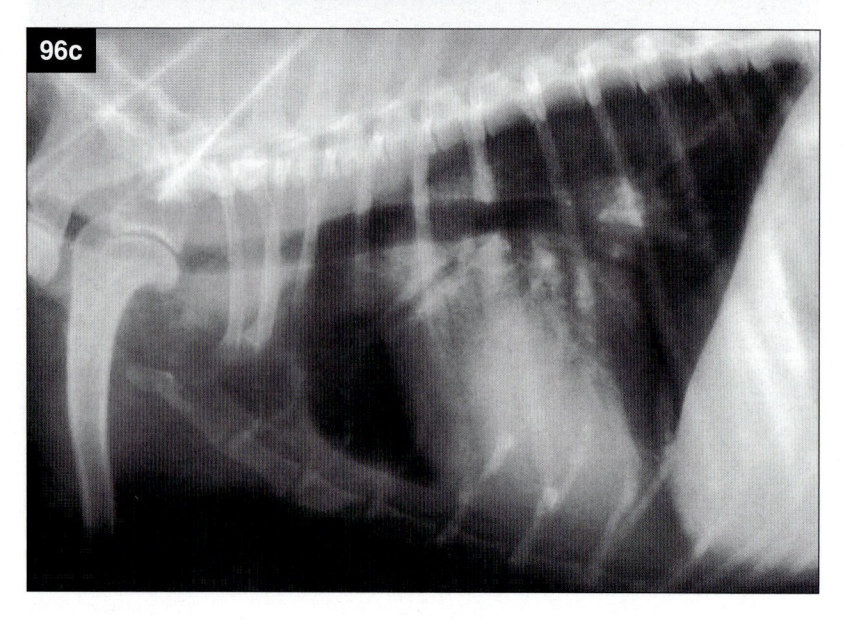

Doenças respiratórias

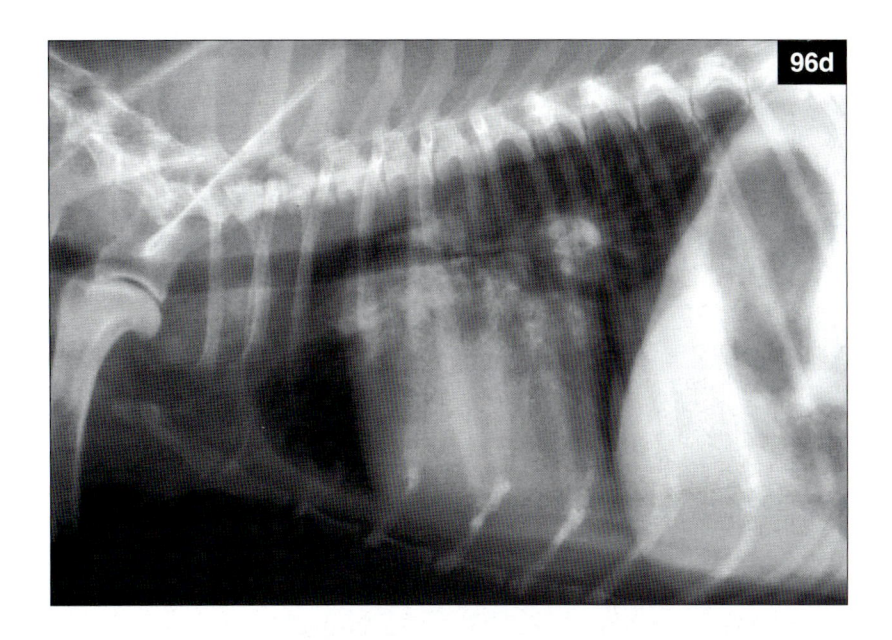

97 Colapso de traquéia.
Pode progredir para um ponto final fatal, conforme mostra o caso desta Poodle, pouco antes da morte. O tratamento de suporte inclui oxigênio, aminofilina, prednisolona e baixas doses de furosemida. Algumas vezes um tranqüilizante leve ajuda a aliviar a ansiedade.

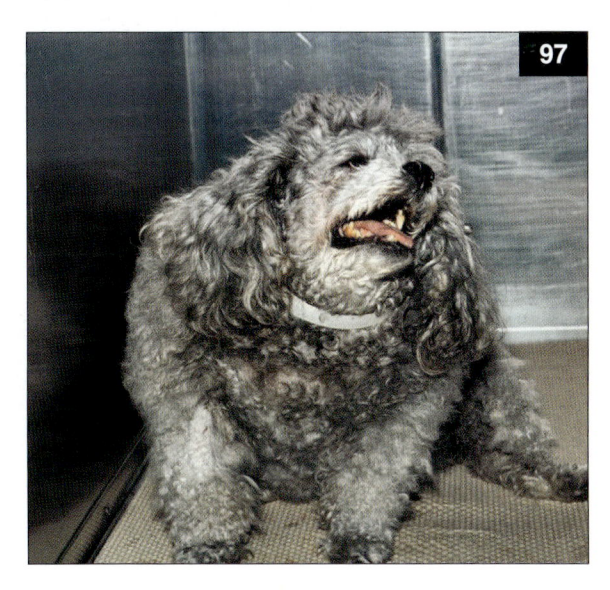

98 Colapso de traquéia.
Broncoscopia de colapso de traquéia em cão. O óbvio estreitamento na frente poderia não ser visto na radiografia de tórax.

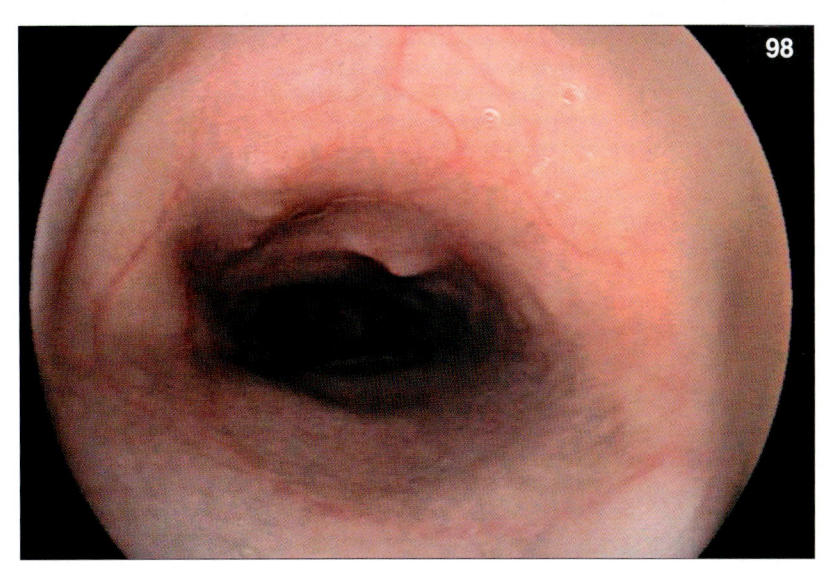

Doenças respiratórias

5

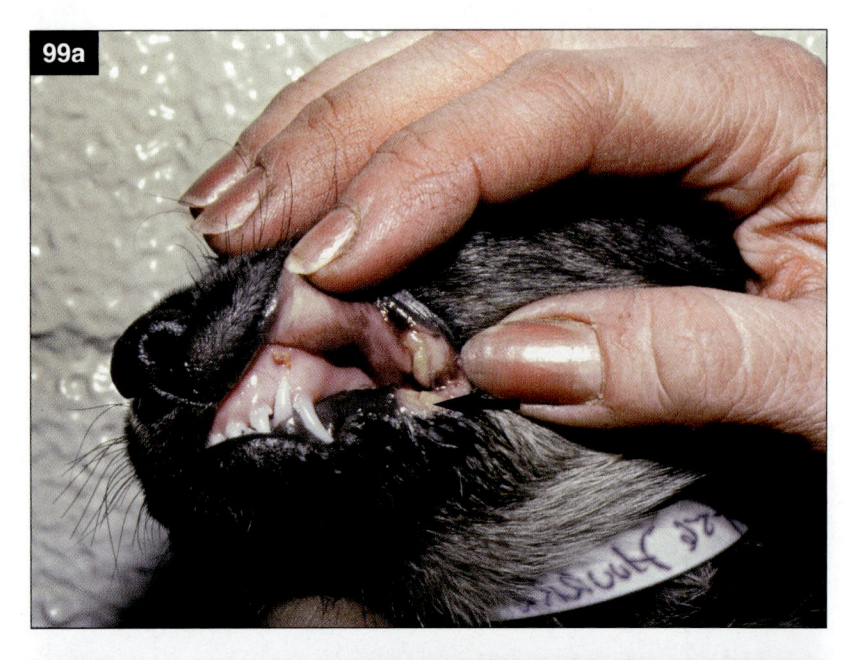

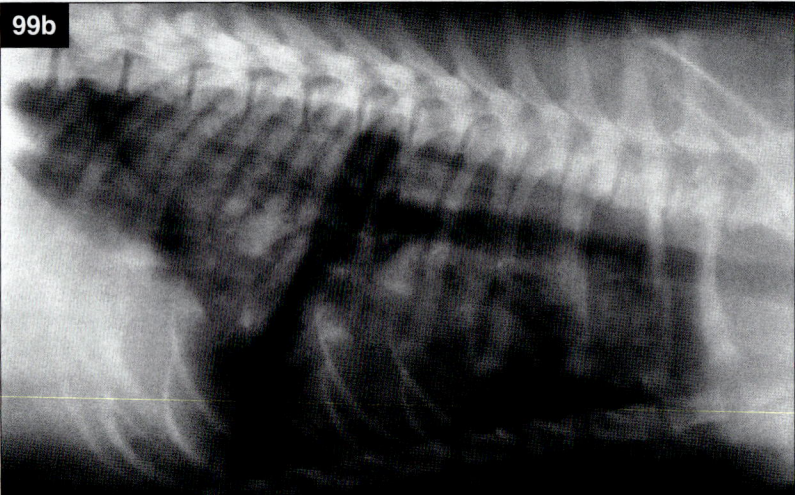

99a, b Edema pulmonar neurogênico.
Este filhote mordeu um fio de eletricidade e teve uma queimadura (seta) na boca (**99a**), além de edema pulmonar neurogênico (não-cardiogênico). A radiografia lateral (**99b**) mostra infiltrado alveolar com broncograma aéreo, típico da lesão. Essa emergência respiratória necessita de tratamento com oxigênio e algumas vezes com diuréticos, em casos graves. A úlcera na comissura oral é da queimadura causada pelo fio de eletricidade. É uma situação potencialmente fatal, com prognóstico reservado nas primeiras 24 horas.

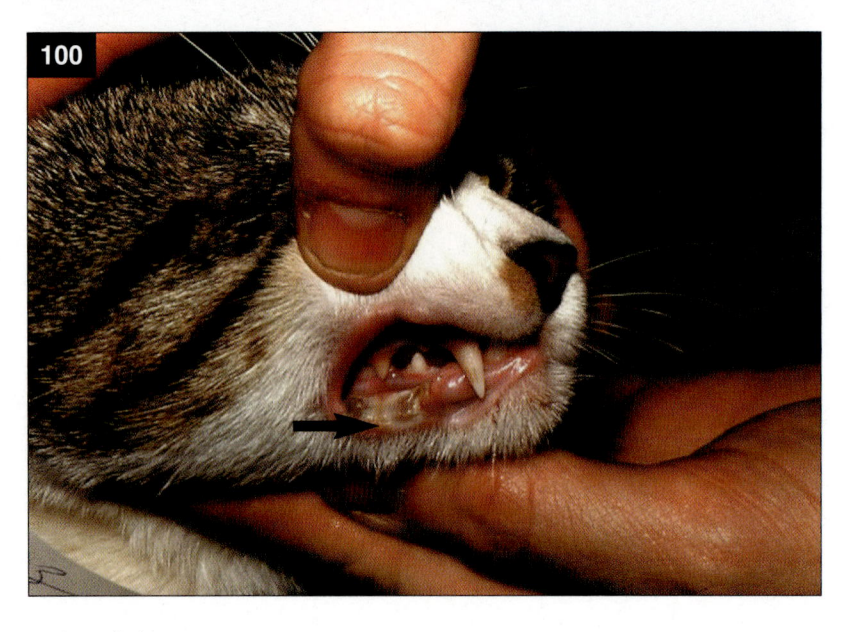

100 Edema pulmonar neurogênico.
Este filhote ficou em situação semelhante ao do caso **99**. Há queimadura no lábio inferior direito (seta). O tratamento consiste em oxigênio e diuréticos e na maioria dos casos o paciente melhora em 24 horas.

Doenças respiratórias

101a–c Edema pulmonar neurogênico.
Sem que o dono soubesse, esse Hound (**101a**) tinha convulsões, que causaram edema pulmonar neurogênico agudo, como mostram as radiografias (**101b, c**). As convulsões não foram observadas até aproximadamente seis meses antes do exame.

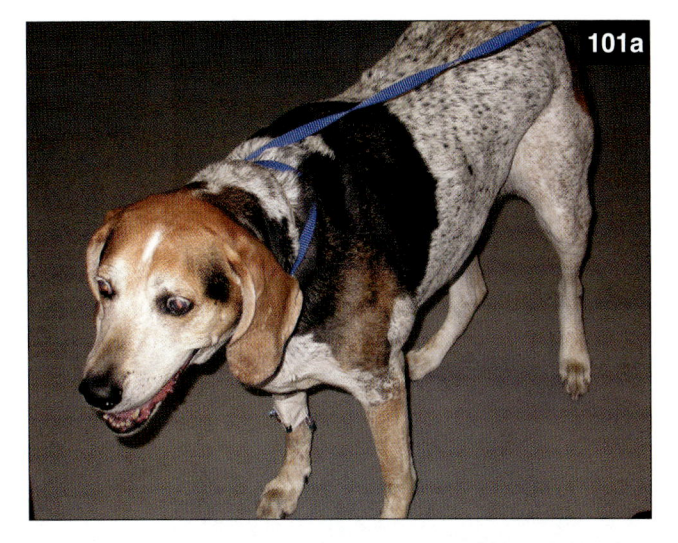

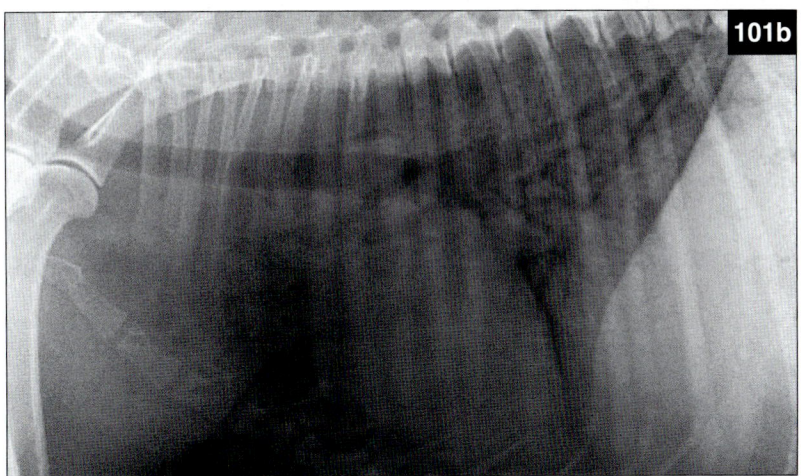

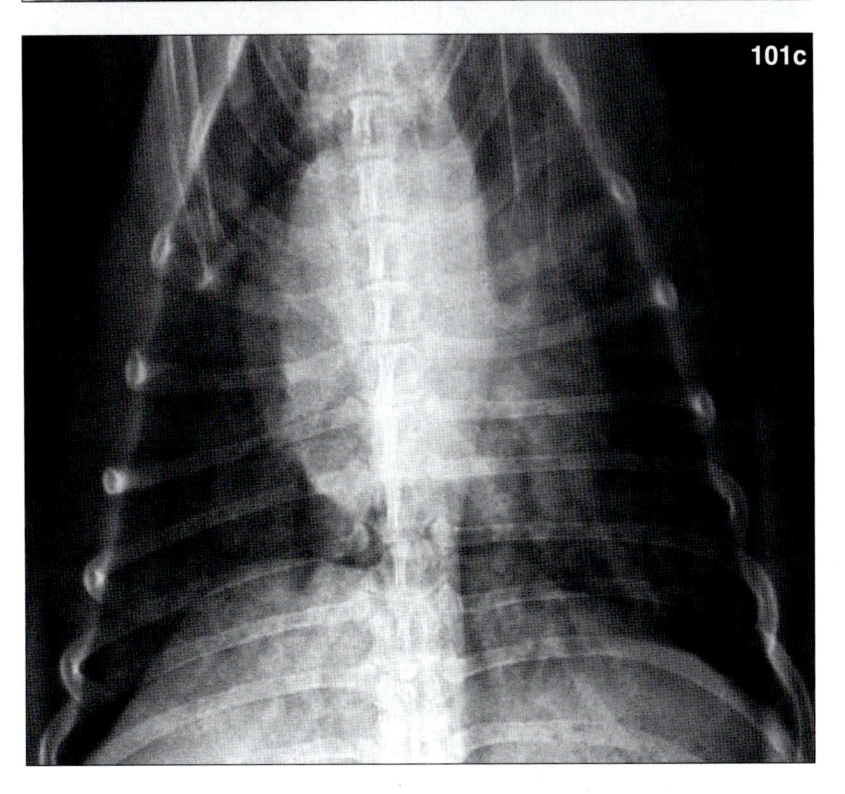

Doenças respiratórias

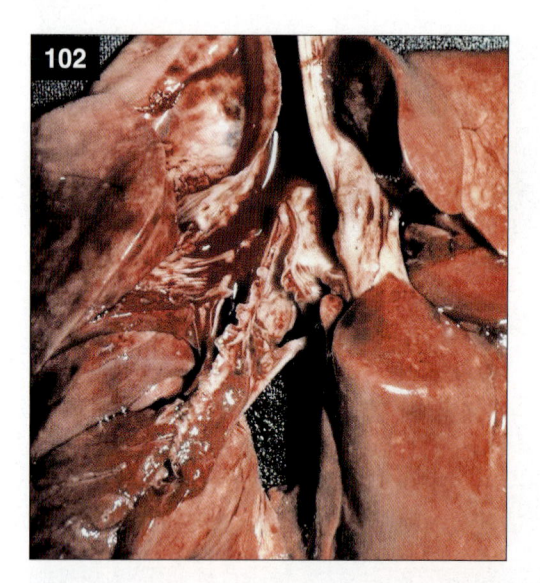

102   Edema pulmonar neurogênico.
No exame *post-mortem* os pulmões de cães com edema pulmonar neurogênico na verdade contêm mais hemorragia que edema, motivo pelo qual o tratamento com diuréticos não é inteiramente eficaz para resolver o problema.

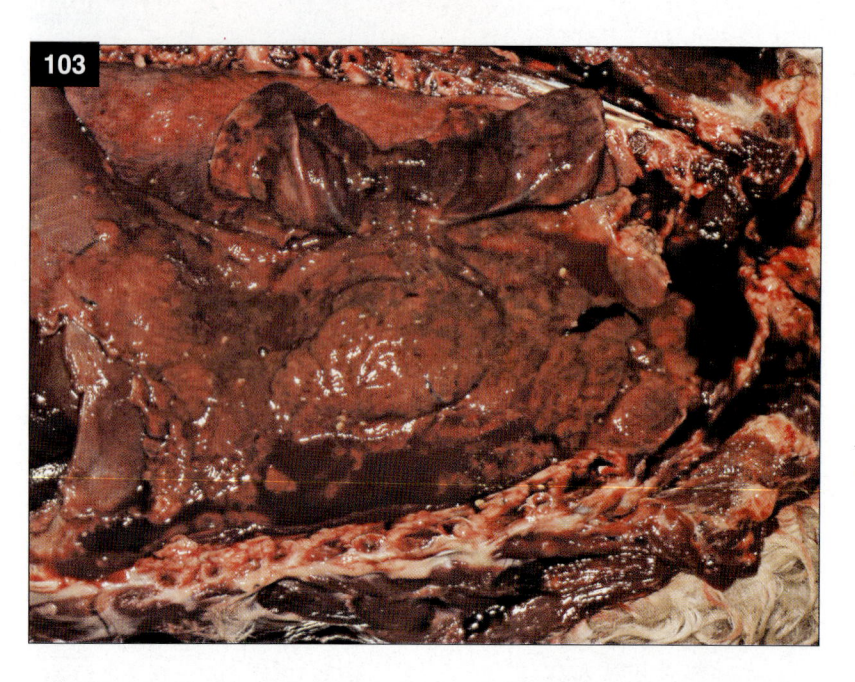

103   Piotórax (pleurite supurativa).
Quando o pus liquefeito é substituído por rede fibrosa de supuração, o tratamento inclui decorticação da víscera torácica acometida. Conforme mostra esta peça de necropsia, qualquer procedimento cirúrgico deve ser um desafio para todos os envolvidos. No cão, geralmente *Actinomyces* spp é causa de piotórax, e *Nocardia* spp é menos comum.

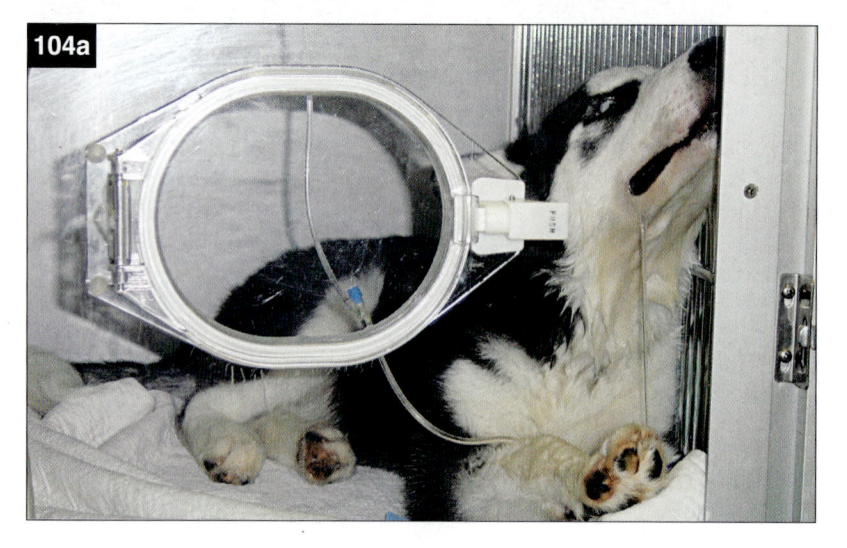

104a–d   Dispnéia.
Este filhote Husky (**104a**) tem insuficiência respiratória por hemorragia pulmonar causada por contusão de tórax. A radiografia está em **104b**. O filhote sobreviveu depois que foi anestesiado e colocado em ventilador por quatro dias (**104c, d**), de modo a beneficiar-se de ventilação com pressão final respiratória positiva (PERP).

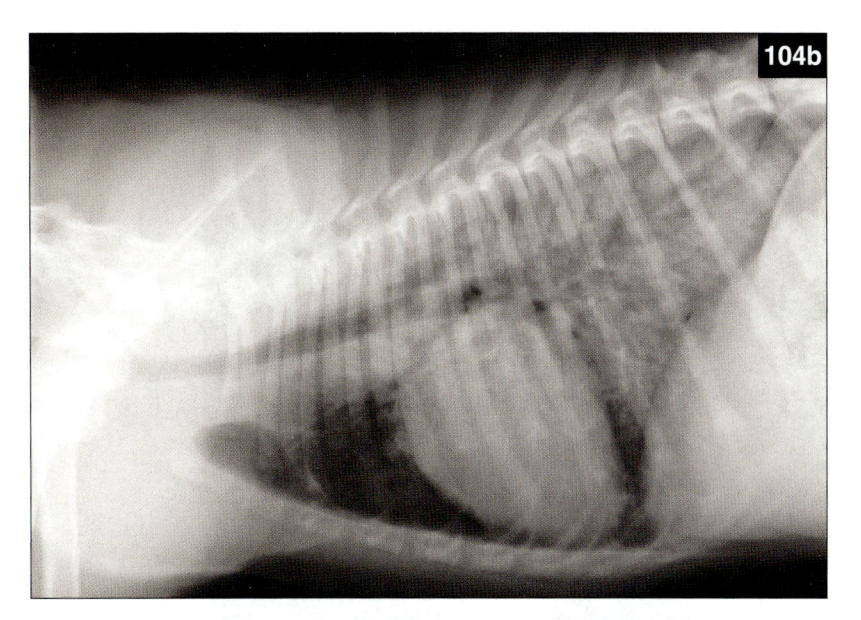

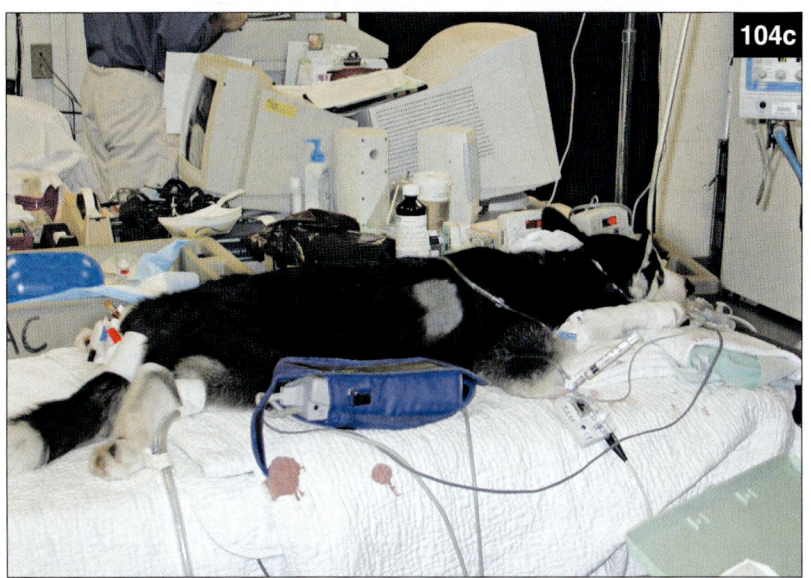

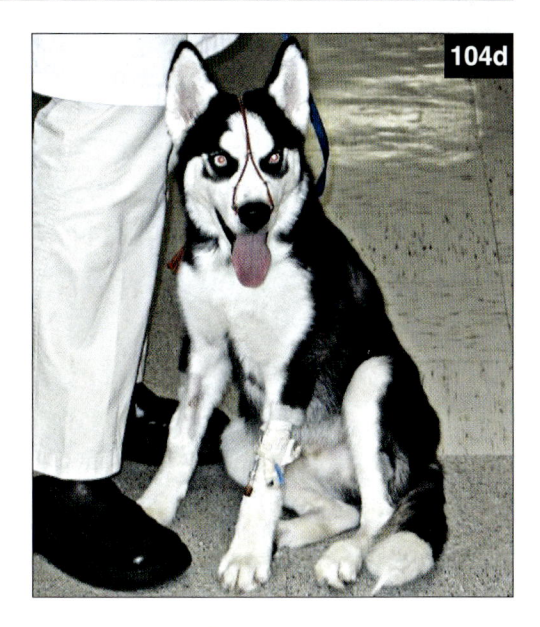

Doenças respiratórias

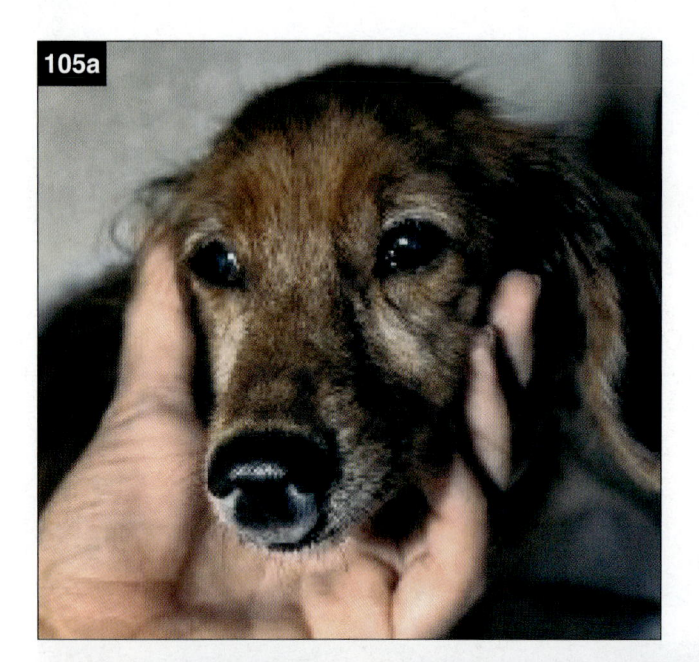

105a–c Pneumonia lipóide. Durante permanência em pensão canina, este Dachshund (**105a**) tomou óleo mineral, por ter movimentos intestinais pouco freqüentes. A aspiração do óleo causou pneumonia granulomatosa (pneumonia lipóide) fatal. A radiografia lateral (**105b**) mostra padrão alveolar com broncograma aéreo. Os pulmões estavam difusa e gravemente inflamados (**105c**).

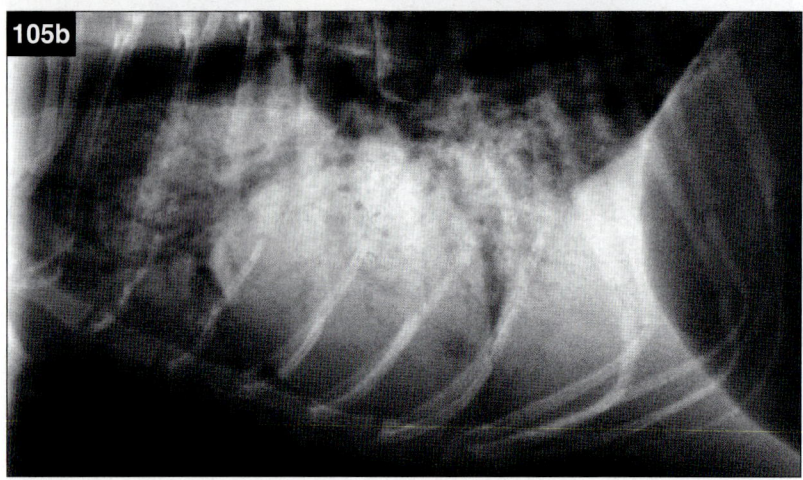

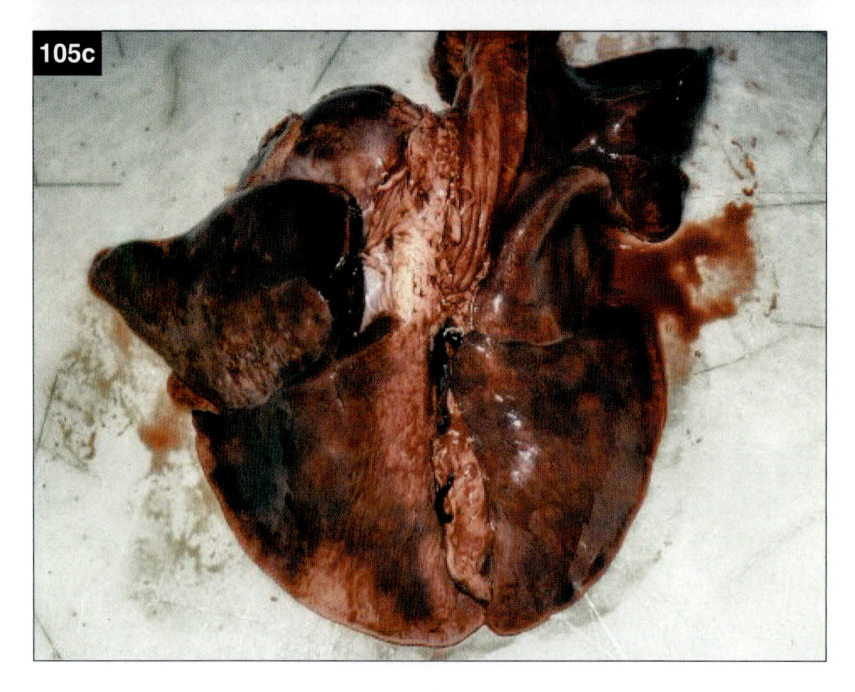

Doenças respiratórias

106a–c Abscesso de pulmão em um gato.
A cavidade no lobo pulmonar (setas) vista nas radiografias (**106a, b**) é um abscesso cuja ressecção cirúrgica foi bem-sucedida. O gato, aproximadamente três meses antes, teve um piotórax que poderia ser atribuído ao mesmo lobo pulmonar patológico (**106c**).

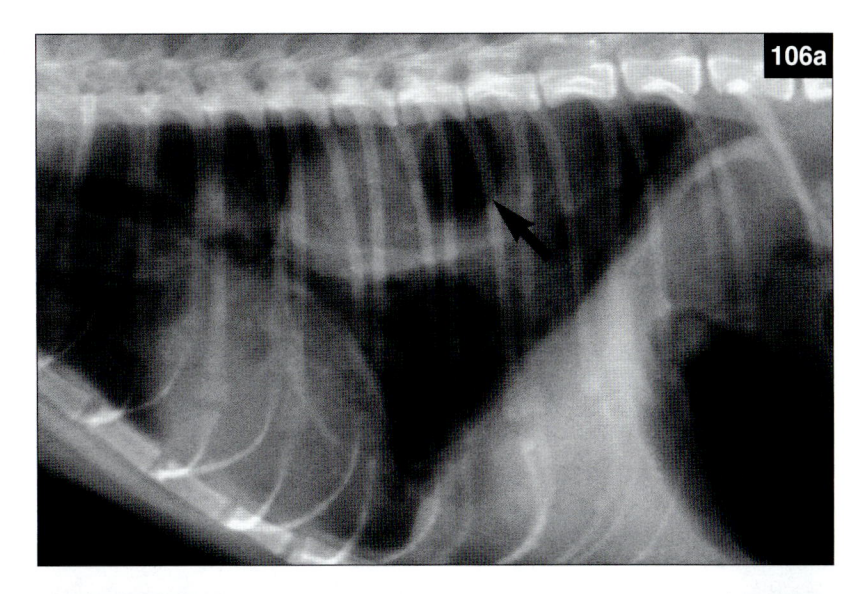

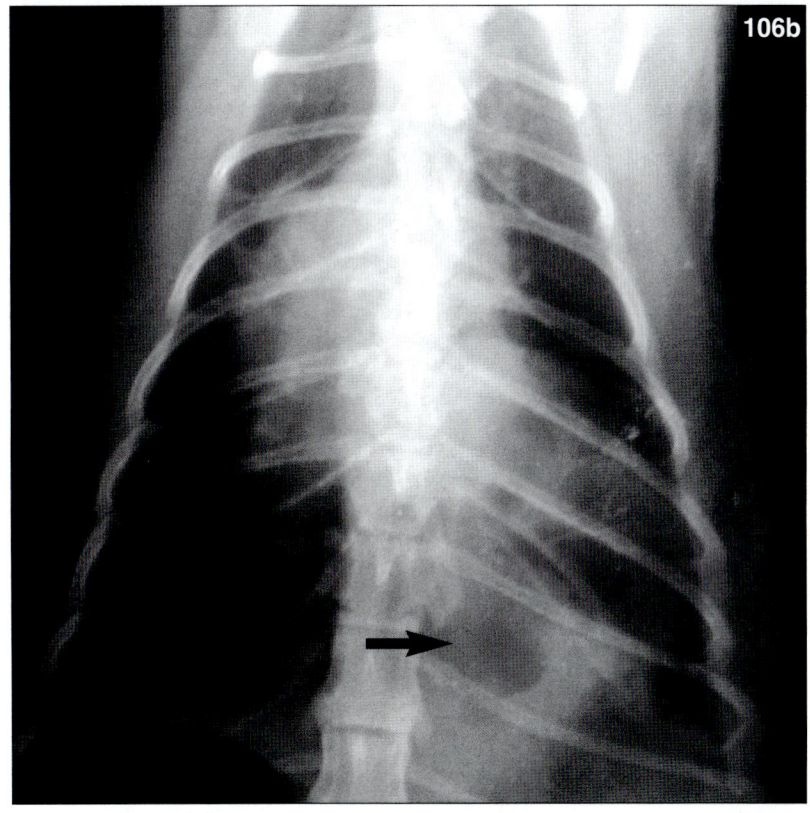

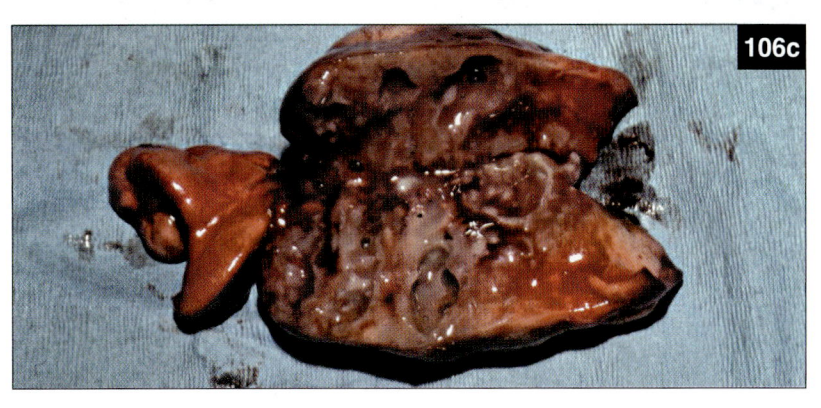

Doenças respiratórias

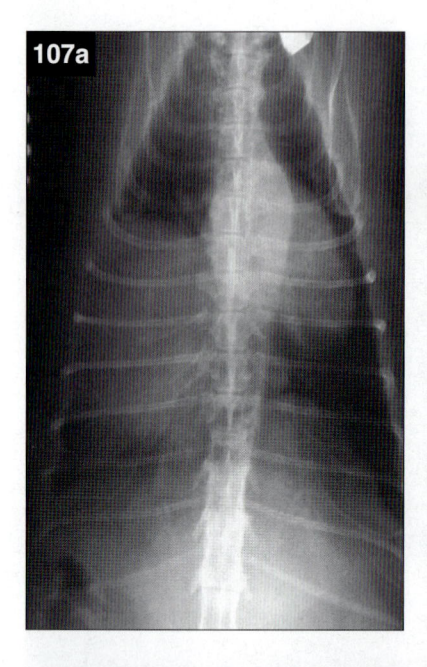

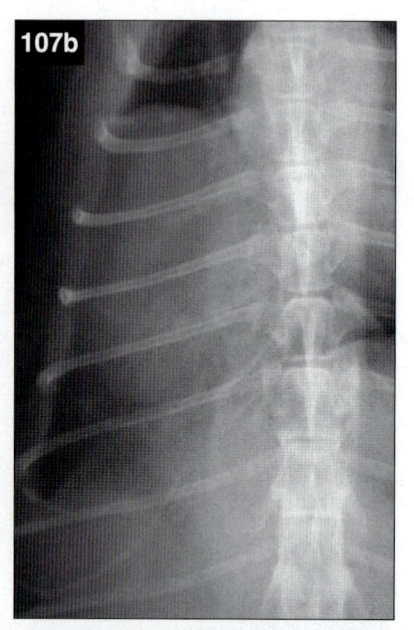

107a, b Hérnia diafragmática.
A massa torácica que aparece nestas radiografias de um gato foi causada por pequena hérnia diafragmática direita, permitindo que a gordura falciforme deslizasse na cavidade torácica. Notar que a massa tem densidade gordurosa. A aspiração com agulha fina para citologia confirmou a pequena hérnia diafragmática, que não tinha sido diagnosticada antes.

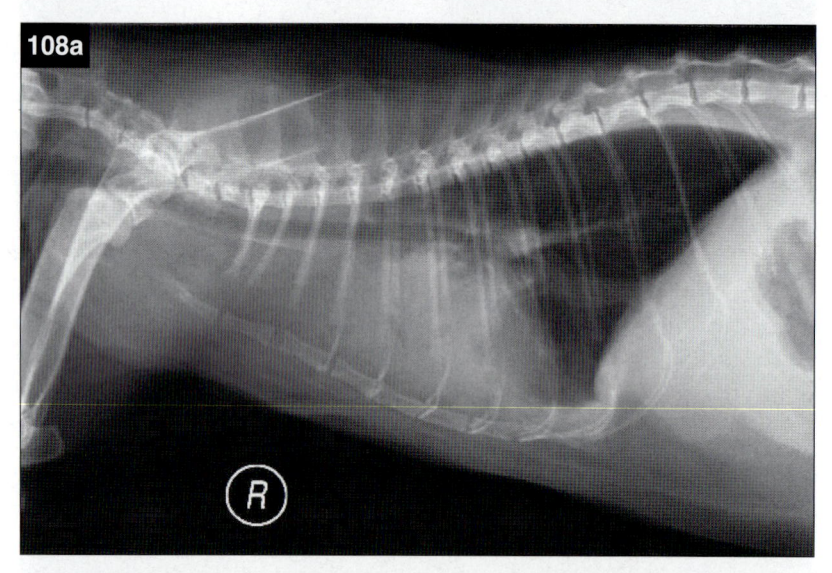

108a–e Trombose pulmonar em um gato.
Em gatos, a trombose de artéria pulmonar é rara. A causa, neste gato, é desconhecida, mas o problema foi suficientemente grande para causar dispnéia e derrame pleural. As radiografias (**108a-c**) mostram patologia inespecífica, evidenciada pelo derrame pleural, e espessamento da artéria pulmonar direita (setas); a necropsia confirmou o diagnóstico (**108d, e**).

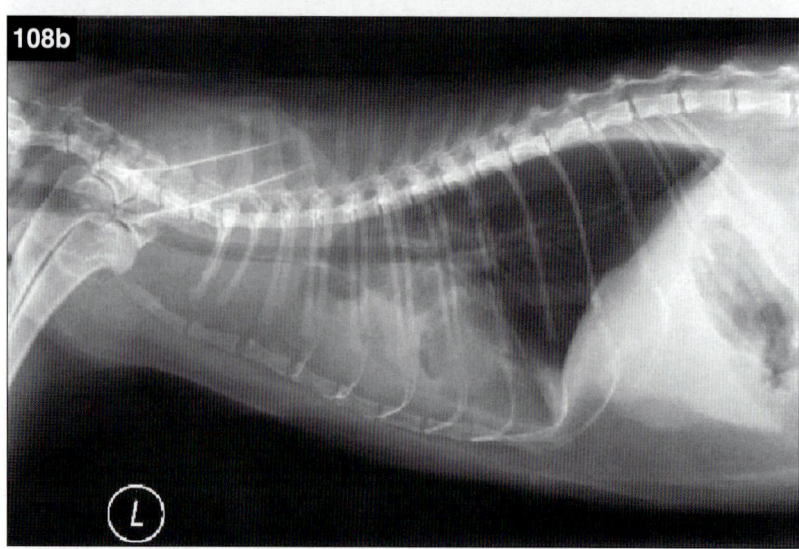

Doenças respiratórias

89

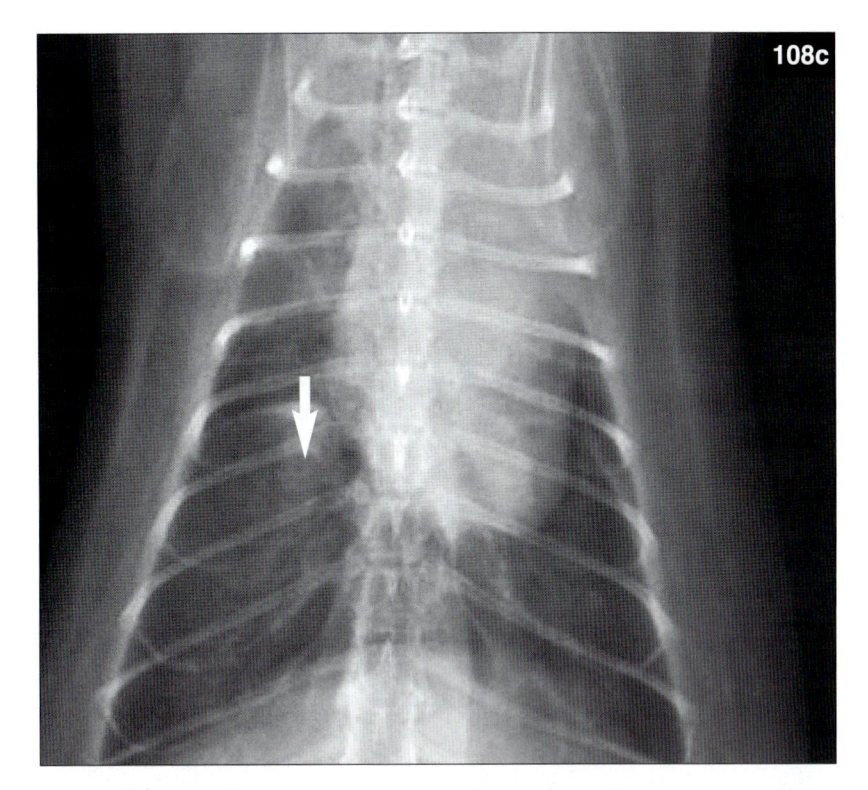

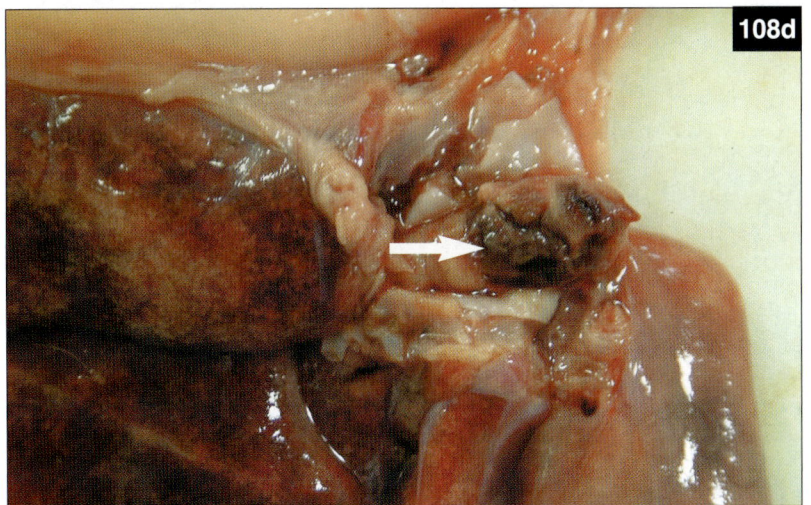

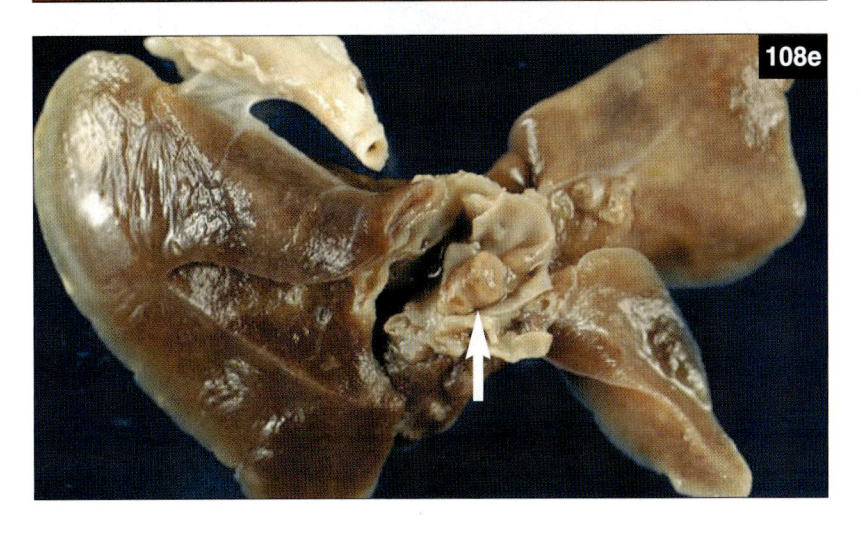

Doenças respiratórias

5

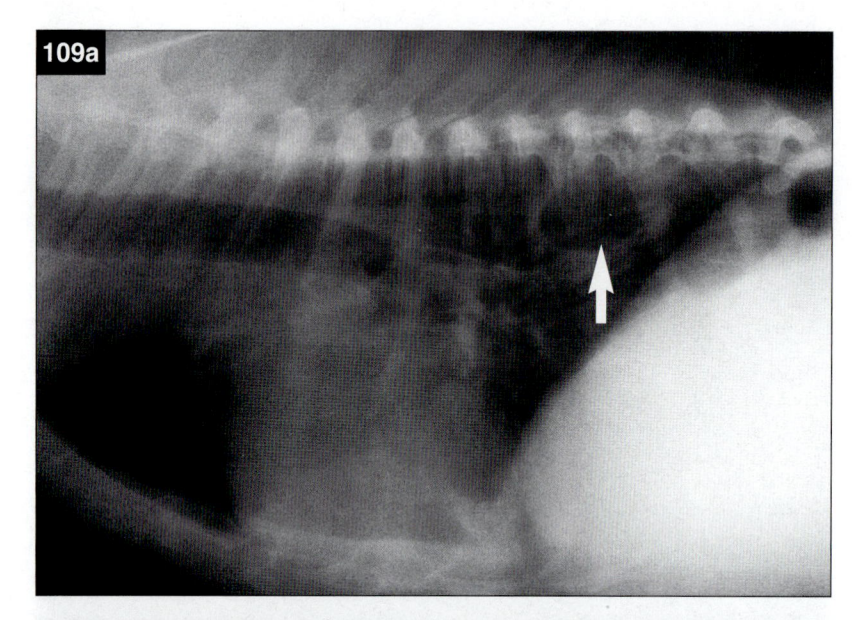

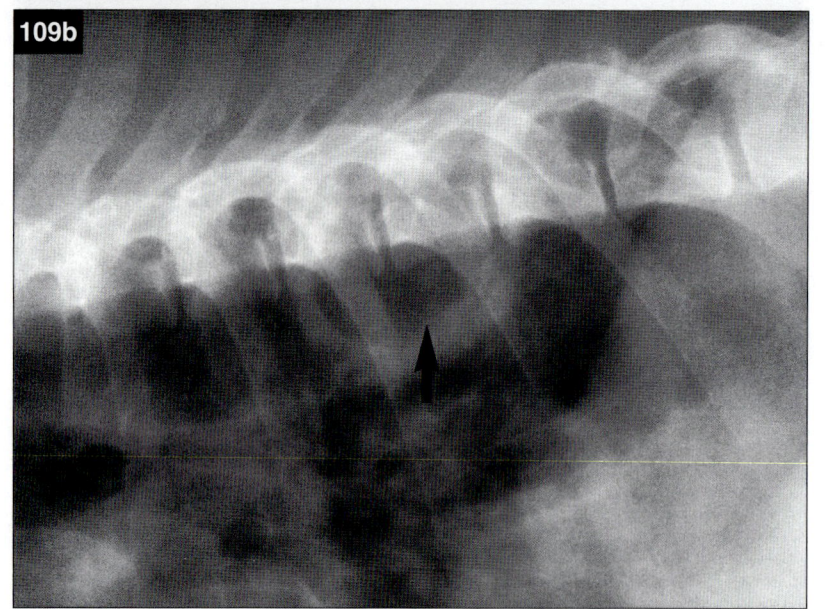

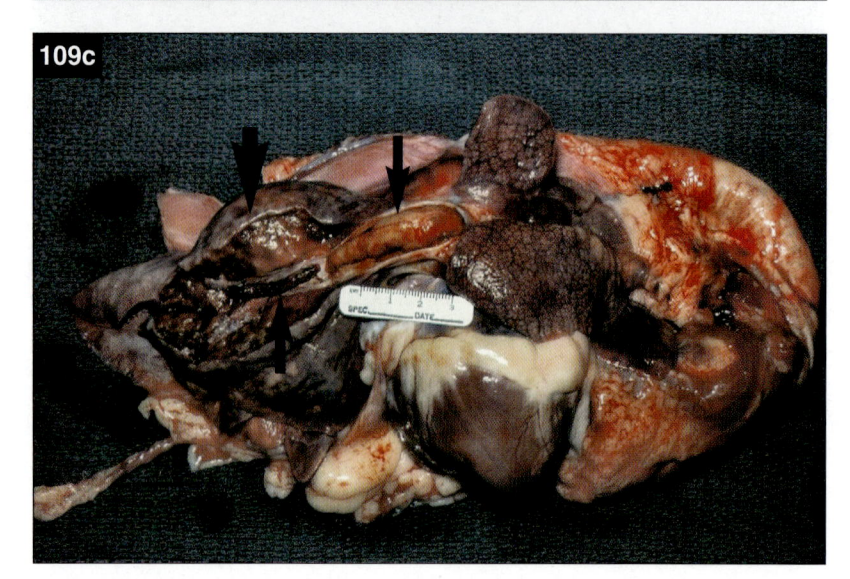

109a–f Trombose pulmonar.
As lesões mostradas nestas radiografias (**109a, b**) e na peça *post-mortem* (**109c-e**) incluem abscesso pulmonar no lobo direito caudal (setas), com grande trombo pulmonar. O mesmo cão tinha amiloidose renal e hipoproteinemia. Na necropsia, os rins foram corados com iodo, para ressaltar os glomérulos carregados de amilóide (**109f**). A proteína baixa predispôs o cão à formação de trombos (setas), por causa de diminuição da quantidade de globulina antitrombina-3, o que por sua vez influenciou o desenvolvimento de abscesso pulmonar (seta maior).

Doenças respiratórias

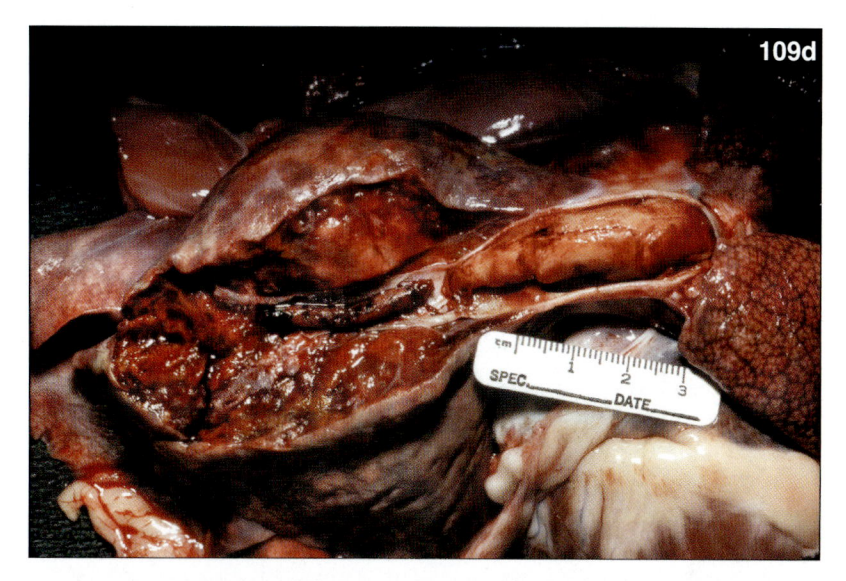

109d

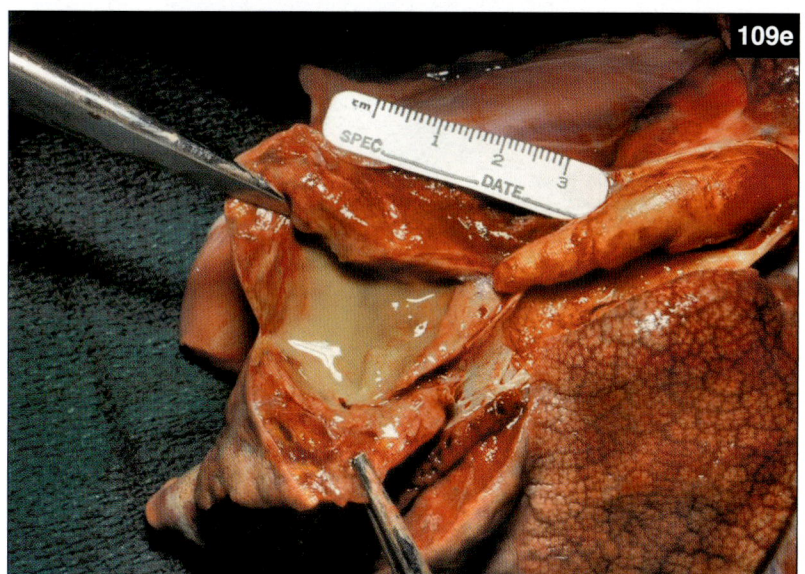

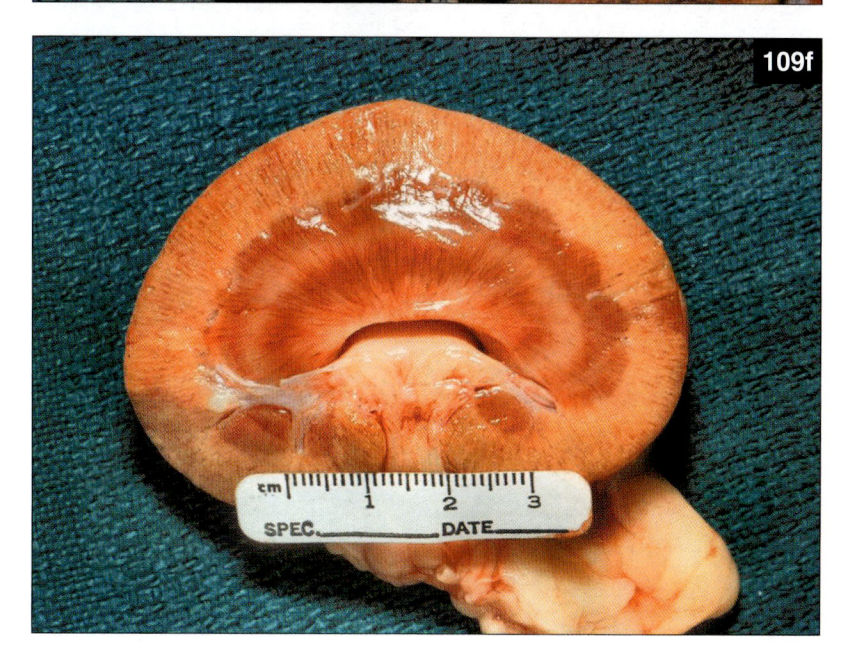

109e

109f

91

Doenças respiratórias

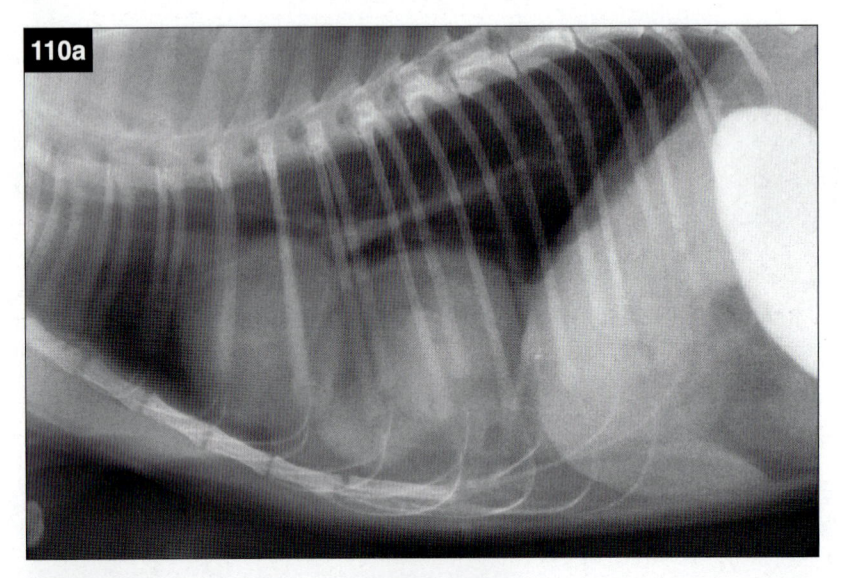

110a–d Hérnia peritoneal-pericárdica-diafragmática. Estas quatro radiografias mostram uma hérnia peritoneal-pericárdica-diafragmática congênita. As imagens **110a** e **110b** são filmes simples, e as **110c** e **110d** radiografias com contraste duplo (administração de bário por via oral e injeção de dióxido de carbono na cavidade abdominal). O fígado é visível no saco herniário torácico (seta).

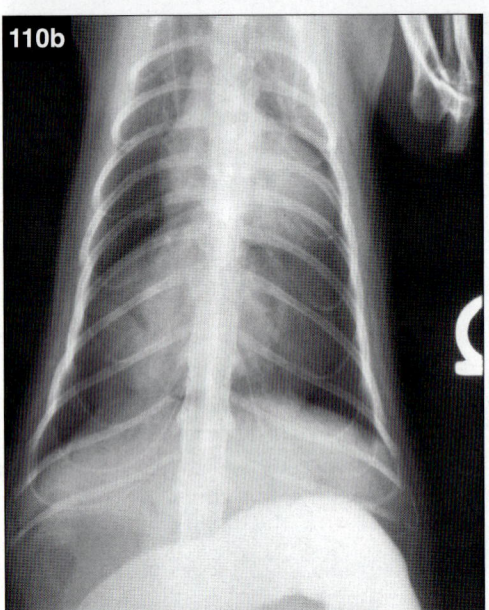

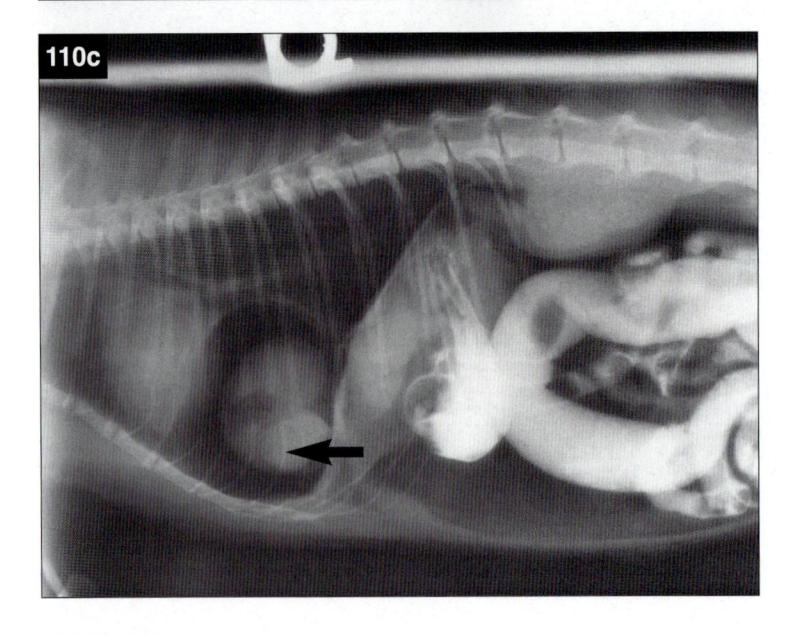

Doenças respiratórias

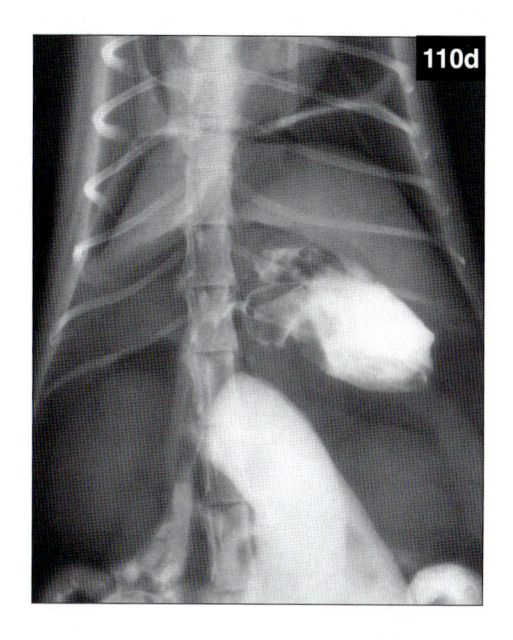

111 Rinite.
Esta cintilografia CAT foi feita em um gato com rinossinusite por *Bordetella* spp. Notar a diminuição dos cornetos nasais no lado direito. Quase sempre é necessário tratamento clínico de longo prazo, e as recidivas são comuns.

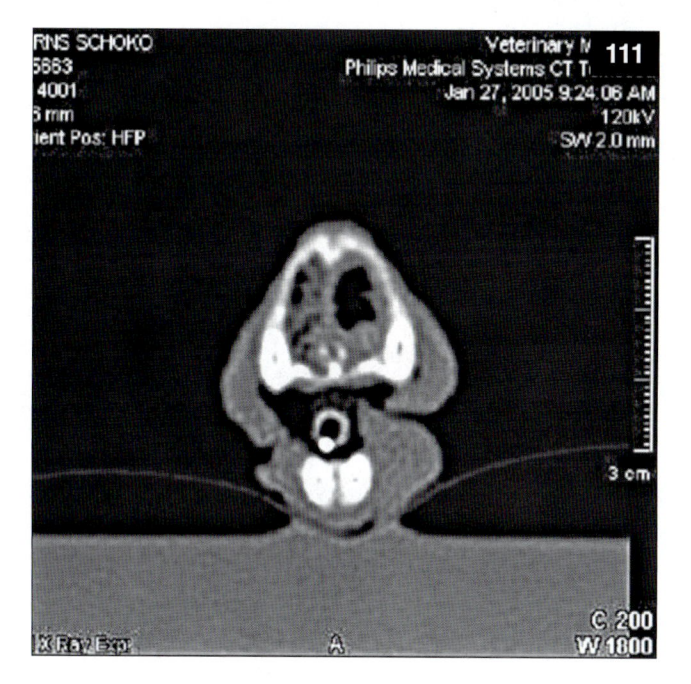

Doenças respiratórias

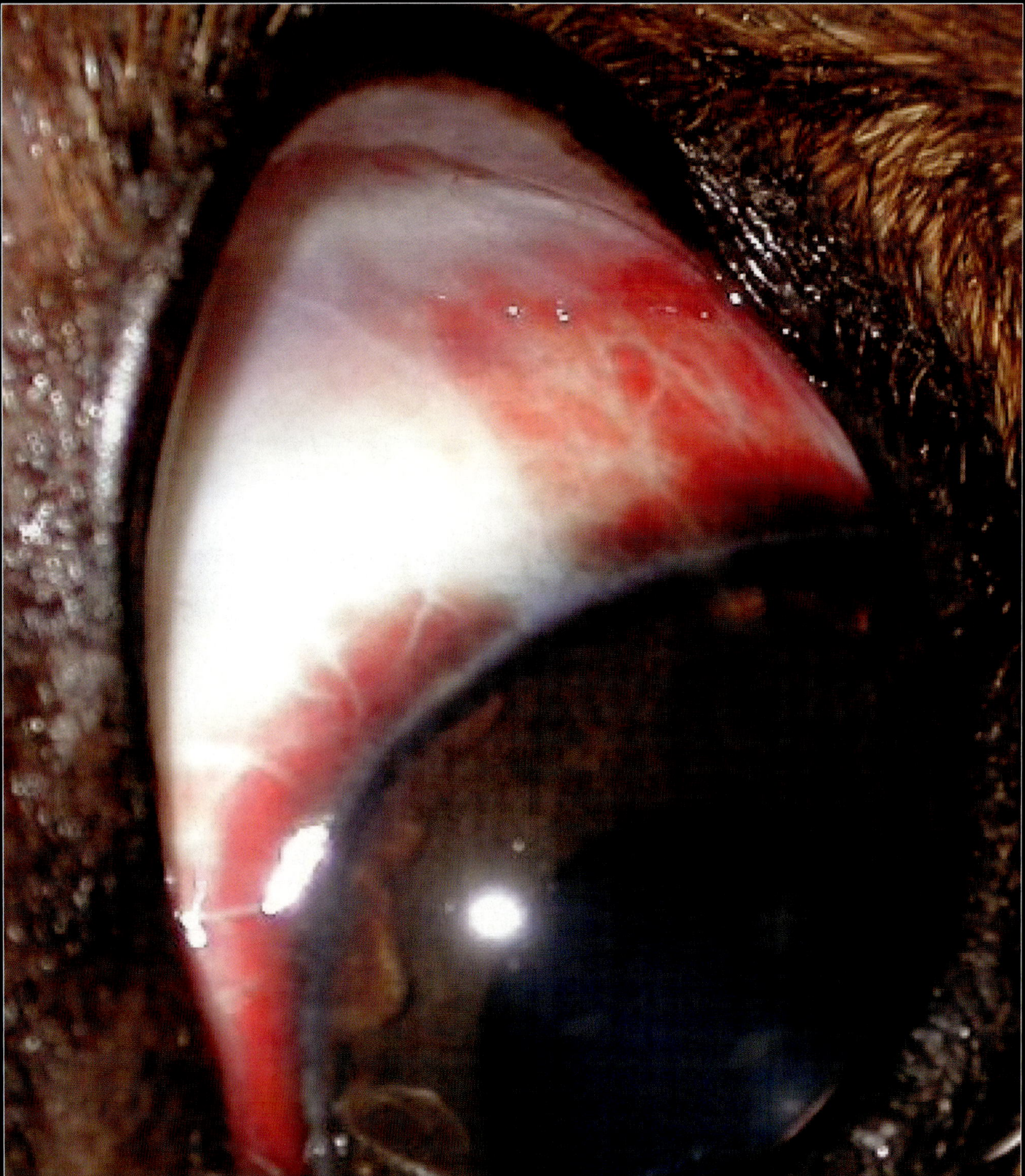

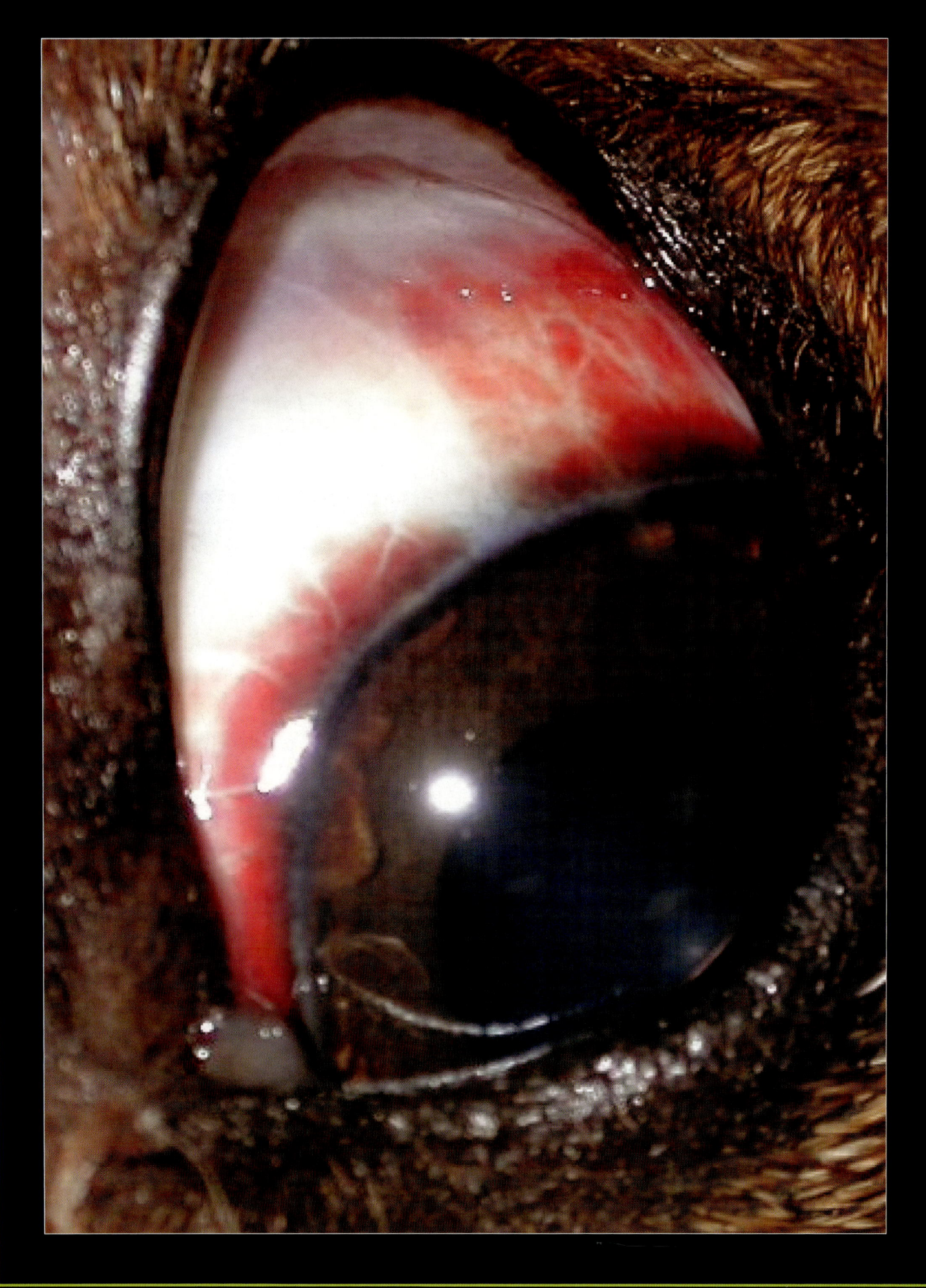

6
Doenças hematológicas

A palavra HEMATOLOGIA vem do grego *haimatos*, sangue. Não há doença que não tenha impacto no sistema hematopoiético, o que faz com que quantidades variáveis de informação derivem de um hemograma completo. A doença hematológica pode ser primária, como anemia hemolítica auto-imune, trombocitopenia auto-imune e leucemias, mas também podem ter papel importante em forma de doenças secundárias de proporções que ameaçam a vida, como a coagulação intravascular disseminada (CIVD).

Hoje, a maior parte da interpretação hematológica é feita pelo patologista clínico, mas o generalista ainda pode obter muitas informações úteis, como a determinação de macro-aglutinação, a detecção de hemoglobina no soro e, algumas vezes, a descoberta surpreendente de células anormais refletindo doenças primárias em outros locais do organismo. Exemplos de tais anomalias são ilustrados nas imagens seguintes.

◀ Hemorragia na esclerótica de um cão.

6

Doenças hematológicas

- Sangue não coagulado em tubo de coagulação – considere coagulopatia.
- Esplenomegalia maciça – torção esplênica, linfoma, doença mieloproliferativa ou infiltrado esplênico neoplásico de mastócitos.
- Trombocitopenia mais anemia causam petéquias pálidas.
- Pulgas associadas à trombocitopenia – causam 'inúmeras' petéquias no lombo-sacro.
- Contagem baixa de leucócitos, de eritrócitos e plaquetas – excluir supressão de medula óssea.
- Hemólise fulminante: anemia, hemoglobinemia, hemoglobinúria, fraqueza, depressão, +/- vômitos.
- Animais com leucopenia derivada de medula óssea não formam pus!
- Manter pacientes com AHA e PTI com prednisona em dias alternados por 9 a 12 meses.
- Tente danazol (Danocrine) com prednisona em AHA e PTI refratárias.
- Observe auto-aglutinação e esferócitos na AHA.
- Sangramento recente – pense em envenenamento com rodenticida anticoagulante.
- Tempo de sangramento normal assegura hemostasia adequada de plaquetas; a contagem normal, não.

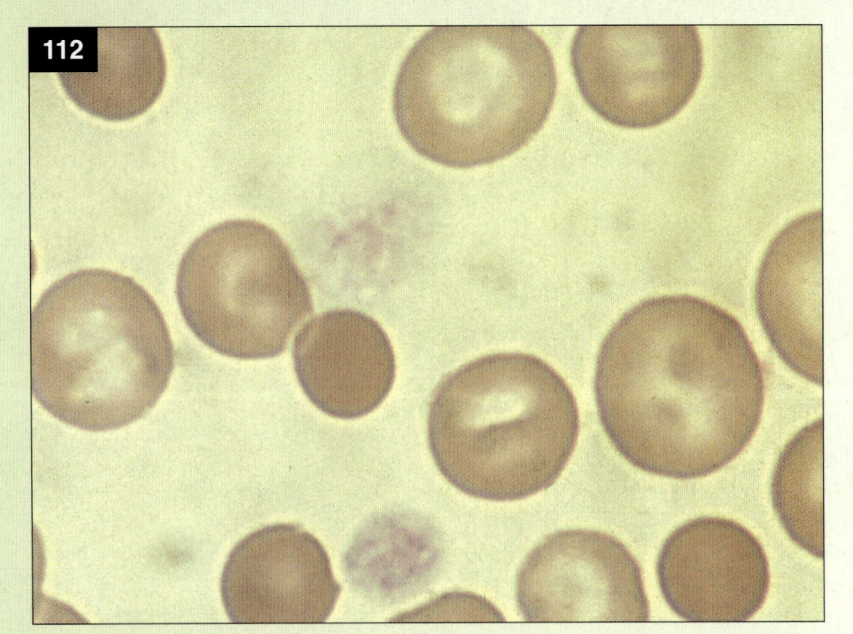

112 Esferócitos. Estas células com forma muito esférica formam-se quando uma parte da membrana do eritrócito revestida com anticorpo é empurrada para fora dos sinusóides revestidos por monócitos-macrófagos do tecido linfóide. São caracteristicamente mais redondas que os eritrócitos normais. Essa imagem também ilustra o caso **120**. (Imagem cedida pelo Serviço de Patologia Clínica da Universidade da Flórida.)

113a–c Doença de von Willebrand.
Falta de determinação do tempo de sangramento ou de fator de von Willebrand em raça predisposta à doença pode resultar em complicações graves de sangramento após qualquer procedimento cirúrgico, como se vê neste Doberman Pinscher, após a castração. Foram necessárias várias unidades de crioprecipitado para deter a hemorragia.

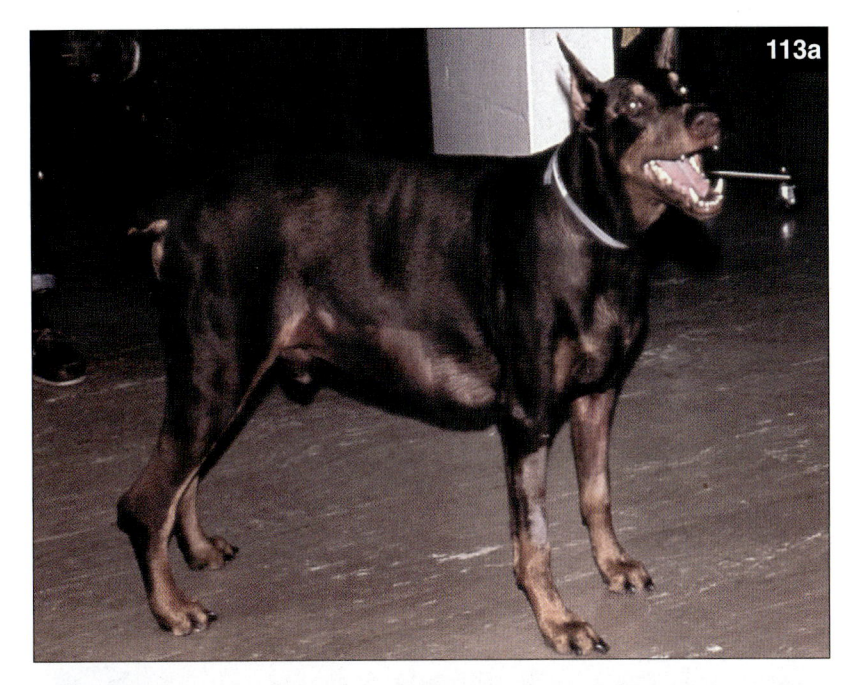

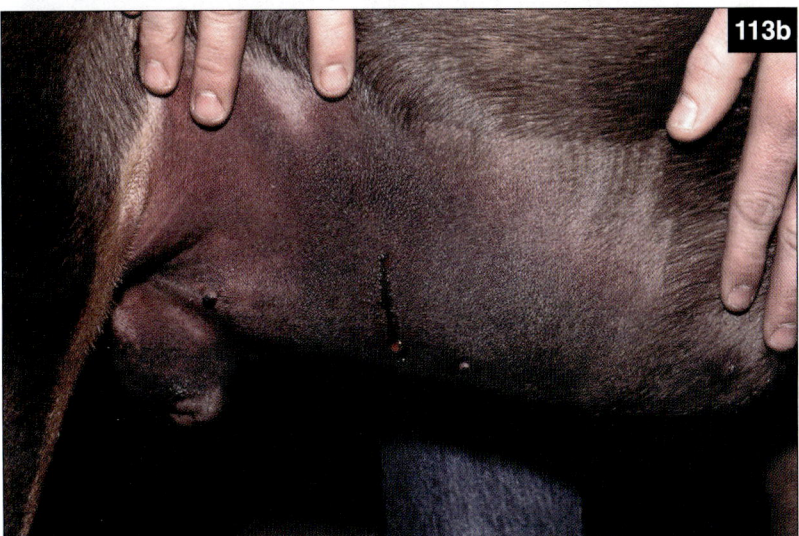

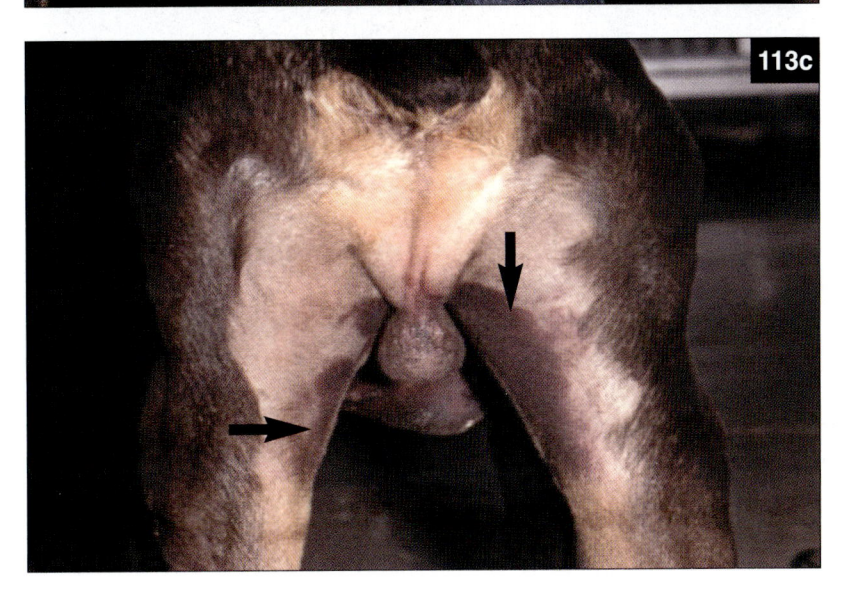

Doenças hematológicas

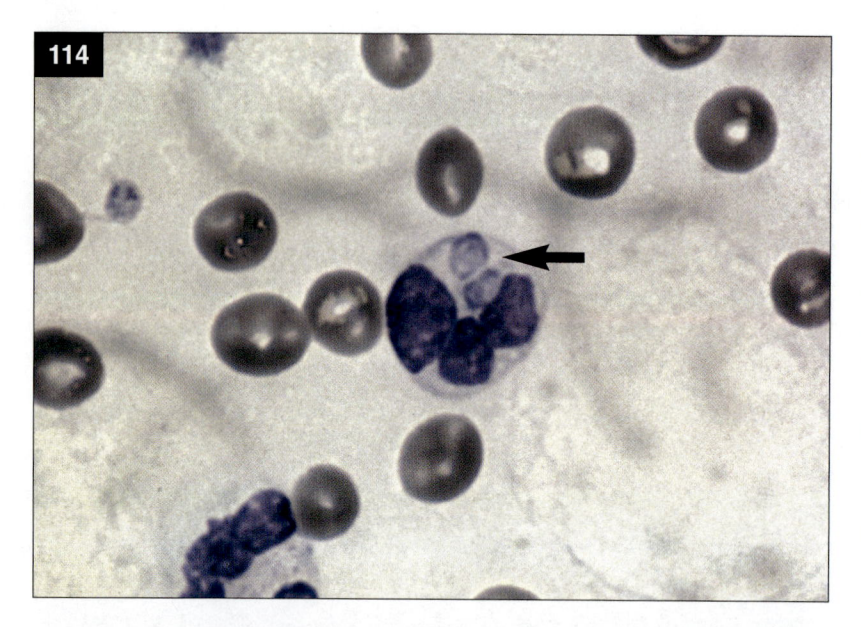

114 Ehrliquiose.
Vêem-se microorganismos *Ehrlichia canis* nos macrófagos do esfregaço de sangue de um cão (seta). Quando não são detectados no esfregaço de sangue, o diagnóstico de ehrliquiose deve basear-se no achado de título positivo de anticorpo. Tetraciclina ou doxiciclina por 2-4 semanas é o tratamento preferido.
Essa imagem também ilustra o caso **59**. (Imagem cedida pelo Dr. J. Harvey.)

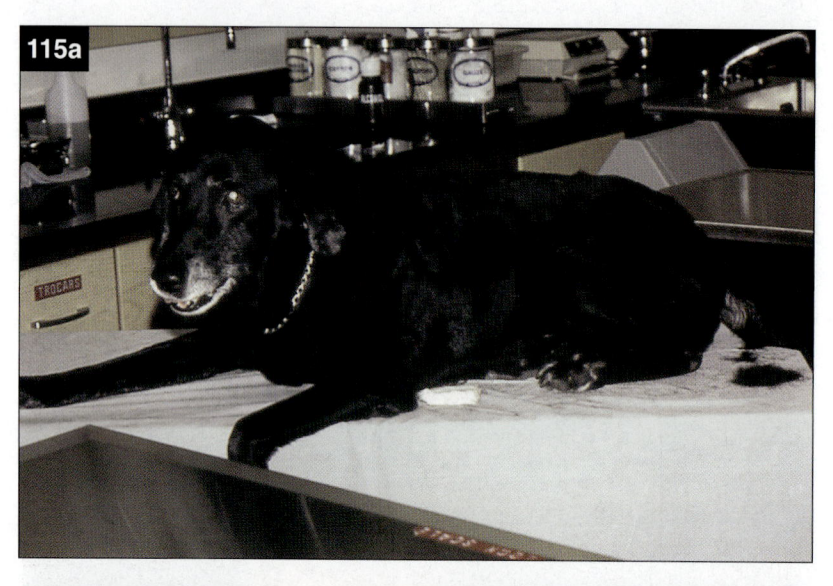

115a–e Anemia por pulga.
Este Labrador Retriever geriátrico (**115a**) teve anemia grave induzida por pulga –Ht 0,10l/l [10%], proteína total 48 g/l [4,8 g/dl]. A imagem **115b** mostra palidez e pulgas mortas. Note como as fezes das pulgas contendo sangue digerido do cão se acumularam na pele (**115c**) e fizeram com que a água do banho ficasse vermelha (**115d, e**). O cão foi tratado com concentrado de hemácias e ferro por via oral, além de inseticidas tópicos.

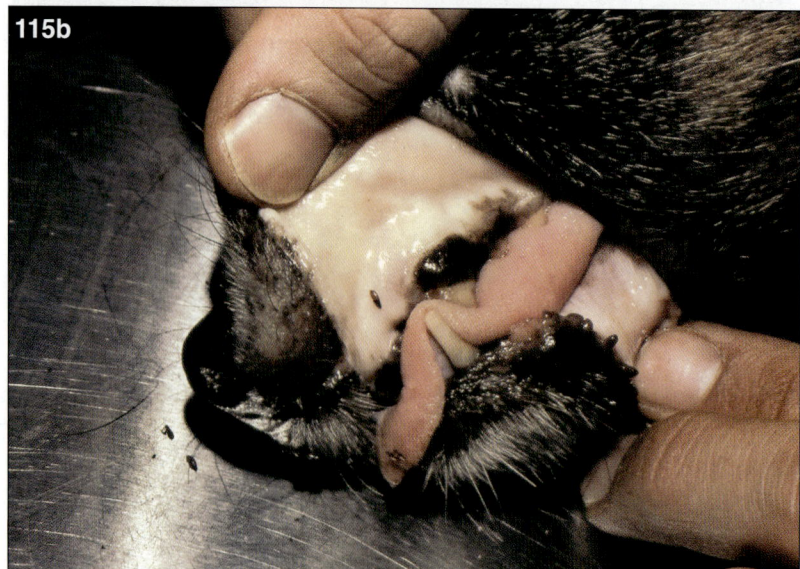

Doenças hematológicas

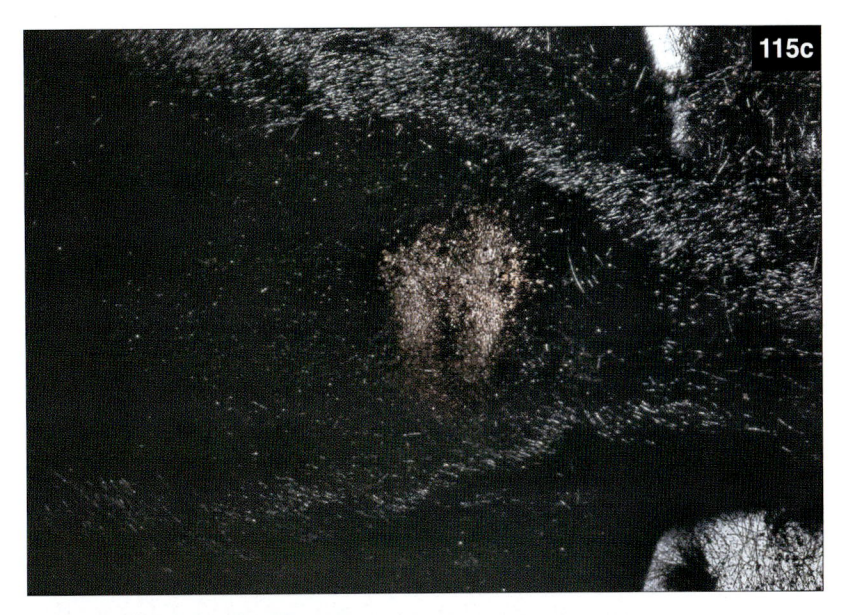

115c

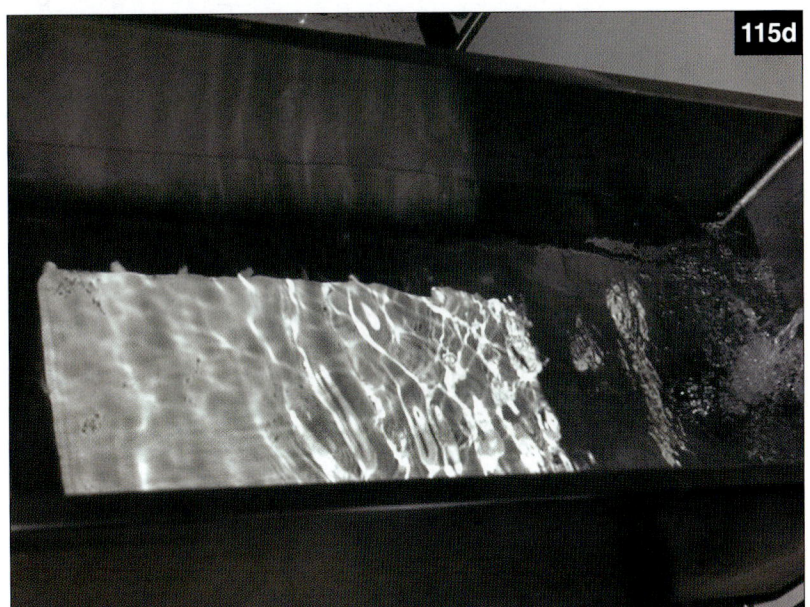

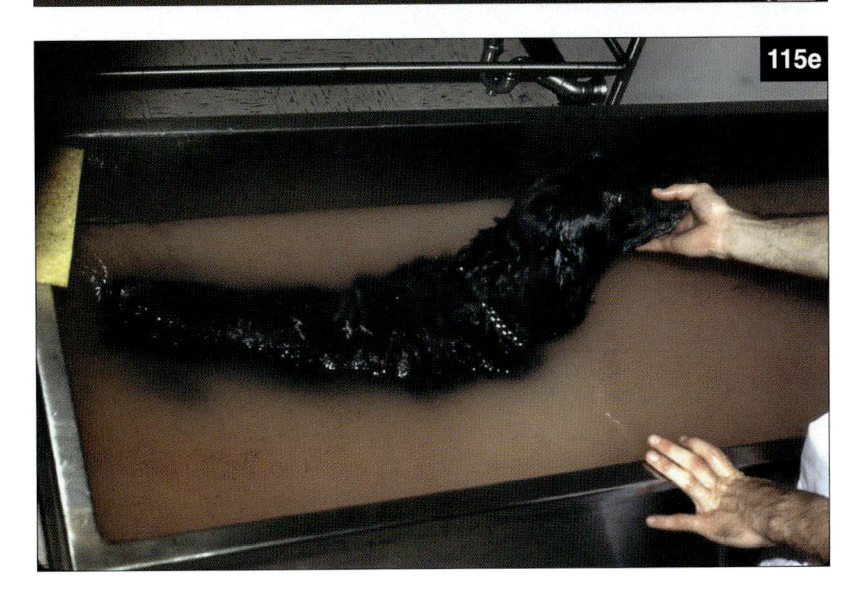

115d

115e

Doenças hematológicas

6

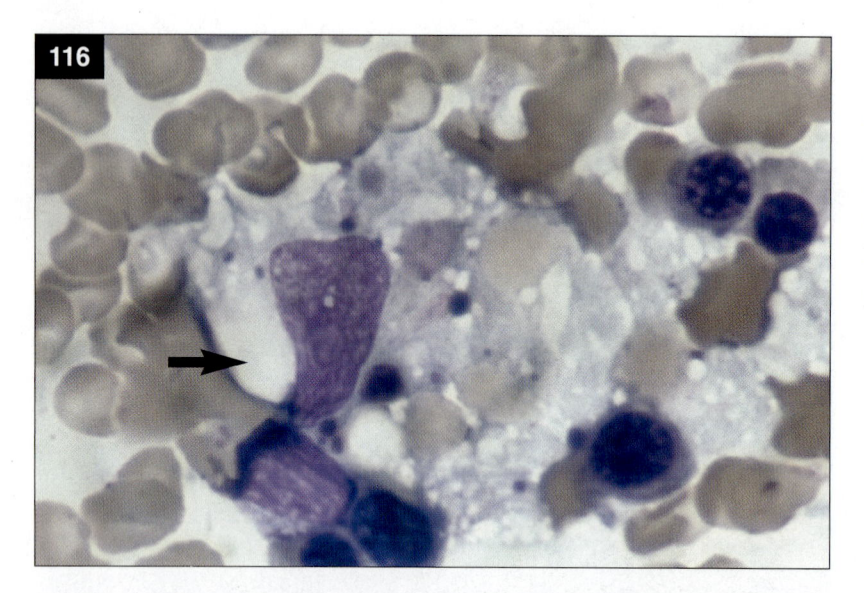

116 Eritrofagocitose.
A imagem mostra um fagócito esplênico ingerindo um eritrócito (seta). O paciente é um Dachshund com anemia hemolítica auto-imune e hiperesplenismo secundário. O cão não melhorou até que fosse feita esplenectomia. (Imagem cedida pelo Dr. J. Harvey.)

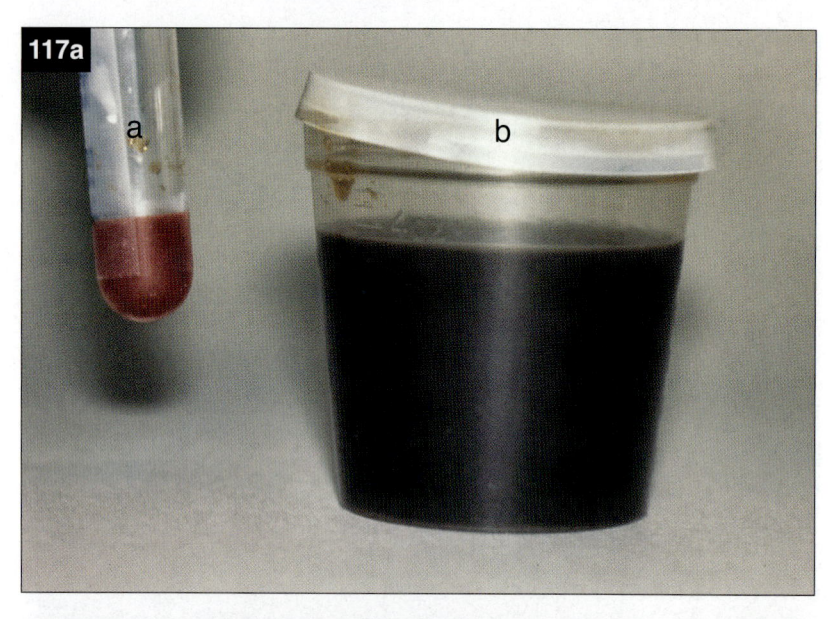

117a, b Hemoglobinemia e hemoglobinúria.
Hemoglobinemia e hemoglobinúria são comuns em doença hemolítica intravascular aguda, na qual a hemoglobina escapa para o soro (a) e a urina (b), respectivamente (**117a**).
O cão em **117b** é um Yorkshire Terrier de 1 ano, com anemia hemolítica auto-imune aguda e hemólise intravascular causando icterícia e hemoglobinúria. O Ht do cão era 0,10 l/l (10%).

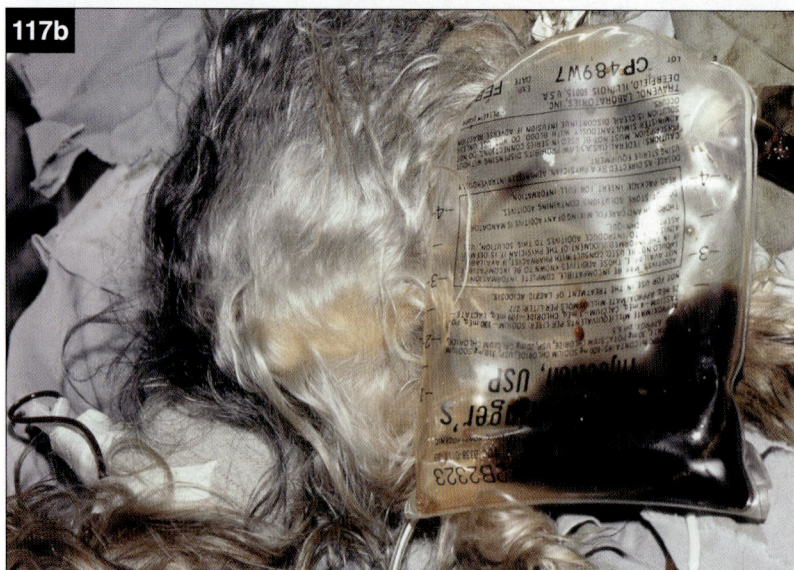

Doenças hematológicas

118 Hematúria.
Hematúria franca foi a única queixa neste cão com trombocitopenia auto-imune, embora outros sinais, como petéquias e melena, sejam mais comuns. Esse sinal clínico também pode ocorrer com fonte renal primária de sangramento ou doença hemorrágica sistêmica.

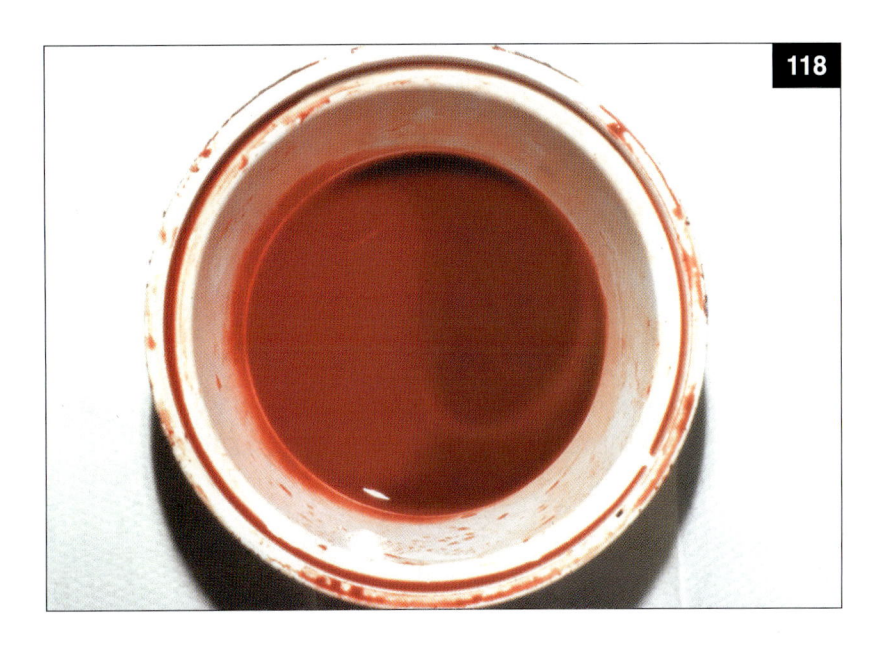

119a, b Pancitopenia induzida por VLF.
O filhote tem petéquias no pavilhão auditivo (**119a**) e equimose conjuntival (**119b**) causadas por trombocitopenia associada a pancitopenia induzida por VLF.
O prognóstico dessa forma de infecção é grave.

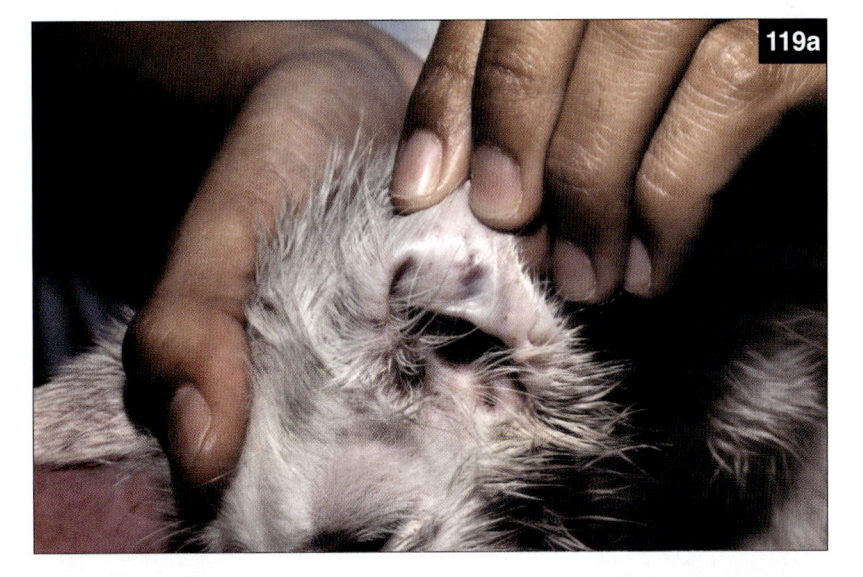

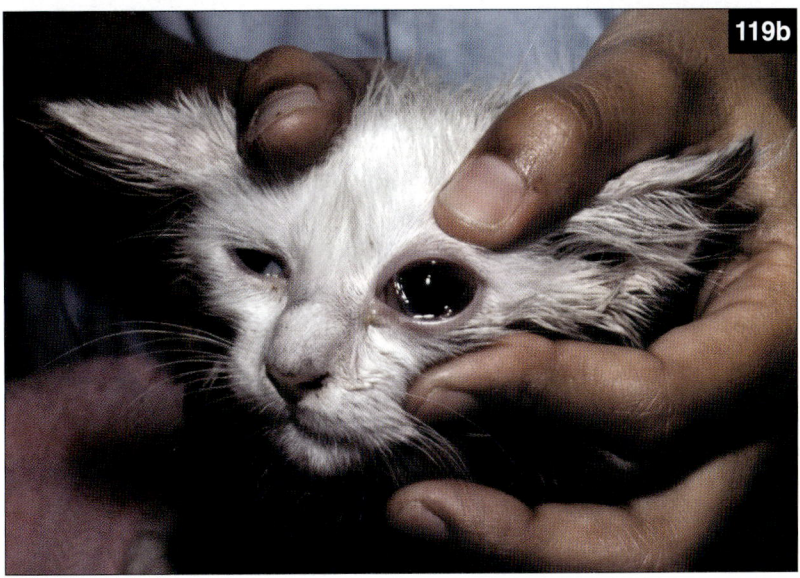

Doenças hematológicas

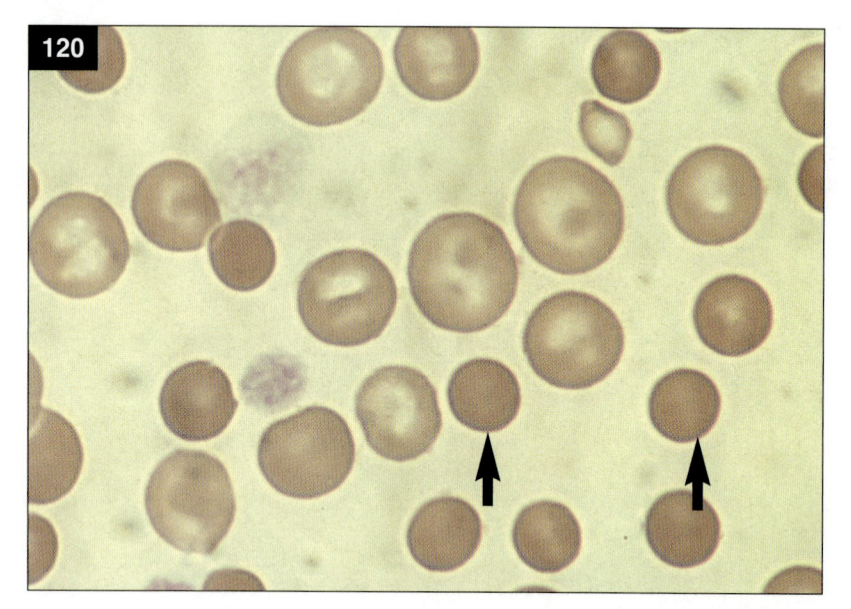

120 Anemia hemolítica auto-imune.
O esfregaço de sangue mostra esferócitos (setas) e anisocitose em um cão com anemia hemolítica auto-imune. Reticulócitos não ocorrem antes de 4-5 dias da instalação da doença. (Imagem cedida pelo Serviço de Patologia Clínica da Universidade da Flórida.)

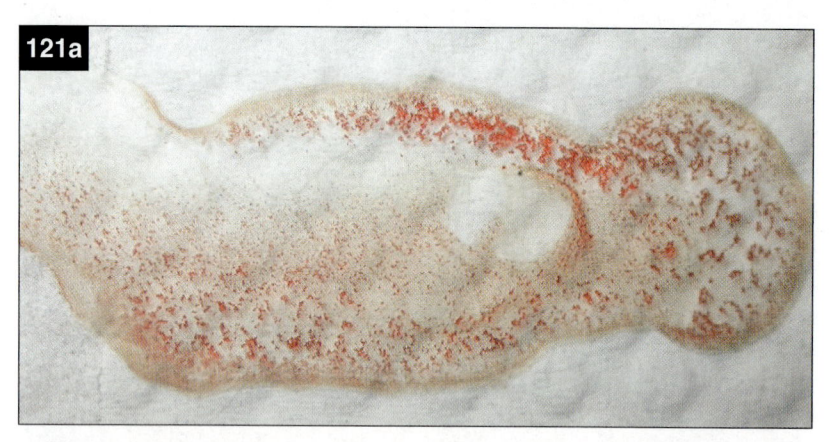

121a, b Anemia hemolítica auto-imune: macroaglutinação.
Este esfregaço de sangue com adição de solução salina revela macroaglutinação (**121a**); a microscopia (**121b**) mostra o mesmo processo, eliminando efeitos de empilhamento. Ela é causada por cargas eletrostáticas associadas com o complemento e os eritrócitos revestidos de anticorpos. É típica de anemia hemolítica auto-imune e tão significativa quanto um teste de Coombs positivo. (Imagens cedidas pelo Serviço de Patologia Clínica da Universidade da Flórida.)

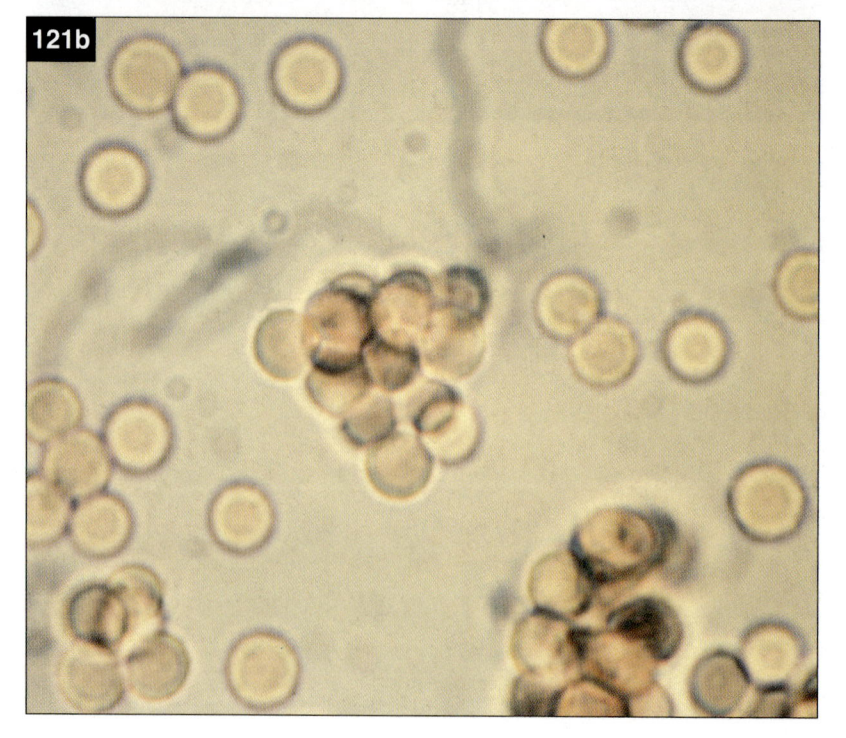

122a, b Corpúsculo de Heinz na anemia hemolítica.
(Também aparece na seção de Toxicologia – caso **362**, p.256). Este gato Siamês tem corpúsculo de Heinz de anemia hemolítica adquirida pela ingestão de comprimido de anti-séptico urinário, que contém azul de metileno, causa conhecida desse evento adverso em gatos. Notar a coloração azul da mucosa oral causada pelo azul de metileno (**122a**). O esfregaço de sangue mostra corpúsculos de Heinz (setas) e reticulócitos (ponta da seta) destacados pelo azul de metileno presente na corrente sangüínea do gato (**122b**).

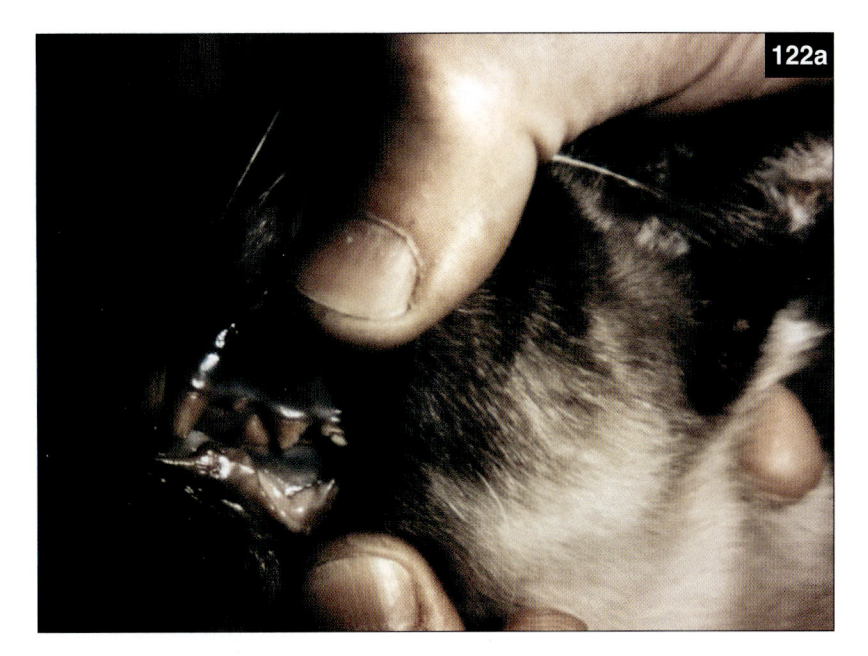

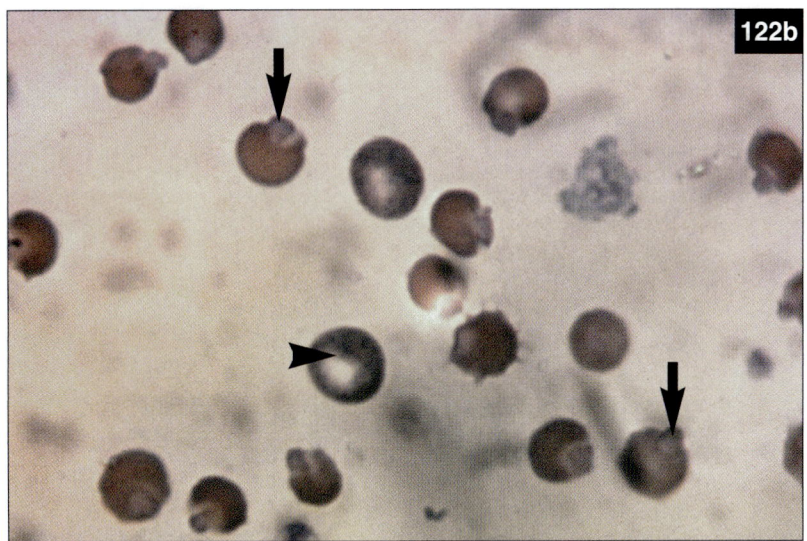

123 Envenenamento por chumbo.
As alterações hematológicas mais comuns no envenenamento por chumbo em cães são a presença de eritrócitos nucleados (seta) e pontilhado basófilo (ponta da seta). Tais alterações sempre estão presentes em casos de saturnismo.

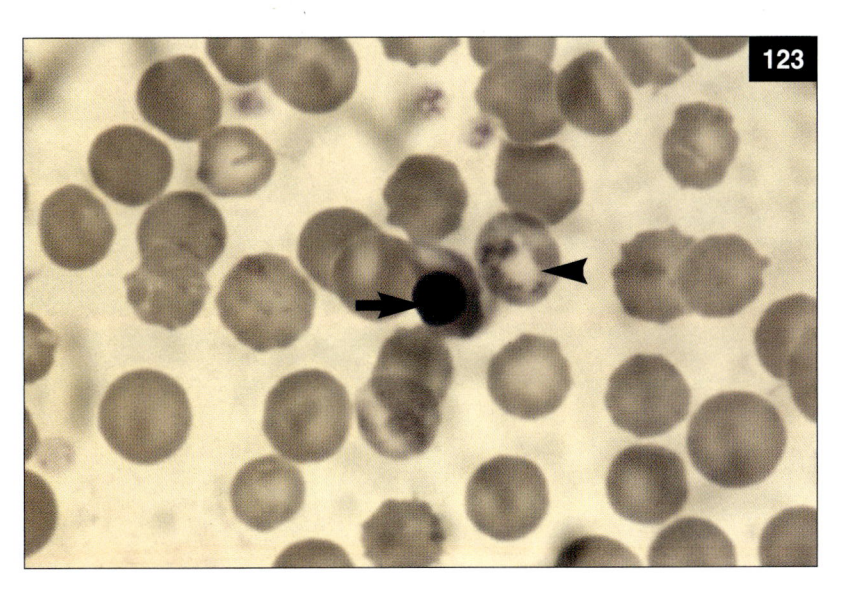

Doenças hematológicas

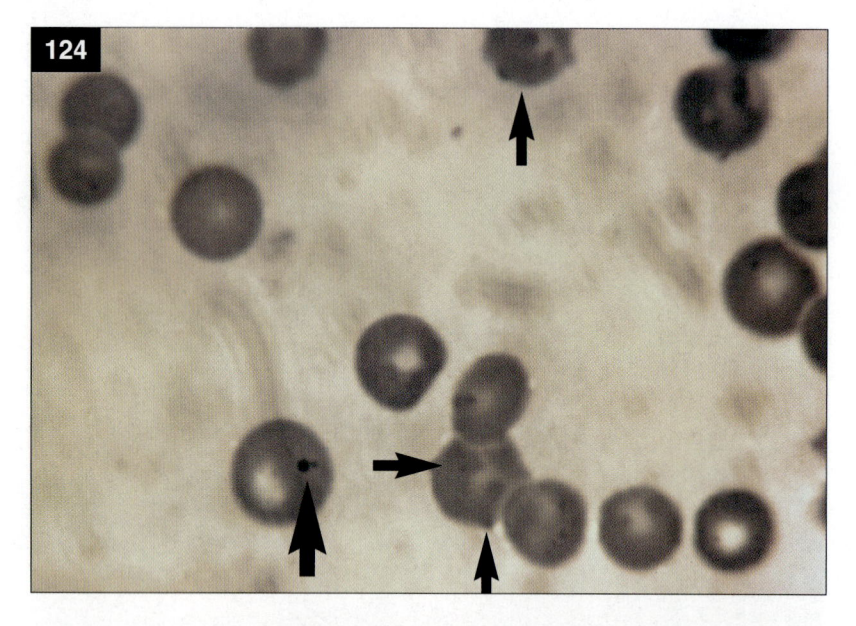

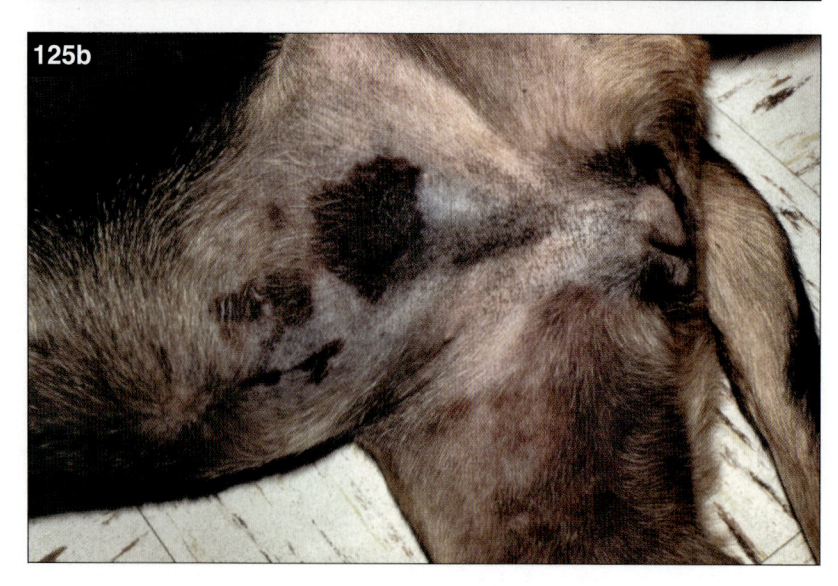

124 Micoplasmose: *Mycoplasma haemofelis*.
Estes parasitas, antes chamados de *Haemobartonella felis*, são os microorganismos com coloração mais clara, na superfície dos eritrócitos (setas). O objeto com coloração mais escura é um corpúsculo de Howell-Jolly (seta mais larga). O melhor tratamento da anemia hemolítica é doxiciclina. Às vezes se administra concomitantemente prednisona, pela suspeita de que mecanismos auto-imunes participem da destruição de eritrócitos. (Imagem cedida pelo Serviço de Patologia Clínica da Universidade da Flórida.)

125a, b Petéquias e equimoses.
As duas imagens mostram petéquias e equimoses. O primeiro cão (**125a**) tem muitas petéquias e uma lesão equimótica que revela sangramento em curso, devido a trombocitopenia auto-imune. O segundo cão (**125b**) tem muitas equimoses, que essencialmente são petéquias confluentes.

Doenças hematológicas

126a, b Petéquias.
Este cão (**126a**) tem petéquias vermelho brilhante porque sua contagem de eritrócitos era quase normal. As petéquias pálidas na outra ilustração (**126b**), de um cão diferente, não são tão brilhantes porque ele tinha anemia mais pronunciada. As "petéquias pálidas" também podem ser petéquias que estão sendo reabsorvidas.

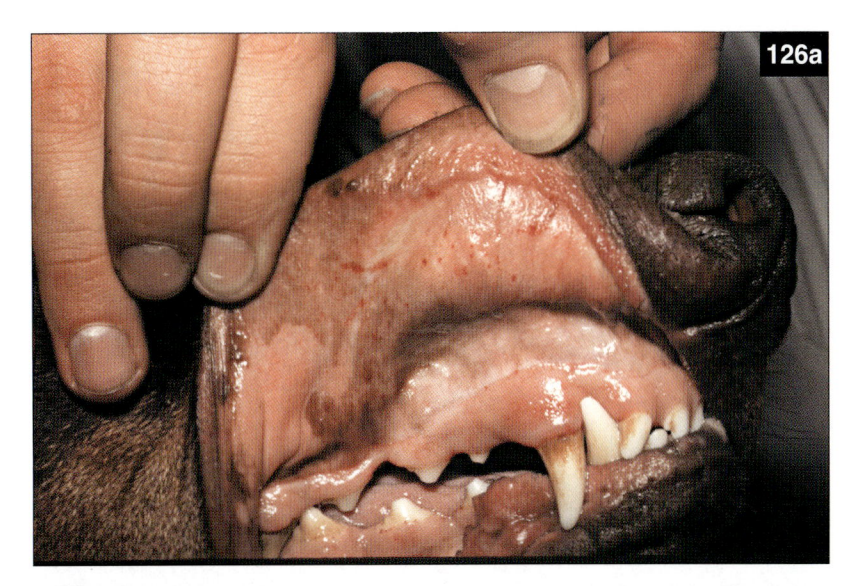

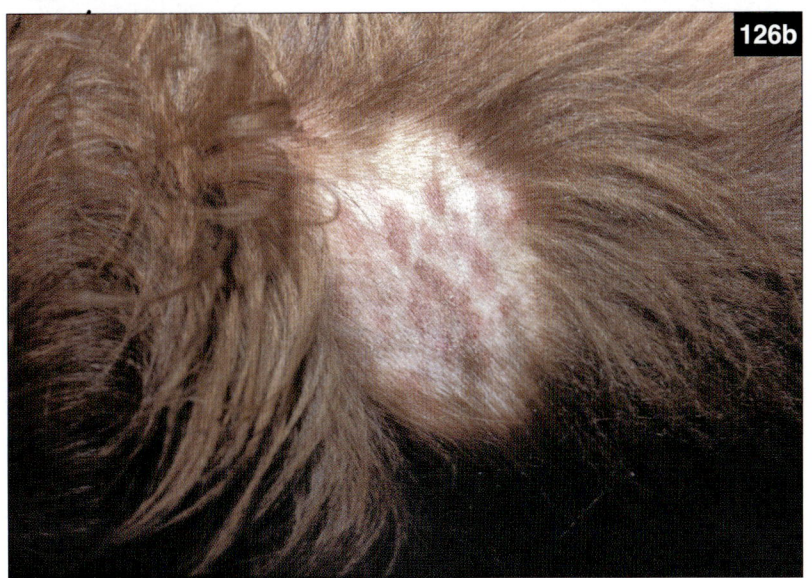

127 Pletora.
A palavra significa "superabundância" e refere-se à congestão vascular. Este cão tem mucosas muito ingurgitadas por causa de policitemia [Ht 0,68 l/l (68%)]. É necessário um trabalho médico detalhado para avaliar o tipo de pletora (primária ou secundária) e sua causa exata. A flebotomia usualmente é feita quando o Ht excede 0,70 l/l (70%).

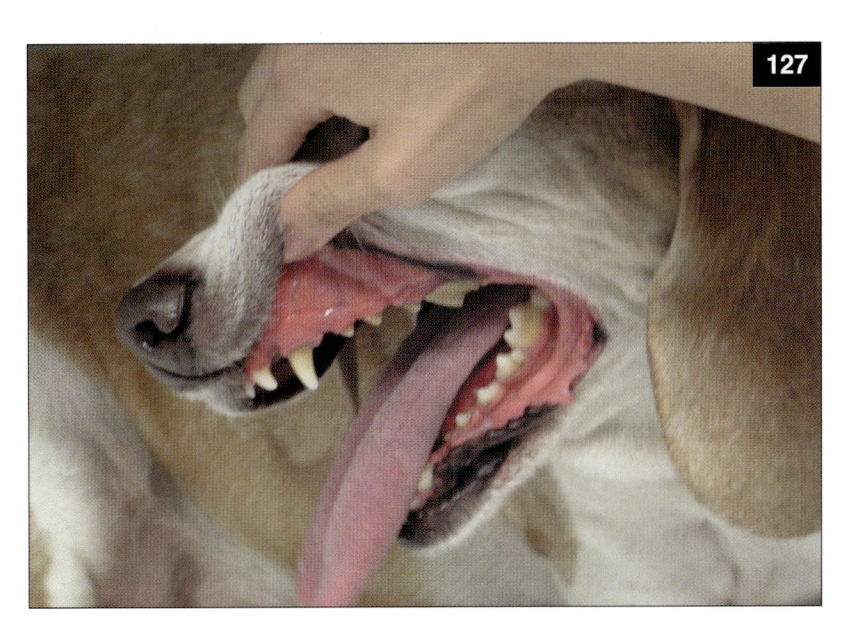

Doenças hematológicas

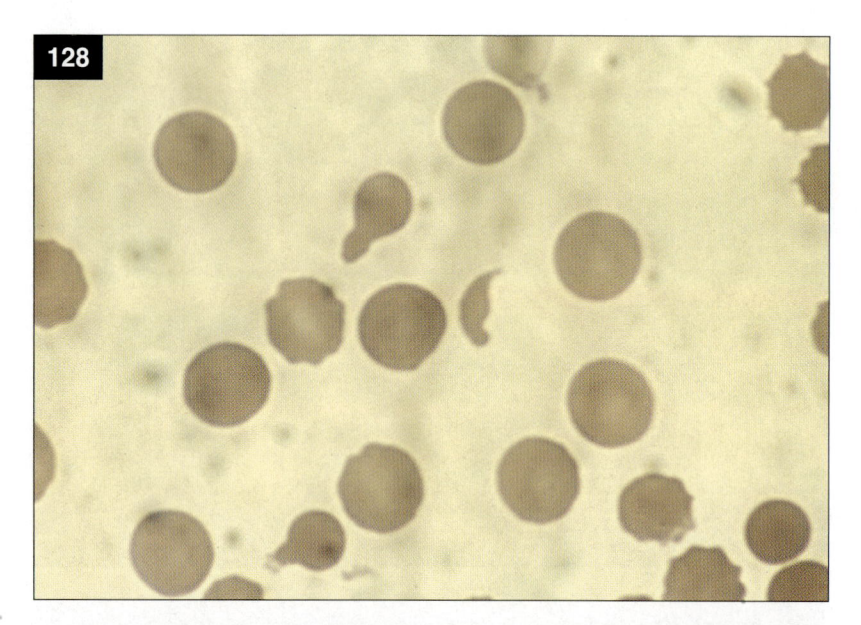

128 Poiquilocitose.
A variação na forma destes eritrócitos pode ser vista com medula óssea respondendo a anemias, como a anemia hemolítica auto-imune. (Imagem cedida pelo Serviço de Patologia Clínica da Universidade da Flórida.)

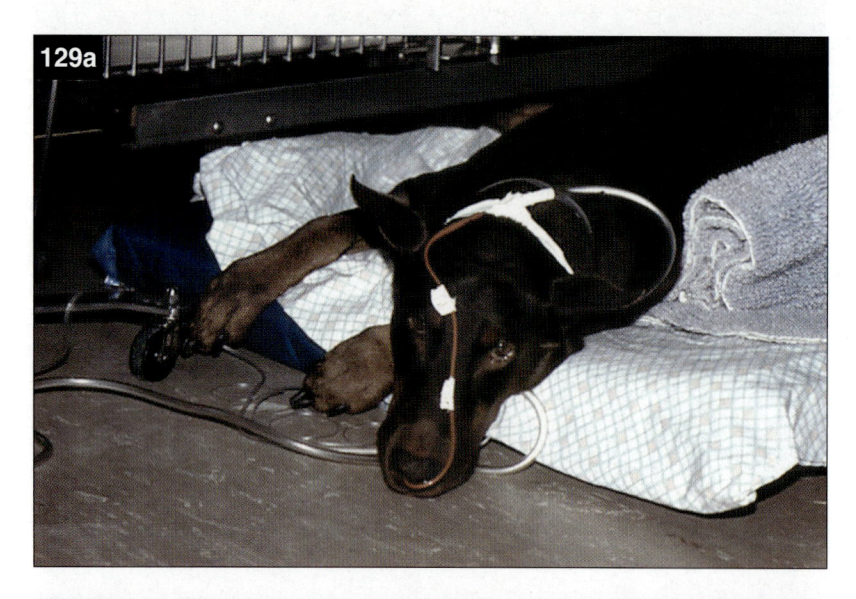

129a–e Trombose pulmonar.
Este Doberman Pinscher (**129a**) tinha anemia hemolítica auto-imune grave, que necessitou de dose inicial alta (2,0 mg/kg q 12h) de prednisona. A radiografia de tórax (**129b**) mostra alargamento e obliteração terminal das artérias pulmonares (seta), evidenciando tromboses pulmonares que se formaram como resultado de efeitos coagulantes do glicocorticóide. O exame *post-mortem* mostrou trombose difusa e maciça das artérias pulmonares (**129c-e**).

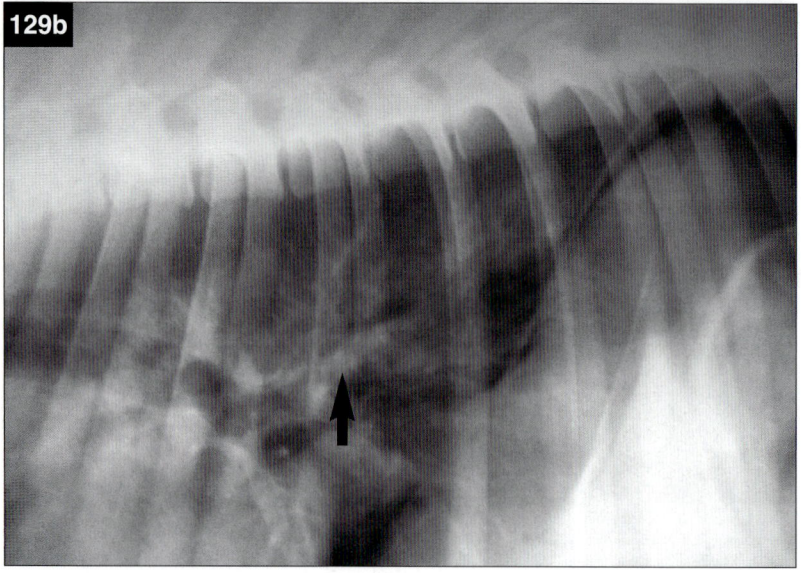

Doenças hematológicas

Doenças hematológicas

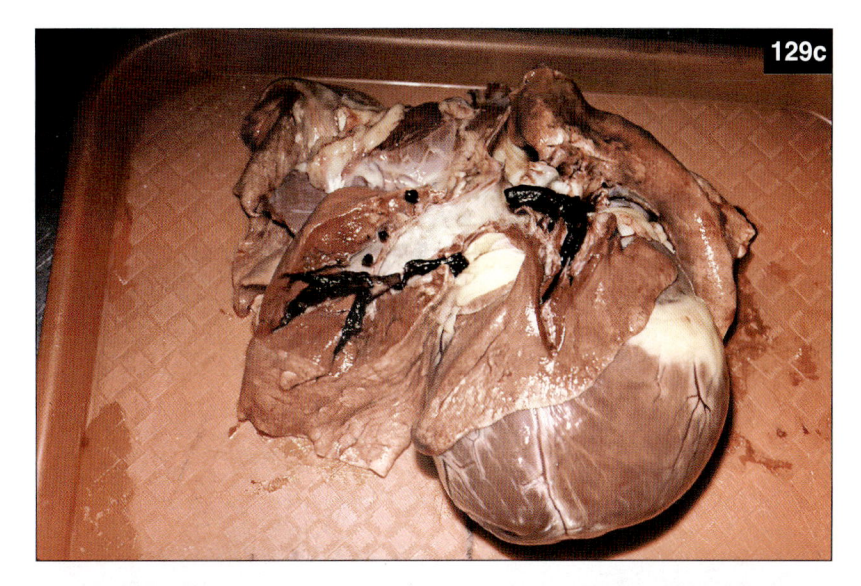

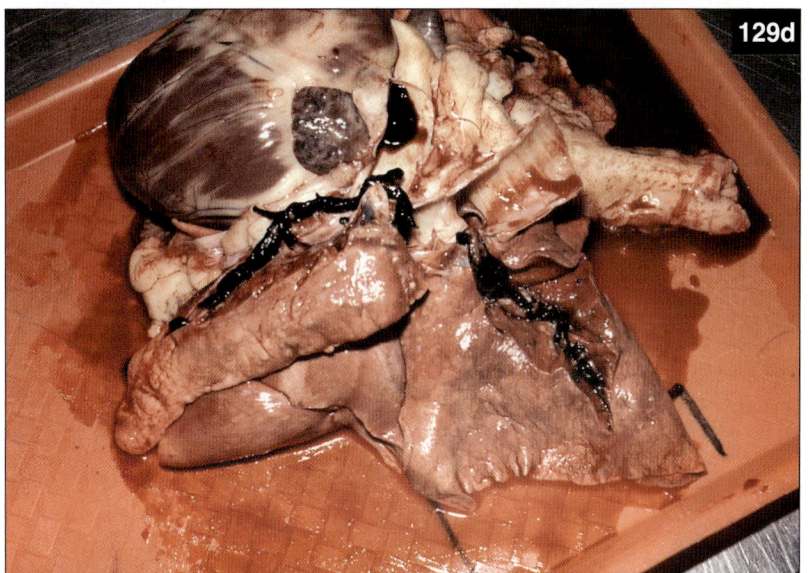

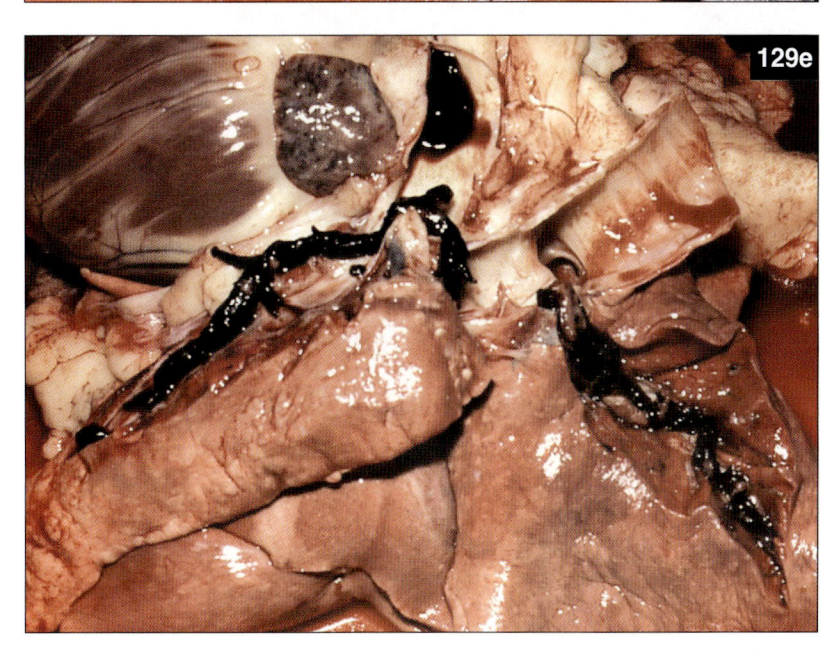

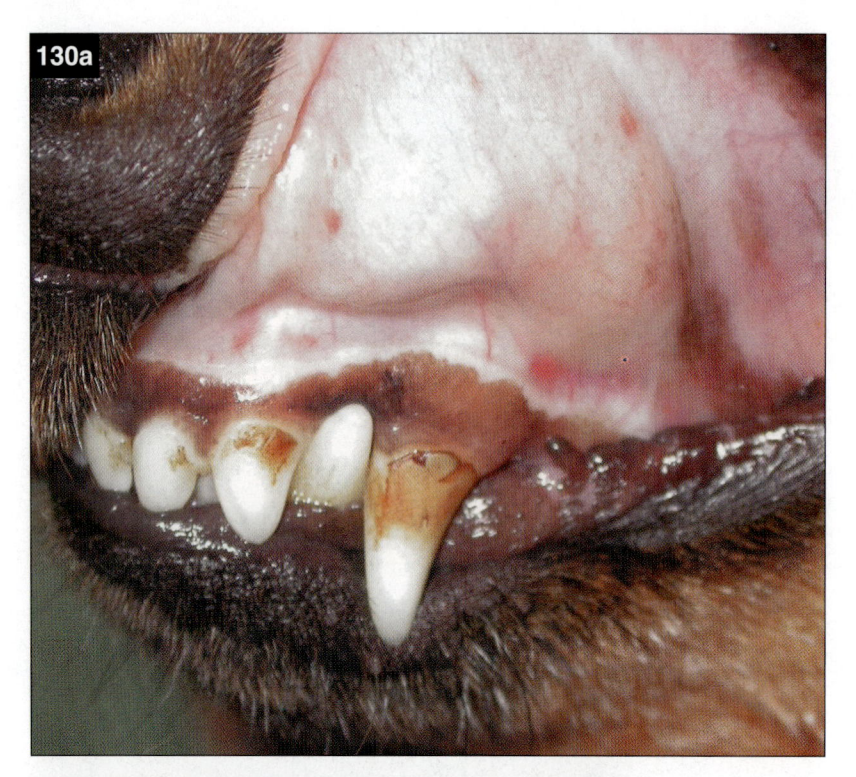

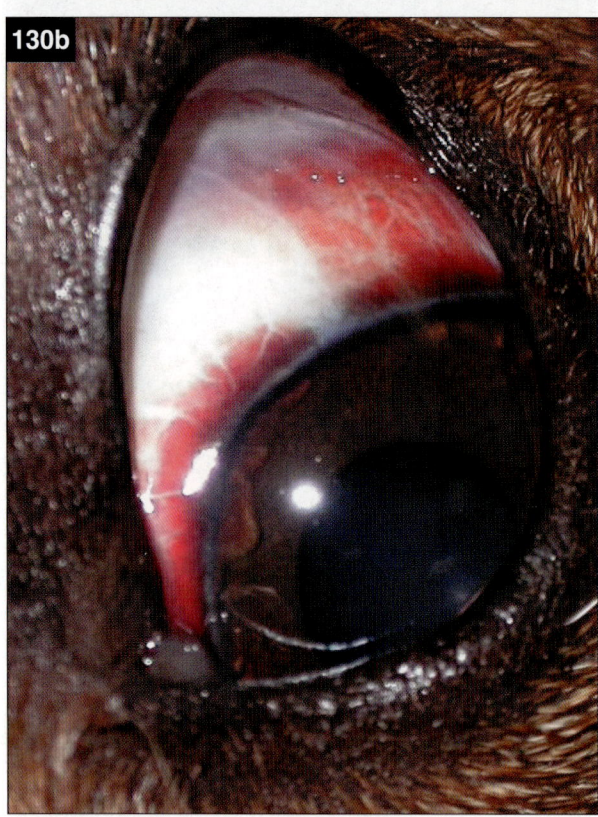

130a, b Trombocitopenia.
A baixa contagem de plaquetas neste cão foi a causa das petéquias difusas (**130a**) e da hemorragia na esclerótica (**130b**). Um defeito funcional de plaquetas pode causar as mesmas lesões.

131a, b   Trombocitopenia e pulgas.
Este cão teve diagnóstico de trombocitopenia auto-imune. Na ocasião do exame inicial, a maioria as petéquias localizava-se na pele da região lombar, povoada por grande número de pulgas. As petéquias correspondiam aos locais das picadas. As imagens foram feitas depois da remoção das pulgas com um banho de inseticida.

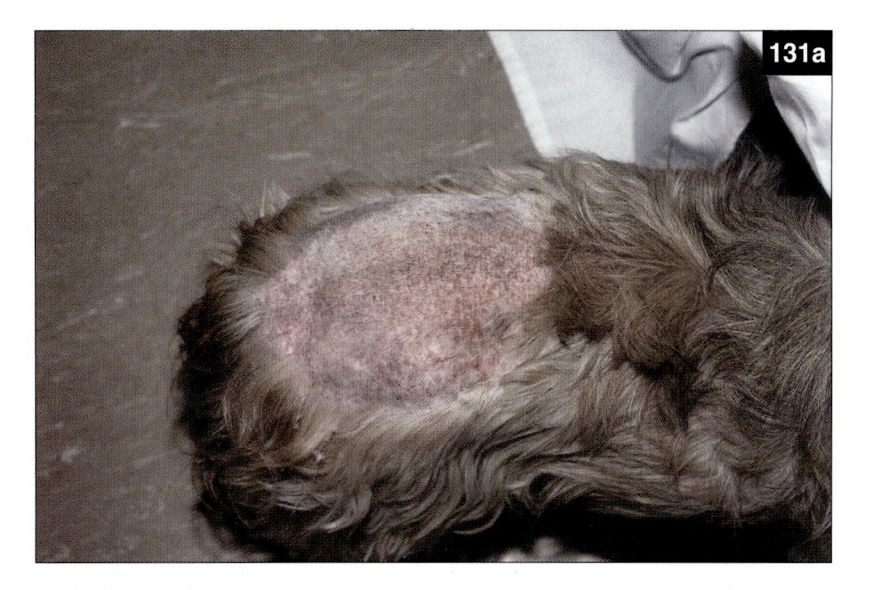

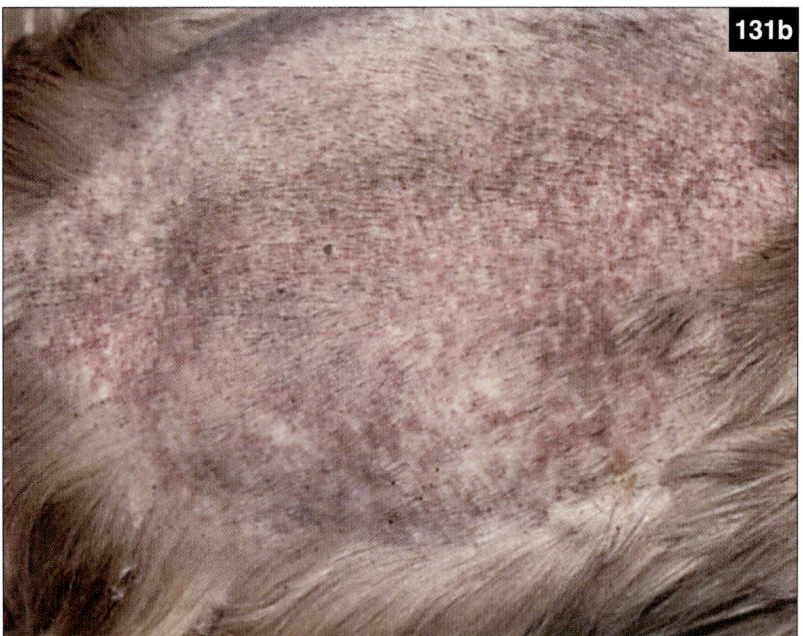

132   Esquizócitos.
São eritrócitos fragmentados, que podem ocorrer em anemia hemolítica ou em condições que permitam formação de fibrina no lúmen dos vasos (e.g. CIVD), causando fragmentação dos eritrócitos quando circulam através dela. (Imagem cedida pelo Serviço de Patologia Clínica da Universidade da Flórida.)

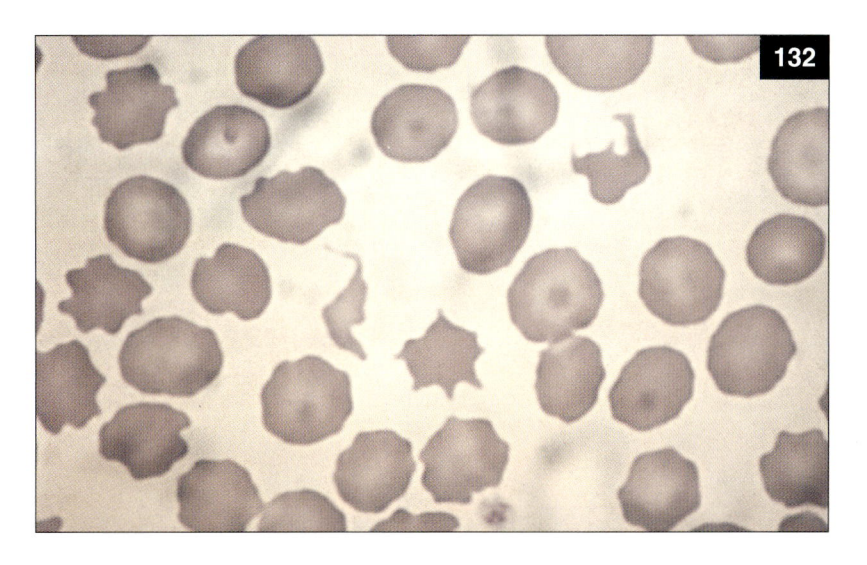

Doenças hematológicas

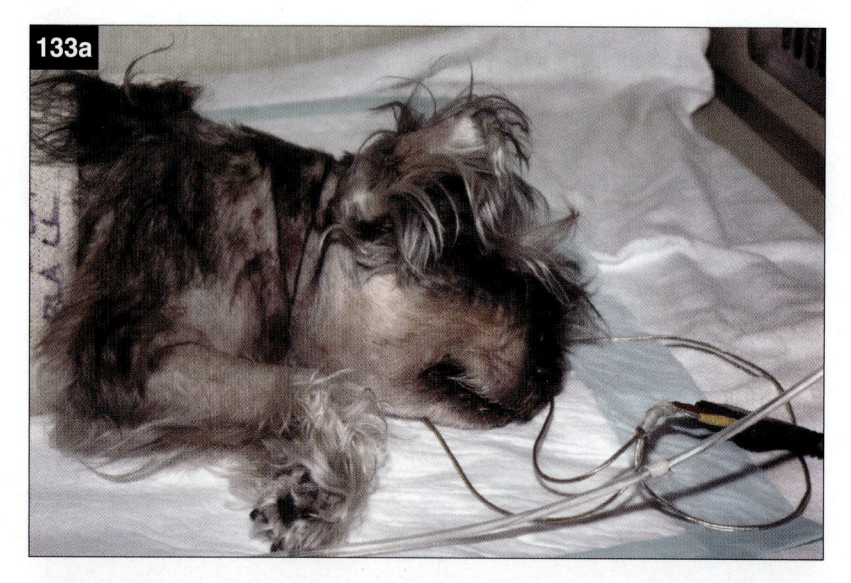

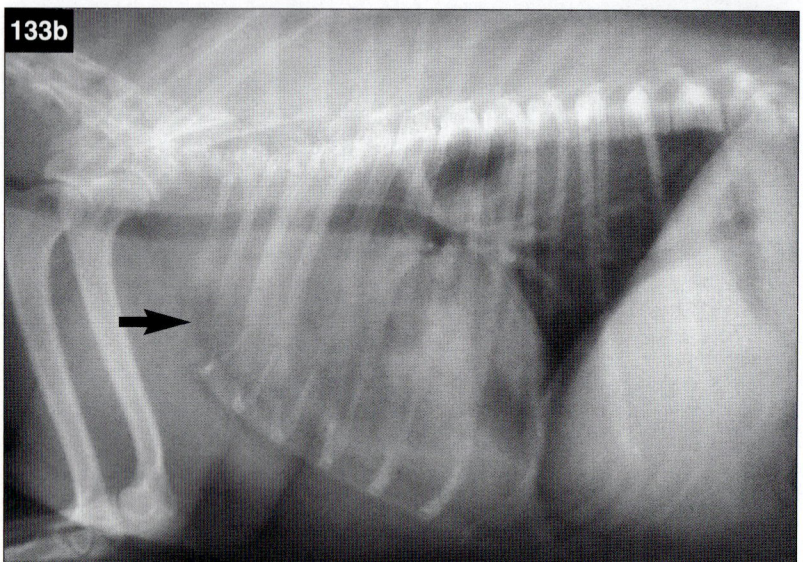

133a–d Síndrome da veia cava anterior.
Este Schnauzer recebeu doses imunossupressoras de prednisona para tratamento de anemia hemolítica auto-imune (**133a**). O glicocorticóide causou efeito protrombínico, levando à formação de um trombo na veia cava anterior (seta), mostrado na densidade mediastinal anterior da radiografia lateral (**133b**). A diminuição da drenagem venosa e linfática da cabeça causou linfedema. Também se formou um trombo na circulação arterial, causando oclusão da artéria mesentérica e infarto do intestino delgado (note o segmento intestinal, anormalmente distendido com gás (seta), na radiografia [**133c**] e na cirurgia [**133d**] do intestino delgado), levando a resultados catastróficos no pós-operatório. O cálculo urinário na bexiga, em **133c,** foi achado incidental.

133c

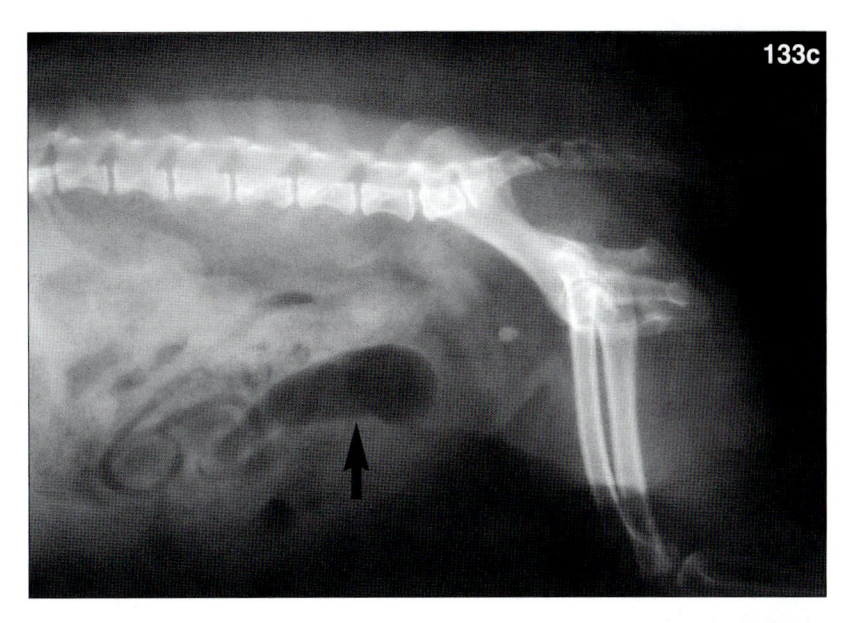

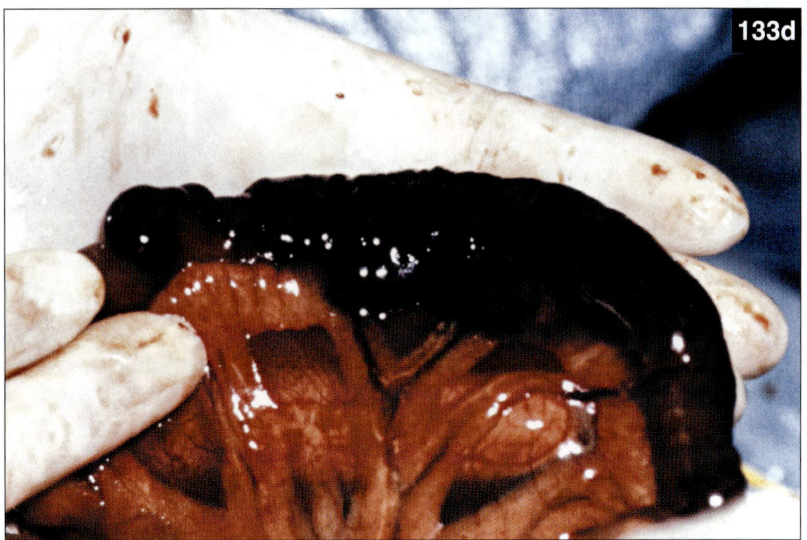

133d

Doenças hematológicas

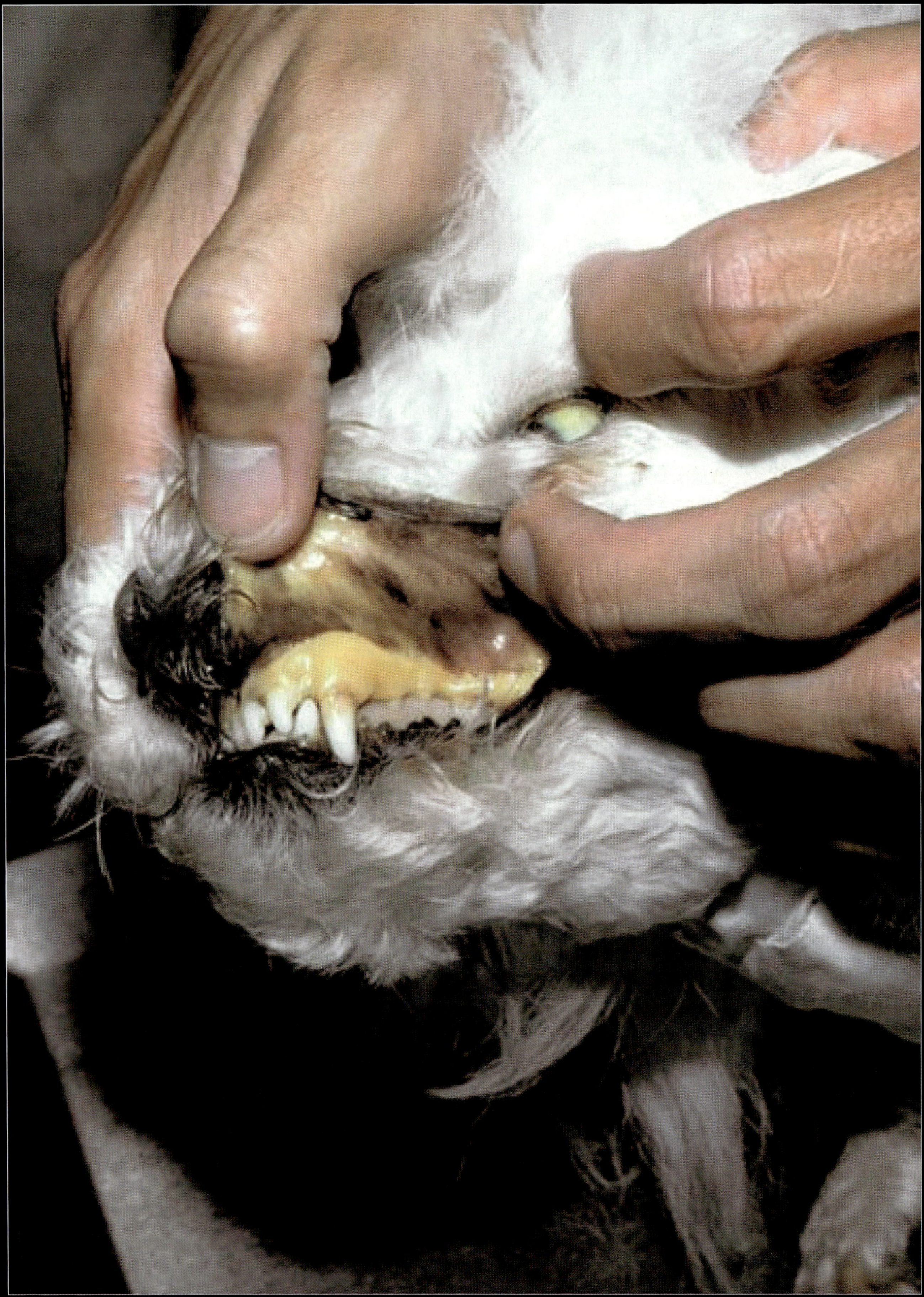

7
Doenças gastrintestinais

GASTER deriva da palavra grega *gaster*, que significa estômago ou barriga; *enteron*, também do grego, refere-se a intestinos. As doenças gastroenterológicas compõem várias síndromes comuns na prática. Muitas são facilmente diagnosticadas e outras podem estar entre os desafios diagnósticos mais difíceis. Embora a palavra gastroenterologia refira-se a estômago e intestinos, a disciplina também inclui doenças do pâncreas e do fígado, o que faz com que tenha volume respeitável em qualquer livro didático atual de medicina.

Clínicos mais experientes começam a avaliação do trato GI com história e exame físico completos. Para a história, deve-se inquirir sobre vômitos e diarréia e os detalhes dessas anomalias lhe devem ser fornecidos. A história dietética completa também é importante. A rotina de trabalho médico engloba hemograma completo, painel químico do soro, níveis de eletrólitos séricos, exame de fezes para pesquisa de parasitas e vários exames especializados, como imunoensaio semelhante a tripsinogênio, imunoensaio para lipase pancreática, concentração sérica de vitamina B12 e vários outros, encontrados nos livros didáticos. O diagnóstico por imagem comumente inclui radiologia, ultra-sonografia abdominal e endoscopia. É essencial que o clínico faça biópsia de tecidos quando a avaliação diagnóstica oferecer essa oportunidade. As imagens seguintes ilustram diversas patologias e os meios para diagnosticar muitas das doenças do sistema GI.

◀ Icterícia em cachorro.

Doenças gastrintestinais

- Obstrução GI – os principais sinais são vômitos e anorexia.
- Dor abdominal aguda cruciante (como nunca vista antes!) – considere infarto de intestino e volvo intestinal.
- Causas de vômitos em borra de café: úlcera gástrica (primária/secundária), gastrite urêmica.
- Causas de melena: lesão GI superior, trombocitopenia.
- Perda de sangue oculto – pense em GI.
- Detecção de melena – "Deixe seu dedo caminhar".
- Fezes negras: sangramento GI alto, trombocitopenia, ingestão de sangue, Pepto-Bismol (subsalicilato de bismuto), ferro, carvão.
- Uréia alta com creatinina normal – considere sangramento GI alto, especialmente se o rim concentrar a urina.
- Bile no vômito significa permeabilidade pilórica.
- Quanto mais baixa a obstrução, mais fecal o vômito.
- Depressão mental súbita 2-3 dias após enterotomia – excluir deiscência e sepsis.
- Nunca deixe o sol se pôr sobre uma obstrução intestinal por corpo estranho linear.
- Doença intestinal inflamatória difusa quase sempre pode ser diagnosticada com biópsia do colo distal.
- Sepsis pode causar colangiostase.
- Gás na vesícula biliar é doença ruim e cirúrgica.
- Bilirrubinúria em gatos significa hepatopatia ou hemólise intravascular.
- Alimentação com tubo em J no período prolongado de NPO em pancreatite pode ser benéfica.
- Procure patologia pancreática quando o rim direito for facilmente visível na radiografia.

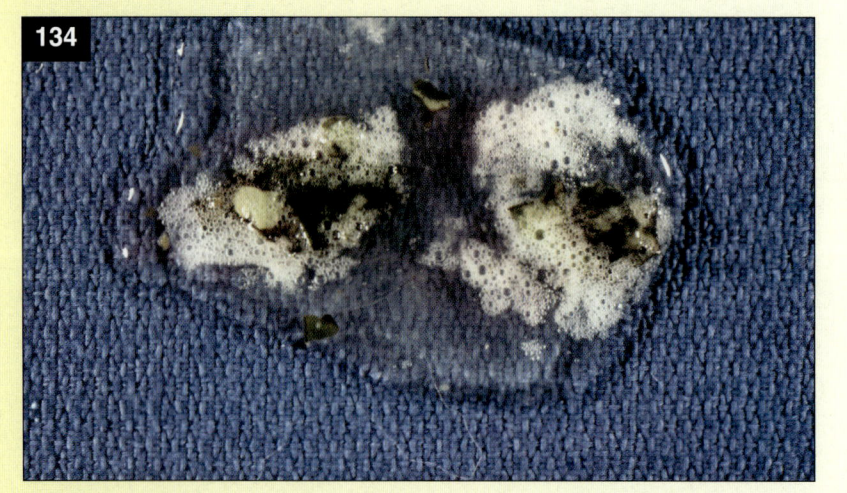

134 Vômito esofágico/gástrico. Este vômito espumoso mucoso claro é típico da origem gástrica ou esofágica. Os fragmentos de planta evidenciam a causa do vômito.

135 Pancreatite necrótica aguda.
O pâncreas, *post-mortem*, está parcialmente necrótico. Isso quase sempre se associa a prognóstico reservado ou grave, por causa da síndrome de resposta inflamatória sistêmica (SRIS) que acompanha a doença e pode progredir para síndrome de disfunção múltipla de órgãos (SDMO), finalmente levando o paciente à morte.

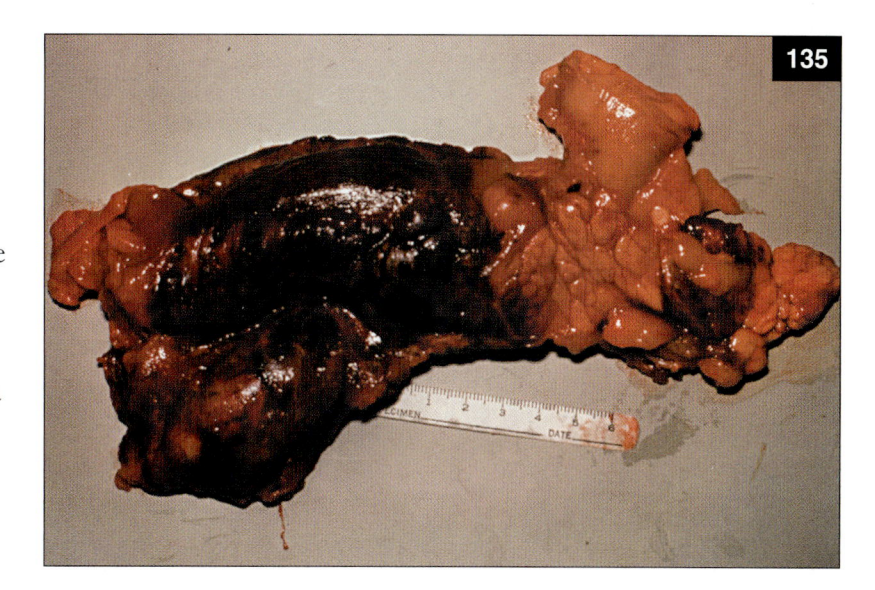

136 Pancreatite hemorrágica aguda.
O aspecto cirúrgico mostra combinação de pancreatite hemorrágica e edematosa em um cão. A cirurgia foi feita para verificação da doença e possível tratamento, porque os sinais não regrediram após 7 dias de tratamento intensivo. A cirurgia permite lavagem abdominal e inserção de tubo de alimentação por jejunostomia, que beneficia o paciente no pós-operatório.

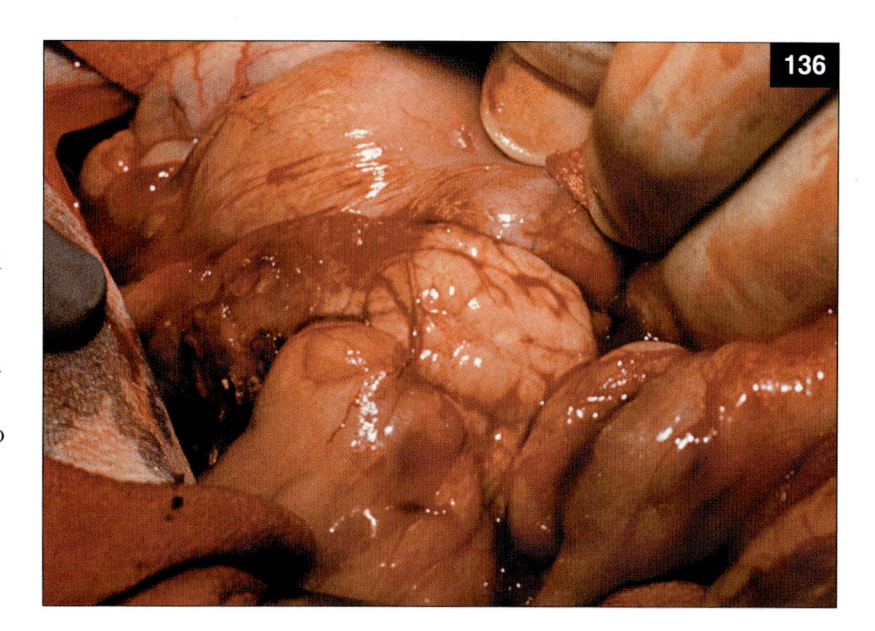

137 Pancreatite necrótica hemorrágica aguda.
Cães com esse tipo de patologia sempre têm prognóstico reservado ou grave, por causa da resposta inflamatória sistêmica e/ou disfunção múltipla de órgãos que se segue. As complicações secundárias são muitas, incluindo cetoacidose diabética, sepsis, CIVD e insuficiência renal aguda, apenas para citar algumas.

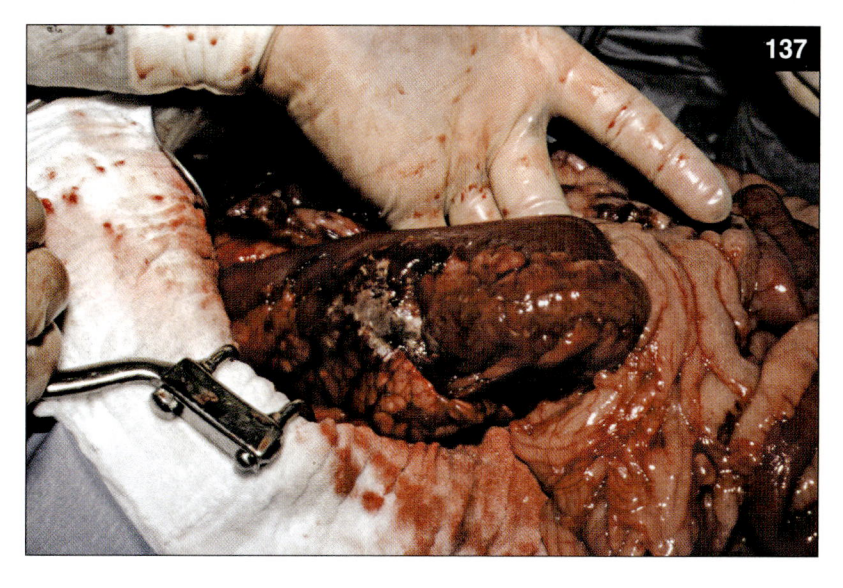

Doenças gastrintestinais

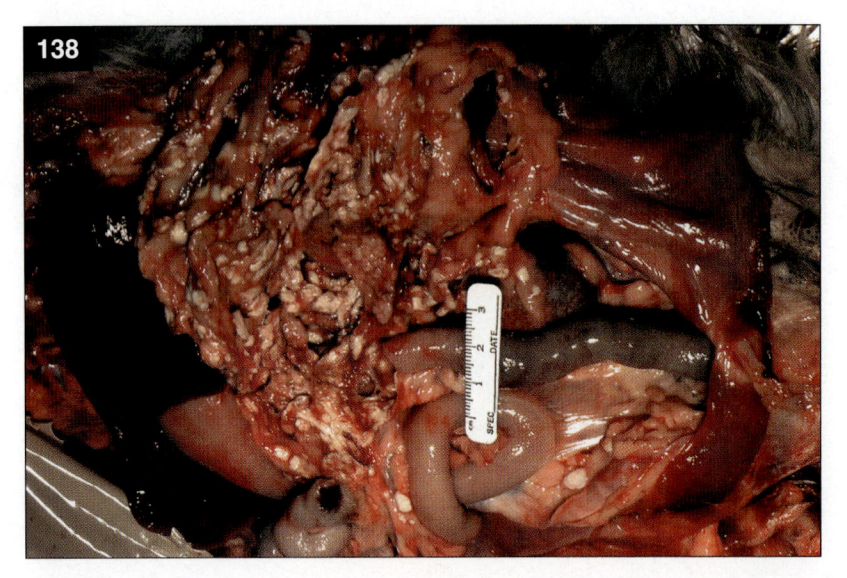

138 Pancreatite aguda: sabão de cálcio.
Este exame *post-mortem* mostra depósitos minerais disseminados, representando formação difusa de sabão de cálcio, no epíplon e no mesentério de um Lhasa Apso com pancreatite aguda. Todo cirurgião deve ser capaz de reconhecer o significado dessa patologia.

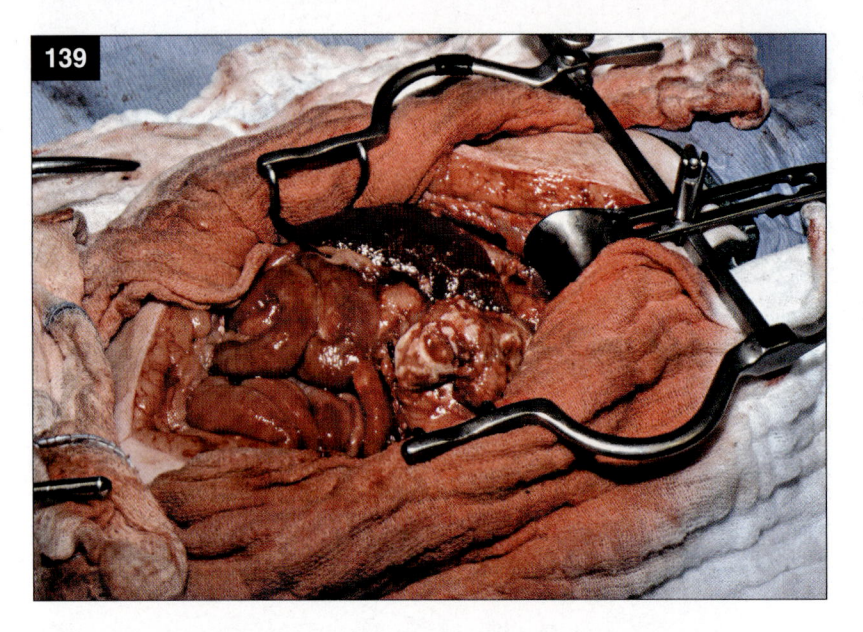

139 Pancreatite aguda e peritonite.
Note a peritonite vermelho brilhante que freqüentemente acompanha formas graves de pancreatite aguda, como mostra a cirurgia exploradora deste gato. Ele se recuperou, em virtude de bons cuidados, que incluíram tratamento intensivo e alimentação por tubo de jejunostomia, colocado durante a cirurgia e usado para nutrição vital durante duas semanas, no pós-operatório.

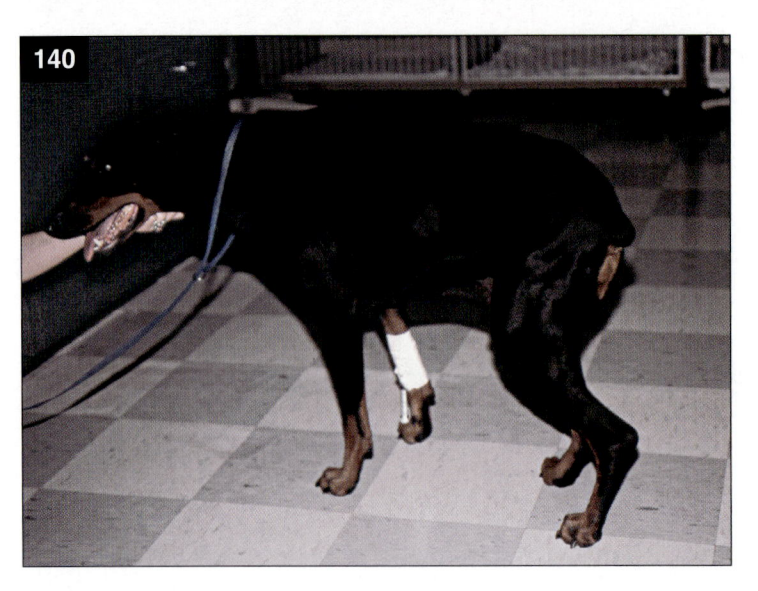

140 Dor abdominal aguda de pancreatite aguda.
Este macho Doberman Pinscher mostra postura contraída sobre o abdome, que reflete a dor no local. Drogas analgésicas narcóticas, como buprenorfina e butorfanol, o beneficiarão muito.

Doenças gastrintestinais

141 Pancreatite aguda.
Pancreatite aguda no gato pode ter muitas das características observadas no cão.
Este aspecto cirúrgico de pancreatite aguda em um gato mostra formação extensa de sabão de cálcio sobre e em torno do pâncreas inflamado. Uma forma linfocítica-plasmocítica também pode ocorrer no gato.

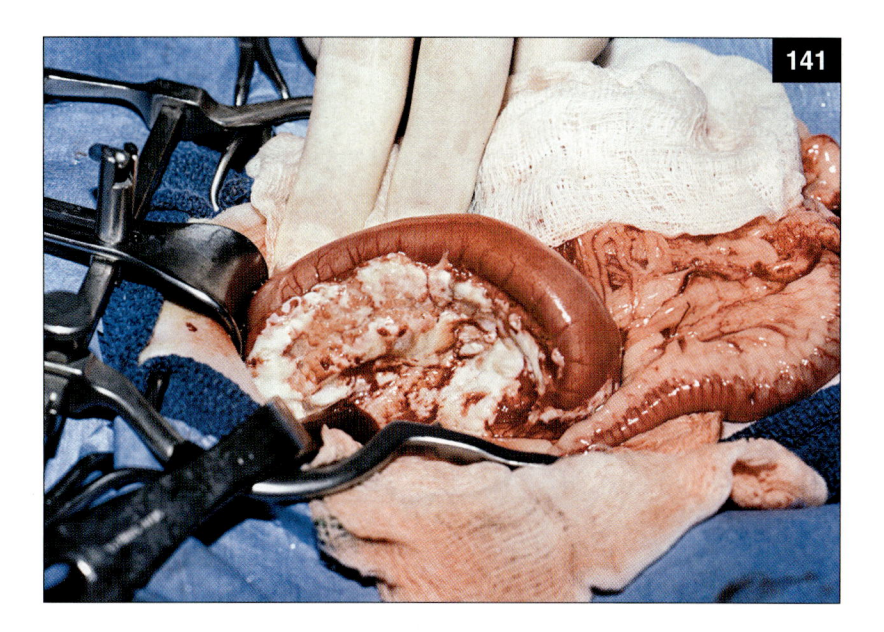

142 Flegmão em pancreatite aguda.
Flegmão é expansão de resposta inflamatória supurativa. Na pancreatite, aparece como massa de tecido inflamatório contendo mesentério, epíplon e tecido parenquimatoso. Infecção bacteriana secundária pode ocorrer no tecido.

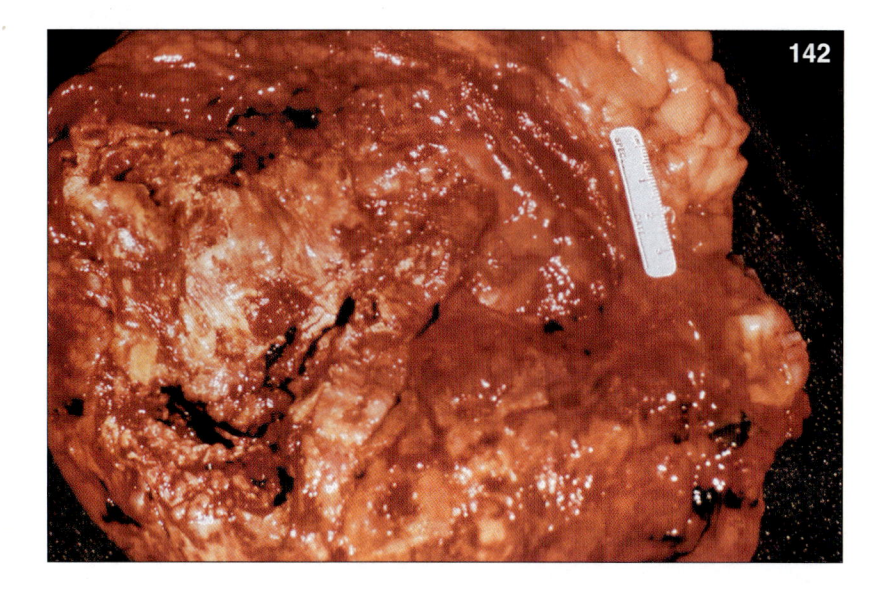

143 Pancreatite aguda.
A dor abdominal causada por pancreatite aguda pode ser quase intolerável, como no caso deste Poodle, em postura curvada sobre o abdome. Analgésicos narcóticos (e leito macio) são indicados para o paciente.

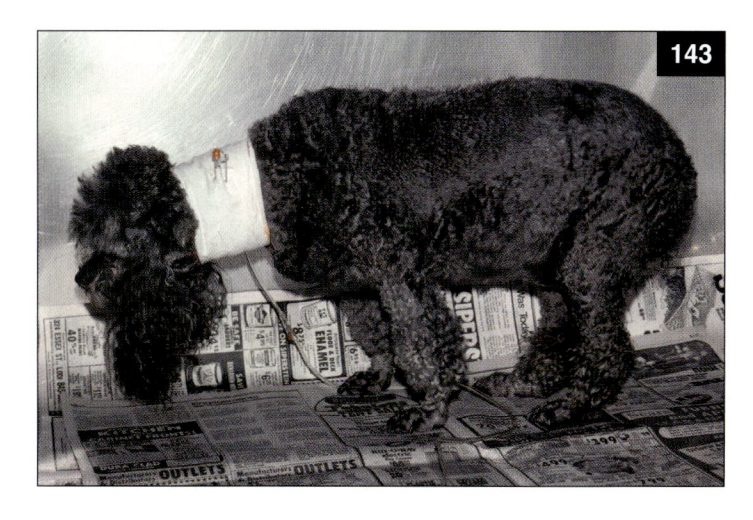

Doenças gastrintestinais

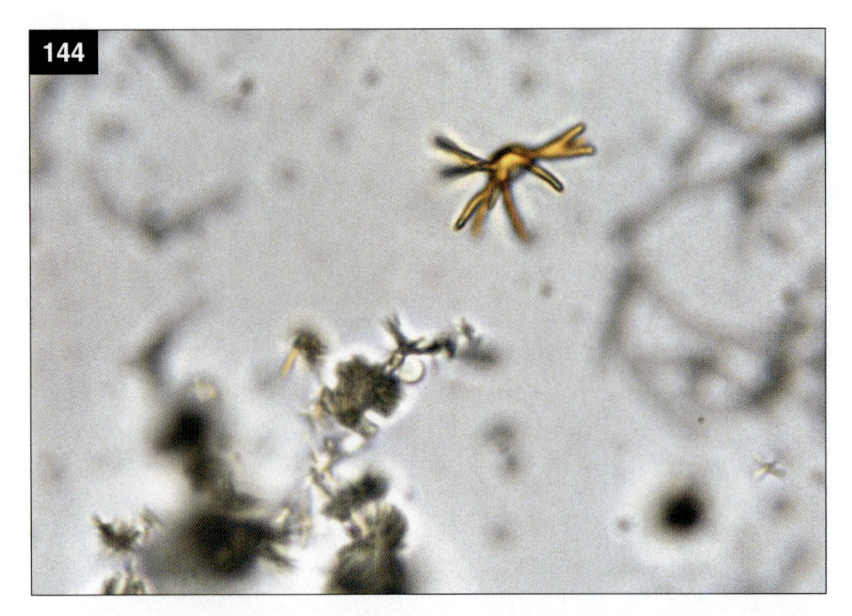

144 Cristais de biurato.
A imagem é uma visão microscópica de cristais de biurato de amônia na urina de um cão com anomalia congênita de veia porta. Os ácidos biliares pós-prandiais e de jejum estão caracteristicamente elevados na doença.

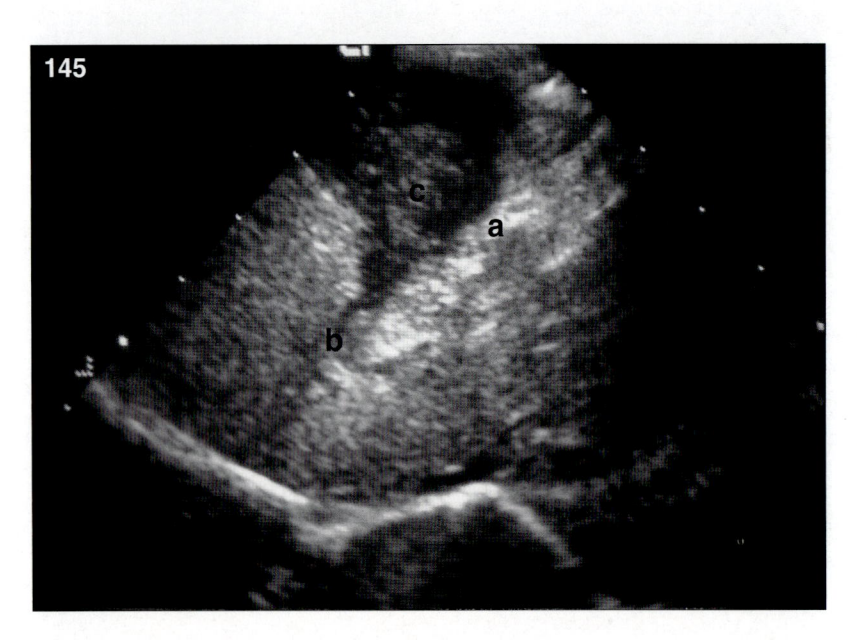

145 Ultra-sonografia de colecistite.
A ultra-sonografia do fígado é uma ferramenta diagnóstica muito útil. Esta imagem, em particular, mostra espessamento da parede da vesícula biliar e o do duto biliar comum (a), oclusão do duto biliar comum (b) e bile espessa dentro da vesícula biliar (c). Há necessidade de cirurgia.

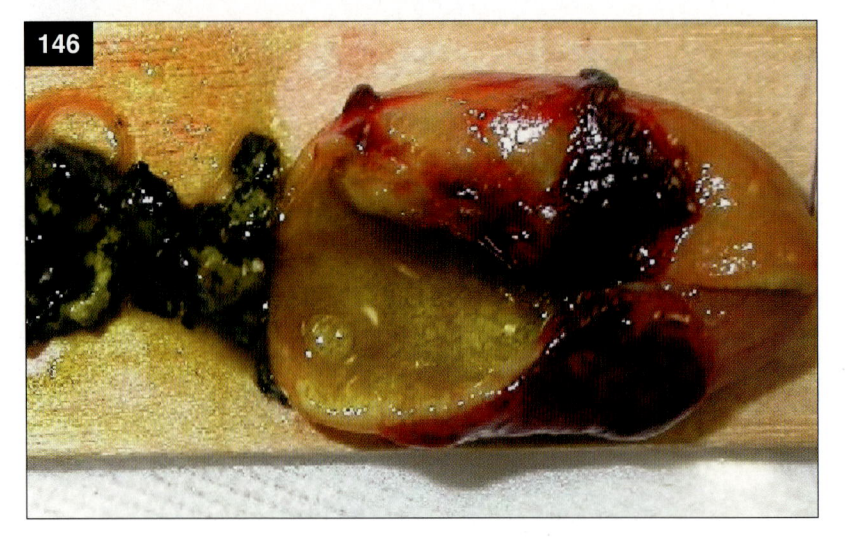

146 Colecistite e cálculos biliares.
Cálculos biliares formaram-se neste cão, causando obstrução e inflamação da vesícula (notar a cor escura anormal da vesícula). As lesões também são observadas na ultra-sonografia abdominal (**147a, b**).

Doenças gastrintestinais

147a–c Colecistite.
Ultra-sonografia (**147a, b**) para diagnóstico de mucocele de vesícula biliar e obstrução de fluxo biliar (notar a distensão do duto biliar comum). Colecistite (flecha) foi confirmada na cirurgia. No pós-operatório houve pancreatite (**147c**), mas o cão finalmente se recuperou.

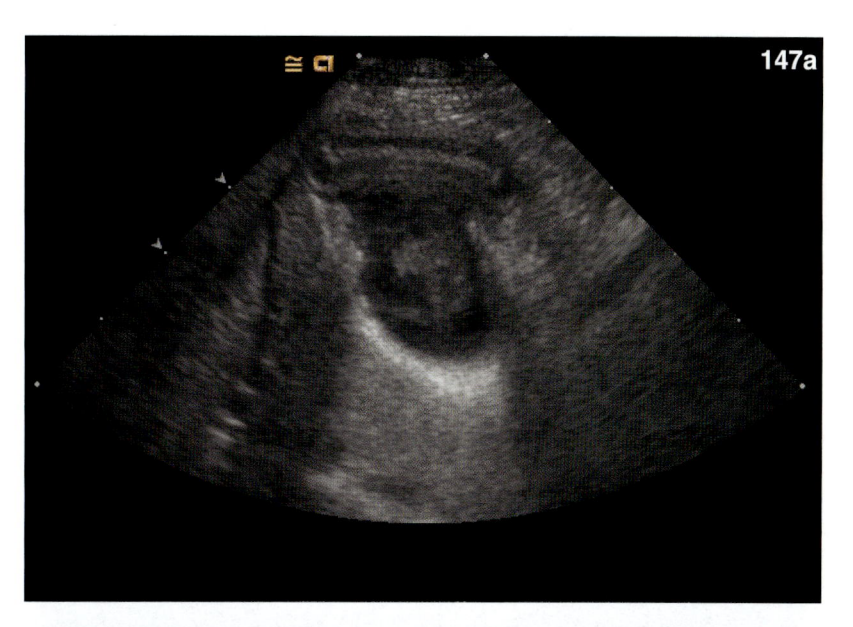

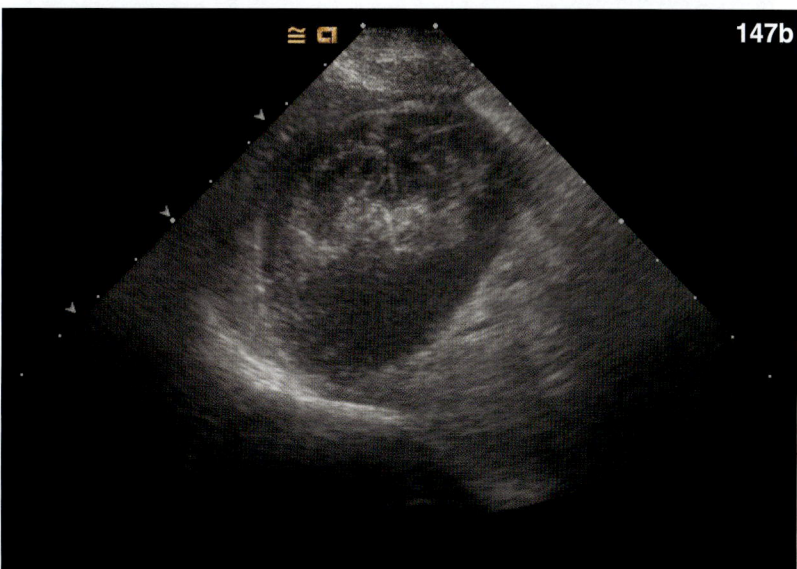

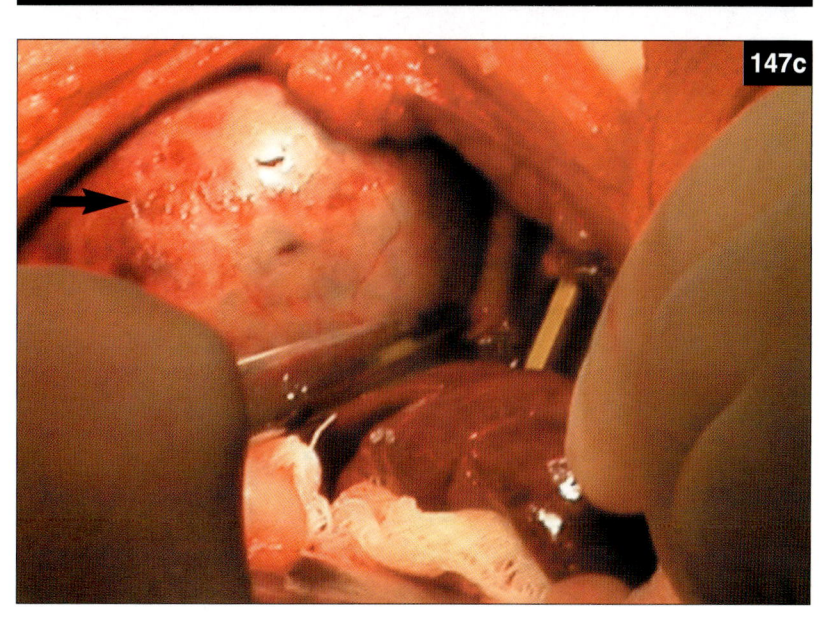

Doenças gastrintestinais

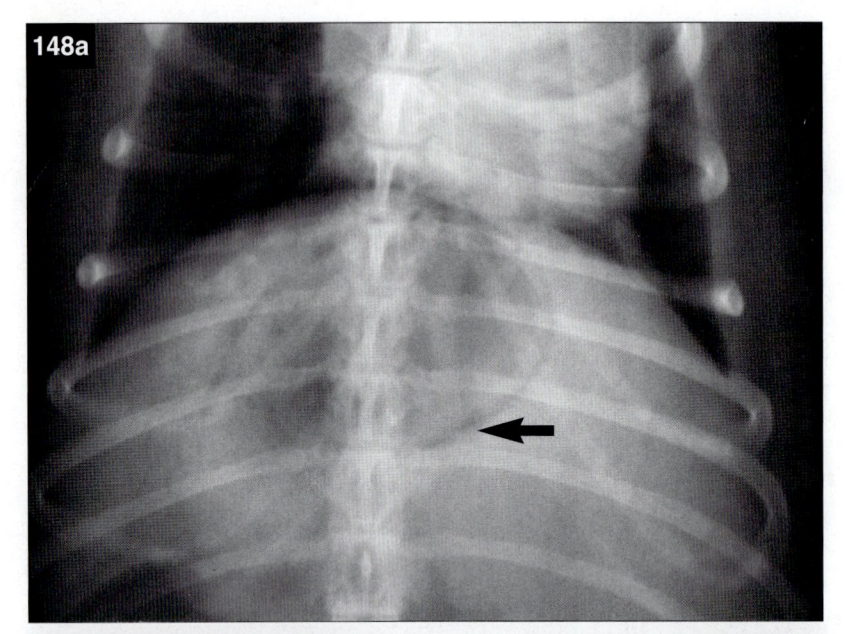

148a–c Colecistite (enfisematosa): radiografia. Estas radiografias mostram vesícula biliar cheia de gás (setas), associada a colecistite enfisematosa, que é emergência cirúrgica. O gás é produzido por bactérias formadoras de gás como *E. colli*, *Klebsiella* spp. e *Enterobacter* spp.

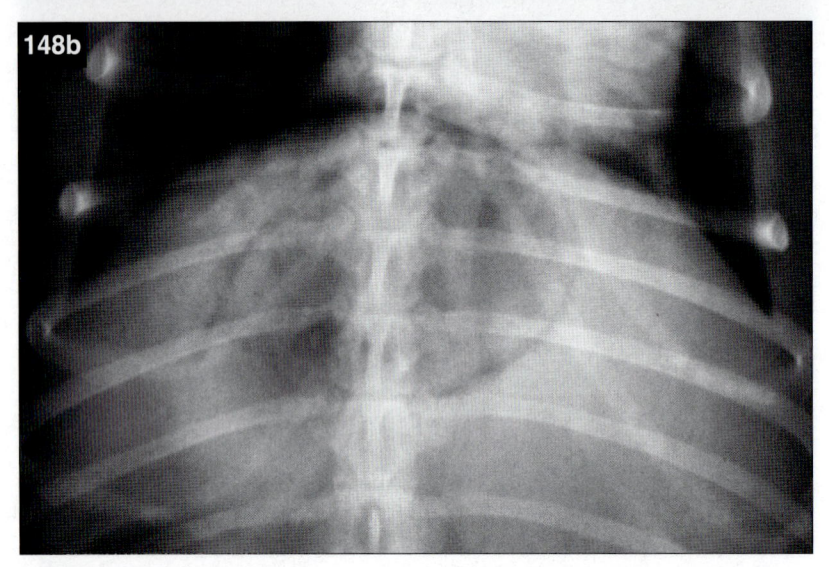

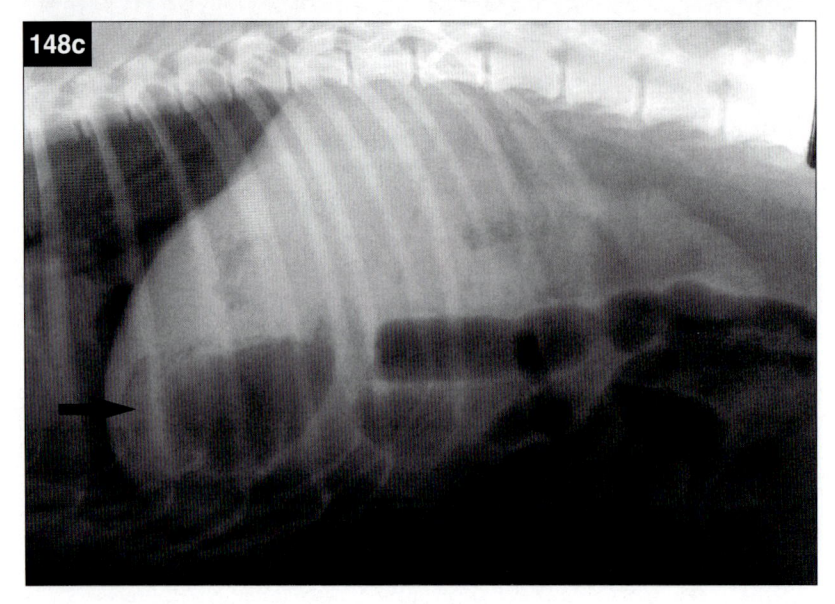

Doenças gastrintestinais

149 Colecistite (enfisematosa): cirurgia.
Na cirurgia, o cão que aparece na foto **148** tinha a vesícula biliar gravemente inflamada, parcialmente gangrenada e com bile espessa. Foi feita colecistectomia total. A sutura para fechamento da vesícula e sua reposição no abdome é um convite para deiscência no pós-operatório e peritonite biliar.

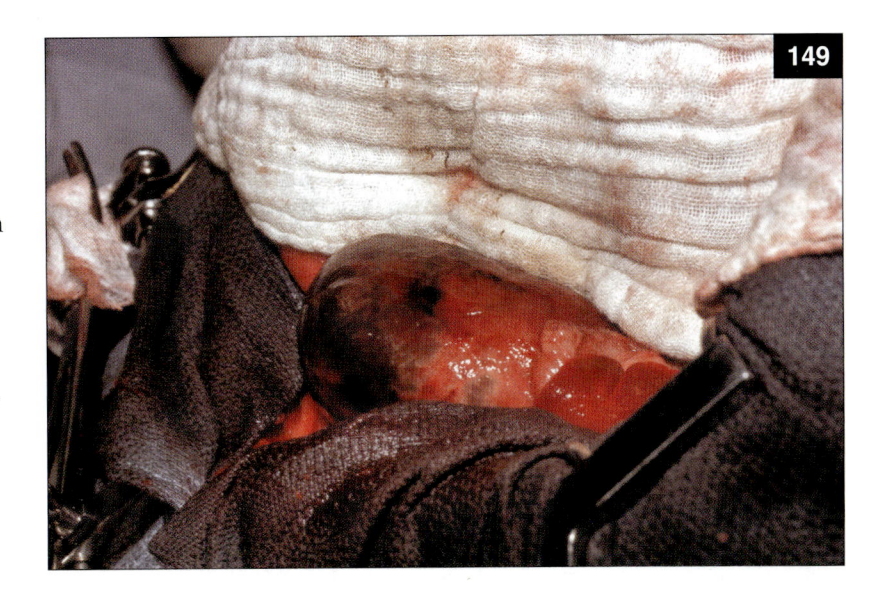

150 Distensão gástrica.
A administração de apomorfina fez com que esse Beagle vomitasse três filões de pão que tinha nocivamente ingerido, logo depois que o dono voltou do mercado. Os sinais iniciais foram agitação, aumento de salivação e, segundo o dono, "expressão de desconforto", por causa de dilatação gástrica aguda. A passagem de sonda gástrica não o ajudaria.

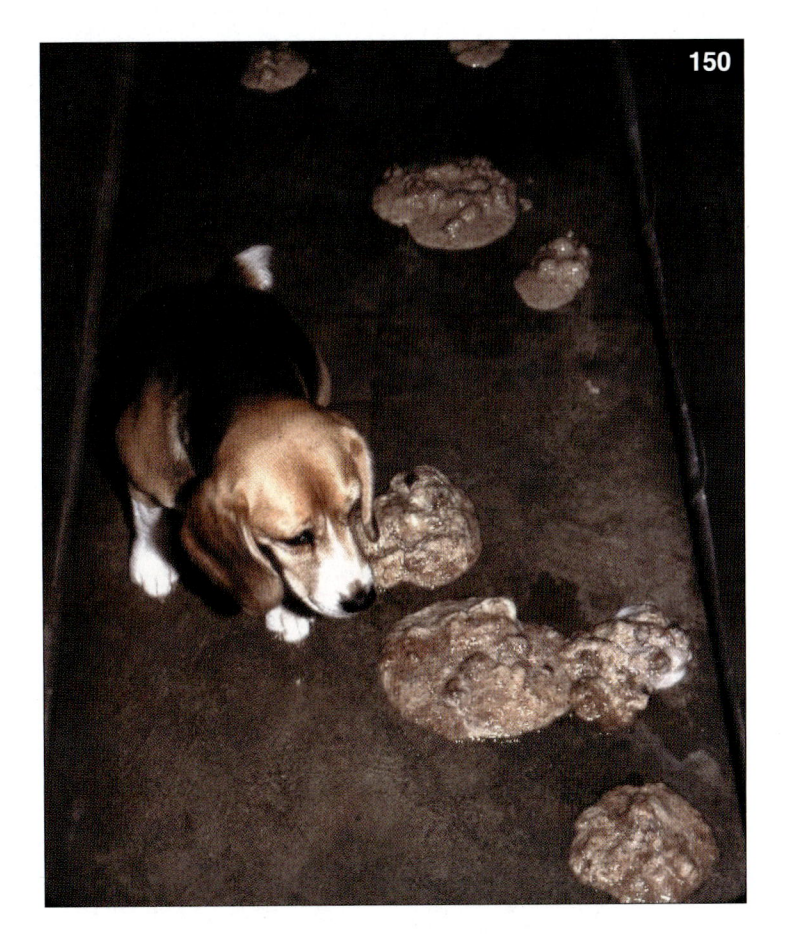

Doenças gastrintestinais

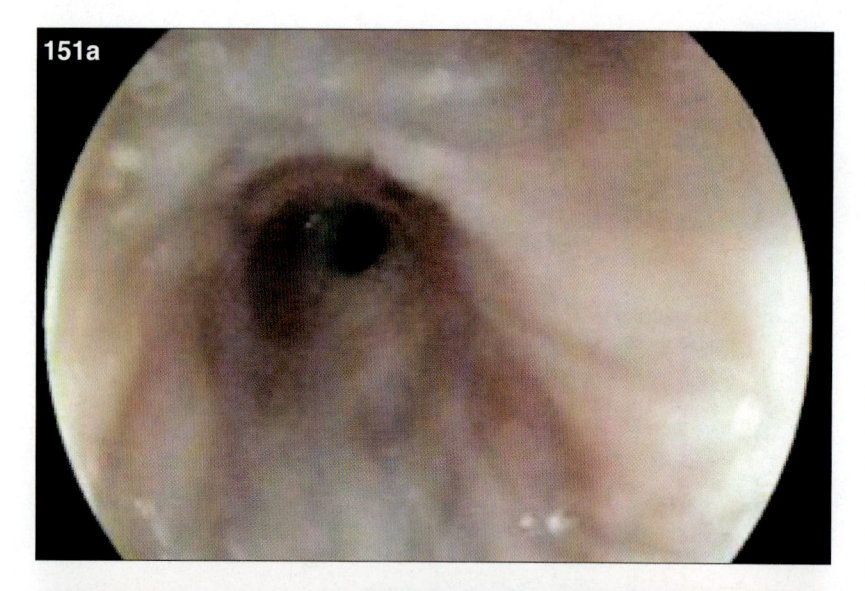

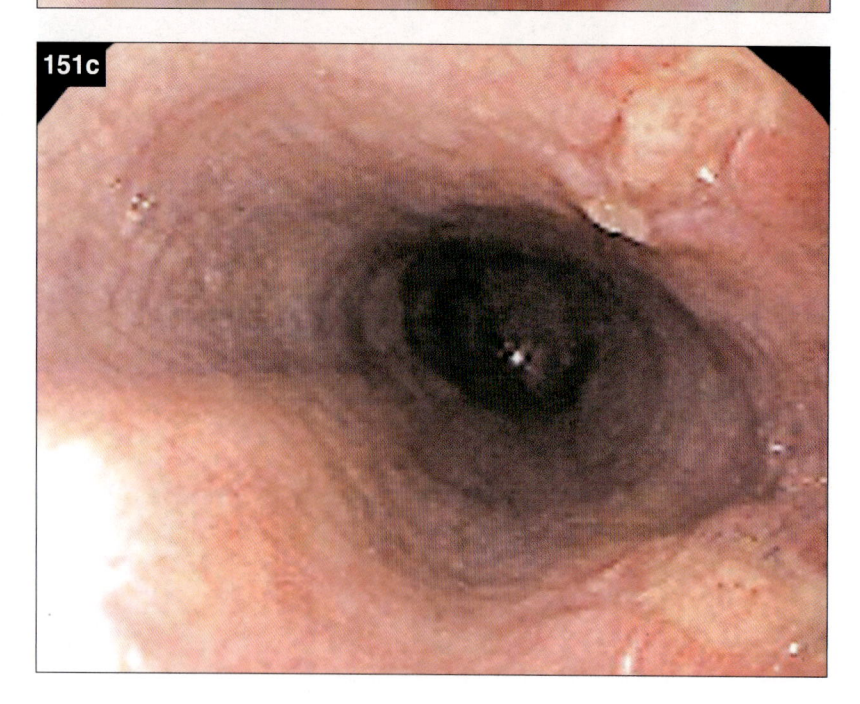

151a–c Estenose de esôfago e esofagite causada por doxiciclina.
Endoscopia de estenose de esôfago em gato, antes (**151a**) e depois (**151b**) de balão de dilatação terapêutico. Certos medicamentos orais, como comprimidos e cápsulas de doxiciclina e clindamicina, podem causar a lesão, que pode ser evitada com a administração, por boca, de 10 ml de água após a ingestão da droga. A hemorragia é o resultado esperado do procedimento bem-sucedido, que provavelmente deverá ser repetido mais 2 ou 3 vezes.
A foto **151c** mostra esofagite e úlceras esofágicas causadas por comprimidos de doxiciclina, o que pode ser evitado como exposto acima.

152a, b Corpo estranho no esôfago.
As duas endoscopias do esôfago deste cão mostram uma guloseima verde para cães, vendida comercialmente, impactada, que necessitou toracotomia para remoção. Mostram-se os aspectos do corpo estranho antes (**152a**) e depois (**152b**) de falhar a remoção por via endoscópica (note a fragmentação e erosão da mucosa pela esofagite). O cão morreu no pós-operatório de pneumonia por aspiração. Os produtos atuais, mais desenvolvidos, devem evitar esse tipo de complicação.

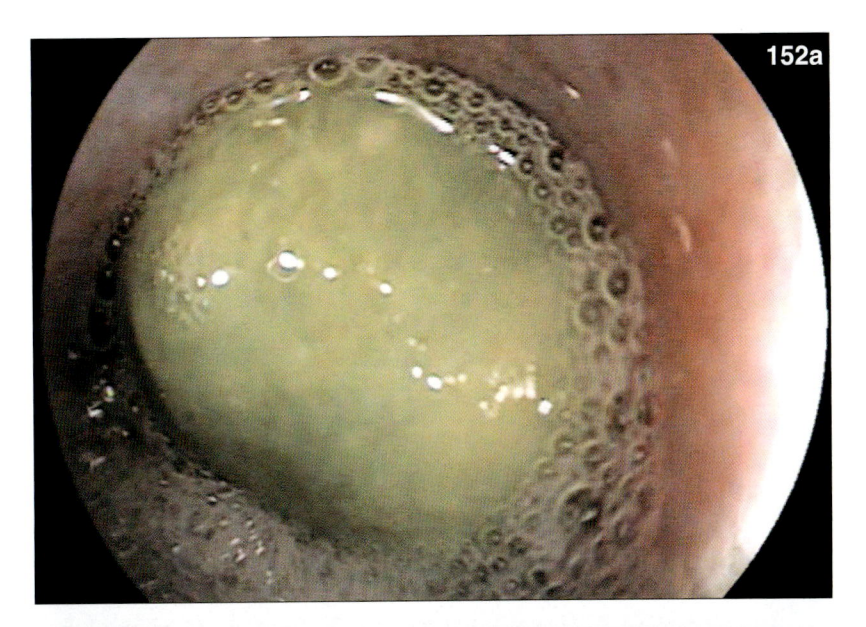

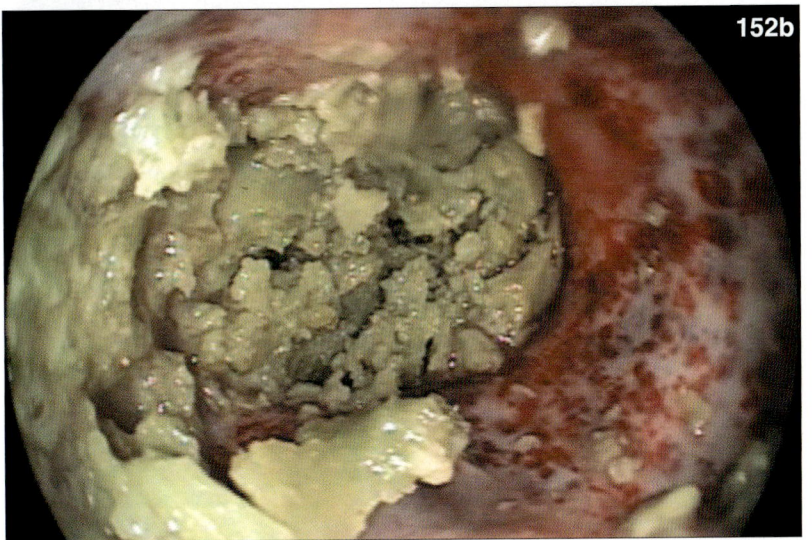

153 Esofagite.
Inflamação do esôfago pode ser causada por refluxo de ácido gástrico, ingestão de substâncias irritantes e erro na passagem de sonda gástrica. A hiperemia corresponde a áreas de inflamação. Suspensão de sucralfate e muitas drogas antiácidas, como bloqueadores H_2 e bloqueadores de bomba de próton, são tratamentos eficazes.

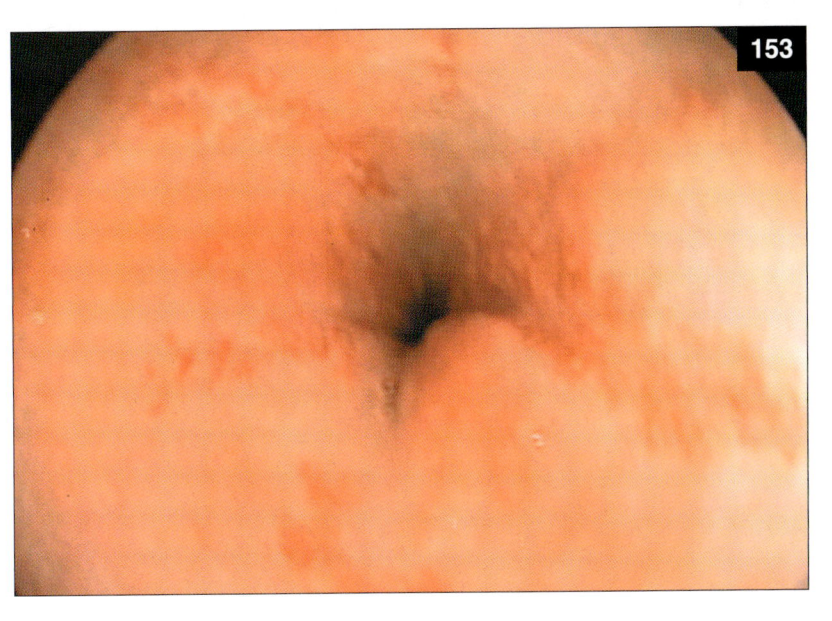

Doenças gastrintestinais

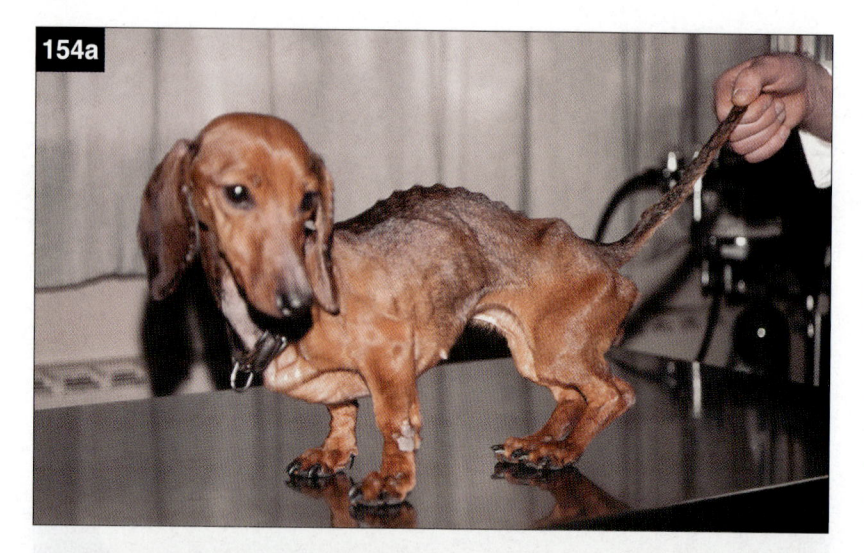

154a, b Insuficiência pancreática exócrina: cão. Caquexia por desnutrição pode ser extrema, como no caso deste Dachshund com Insuficiência pancreática exócrina (IPE), que diminuiu os processos digestivos normais dos alimentos. Mostra-se o cão antes (**154a**) do suplemento de enzimas pancreáticas e aproximadamente seis meses depois do tratamento (**154b**), necessário por toda a vida.

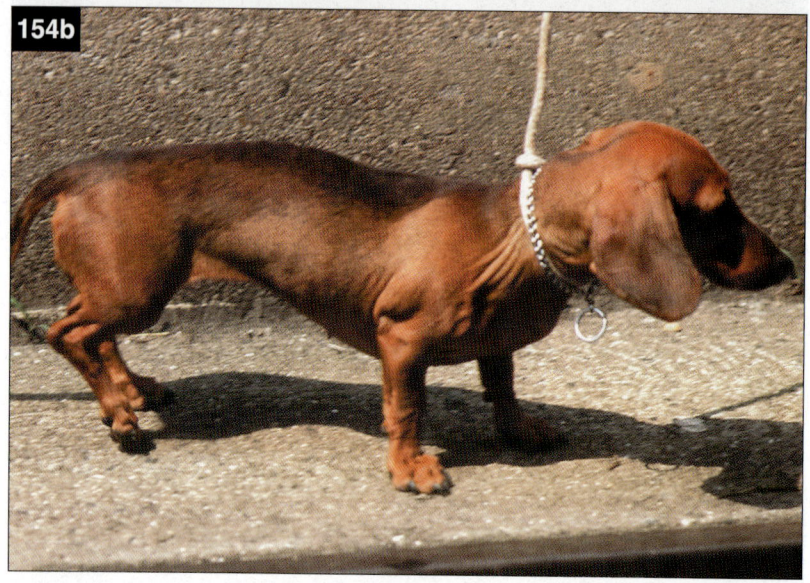

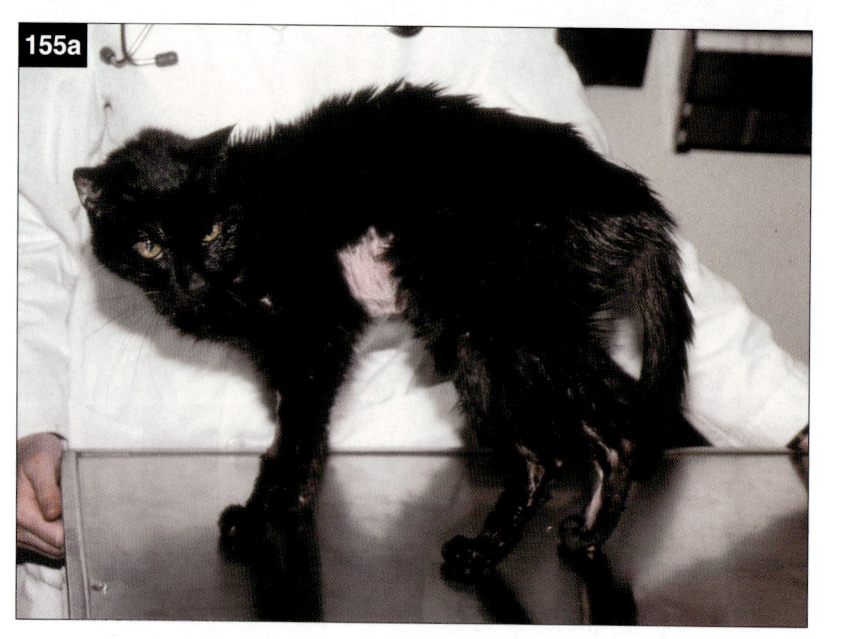

155a, b Insuficiência pancreática exócrina: gato. Gatos também podem ter IPE, como se vê nestas imagens obtidas antes (**155a**) e depois (**155b**) do suplemento de enzimas pancreáticas. Pacientes com IPE podem ficar diabéticos se perderem 70% de suas células beta.

Doenças gastrintestinais

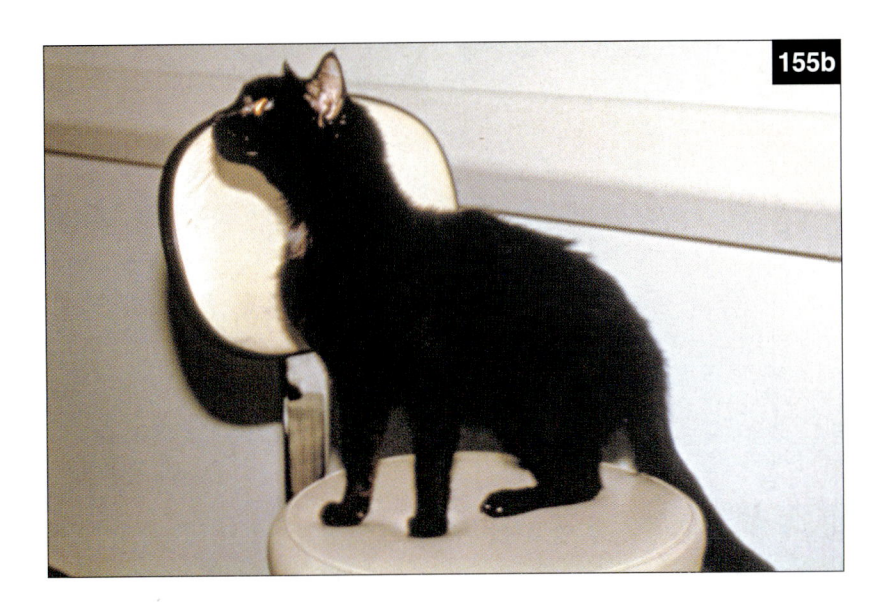

156a, b Insuficiência pancreática exócrina: esteatorréia.
Amostra fecal de um gato com IPE. Note o grande volume e o aspecto gorduroso causado pela esteatorréia (**156a**), mostrada como glóbulos de gordura não digerida corados em vermelho no esfregaço fecal (**156b**).

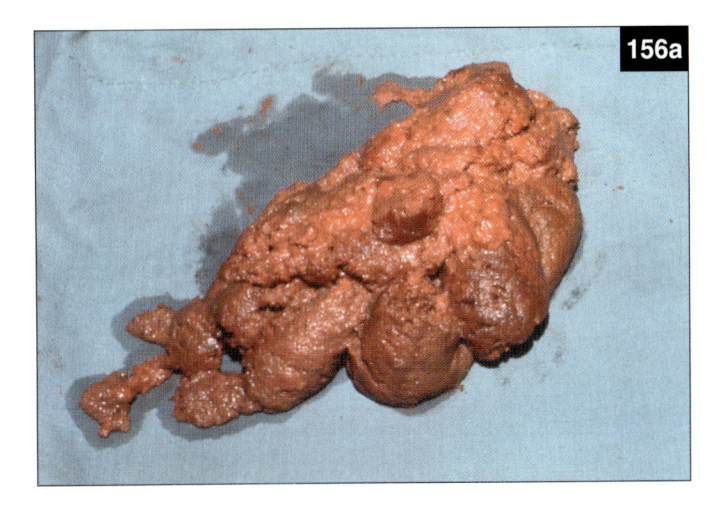

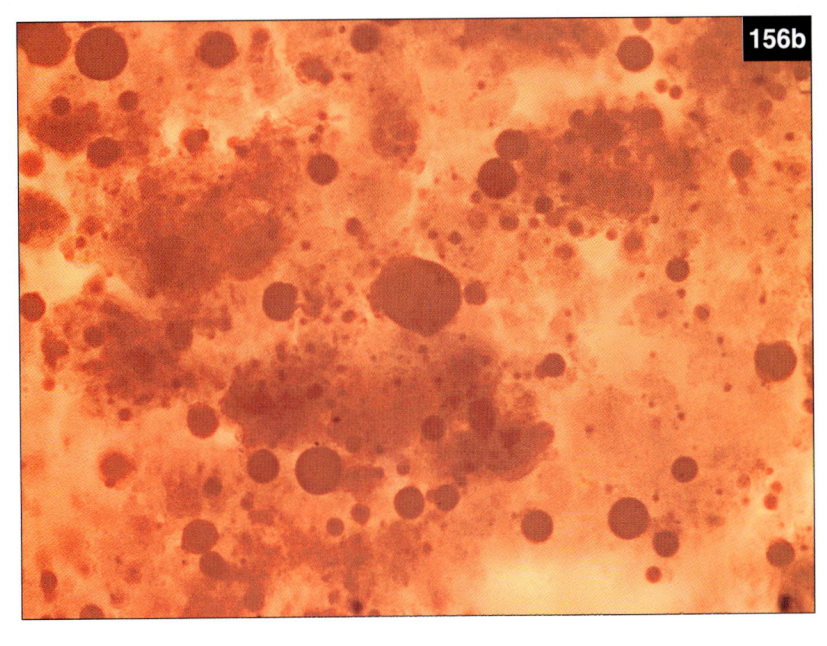

Doenças gastrintestinais

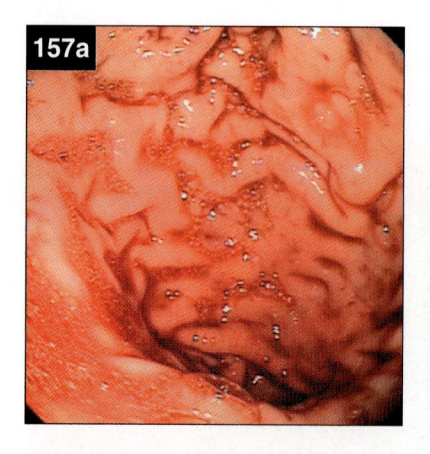

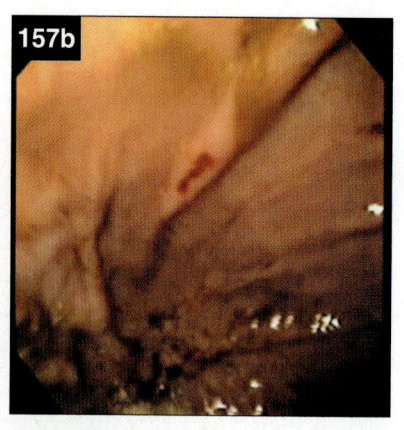

157a, b Úlceras gástricas.
Esta endoscopia mostra sangramento gástrico difuso ativo causado por úlceras induzidas por droga antiinflamatória não esteróide (AINE). A visualização das erosões da mucosa gástrica pode ser prejudicada até que o sangramento diminua.

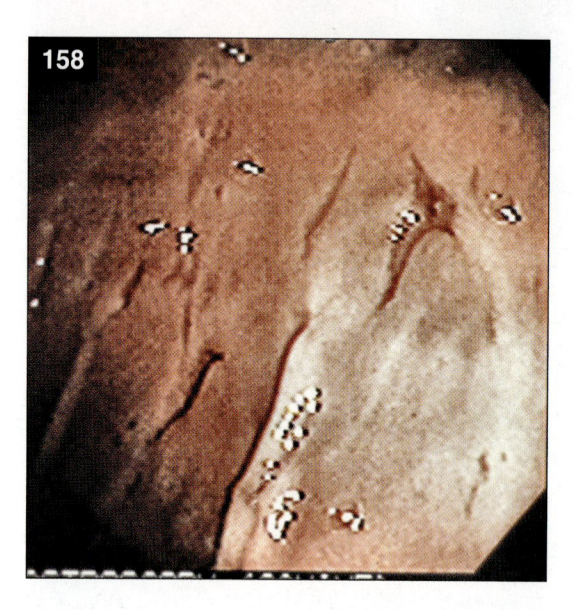

158 Úlceras gástricas.
Endoscopia de úlceras gástricas induzidas por AINE.
As numerosas erosões são típicas dessa etiologia particular. Podem ser causa de sangramento grave, aliviado com drogas bloqueadoras da bomba de próton. Derivados de sangue são indicados em pacientes com perda substancial de sangue.

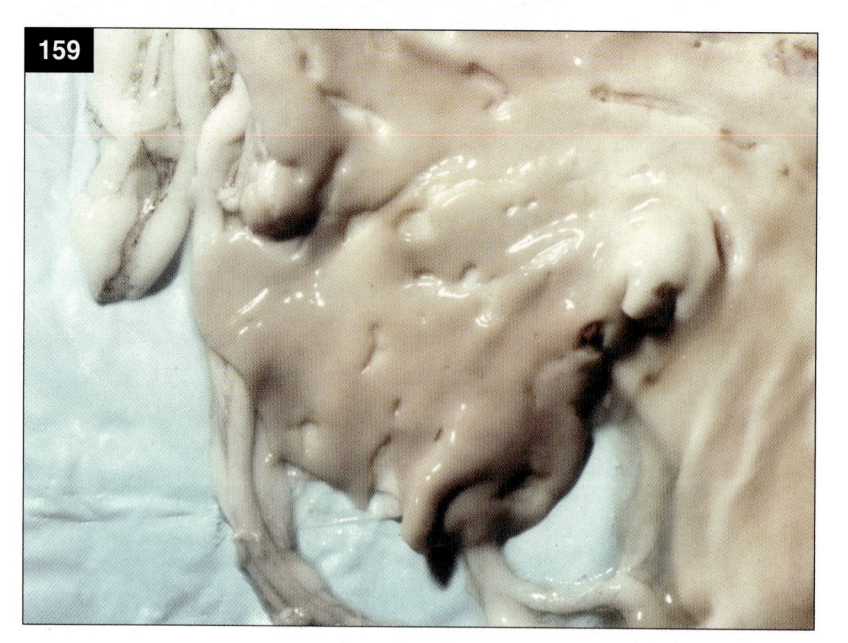

159 Úlceras gástricas.
Estas lesões ocorreram em cão que recebeu somente uma dose de AINE humano e logo depois teve melena, que não regrediu e finalmente levou a exanguinação. As erosões são típicas de patologia gástrica induzida por AINE.
O episódio aconteceu antes do desenvolvimento dos antiácidos modernos.

Doenças gastrintestinais

160 Úlceras gástricas.
Estas duas grandes crateras quase perfuraram a parede gástrica. Foram causadas por irritação devida à ingestão de material de isolamento de fibra de vidro. Úlceras com esse tamanho e profundidade necessitam de debridamento e fechamento cirúrgico.

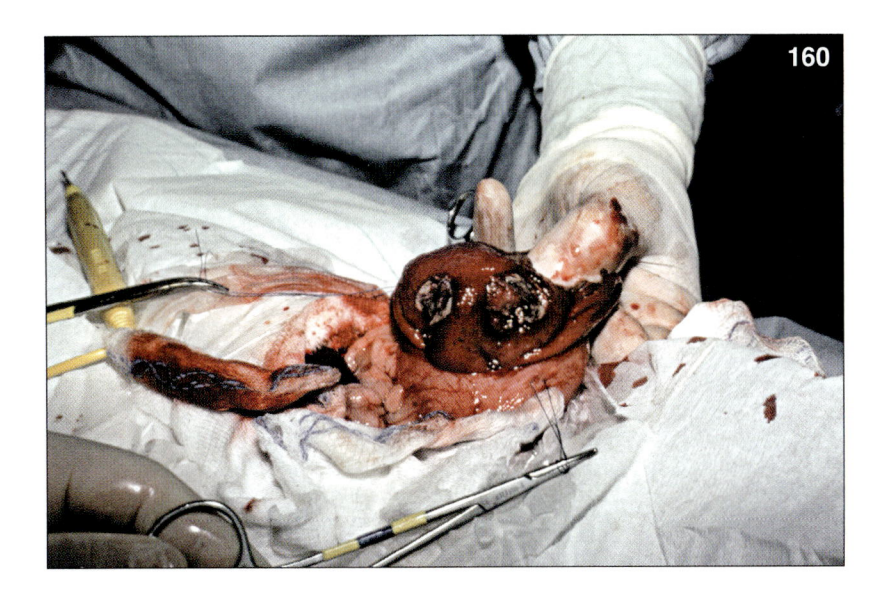

161 Úlcera gástrica: induzida por glicocorticóide.
Esta grande cratera provavelmente foi causada por grandes doses de dexametasona, que o cão recebia para tratamento de trombocitopenia auto-imune. Os sinais clínicos incluíam dor abdominal, náuseas e melena.

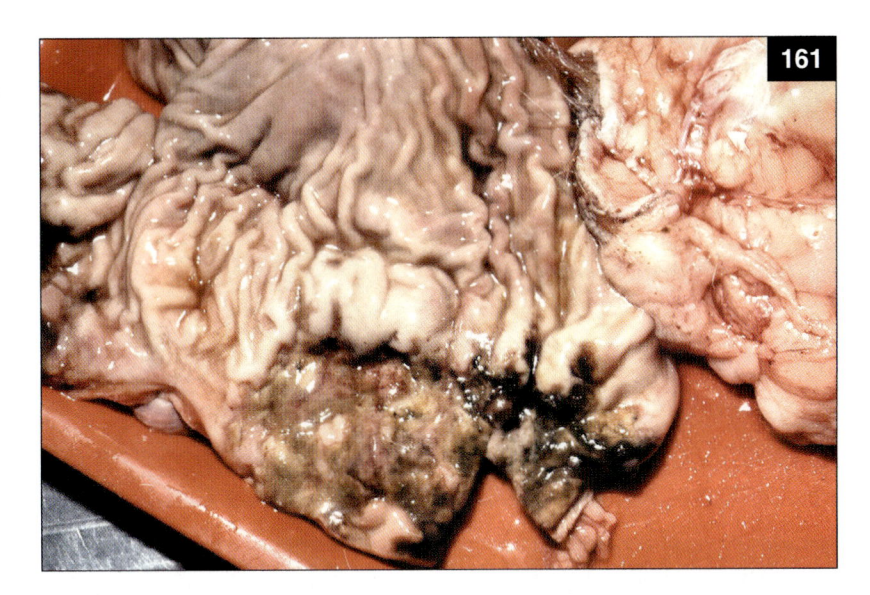

162 Hiperplasia de mucosa do antro gástrico.
Gastroscopia da lesão. Essa condição pode causar obstrução pilórica e exigir ressecção cirúrgica. Vômito crônico de suco gástrico freqüentemente causa alcalose metabólica e hipocalemia.

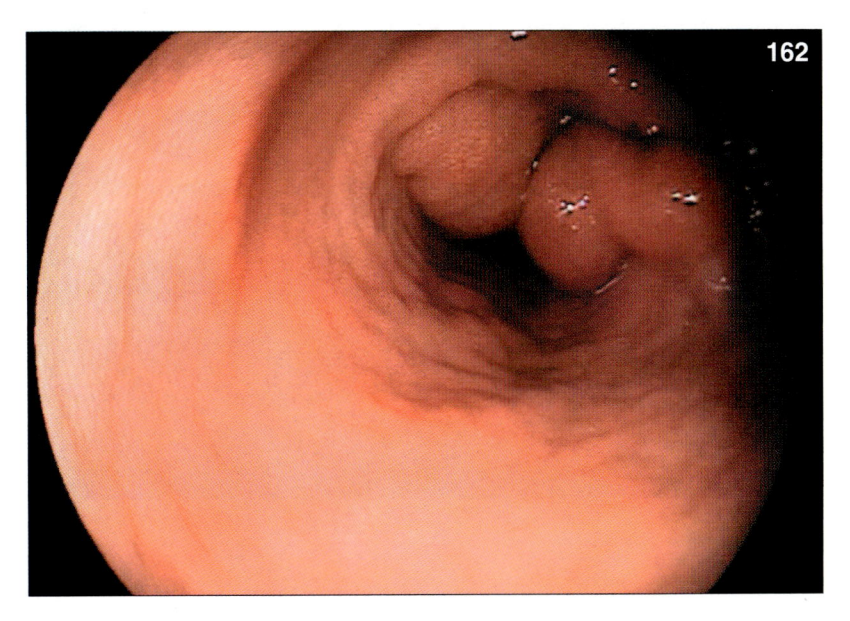

Doenças gastrintestinais

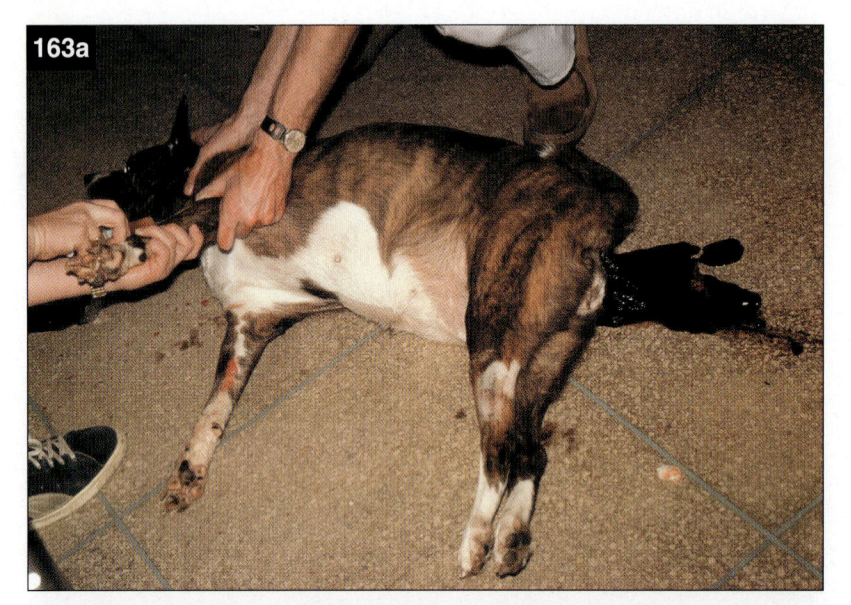

163a–c Carcinoma de duodeno proximal.
A melena deste cão foi causada por adenocarcinoma de duodeno proximal, que predispôs o cão a CIVD em estágio terminal. Endoscopia e biópsia ou ultra-sonografia abdominal com aspiração com agulha fina poderiam permitir diagnóstico não-invasivo antes da morte.

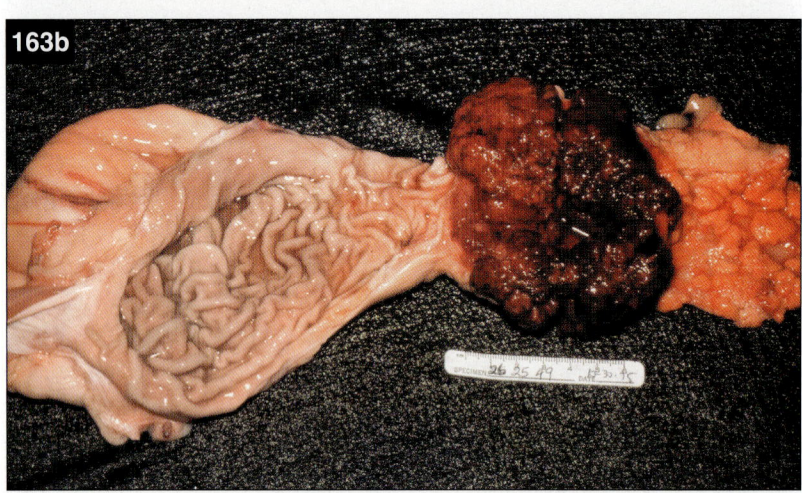

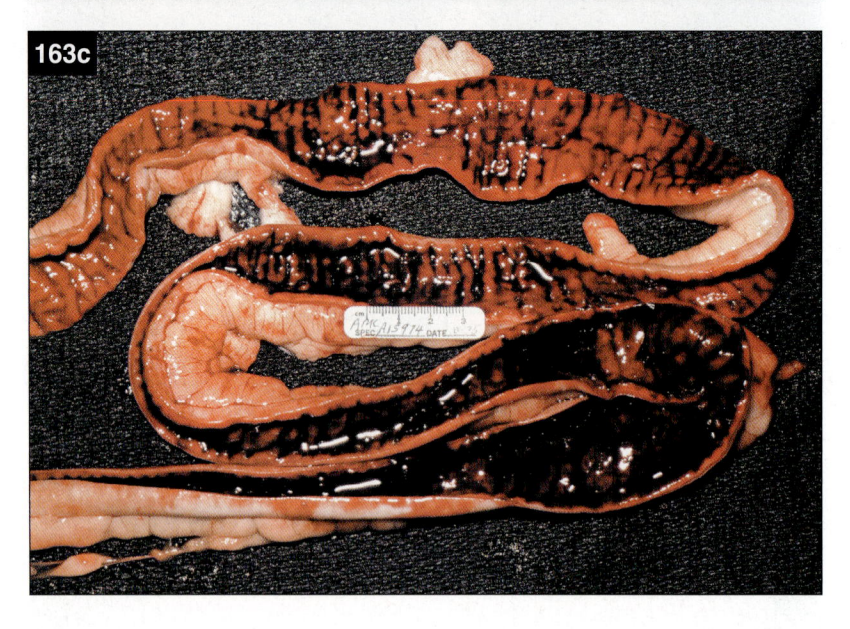

164a–c Corpo estranho no esôfago.
A radiografia torácica lateral (**164a**) mostra silhueta cardíaca distorcida, derrame pleural e corpo estranho no esôfago, com densidade mineral.
A ingestão de fragmento de osso perfurou o esôfago (**164b**), causando pleurite séptica (**164c**) e morte.

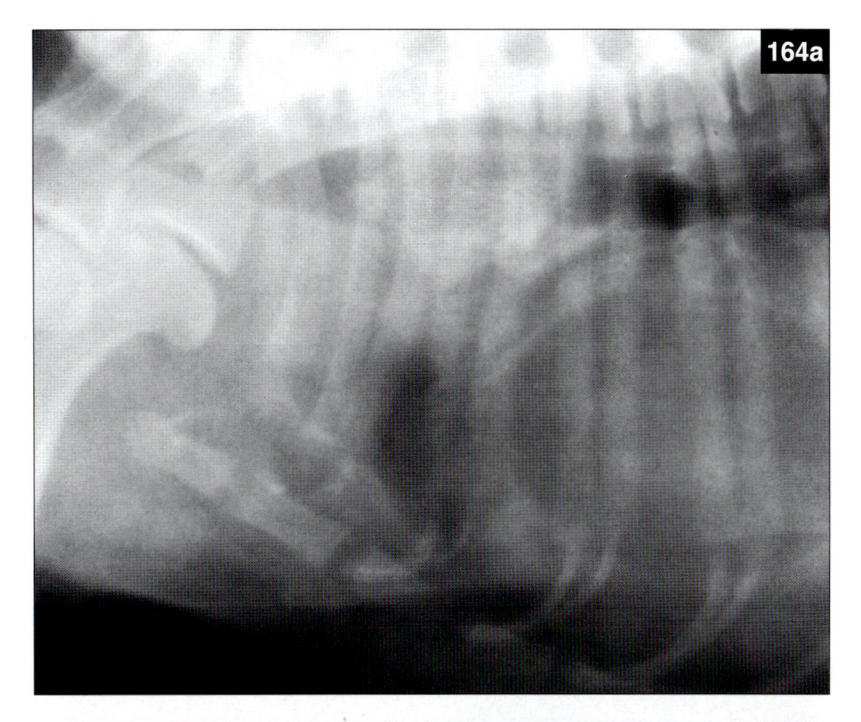

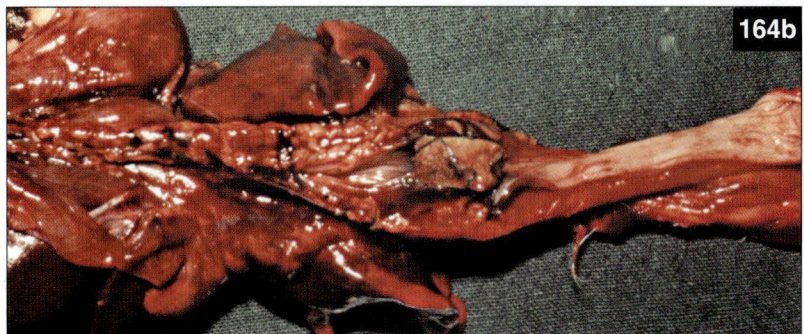

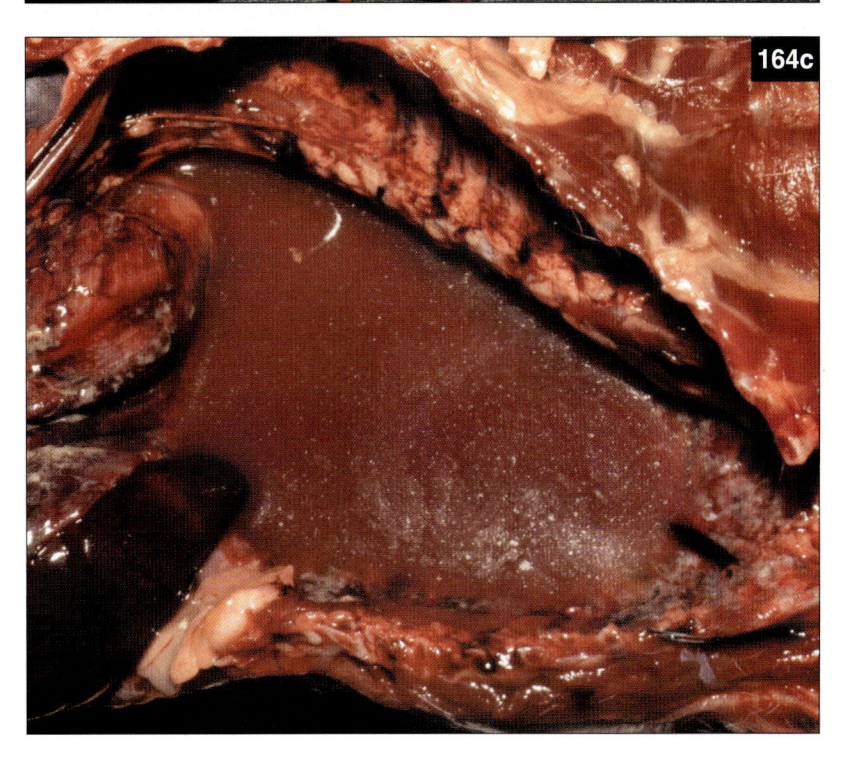

Doenças gastrintestinais

7

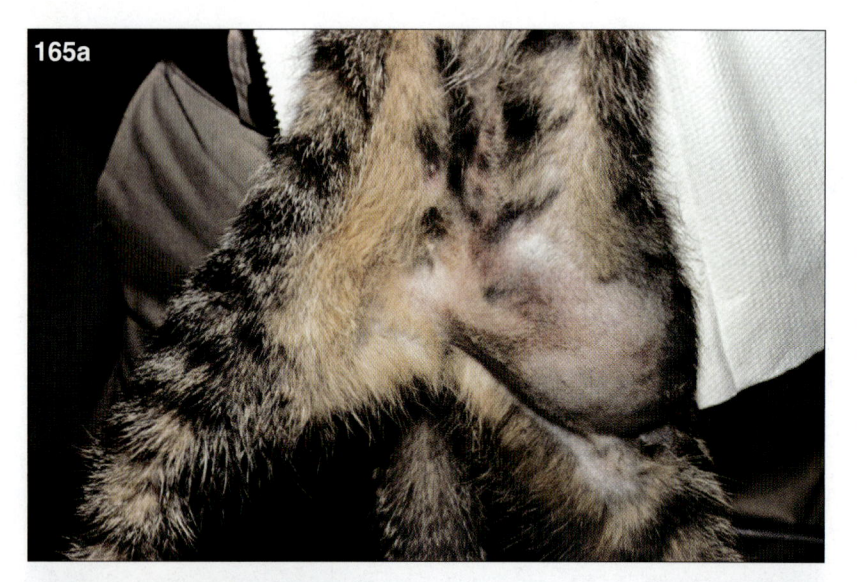

165a, b Hérnia inguinal contendo intestino.
Este filhote saiu e voltou com inchaço na região proximal medial da coxa esquerda. A palpação indicou o delineamento do intestino, contra-indicando, portanto, qualquer forma de aspiração do inchaço com agulha. A dona do gatinho não quis a cirurgia e optou pela eutanásia, daí a foto **165b**.

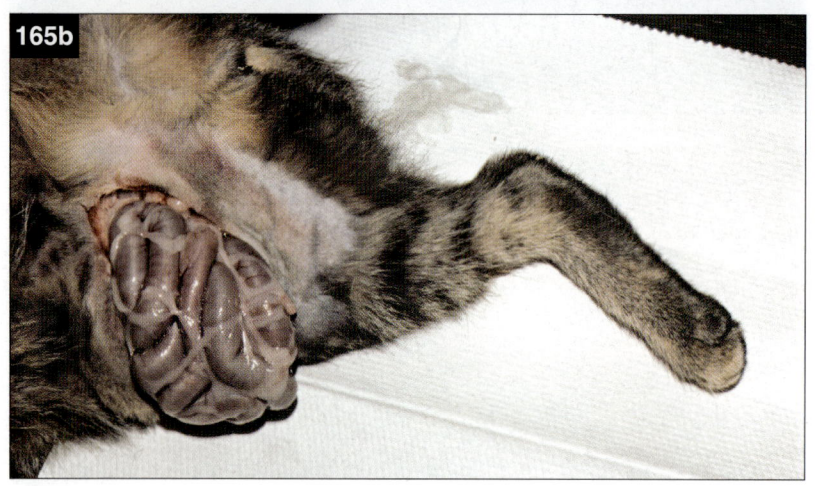

166a–d Corpo estranho no estômago.
As radiografias de abdome de um jovem Pastor Alemão mostram impactação completa do estômago com pedras que ingeriu (**166a, b**). A densidade mineral, as bordas cortantes e o contorno dos corpos estranhos são compatíveis com pedras. Na imagem **166c** vêem-se os espécimes após a remoção cirúrgica. O peso total das pedras foi de aproximadamente 2,5 kg (**166d**).

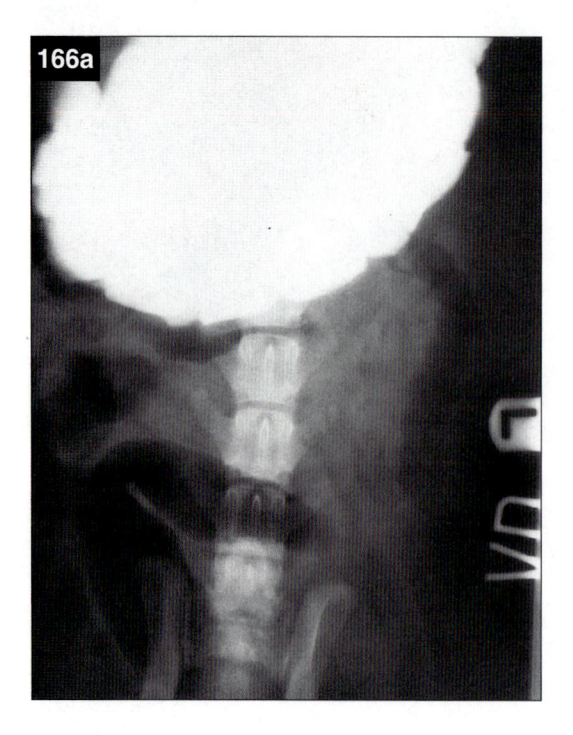

Doenças gastrintestinais

131

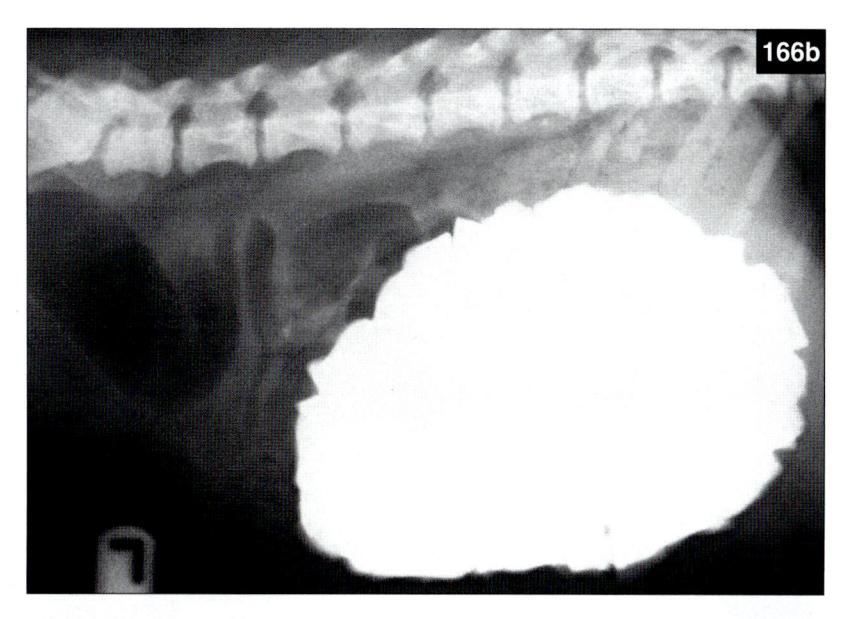

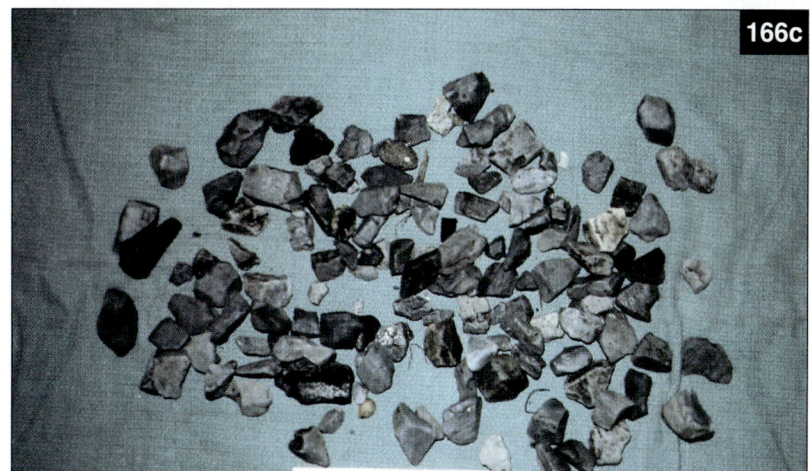

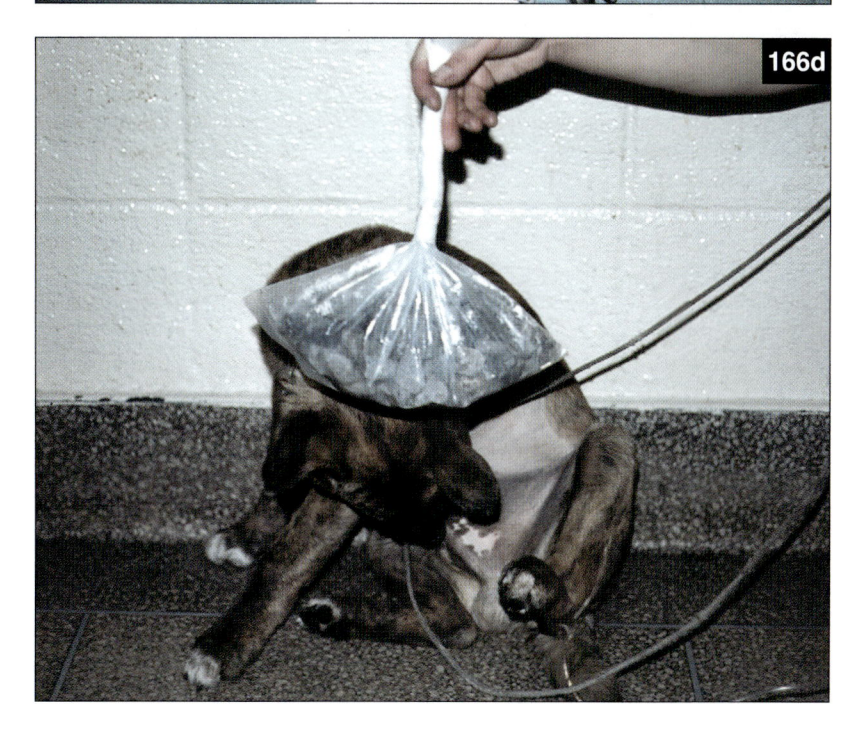

Doenças gastrintestinais

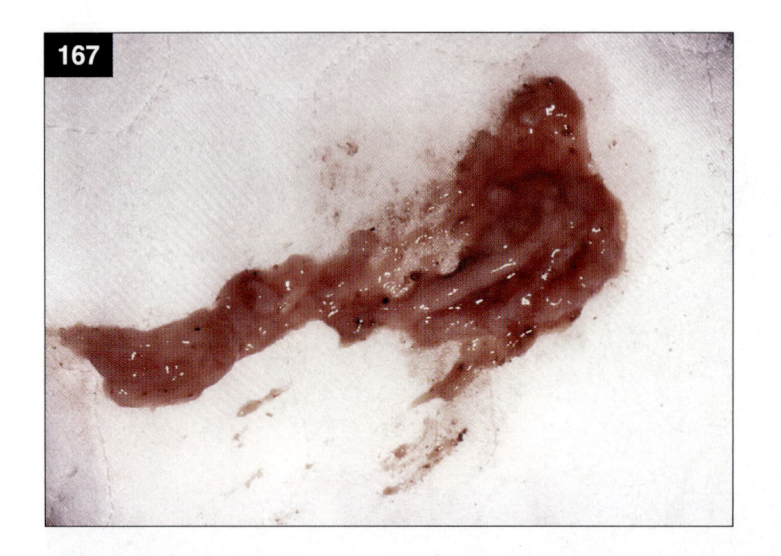

167 Gastroenterite com necrose de mucosa.
Amostra de mucosa necrosada de intestino delgado, que acompanhou surto grave de gastroenterite em um Poodle. Enterotoxemia e possibilidade de sepsis são complicações esperadas como resultado da quebra dos mecanismos de defesa da mucosa. Tais pacientes usualmente necessitam de tratamento intensivo por 7 dias, por causa da disfunção múltipla de órgãos.

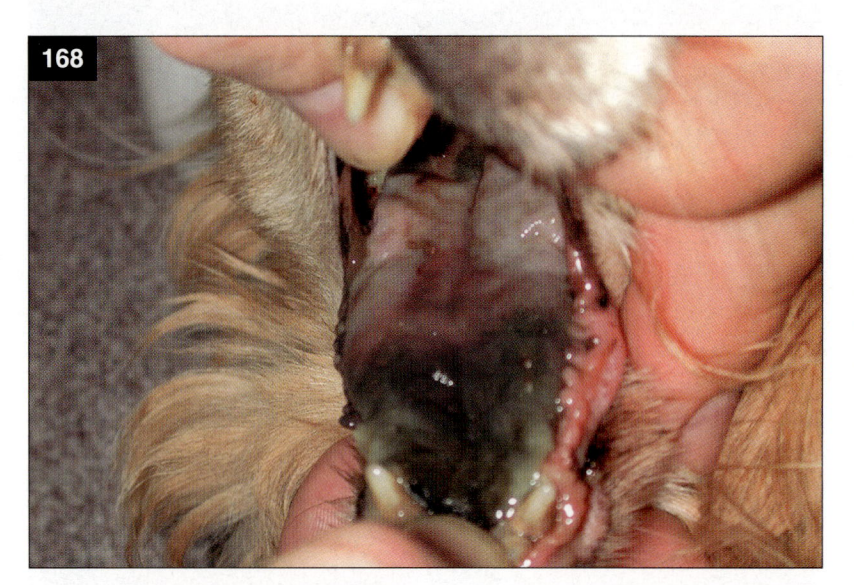

168 Glossite.
A glossite necrótica atingindo a maior parte da língua deste gato tem prognóstico muito reservado. A doença tem várias causas, incluindo substâncias cáusticas, doença viral, comprometimento vascular com infarto ou vasculite e doenças metabólicas (uremia). A glossite pode ser acompanhada de estomatite.

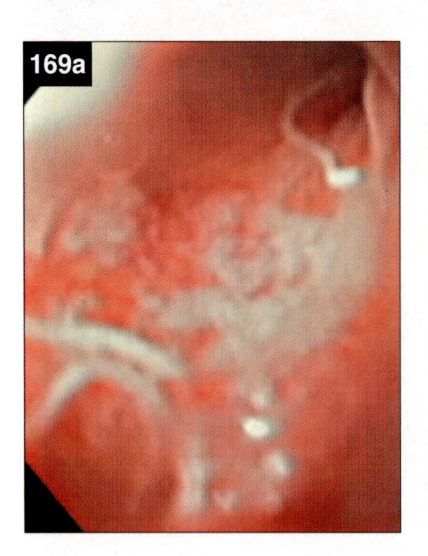

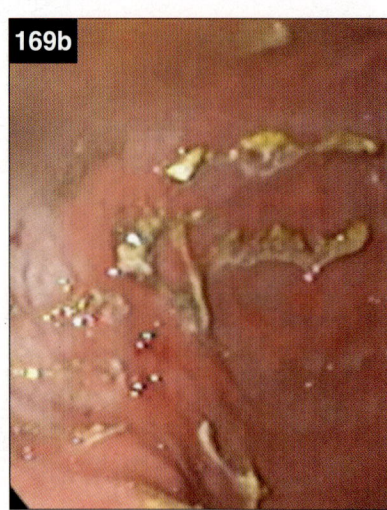

169a, b Ancilóstomas.
Ancilóstomas, vermes arredondados, solitárias e verme do estômago canino (*Ollulanus tricuspis*) são parasitas do trato gastrintestinal alto que podem ser visualizados por gastroscopia. Ancilóstomas (*Ancylostoma* spp.) são vistos nesta gastroscopia.

Doenças gastrintestinais

170a, b Gastroenterite hemorrágica.
É uma emergência gastrintestinal associada com perda aguda de sangue e plasma. O Ht do cão usualmente está alto, graças à maior perda de plasma em relação aos eritrócitos e, talvez, contração esplênica, causando liberação de eritrócitos na circulação.

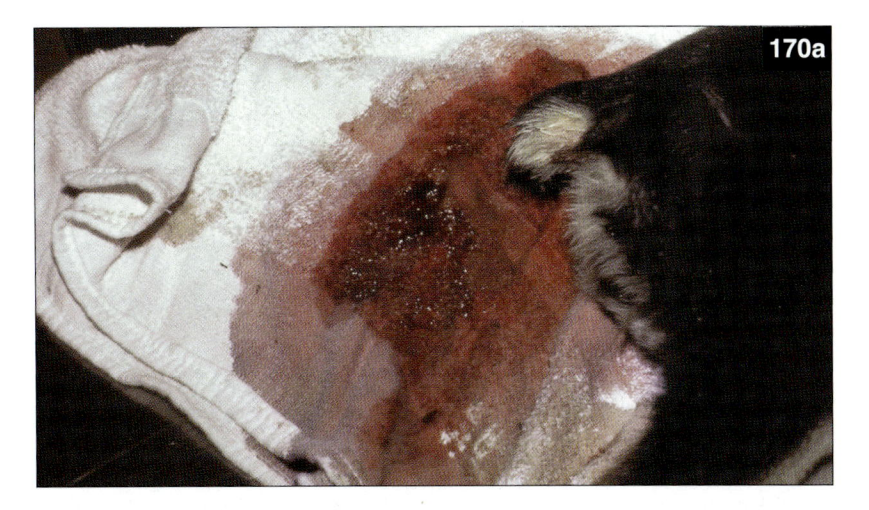

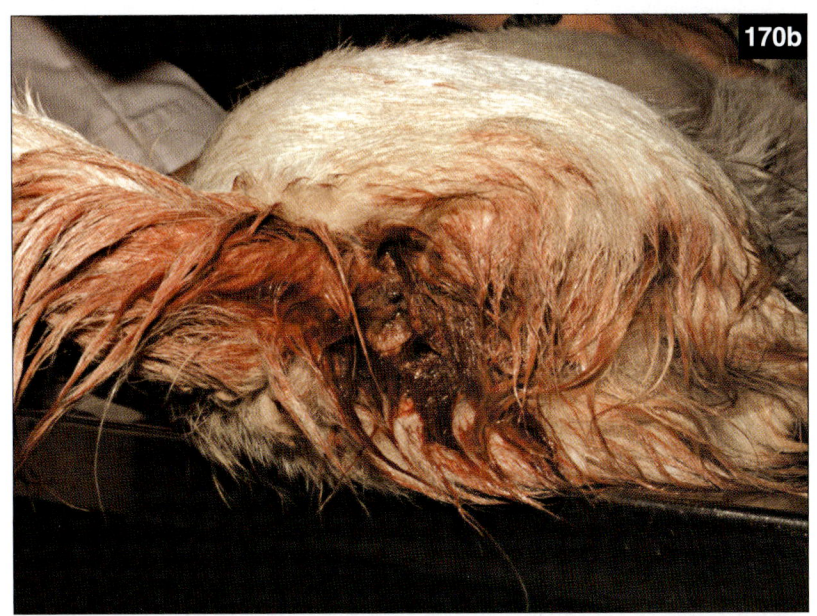

171 Lipidose hepática.
Lipidose hepática primária no gato pode levar à morte por insuficiência hepática em aproximadamente 50% dos casos, especialmente quando é grave como a que aparece na imagem. A pressão digital mínima causou a friabilidade observada na superfície.
A forma secundária que ocorre em animais diabéticos é temporária e se resolve quando o diabetes está sob controle.

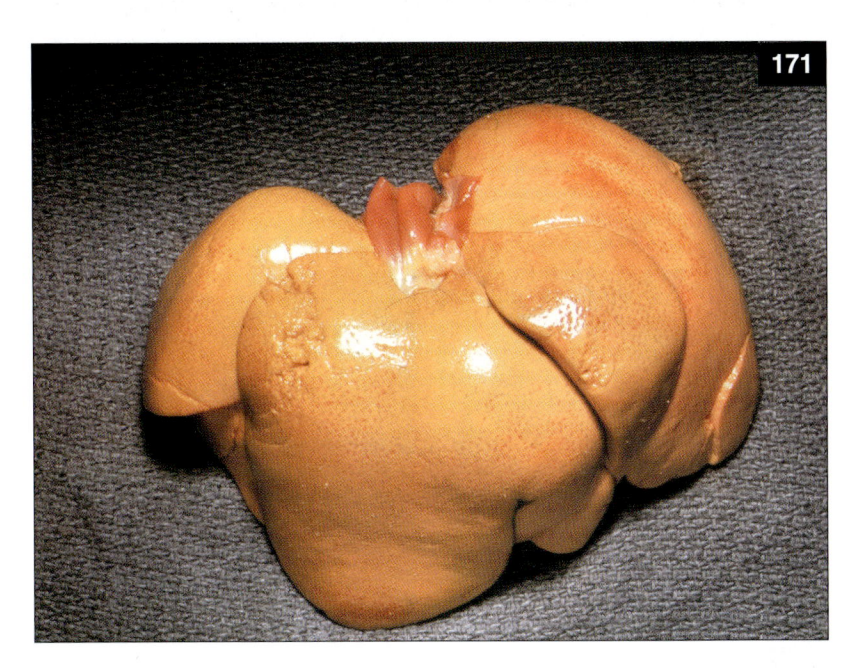

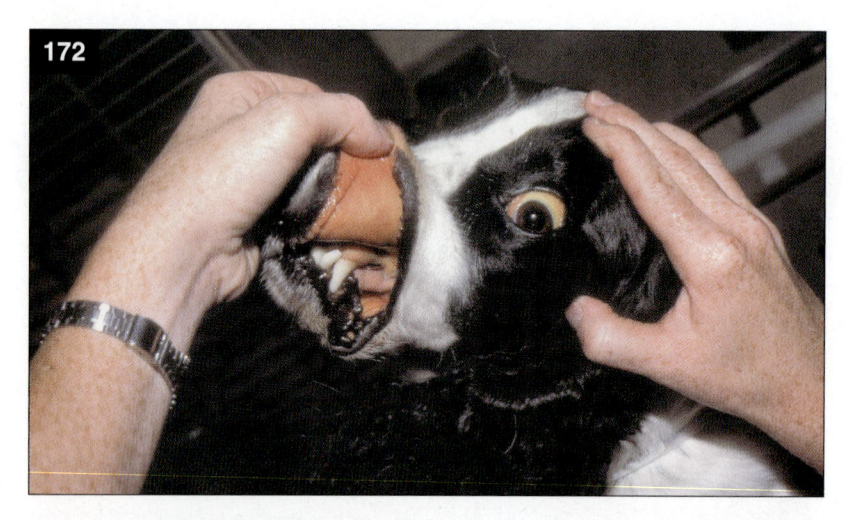

172 Icterícia.
Mucosas ictéricas parecem alaranjadas quando a contagem de eritrócitos é quase normal, como neste cão. O matiz vermelho da hemoglobina, combinado ao amarelo da icterícia, produz a cor alaranjada.

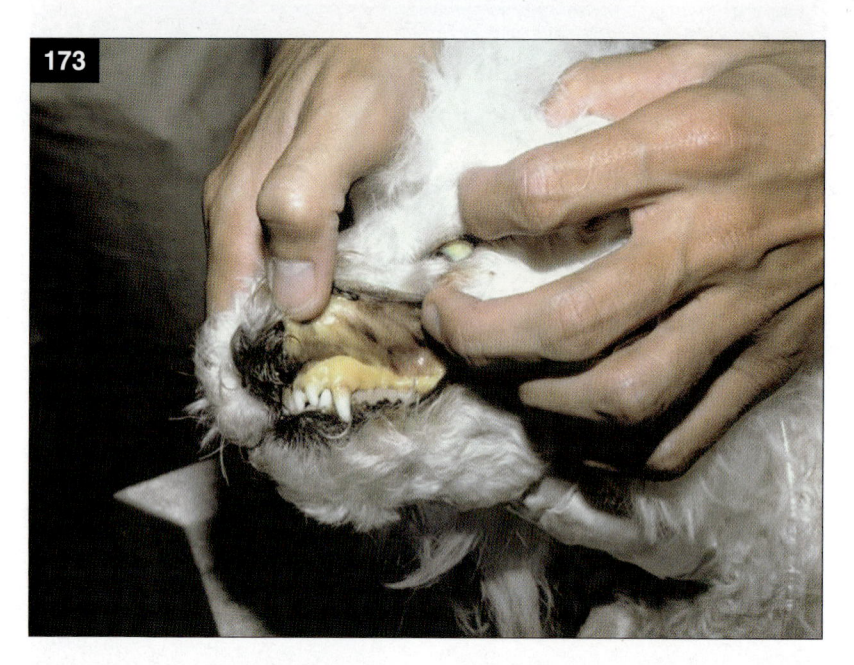

173 Icterícia.
A mucosa oral deste cão está muito amarela, em vez de alaranjada, por causa de anemia hemolítica grave (Ht 0,1 l/l [10%]), que depriva o tecido da cor vermelha da hemoglobina oxigenada. É a combinação do vermelho (dos eritrócitos) com o amarelo (da icterícia) que produz a cor alaranjada das mucosas. A apreciação do fato permite que o clínico planeje a transfusão de eritrócitos.

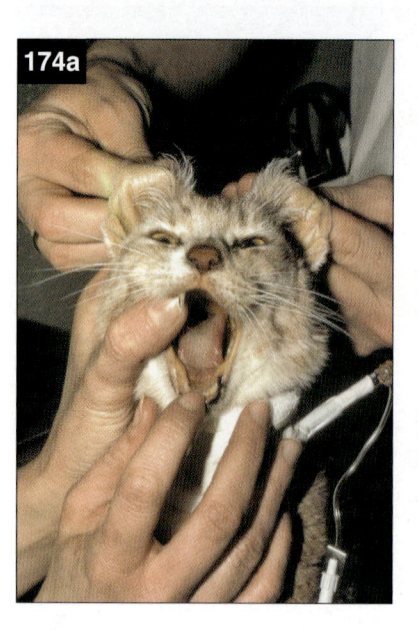

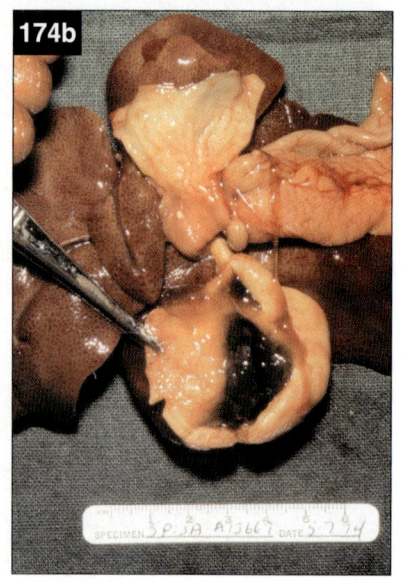

174a, b Gato ictérico.
A icterícia intensa neste gato foi causada por colangio-hepatite supurativa com obstrução biliar (**173a**). Os achados *post-mortem* incluíram colangio-hepatite supurativa, colecistite e obstrução do duto biliar devida à bile espessada (**173b**).

Doenças gastrintestinais

175 Volvo intestinal: radiografia.
Esta radiografia lateral é de um cão com choque séptico causado por volvo intestinal. O intestino difusamente distendido por gás representa as alças intestinais gangrenadas mostradas em **176**. O caso deve ser visto como emergência cirúrgica depois que o paciente for estabilizado com fluidos IV, antibióticos e vasopressores, se necessário.

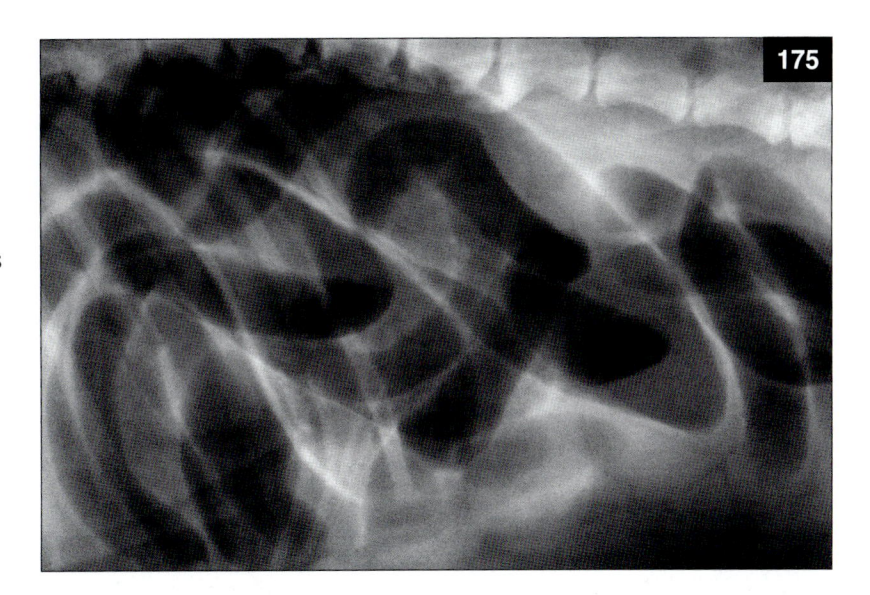

176 Volvo intestinal: cirurgia.
A laparotomia exploradora da foto **175** mostrou que o volvo envolvia o colo e o intestino delgado. A cor verde escura representa gangrena.
O cão foi sacrificado.

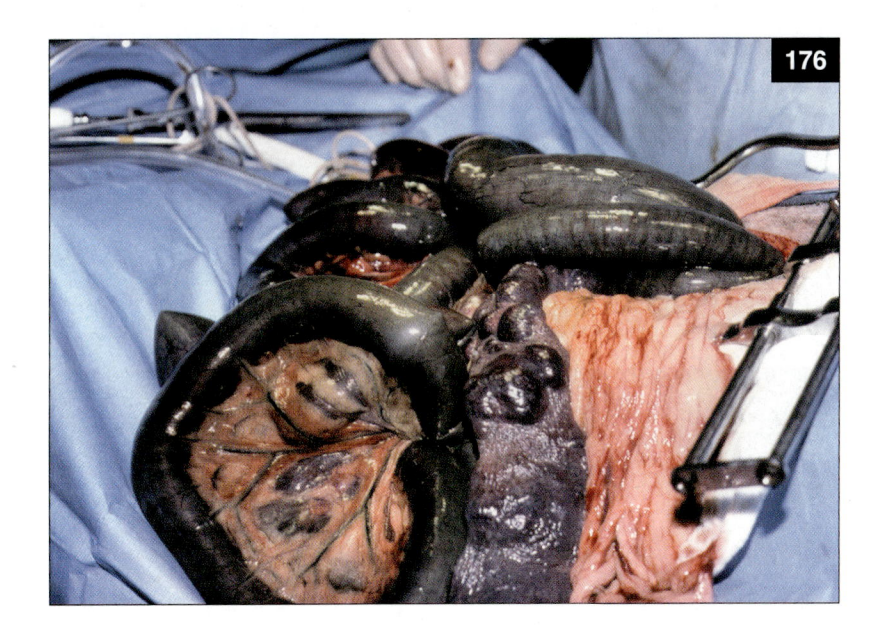

177 Hipertrofia muscular ileal em um gato.
A hipertrofia do íleo deste gato causou obstrução, exigindo ressecção cirúrgica.
A causa é desconhecida e o estabelecimento, insidioso.

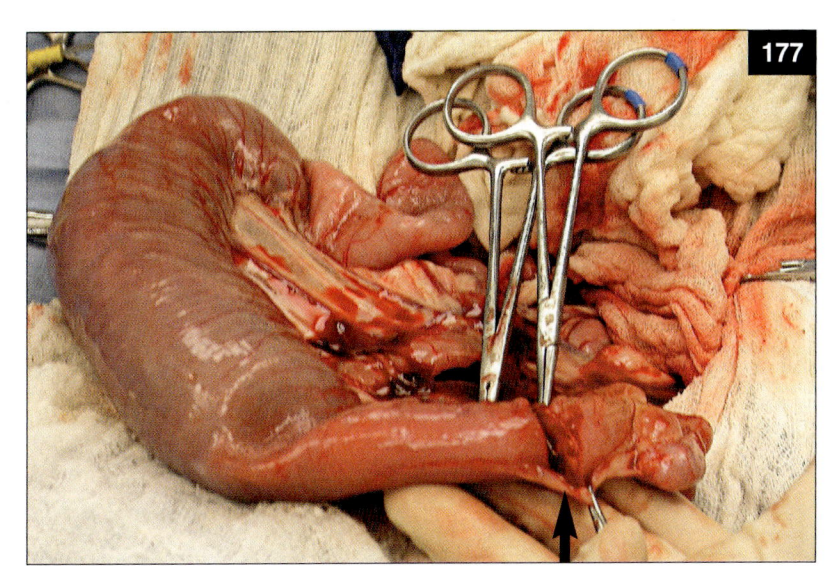

Doenças gastrintestinais

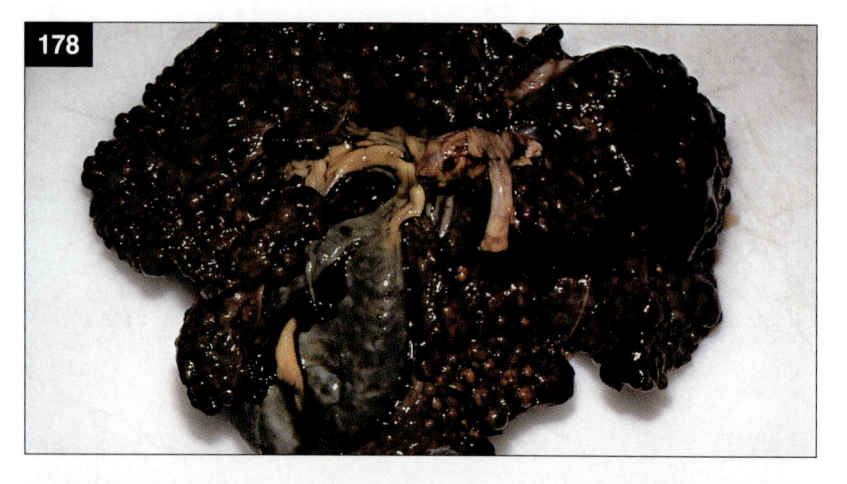

178 Fígado: cirrose macronodular.
Cirrose se associa a sinais crônicos de insuficiência hepática, com sinais clínicos que podem consistir apenas de anorexia e perda de peso. Cocker Spaniels são predispostos à doença, que finalmente causa a morte. Mostra-se a forma macronodular.

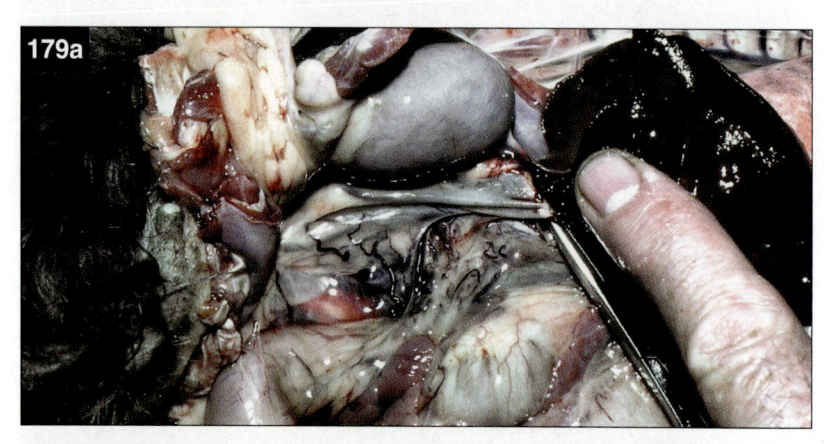

179a–c Fígado: cirrose micronodular e varizes.
Estes achados *post-mortem* são de um cão que morreu de insuficiência hepática progressiva. Tinha cirrose micronodular e hipertensão portal, que causou a formação de numerosos desvios vasculares (varizes – setas em **179b**), incluindo o da junção da veia ázigo (seta em **179c**).

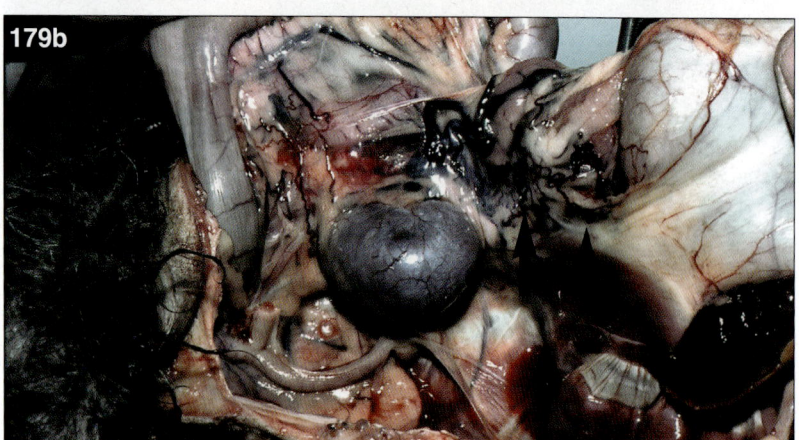

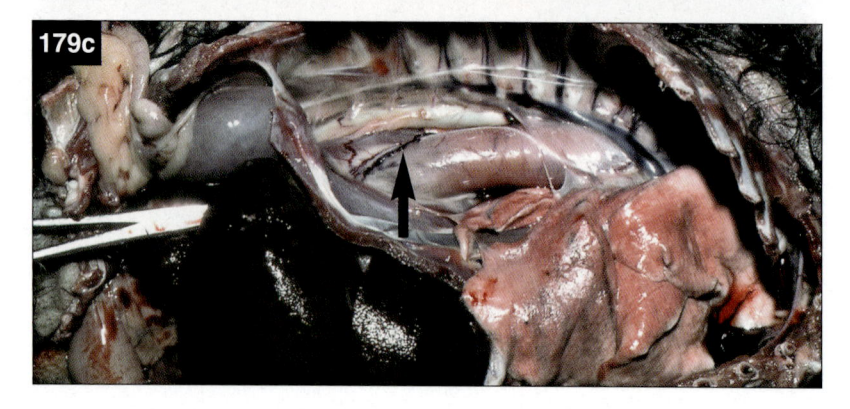

Doenças gastrintestinais

180a–c Abscesso do fígado.
Abscesso de fígado pode ser fatal se não for diagnosticado e tratado precocemente. O lobo direito do fígado deste cão transformou-se em um grande abscesso. Bactérias Gram-negativas são os microorganismos infectantes usuais. É importante operar antes da ruptura, para evitar sepsis e suas conseqüências devastadoras.

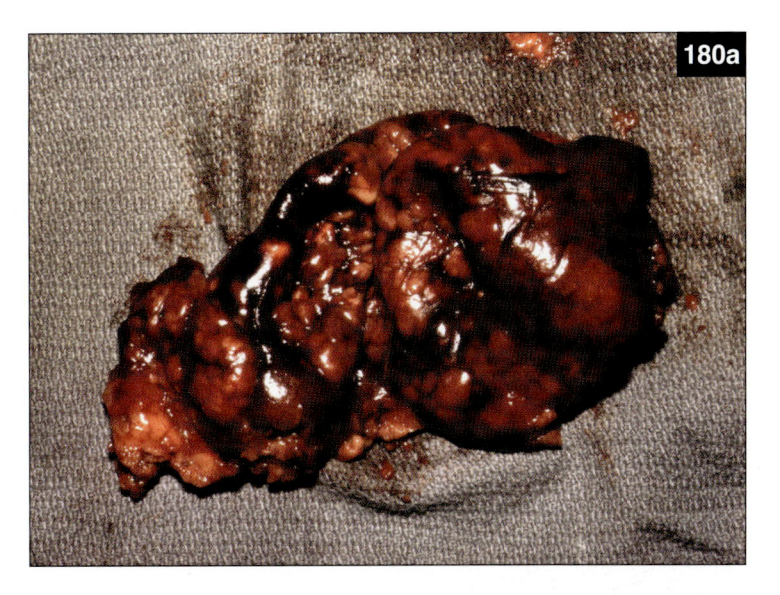

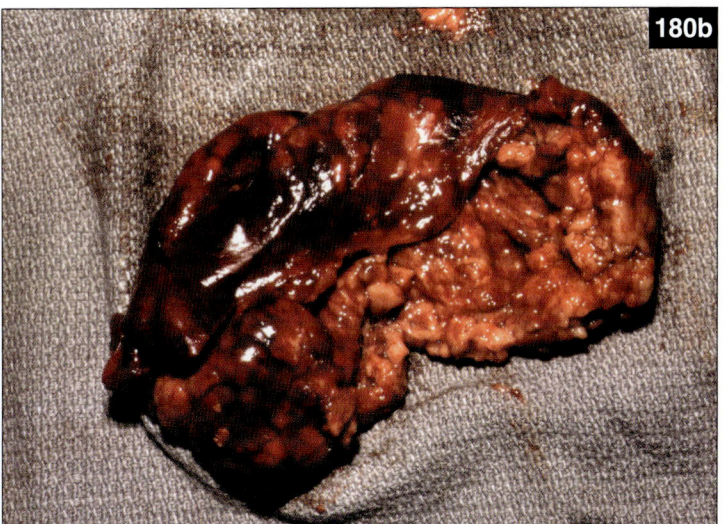

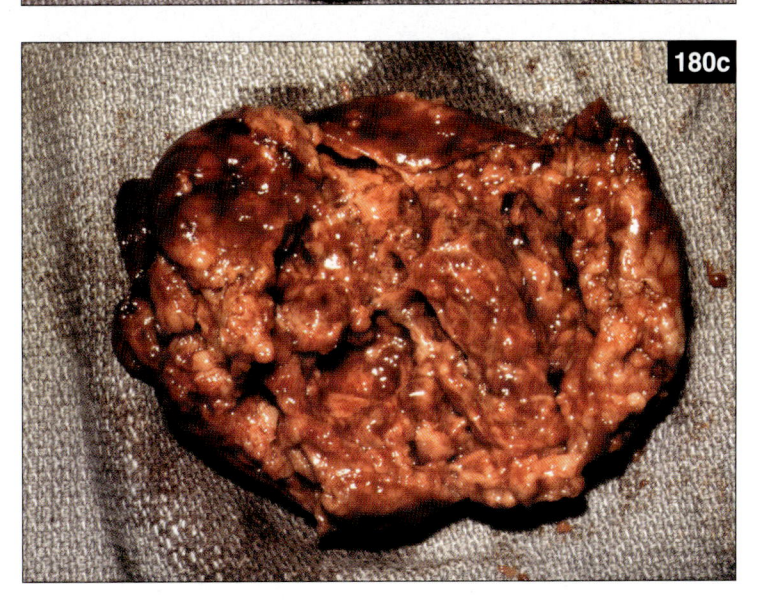

Doenças gastrintestinais

7

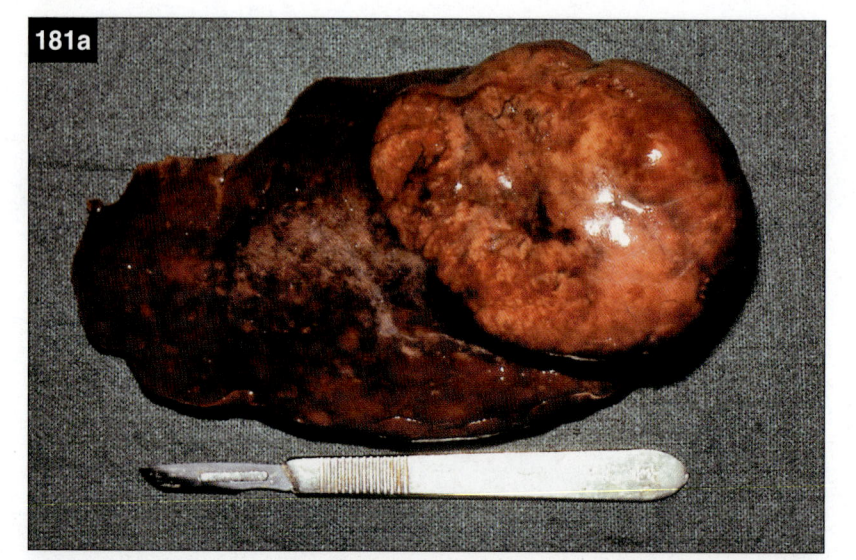

181a, b Abscesso do fígado.
Esta peça é de um Poodle diabético, que foi levado a cirurgia para ressecção. O abscesso hepático tem borda distinta. A ultra-sonografia de abdome ajuda a identificar a massa hepática como abscesso pela característica presença de gás no parênquima hepático.

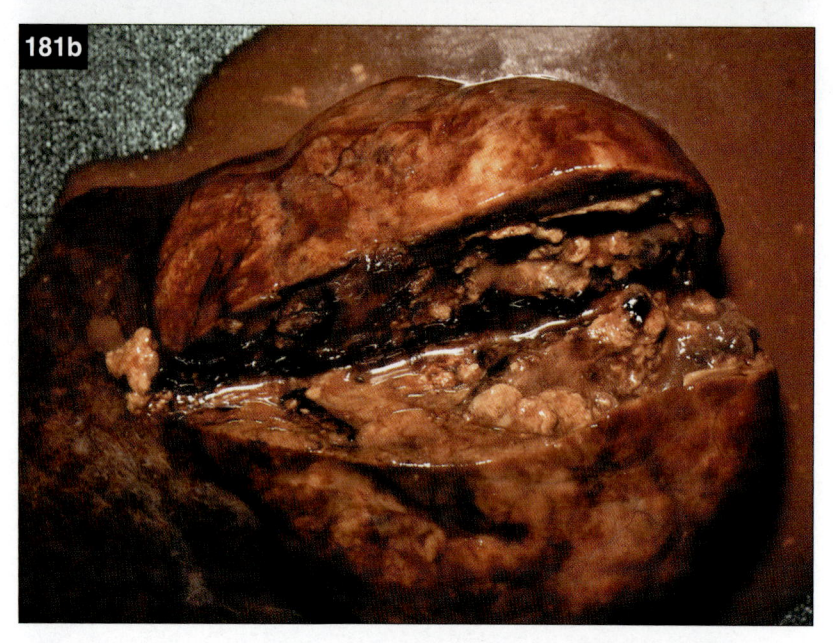

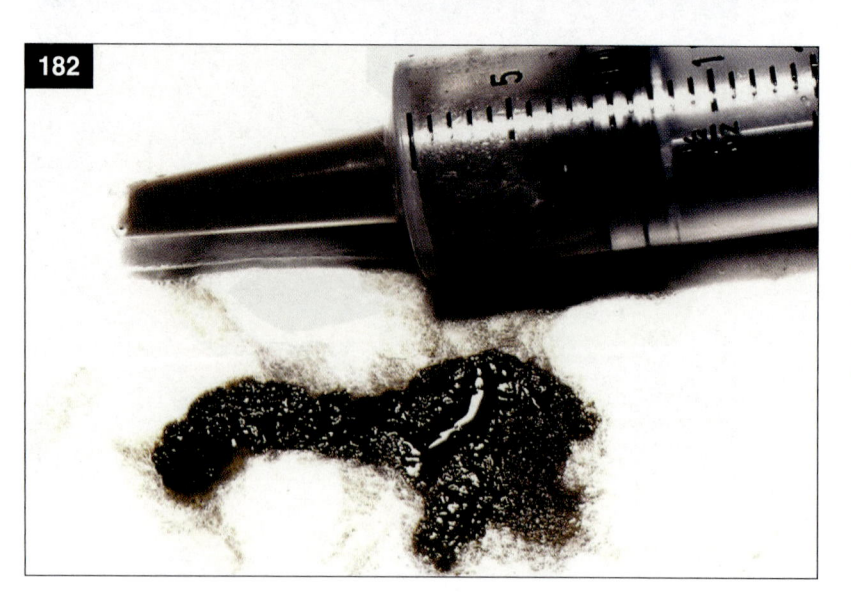

182 Vômitos fecalóides.
A cor marrom do vômito mal-cheiroso comumente ocorre na obstrução do intestino distal, variando do jejuno distal ao colo. A maioria dos pacientes com esse tipo de vômito tem doença subjacente cirúrgica em algum lugar entre o jejuno distal e o colo.

Doenças gastrintestinais

183a, b Linfangectasia.
Peça de intestino delgado de um jovem Rottweiler que tinha pan-hipoproteinemia causada por linfangectasia congênita. Os vasos linfáticos anormais aparecem como vasos brancos lineares na serosa e numerosas projeções brancas pequenas na mucosa.

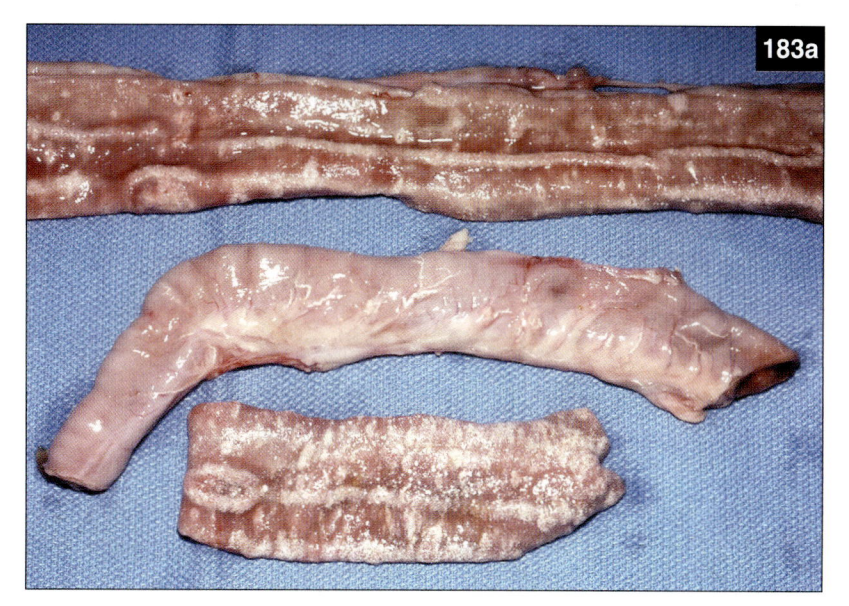

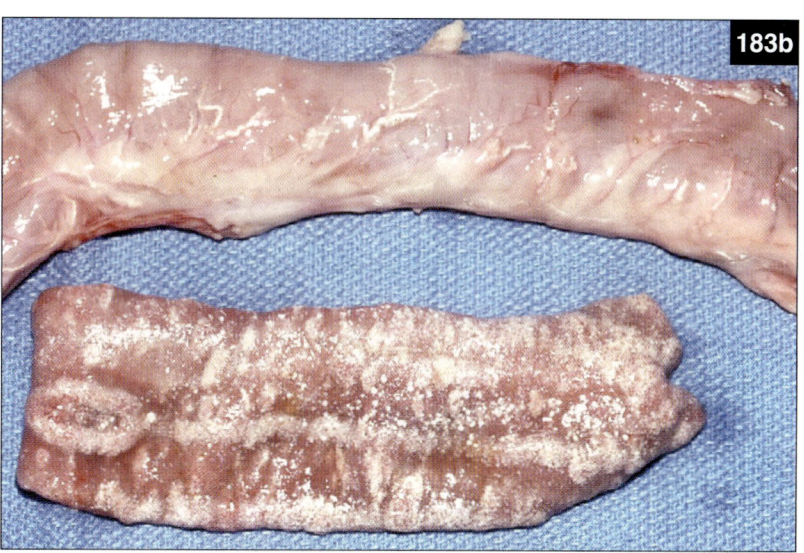

184 Melena.
A amostra de fezes mostra pigmento marrom escuro na extremidade posterior (seta) e pigmento negro mais anteriormente (seta maior). Veio de um cão que tinha hemorragia gástrica causada por AINE e não defecara por aproximadamente 2 ou 3 dias antes do exame. A melena típica poderia passar despercebida se fosse colhida somente a amostra mais caudal.

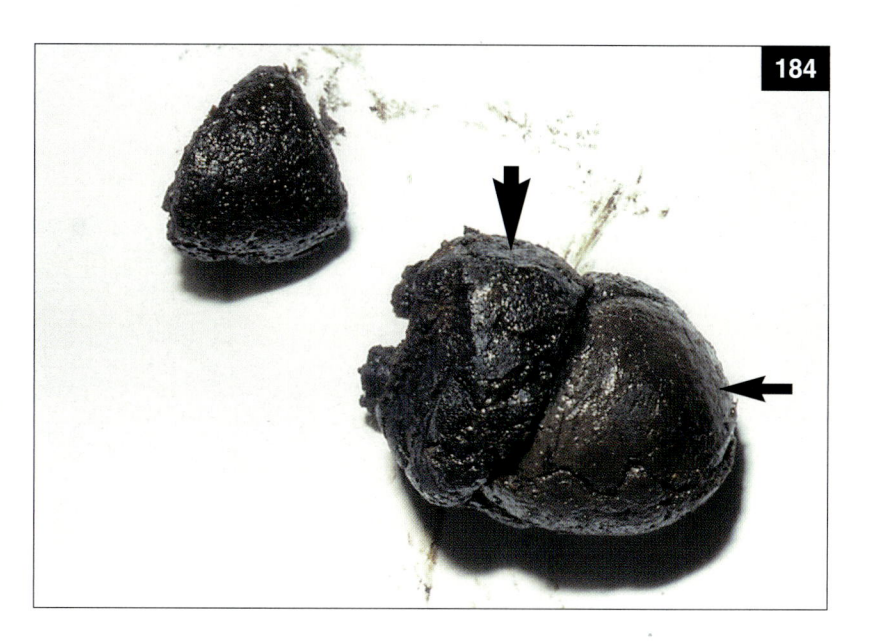

Doenças gastrintestinais

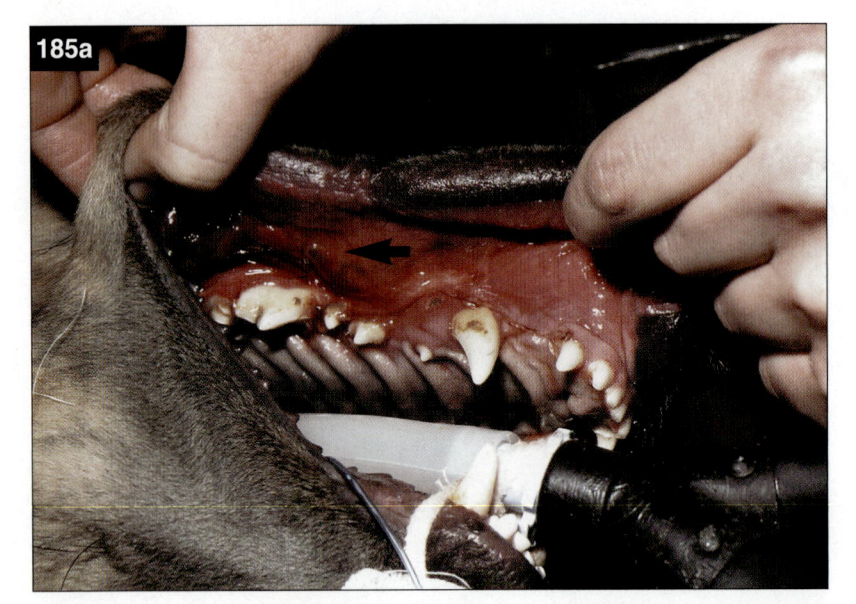

185a–c Abscesso periapical.
Note o abscesso gengival, que é o inchaço gengival e a inflamação justa-caudal ao dente canino deste Greyhound (**185a** – seta). O abscesso periapical do dente causou a dor e a recusa de alimentos. O tratamento foi a extração do dente, que aparece em **185b**. A foto **185c** mostra a rarefação periapical resultante do abscesso.

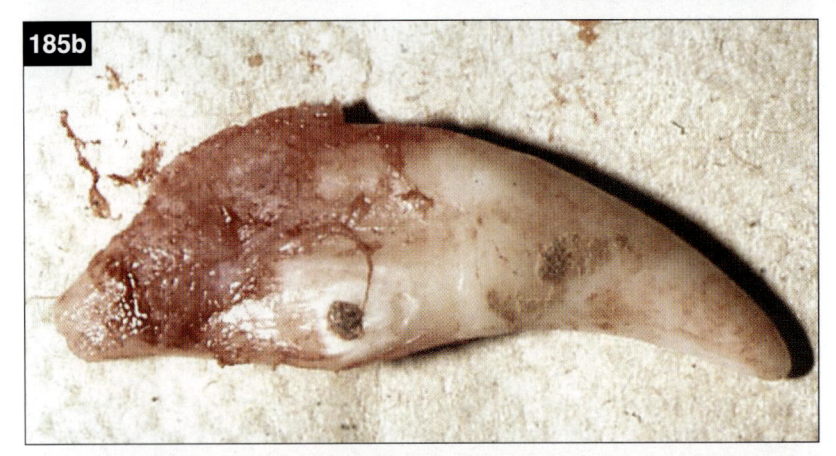

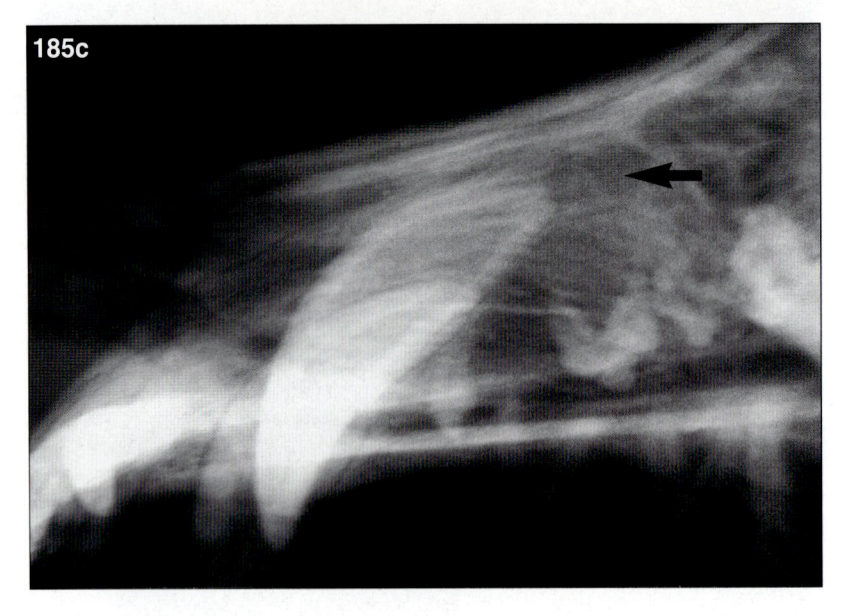

Doenças gastrintestinais

186 Anomalia porto-cava.
Angiograma venoso jejunal feito cirurgicamente, para demonstrar o grande desvio extravascular congênito da veia porta para a veia cava posterior. Anomalias venosas porto-cavas podem ser extra-hepáticas (usualmente em cães de raças pequenas) ou intra-hepáticas (usualmente em cães de raças grandes).

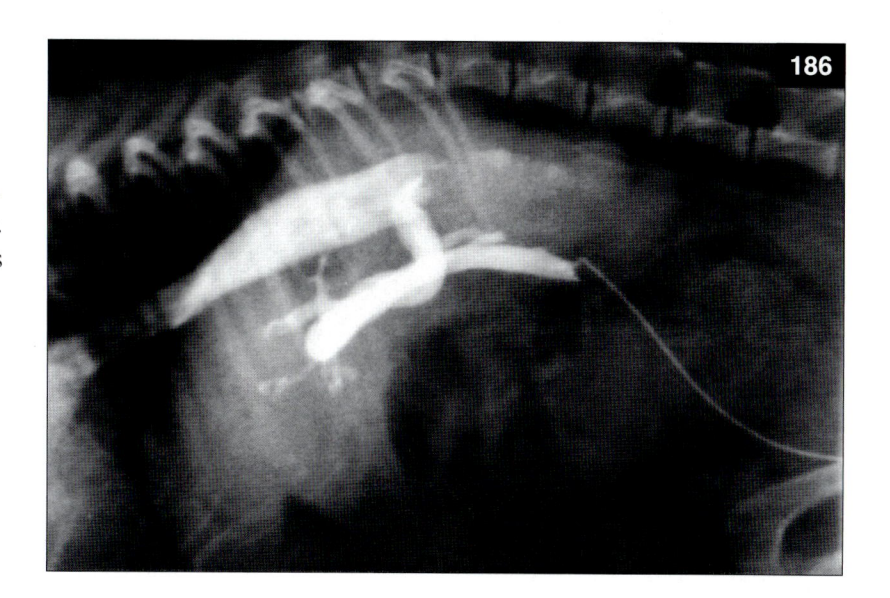

187 Infarto do intestino delgado.
Este infarto do intestino delgado (também mostrado na seção de hematologia, no caso **133**, p. 111) resultou de efeitos trombóticos de grandes doses de glicocorticóides usados para tratar a anemia hemolítica auto-imune do cão. Perfuração e sepsis ocorrem se o segmento infartado não for removido a tempo (primeiras poucas horas).

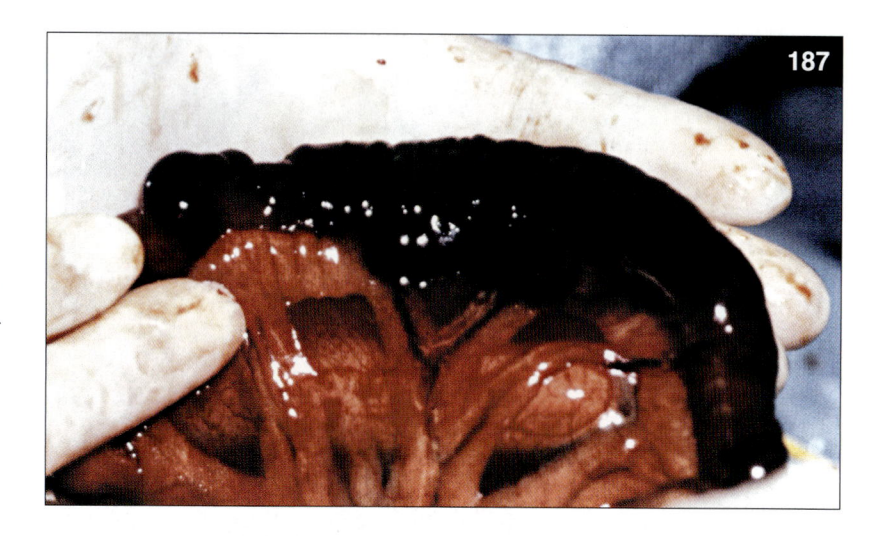

188 Infarto do intestino delgado.
Esta lesão *post-mortem* foi causada por embolia arterial associada a sepsis e CIVD. Note que a área infartada reflete a distribuição sangüínea do vaso comprometido.

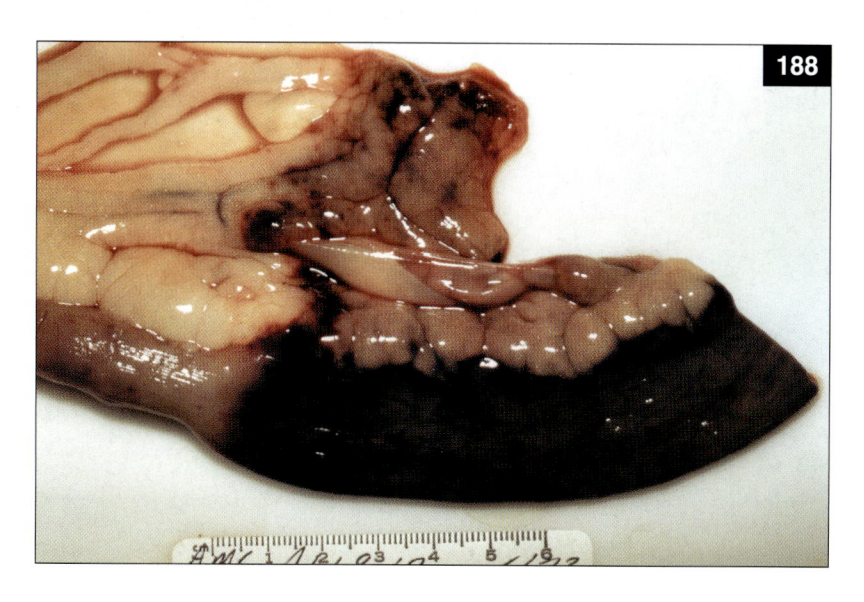

Doenças gastrintestinais

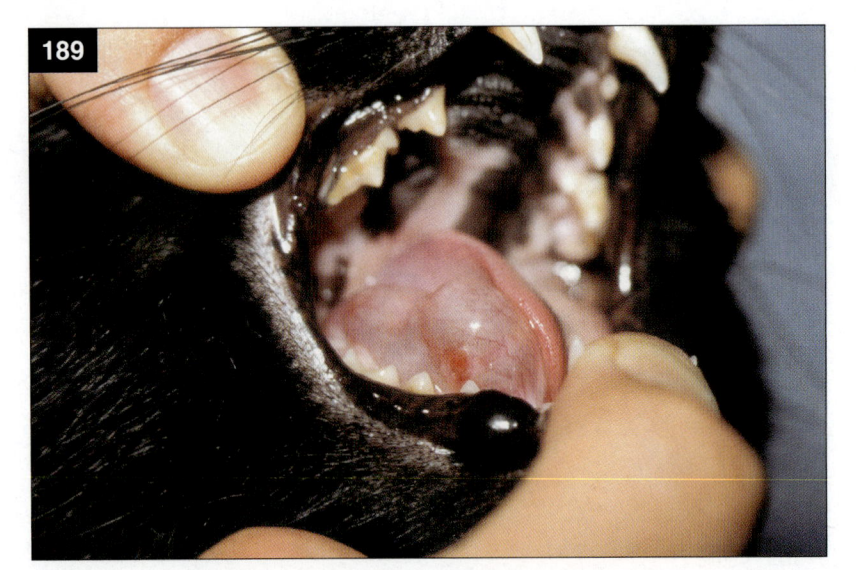

189 Rânula em um gato.
Cistos salivares sublinguais não são tão comuns no gato como no cão. A imagem mostra rânula em um gato.

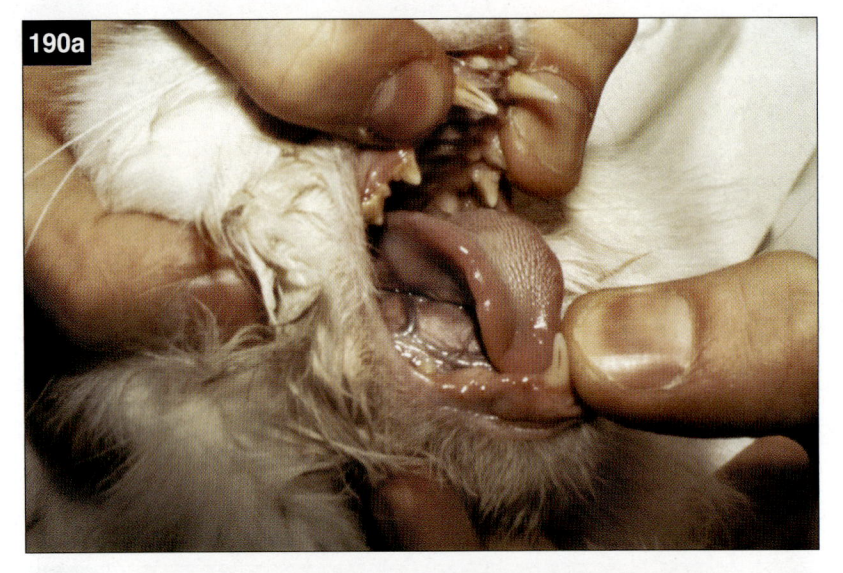

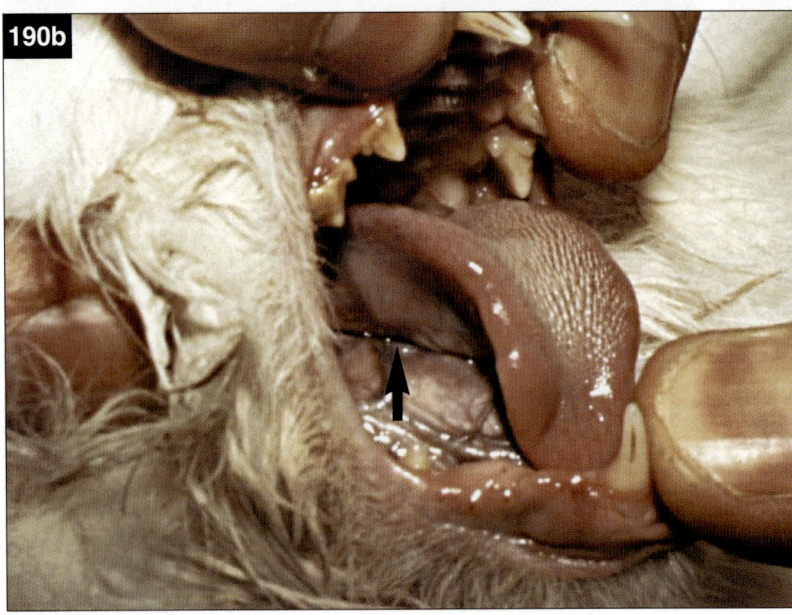

190a, b Obstrução de intestino delgado por corpo estranho linear.
O exame cuidadoso sob a língua deste gato mostrou um fio de costura preto (seta). Se o gato vomita, como neste caso, é necessária cirurgia, porque o vômito é sinal de obstrução. Se agir normalmente (comendo e defecando) depois da ingestão do corpo estranho linear é possível que este passe pelo intestino.

Doenças gastrintestinais

191 Obstrução de intestino delgado por corpo estranho linear.
O exame oral deste cão anestesiado, admitido por ter vômitos causados por obstrução intestinal, mostra meia-calça presa em baixo da língua. O segmento restante obstruía o intestino delgado.

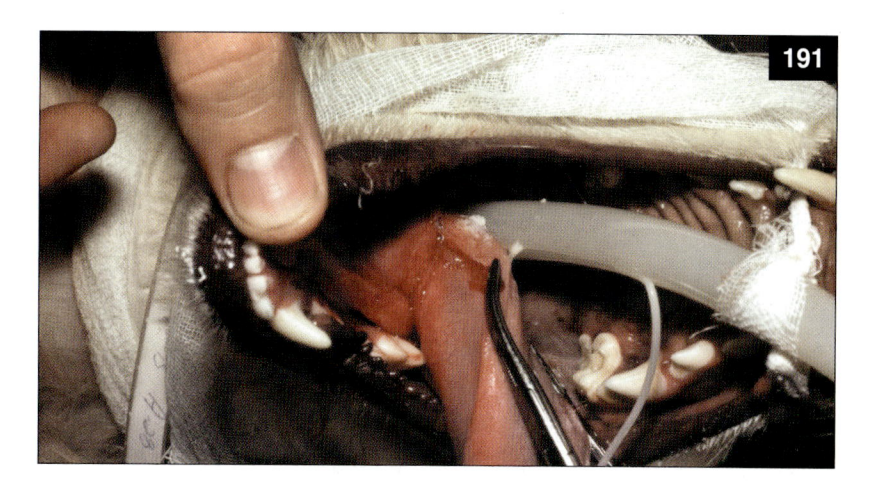

192 Corpo estranho linear no intestino delgado: ulceração sublingual.
O exame oral deste cão mostra erosão sublingual associada a um fio que causou ulceração linear em círculo (seta).
A lesão indica a pronta realização de exame detalhado da área sublingual.

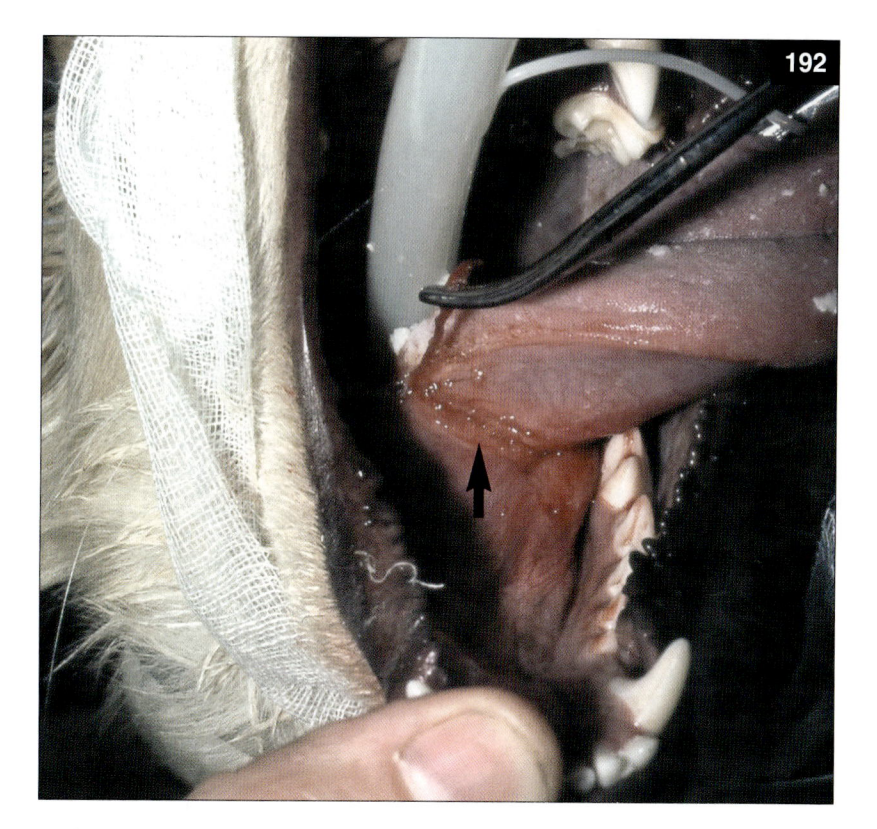

193 Corpo estranho linear no intestino delgado.
Um pedaço de fio chegou ao reto deste cão, mas o segmento anterior, simultaneamente, obstruía o intestino delgado.
O cão estava com vômitos e anorexia, sinais característicos de obstrução de intestino delgado por corpo estranho linear, que indicam remoção cirúrgica.

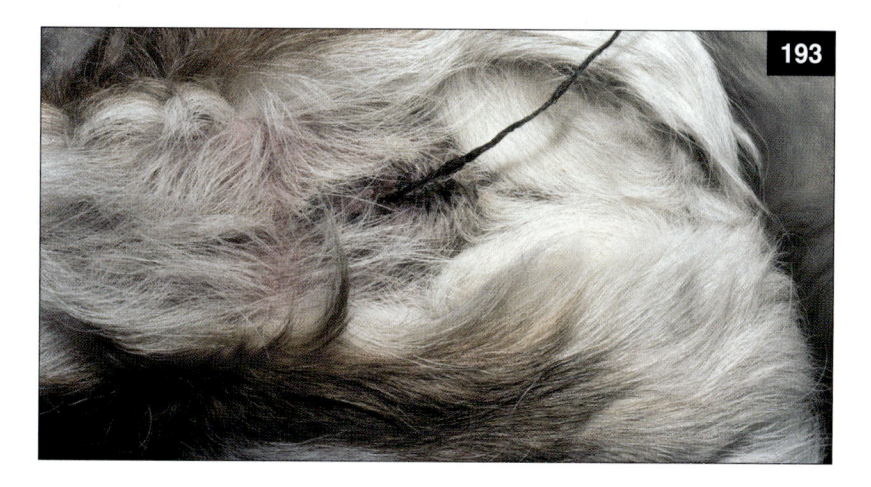

Doenças gastrintestinais

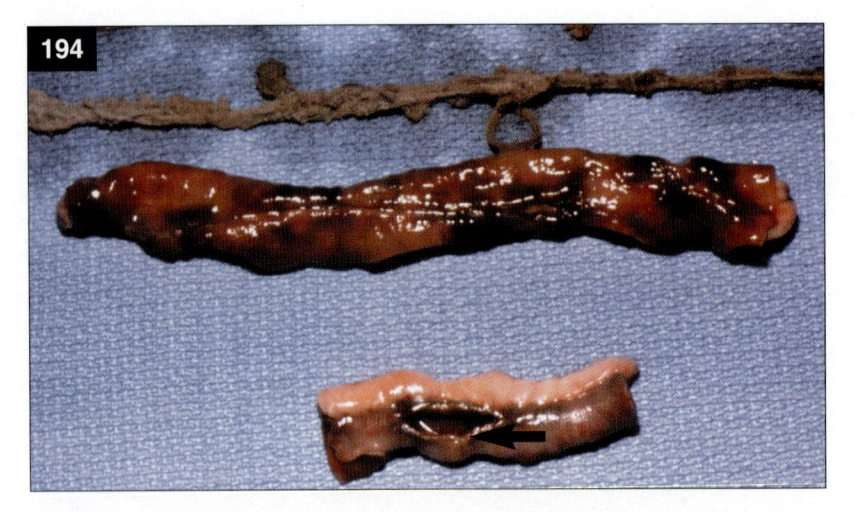

194 Obstrução de intestino delgado por corpo estranho linear.
Neste cão o atraso de vários dias no diagnóstico fez com que o corpo estranho, uma meia-calça, produzisse várias perfurações intestinais, levando a choque séptico e morte.

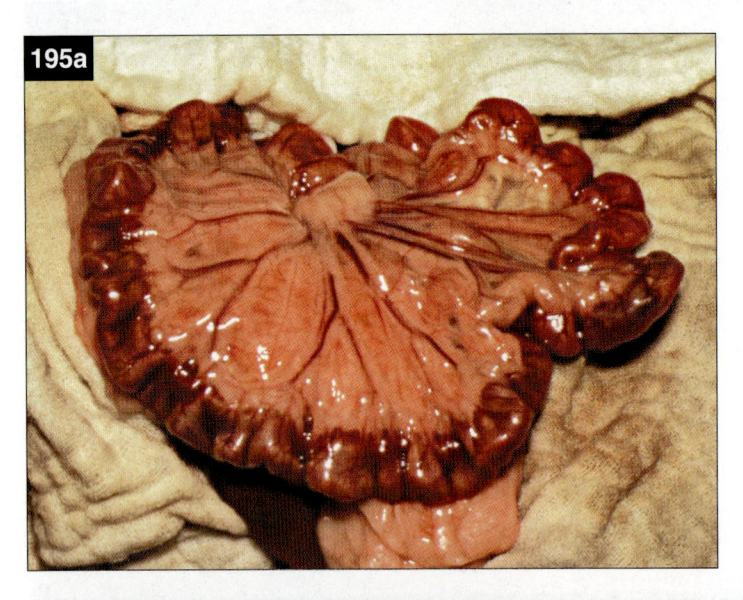

195a, b Obstrução de intestino delgado por corpo estranho linear.
O intestino delgado de um gato mostra o pregueamento clássico causado por obstrução por corpo estranho linear (**195a**). A anomalia pode ser detectada com palpação abdominal e radiografia simples (para o olho treinado), quando aparece como aglomerado de alças de intestino delgado com dilatação segmentar assimétrica (**195b**). Rotineiramente se encontra perfuração na borda mesentérica (seta em **194**).

196 Corpo estranho linear no intestino delgado.
Note o corpo estranho, um fio de costura, e as ulcerações sublinguais em círculo linear. O restante do corpo estranho ingerido causou obstrução de intestino delgado, que resultou em anorexia, vômitos e desidratação antes do tratamento cirúrgico.

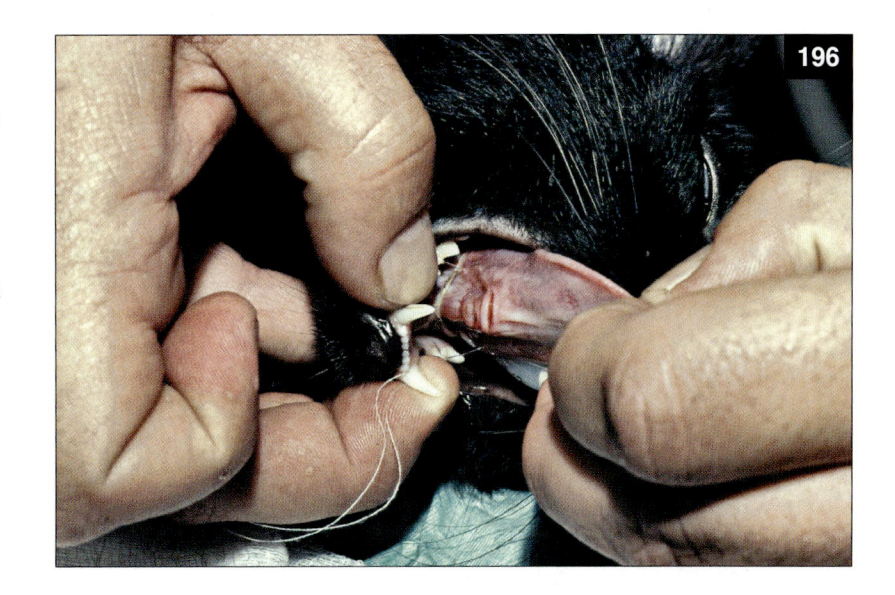

197a, b Obstrução de intestino delgado induzida por espiga de milho.
Estas radiografias abdominais minuciosas mostram padrão gasoso indicativo de obstrução de intestino delgado. Também indicam a causa, como se vê pelas células com ar da espiga de milho (seta). As alças distendidas do intestino delgado sugerem obstrução, principal indicação de cirurgia. Alguns corpos estranhos intestinais passam incólumes pelo intestino no paciente assintomático; no entanto, vômitos e anorexia tornam a cirurgia iminente.

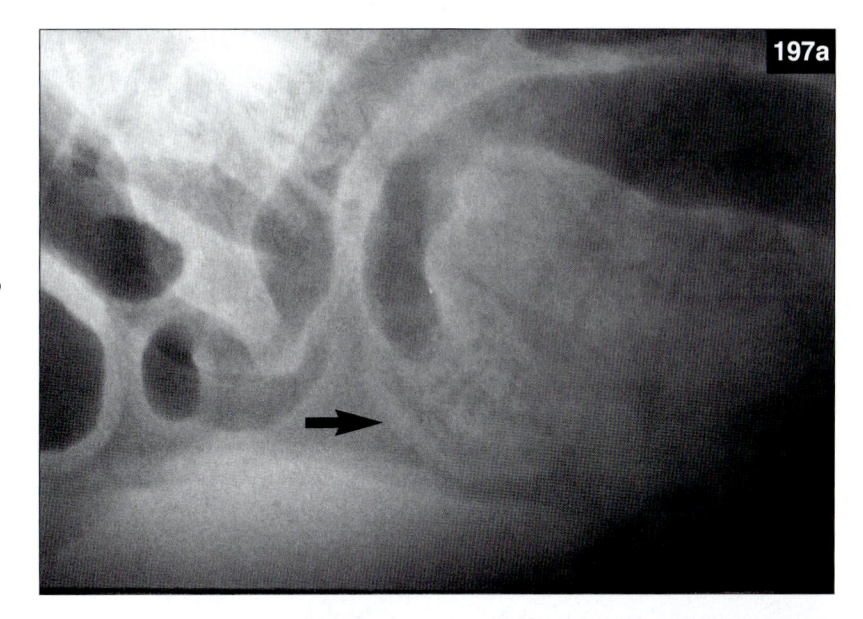

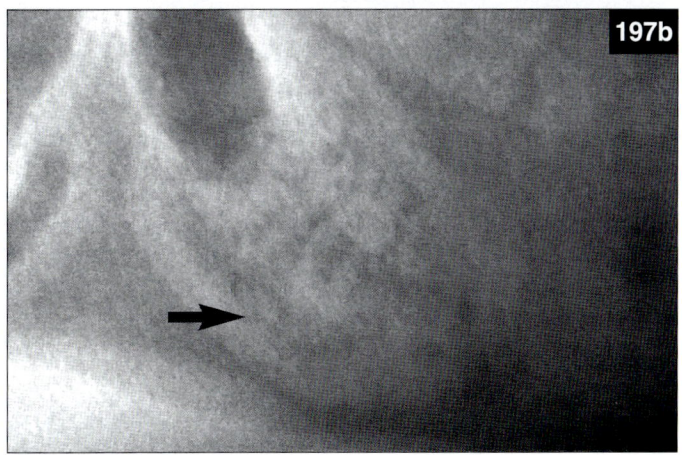

Doenças gastrintestinais

7

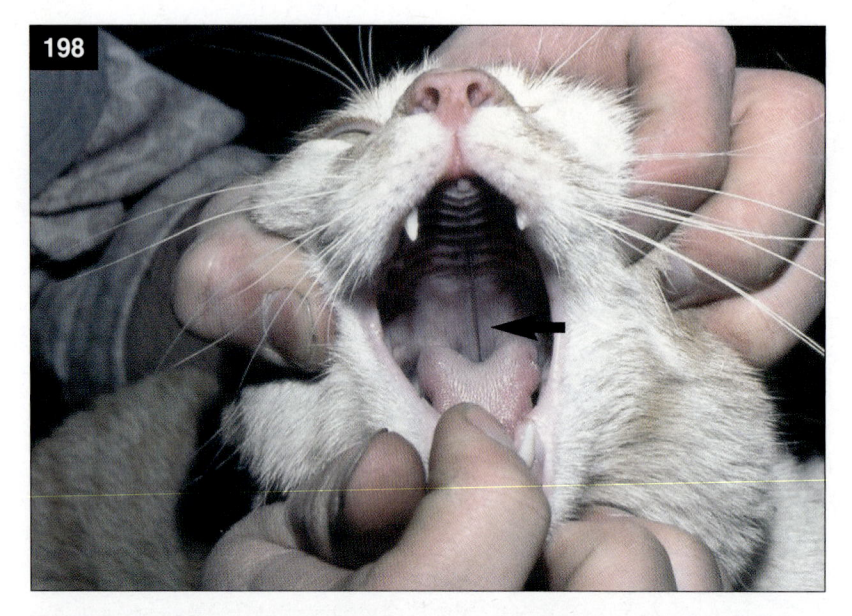

198 Corpo estranho oral: agulha de costura.
Gatos que ingerem agulha de costura podem tê-la alojada no palato duro (seta). A remoção deve ser feita com anestesia geral, porque qualquer reação de pânico pode ser uma calamidade. A extremidade pontuda amolada usualmente é dirigida anteriormente.

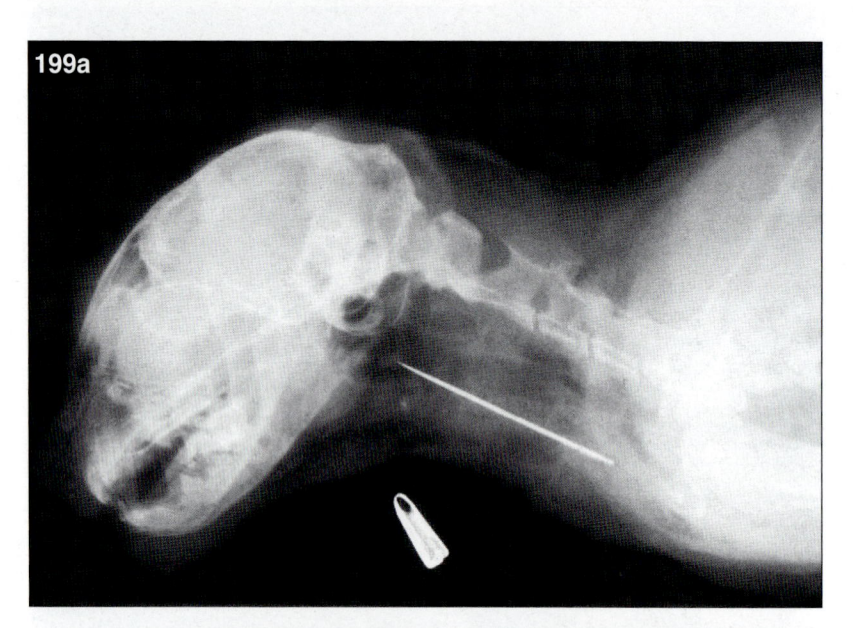

199a, b Corpo estranho migratório: agulha de costura.
A agulha de costura pode penetrar no freio da língua e migrar para os tecidos moles cervicais, causando celulite grave. A remoção não é fácil como parece na radiografia, porque a profundidade do corpo estranho não pode ser avaliada com precisão.

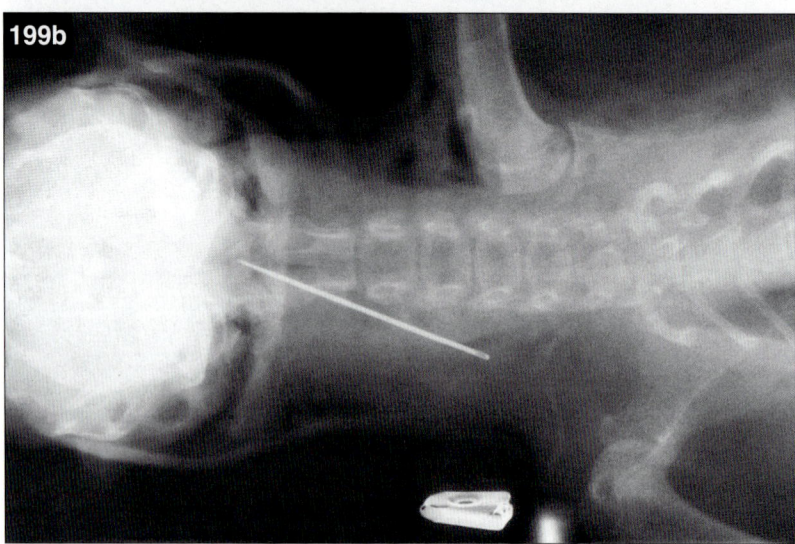

Doenças gastrintestinais

200 Estomatite.
Inflamação da mucosa oral pode ocorrer como resultado de doença dental, substâncias cáusticas, doenças infecciosas e doenças auto-imunes.
O diagnóstico exato usualmente exige biópsia e exame especial se as causas óbvias forem excluídas depois do histórico e do exame físico.

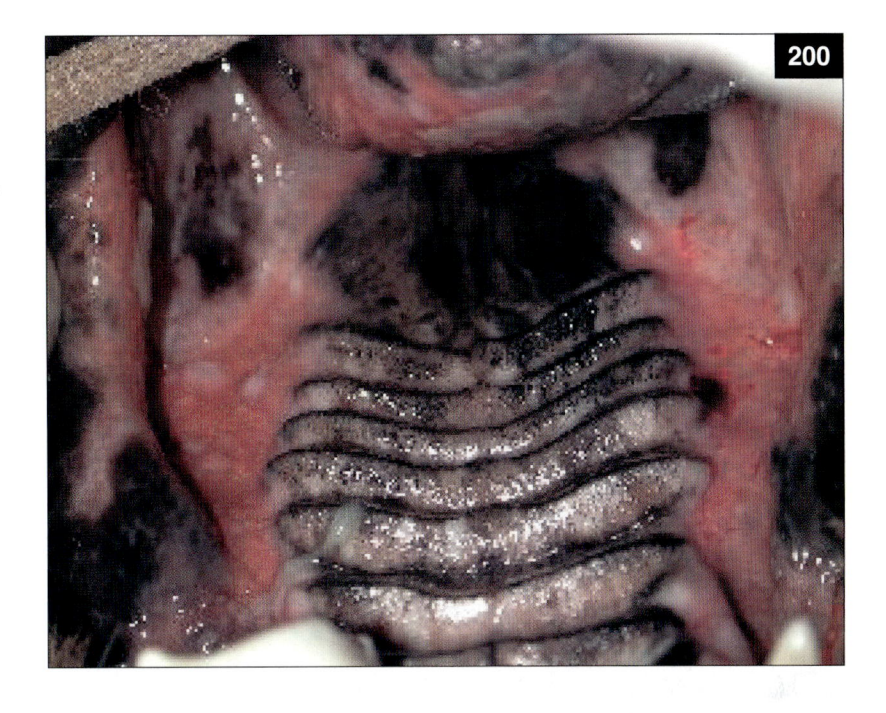

201 Estomatite ulcerativa grave.
As lesões no palato deste gato foram inicialmente diagnosticadas como complexo de granuloma eosinofílico, mas continuaram e erodir e causaram lesões penetrantes através dos ossos palatinos.
A biópsia identificou a lesão somente como estomatite de origem desconhecida.

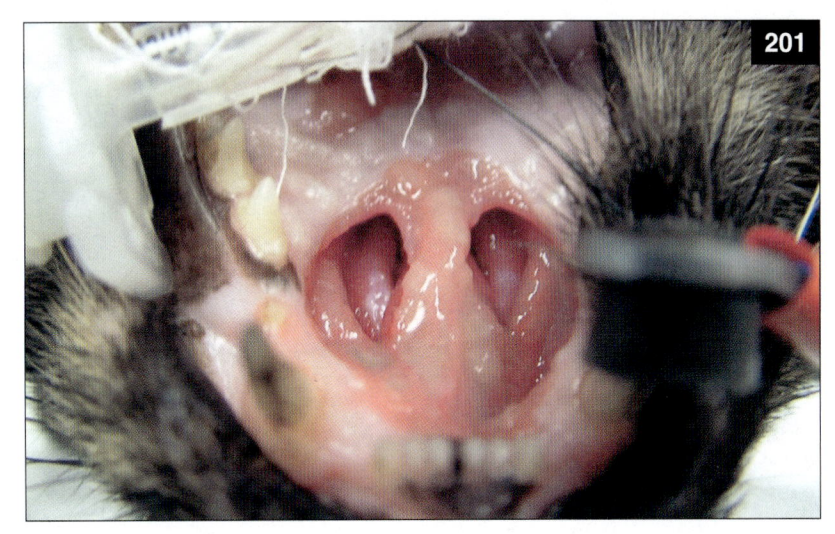

202 Estomatite.
Estomatite grave como a deste Cocker Spaniel poderia estar relacionada à microflora dental. Foi refratária ao tratamento com antibióticos e glicocorticóides levando à decisão de extrair todos os dentes, procedimento muito demorado, que pode levar até 2 horas.

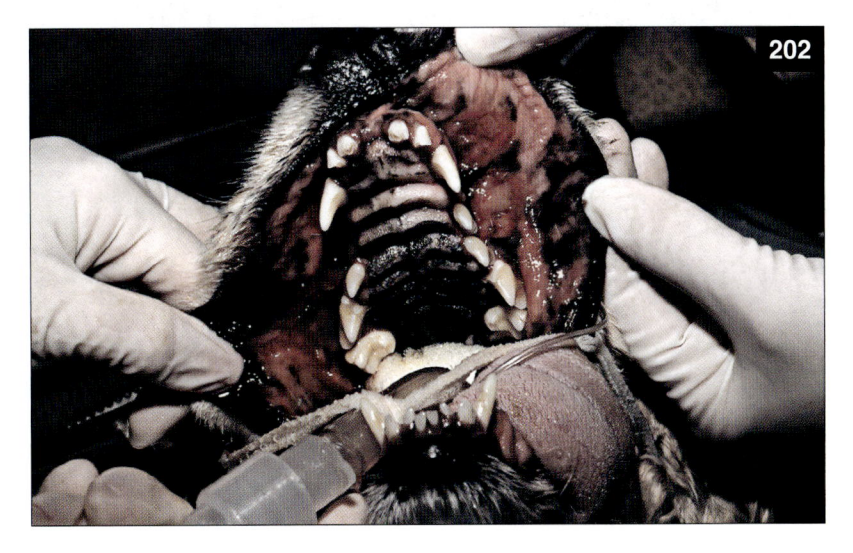

Doenças gastrintestinais

7

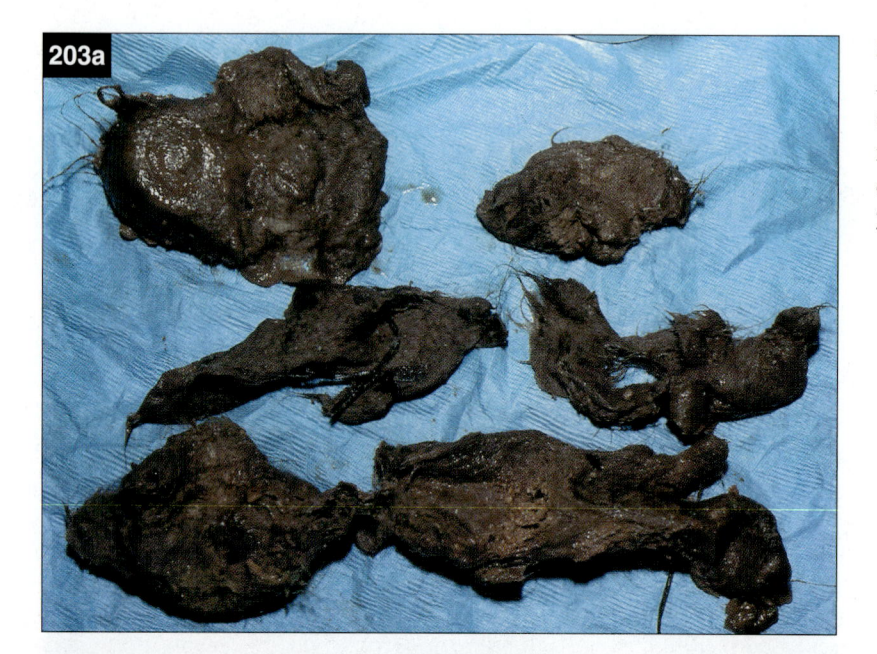

203a, b Tricobezoar.
A significância patológica do acúmulo de pelos comumente é maior no gato. Em **203a**, causou obstrução gástrica e em **203b**, obstrução esofágica.

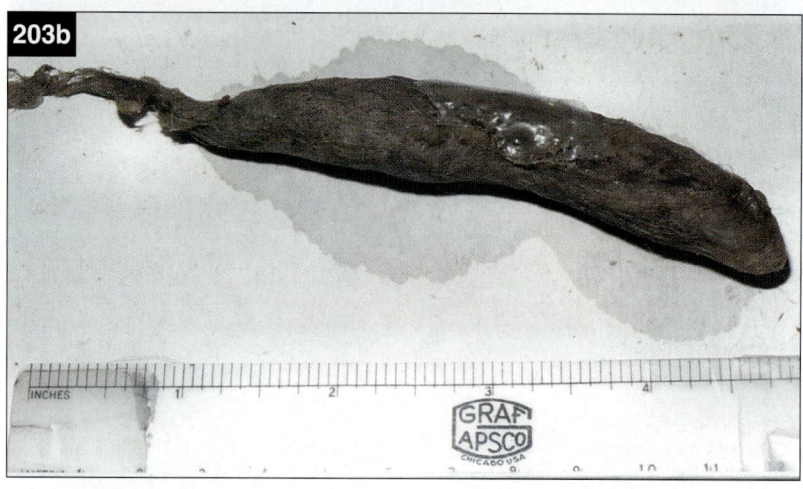

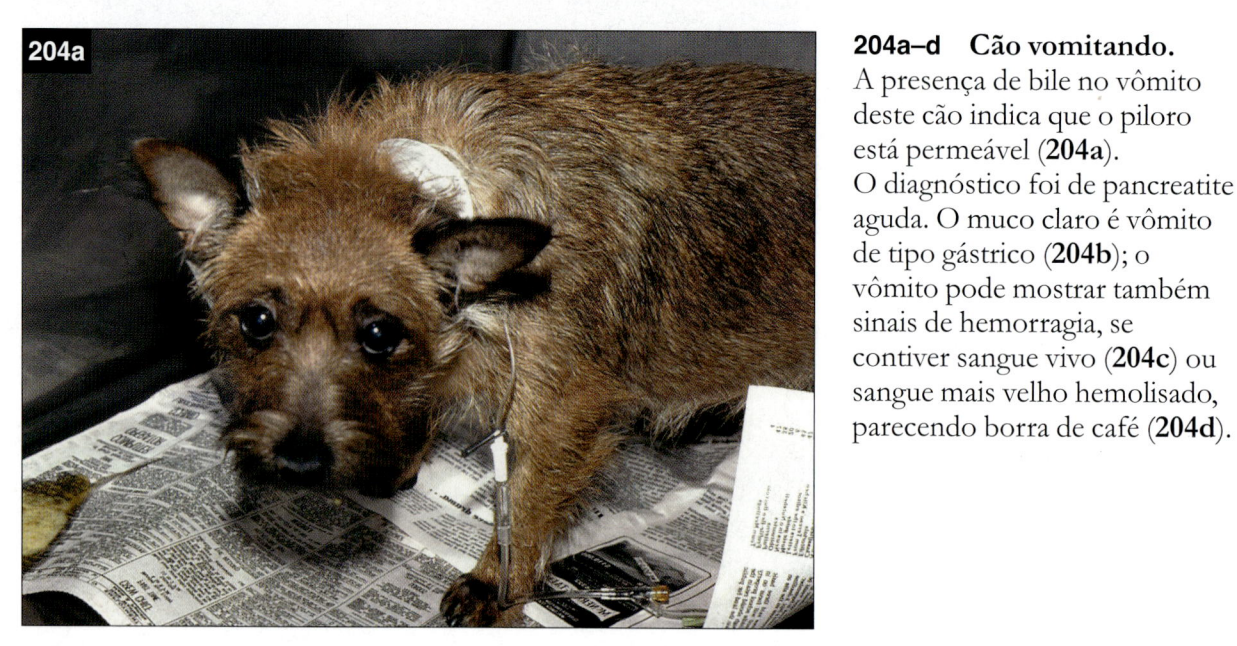

204a–d Cão vomitando.
A presença de bile no vômito deste cão indica que o piloro está permeável (**204a**).
O diagnóstico foi de pancreatite aguda. O muco claro é vômito de tipo gástrico (**204b**); o vômito pode mostrar também sinais de hemorragia, se contiver sangue vivo (**204c**) ou sangue mais velho hemolisado, parecendo borra de café (**204d**).

Doenças gastrintestinais

Doenças gastrintestinais

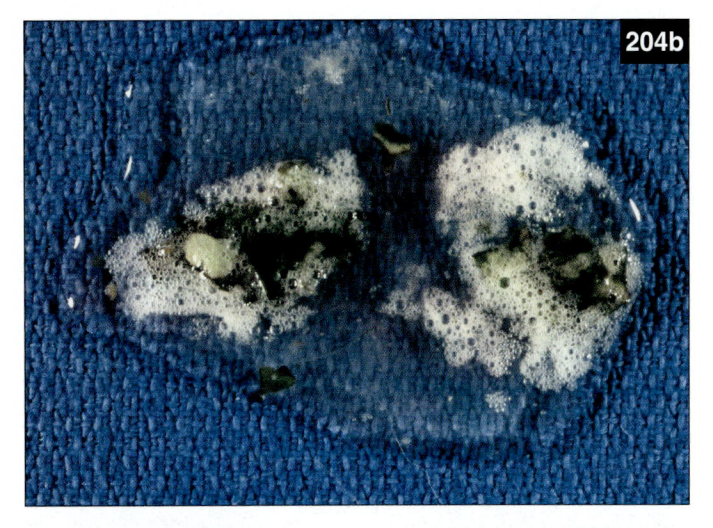

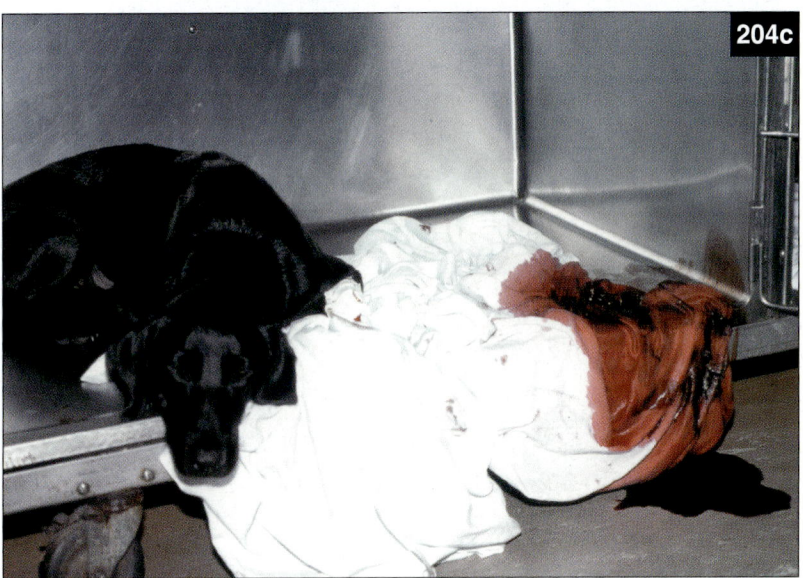

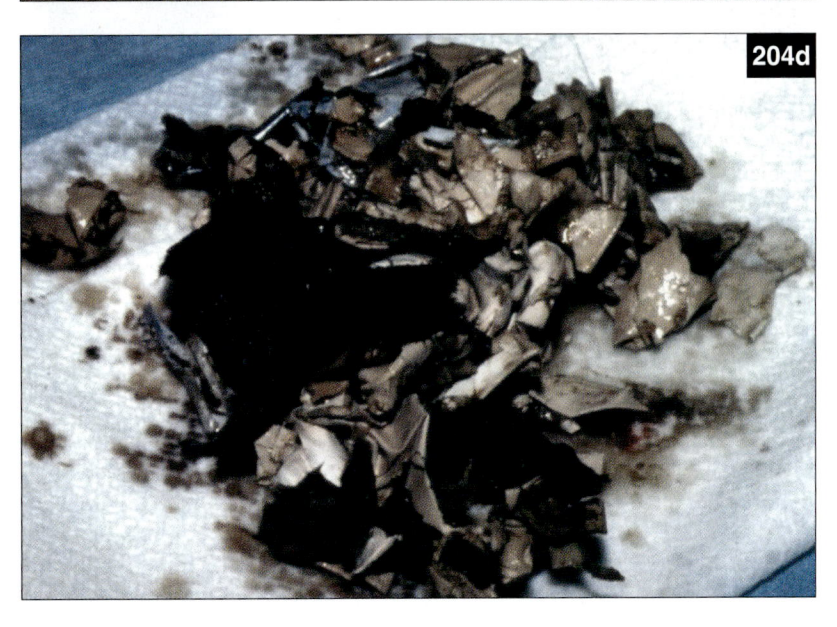

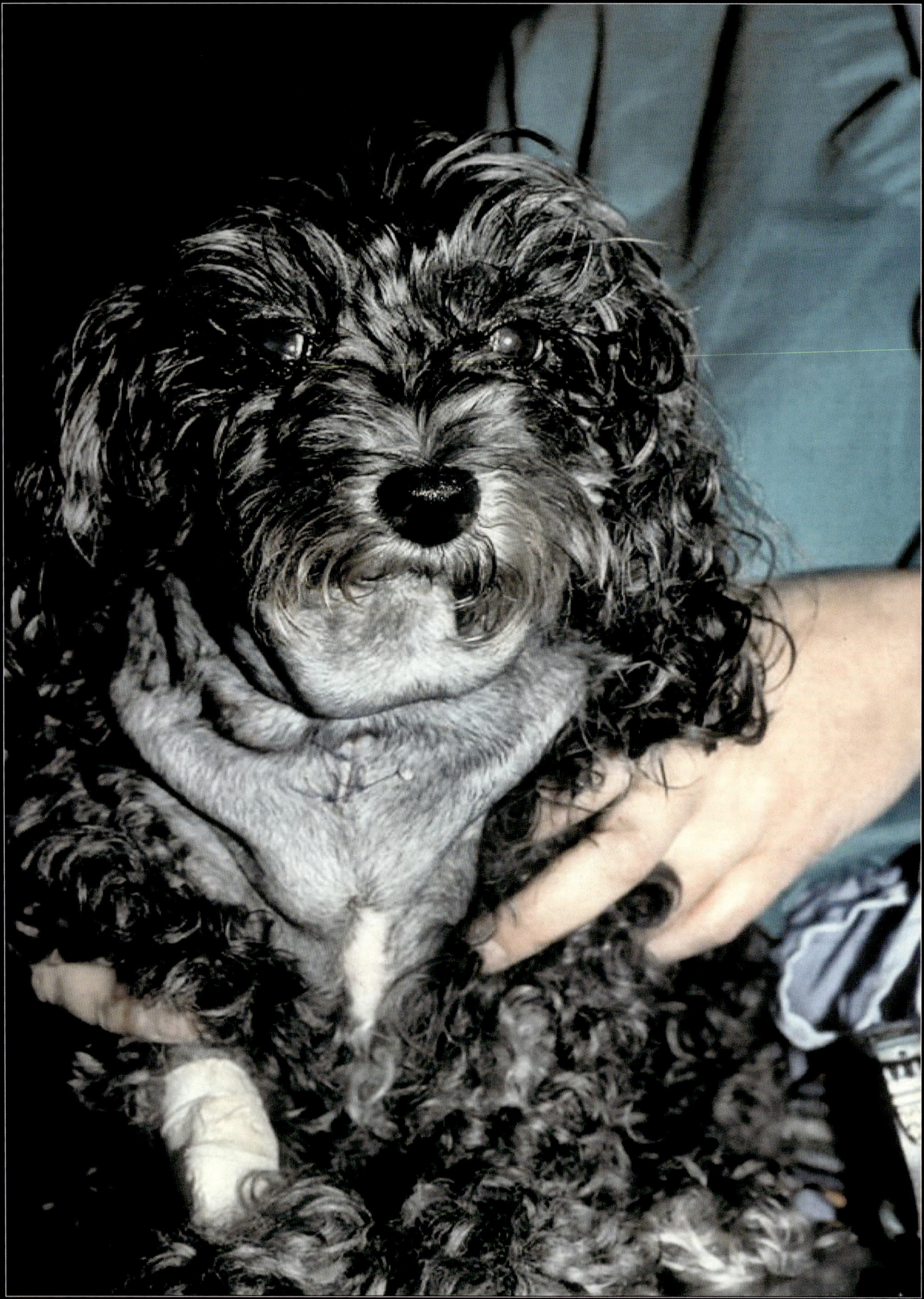

8 Doenças endócrinas

A palavra ENDOCRINOLOGIA deriva do grego *endon* (dentro) e *krin* (separar). As doenças objeto dessa disciplina médica compreendem várias síndromes interessantes, muitas das quais envolvem metabolismo, incluindo distúrbios de fluidos e eletrólitos. As endocrinopatias podem atingir diferentes sistemas orgânicos, em todo o organismo, o que torna necessário que o clínico tenha amplo conhecimento básico para entender totalmente a fisiopatologia, que pode ser muito complexa. Os exames diagnósticos de rotina são usados para avaliar o paciente com doenças endócrinas, mas a avaliação completa das doenças endócrinas exige exames especiais.

As imagens desta seção destacam várias endocrinopatias e devem ser úteis para o clínico.

◀ Poodle com acromegalia.

Doenças endócrinas

- Hipercolesterolemia mais aumento de CK – exclua hipotireoidismo.
- Seringa U-100 (ou TB) deve ser usada para insulina U-100.
- Não esqueça K^+ quando tratar CAD.
- Diabetes oligúrico não tratado tem hiperglicemia marcante.
- Glicosúria pode ocorrer com diabetes, doença de túbulo renal proximal, estresse, dextrose IV.
- Hiperglicemia marcante com glicosúria mínima – considere oligúria/anúria.
- Glicosúria marcante de manhã e diminuída à tarde – tipifica resposta transitória a insulina (é preciso fracionar a dose).
- Pode-se usar o material da caixa onde o animal faz as necessidades fisiológicas para detectar glicosúria.
- Hiperglicemia algumas vezes pode ser detectada nas lágrimas.
- Avalie a glicemia de cadela com eclampsia.
- Tente manitol em encefalopatia hipoglicêmica grave.
- Quando Florinef não funcionar bem, use DOCP e prednisona.
- O gato hipocalcêmico não leu o livro.
- Fique atento para o Addisoniano atípico.

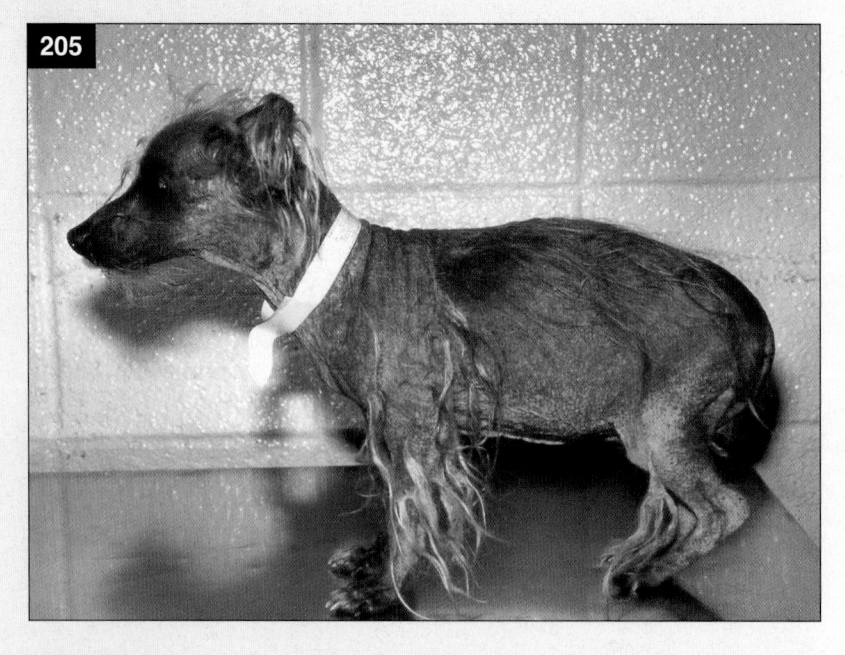

205 Hiperadrenocorticismo (Cushing).
Este cão mostra muitos dos sinais clássicos da síndrome de Cushing, incluindo alopecia generalizada com hiperpigmentação, escoriação fácil e abdome em pêndulo. A alopecia está presente em aproximadamente 70% dos cães com hiperadrenocorticismo endógeno. O crescimento dos pêlos pode levar 12 meses ou mais e usualmente estes retornam mais escuros.

206 Hiperadrenocorticismo: macroadenoma.

Secção coronal transversal de um cão com Cushing que tinha um macroadenoma hipofisário funcionante. A hemorragia aguda, conhecida como apoplexia hipofisária (ou acidente vascular), pode causar sinais agudos de depressão mental, como andar em círculos e deterioração neurológica progressiva, até coma, resultado da necrose do tumor e hemorragia no diencéfalo.

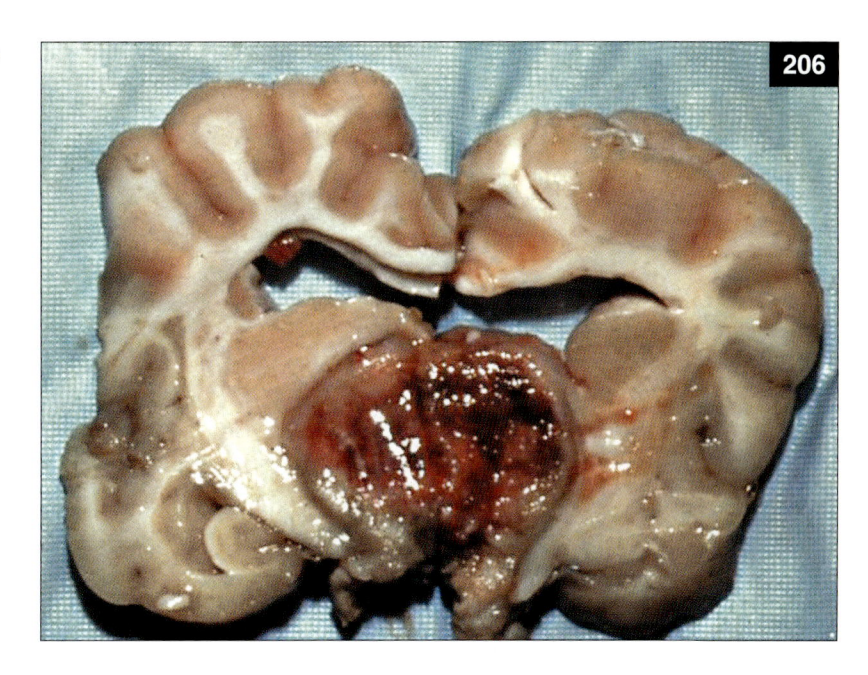

207a, b Hiperadrenocorticismo: macroadenoma.

Estas vistas ventral (**207a**) e sagital (**207b**) de cães diferentes mostram o tumor invadindo o diencéfalo e sangrando. O grau de comprometimento interno não pode ser avaliado na necropsia sem o corte do parênquima cerebral. Clinicamente, esses cães têm depressão de consciência muito intensa.

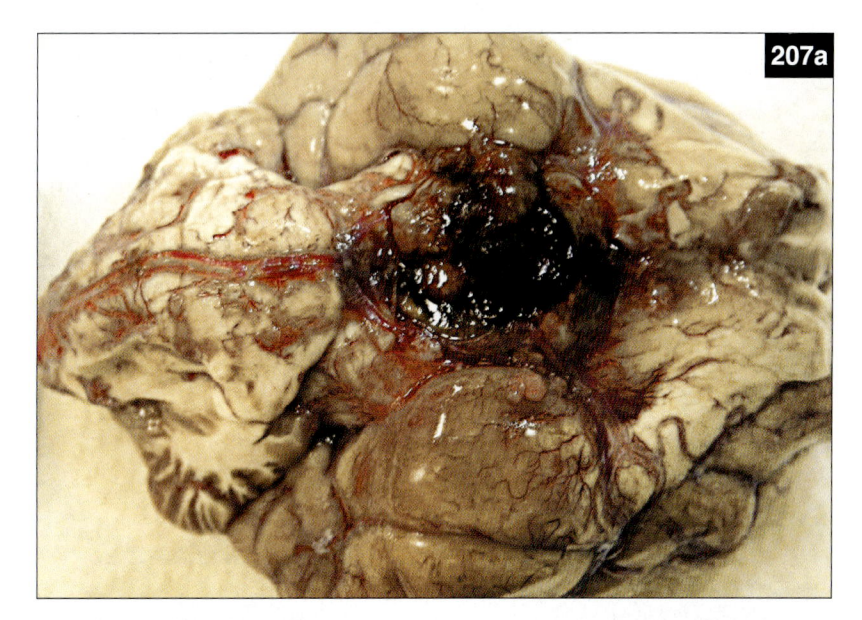

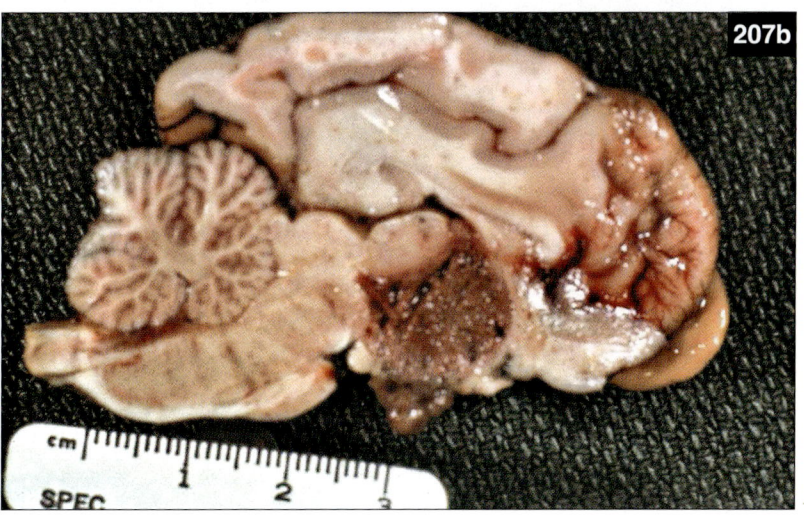

Doenças endócrinas

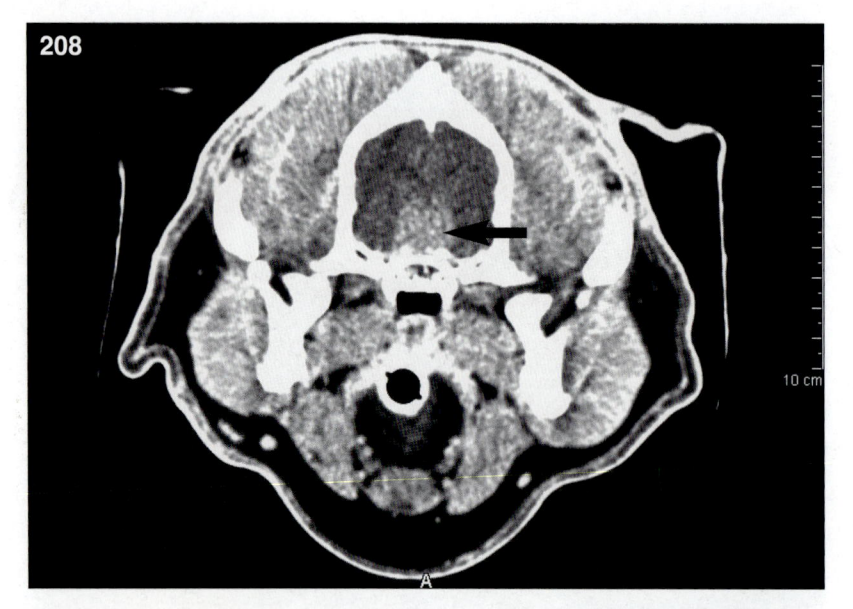

208 Hiperadrenocorticismo: TC.
Os tumores hipofisários são facilmente detectados com as modalidades modernas de imagem. Pode-se usar meio de contraste para ressaltar o tumor hipofisário. Aqui se vê um macroadenoma crescendo profundamente no hipotálamo (seta).

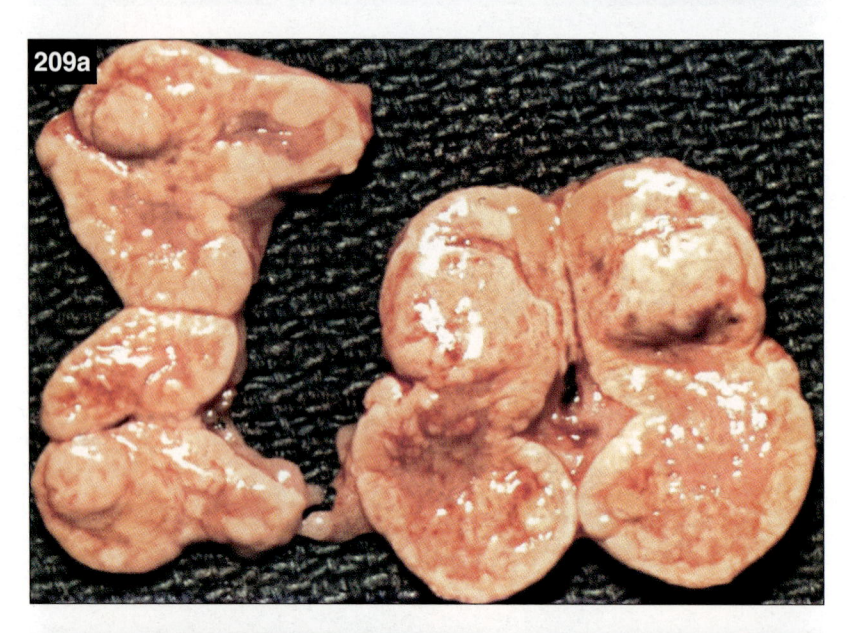

209a, b Hiperadrenocorticismo.
Peça *post-mortem* de hiperplasia adenomatosa adrenocortical bilateral (**209a**), algumas vezes erroneamente diagnosticada, na ultra-sonografia, como tumor maligno de adrenal (**209b**). O diagnóstico diferencial do exame seria hiperplasia adrenocortical, adenoma adrenocortical, adenocarcinoma adrenocortical e feocromocitoma. Os níveis baixos de cortisol sérico com teste de supressão de dexametasona seriam fortemente sugestivos de doença benigna.

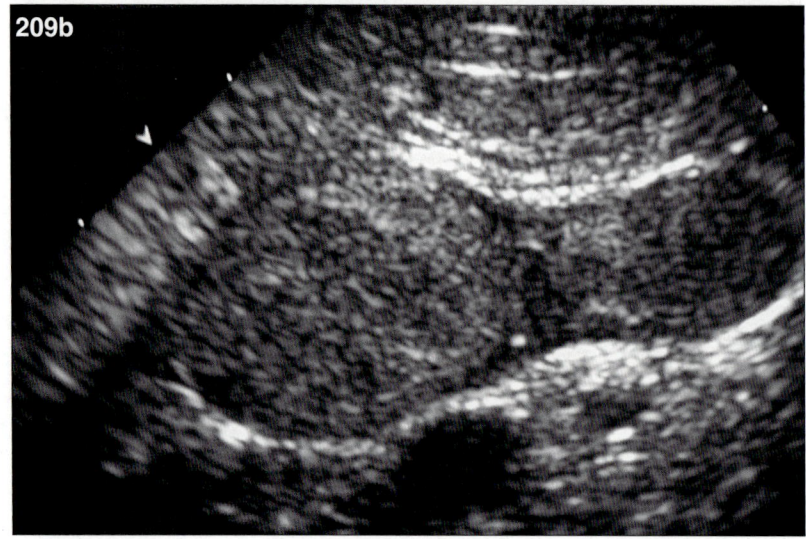

**210a–e
Hiperadrenocorticismo.**
Gato com 10 anos de idade com hiperadrenocorticismo causado por tratamento com glicocorticóides (**210a**). Note as pontas das orelhas dobradas (**210b**) e as lacerações características da pele (**210c**), causadas por alteração na estrutura do colágeno e fragilidade epidérmica, respectivamente. Muitos gatos com hiperadrenocorticismo têm também diabetes mellitus.
Na foto **210d** vê-se o mesmo gato 4 anos depois que os esteróides foram suspensos. Também se mostra uma laceração de pele (**210e**) após punção de veia jugular, ilustrando friabilidade aumentada no gato com Cushing.

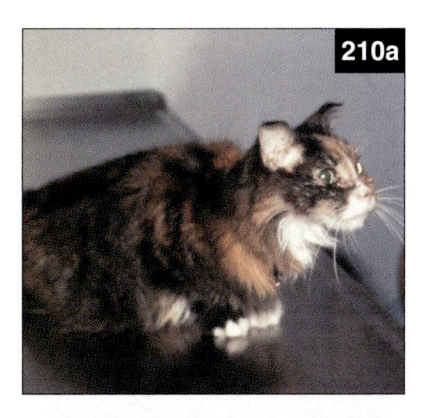

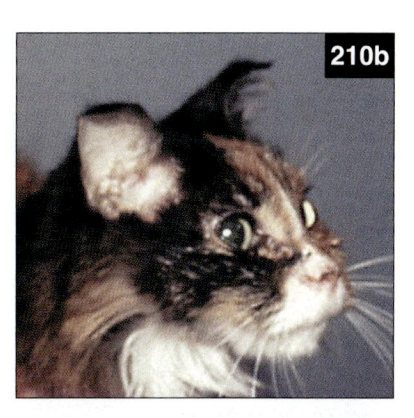

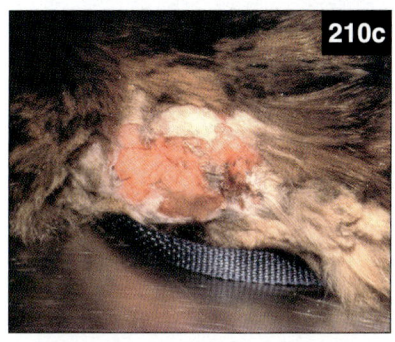

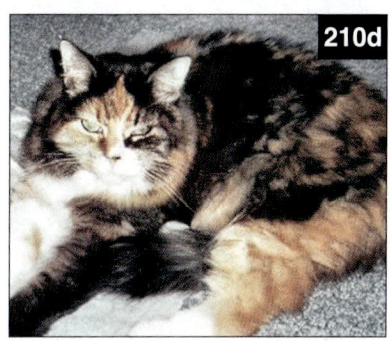

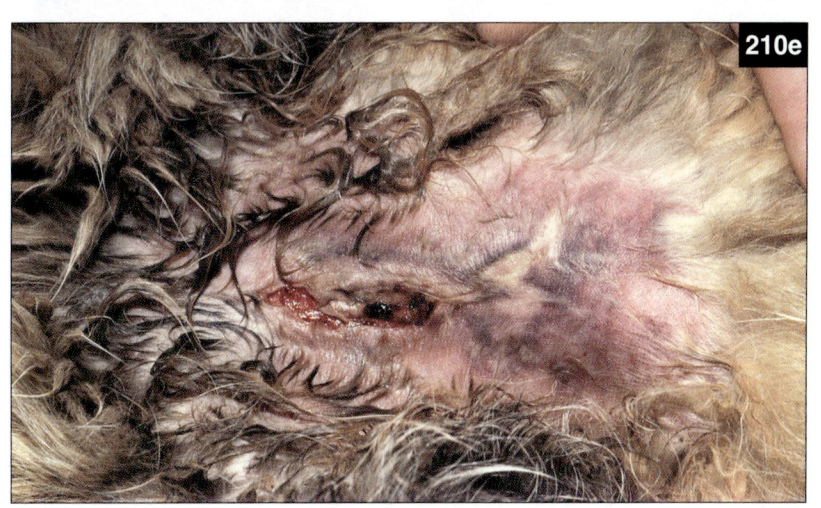

211 Hiperadrenocorticismo: calcinosis cutis.
Calcinosis cutis é um sinal clássico de excesso de glicocorticóides. Aqui se mostra uma forma inflamatória típica da doença. A lesão finalmente regride depois que os níveis séricos de cortisol voltam ao normal.

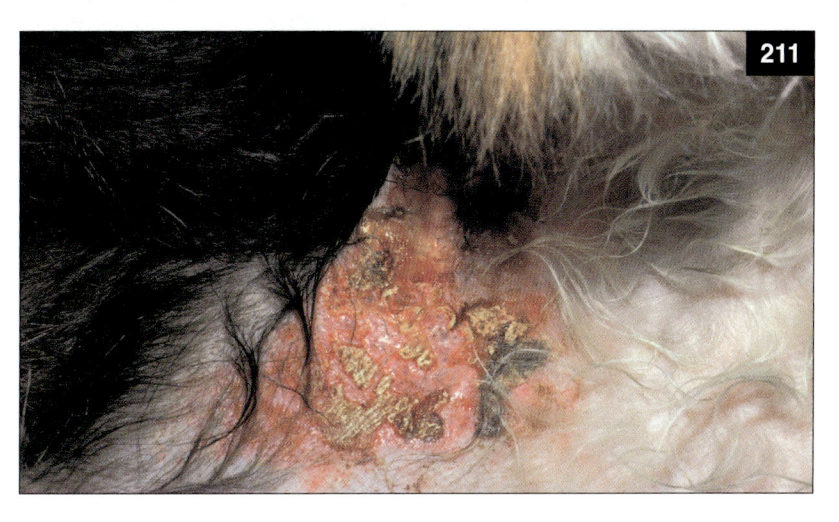

Doenças endócrinas

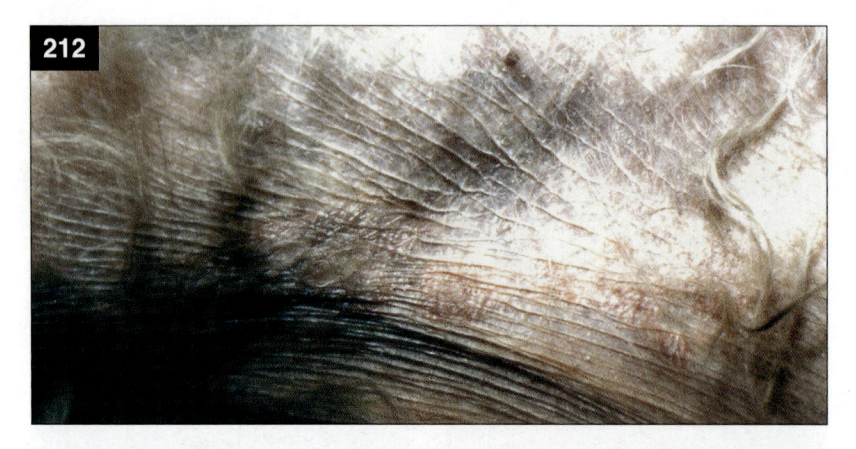

212 Hiperadrenocorticismo: calcinosis cutis.
Este é um exemplo da forma seca da calcinosis cutis, com aparência de placa seca.
O tamanho das lesões varia de vários milímetros a muitos centímetros de diâmetro. Também se vê atrofia epidérmica, parecendo rugas.

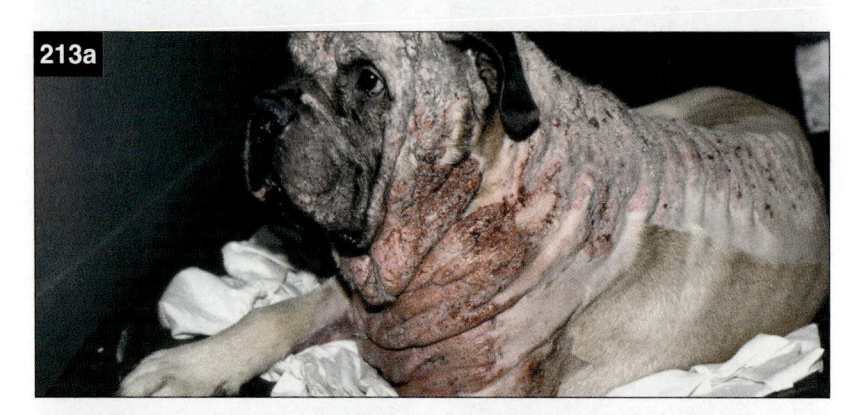

213a–c Hiperadrenocorticismo: calcinosis cutis.
O uso inapropriado de glicocorticóides causou as formas seca e inflamatória da calcinosis cutis neste Mastiff. O problema se resolveu meses depois, com hidroterapia.

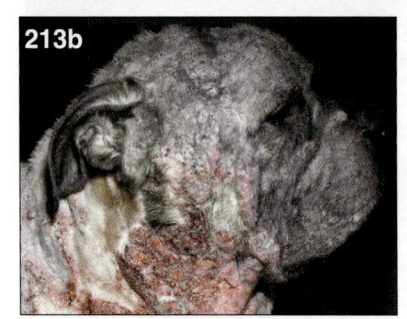

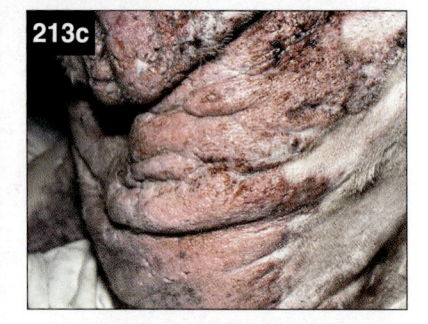

214 Hiperadrenocorticismo: calcinosis cutis.
A forma inflamatória da calcinosis cutis é mostrada em duas áreas comumente afetadas, as regiões inguinal e axilar. Nem todos os cães com hiperadrenocorticismo têm essa lesão cutânea, que pode causar desconforto em relação ao movimento dos membros, por causa da localização. Medicamentos tópicos contendo alumínio são úteis no tratamento.

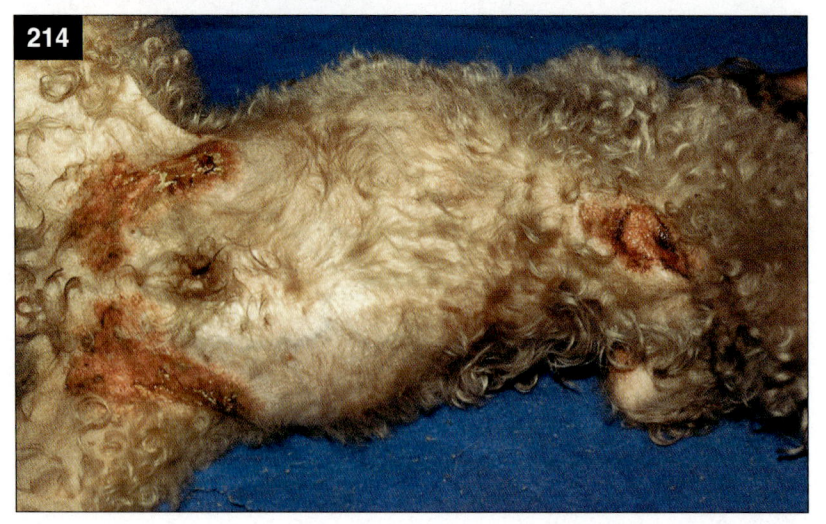

Doenças endócrinas

215 Hiperadrenocorticismo: calcinosis cutis.
Vista em detalhe de calcinosis cutis inflamatória. Note as áreas tipicamente amareladas de mineralização. A forma seca da lesão pode ocorrer em torno da periferia das regiões inflamadas.

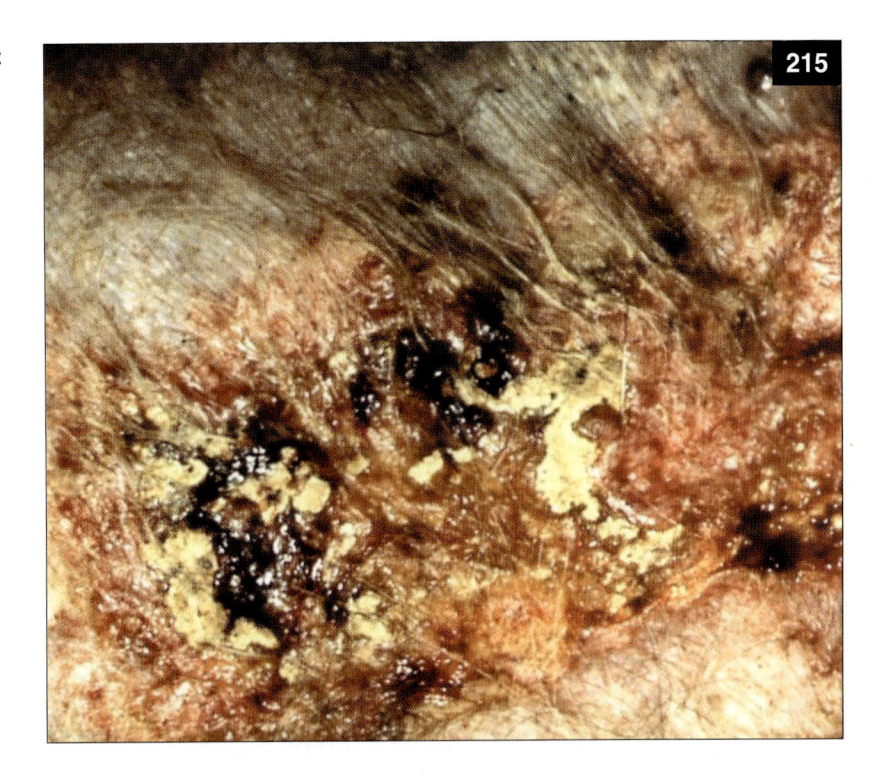

216a–c Hiperadrenocorticismo: calcinosis cutis.
Calcinosis cutis pode ter várias formas e graus de envolvimento. A lesão no abdome deste Dachshund é extensa, mas se curou após a regressão do hipercotisolismo. Imagens antes (**216a, b**) e depois (**216c**).

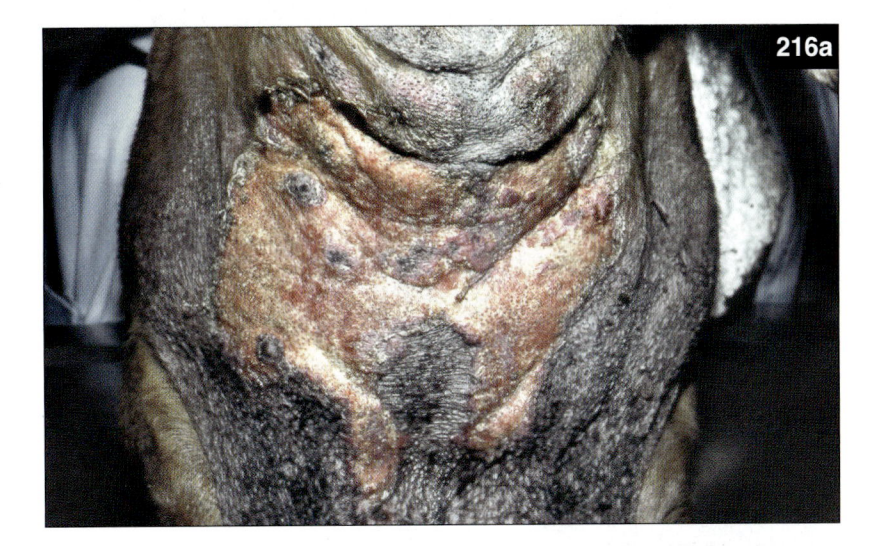

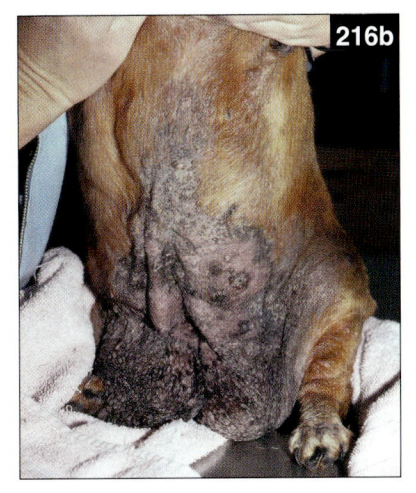

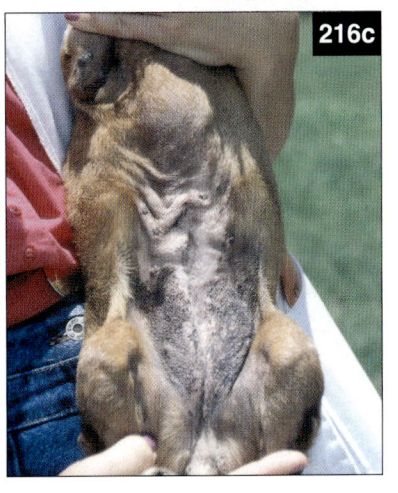

Doenças endócrinas

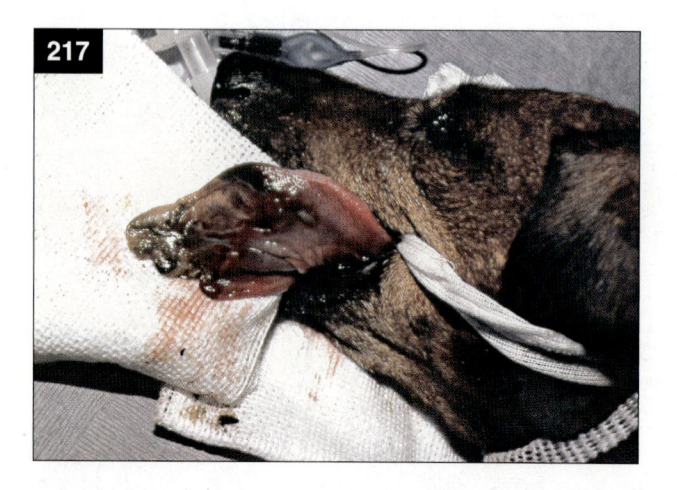

217 Infarto tissular associado a hiperadrenocorticismo.
O hiperadrenocorticismo deste Dachshund causou tendência à coagulação, que produziu o infarto e a necrose da língua. A maioria dos cães não consegue prender o alimento quando perde metade da língua.

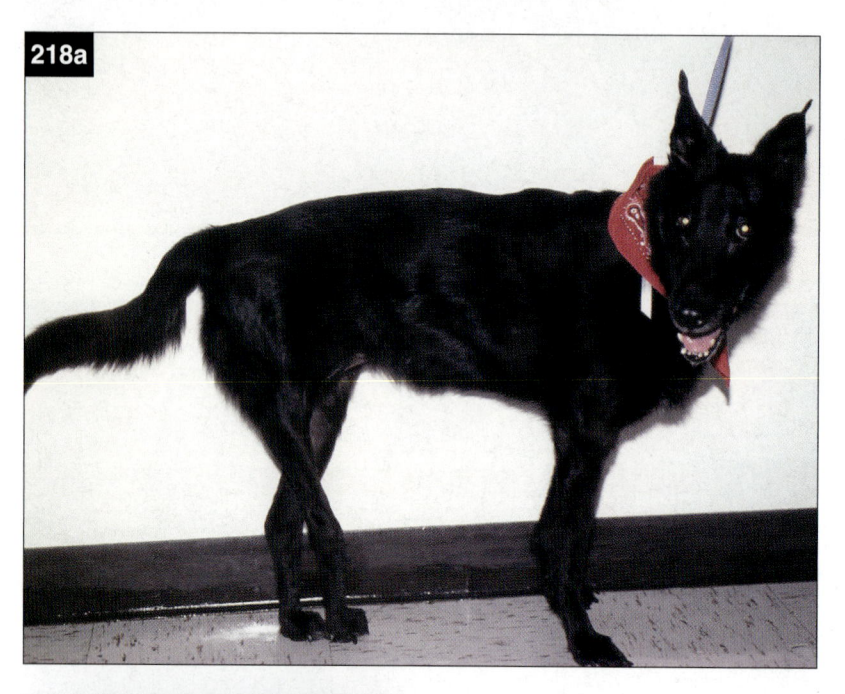

218a, b Hiperadrenocorticismo: mioneuropatia.
Embora os sinais de Cushing neste Pastor Alemão mostrassem boa resposta a mitotane, as lesões de miopatia e neuropatia persistiram. Note a atrofia dos músculos da coxa e a postura com hiper-extensão dos membros posteriores.
A movimentação dos membros ficou bastante diminuída.

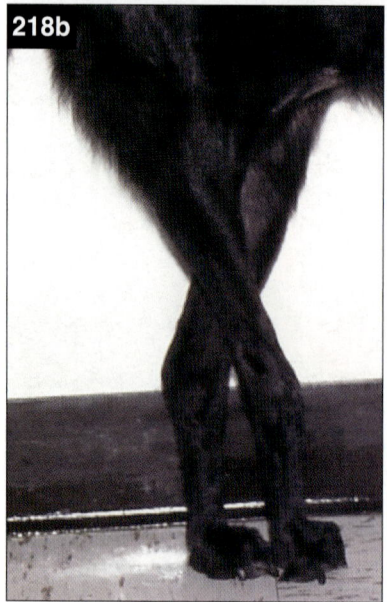

Doenças endócrinas

219a, b
Hiperadrenocorticismo: hemorragia em tumor periadrenal.
Os carcinomas adrenocorticais algumas vezes causam hemorragia retroperitoneal espontânea, como a mostrada nesta cirurgia. Note como o peritônio se salienta na cavidade abdominal. Quando o episódio ocorreu, na noite anterior à cirurgia, o cão mostrou sinais de fraqueza e hipovolemia e teve que ser ressuscitado com fluidos intravenosos.

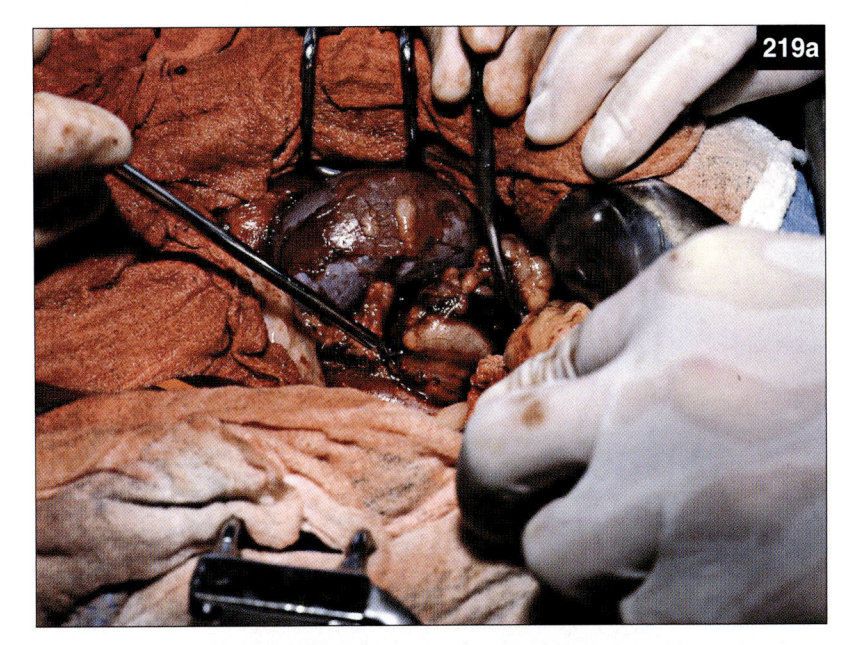

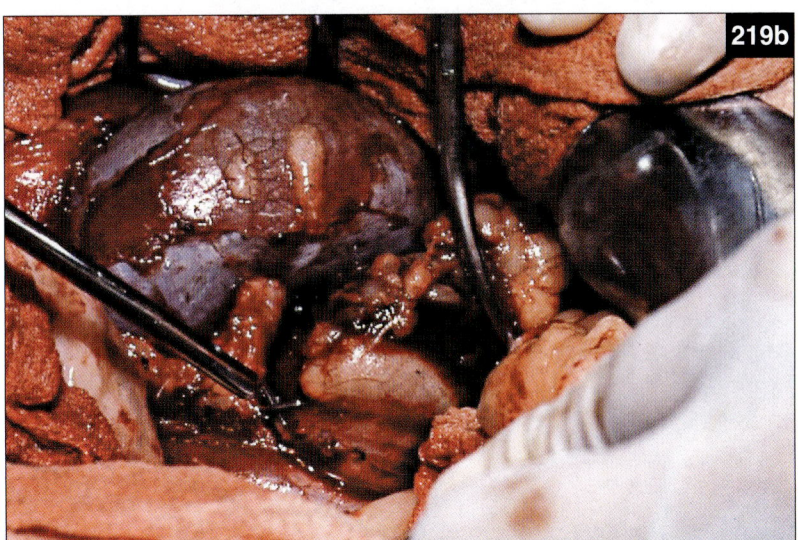

220 Hiperadrenocorticismo: estrias.
As estrias perto do umbigo deste cão são mais comuns em humanos que em cães cushingóides. As estrias aparecem por causa da distensão abdominal, associada à fraqueza dos músculos abdominais.

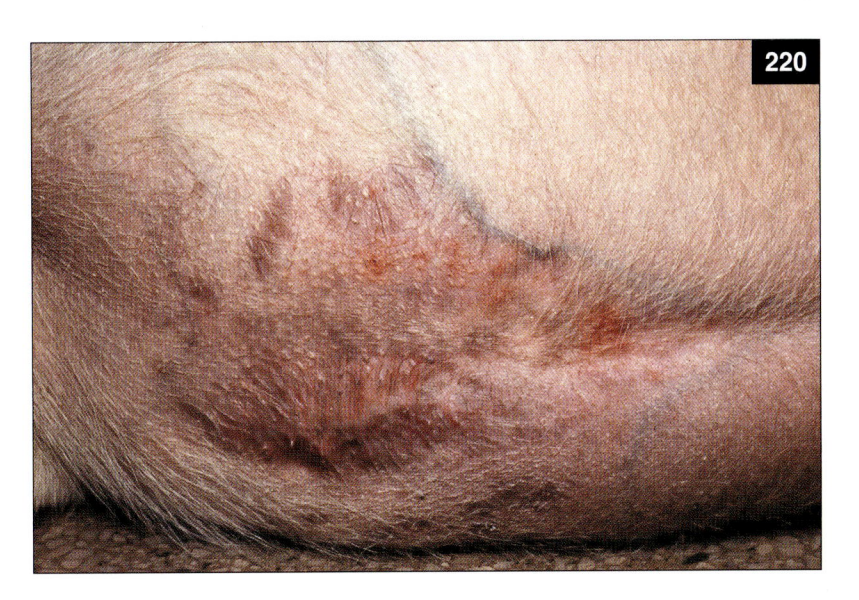

Doenças endócrinas

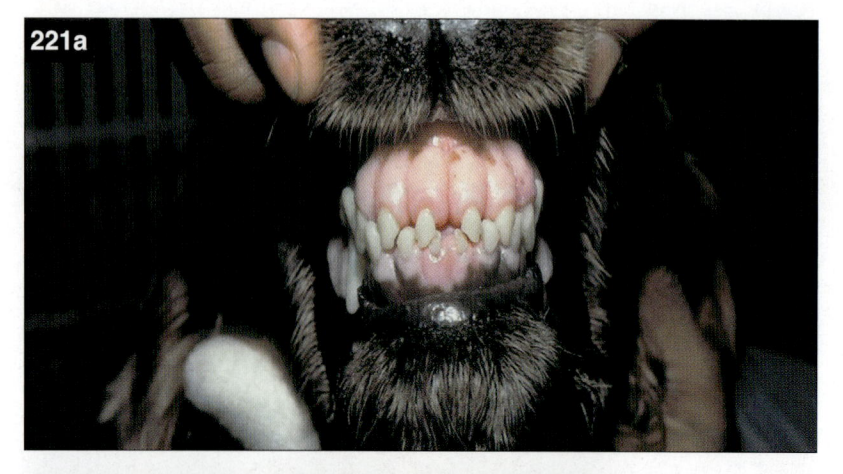

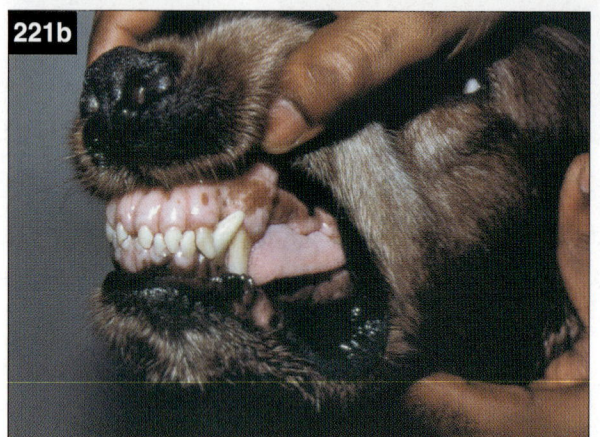

221a, b Acromegalia.
A dentição desta Setter Irlandesa adulta mostra hiperplasia gengival e alargamento dos espaços interdentais típicos de acromegalia no cão. A fêmea estava no diestro e tinha diabetes mellitus insulino-resistente causado pelo excesso de secreção de hormônio de crescimento. A acromegalia acaba quando não há mais excesso de secreção de progestogênio. Nesta cadela, a acromegalia e o diabetes se curaram após ovário-histerectomia.

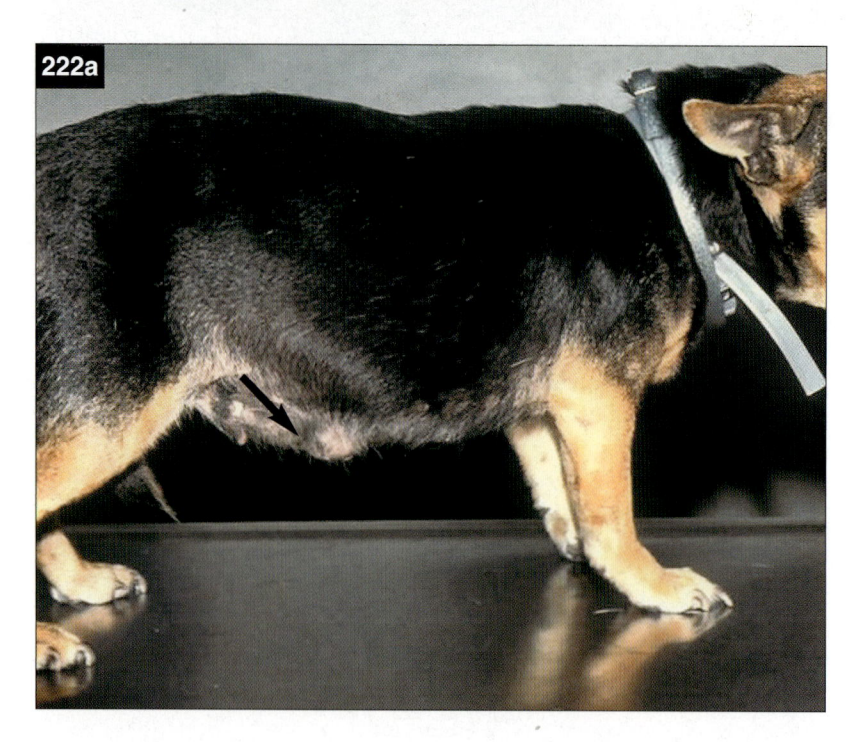

222a, b Acromegalia.
Injeções de acetato de medroxiprogesterona causaram acromegalia e estridor respiratório nesta cadela (**222a**). O último problema foi causado pela hiperplasia de faringe, induzida por hormônio de crescimento. O aumento do tecido mole da faringe pode ser visto na radiografia lateral (**222b** – seta). O suporte com respiração artificial nem sempre é necessário. A cadela também tinha carcinoma de glândula mamária na terceira glândula direita (seta), eventualmente por excesso de produção de hormônio de crescimento, que pode ser estímulo oncogênico no tecido mamário.

Doenças endócrinas

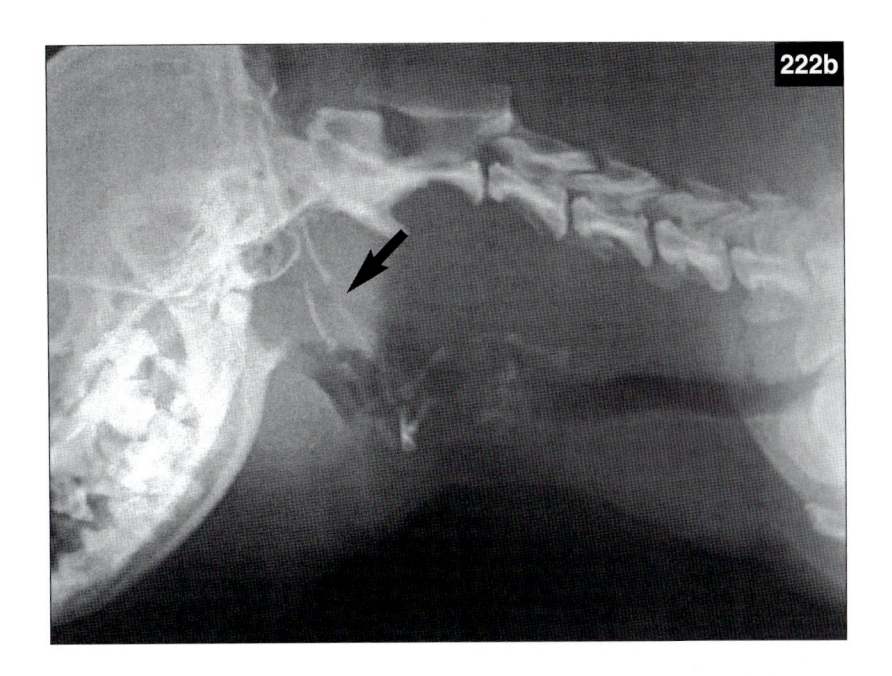

223a, b Acromegalia.
Esta fêmea Poodle ficou acromegálica durante o ciclo estrogênico (diestro). Finalmente, submeteu-se a ovário-histerectomia para resolver o problema. A proliferação resultante do tecido faríngeo causou obstrução da via aérea, o que tornou necessária traqueostomia. Note a sobra de pele cervical.

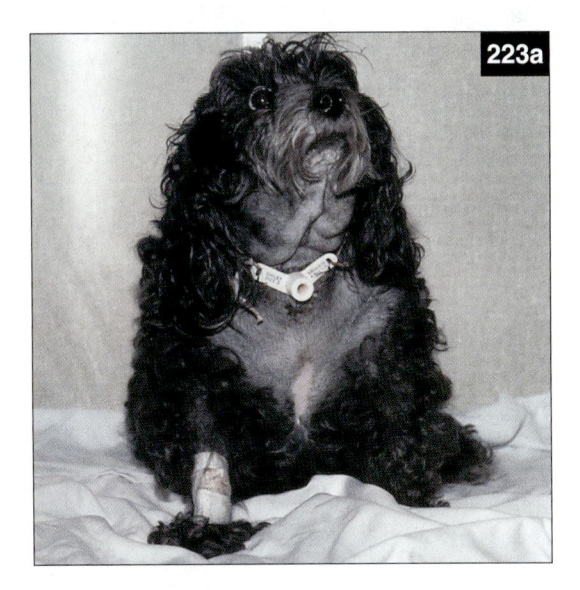

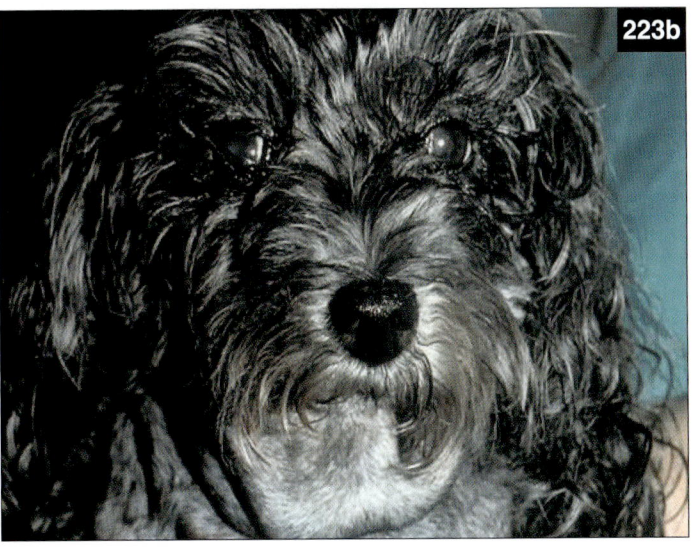

Doenças endócrinas

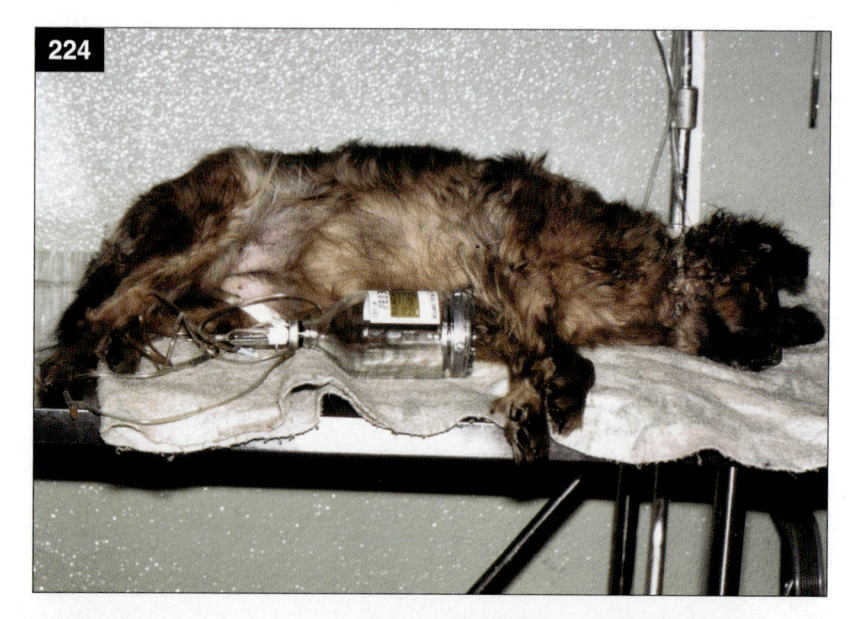

224 Cetoacidose diabética.
O cão está em estado terminal por causa de cetoacidose diabética, pancreatite aguda e insuficiência renal anúrica. Note o frasco de coleta de urina vazio, quando o cão normalmente estaria com poliúria. O nível de glicemia na ocasião da anúria era de aproximadamente 55 mmol/l (1000 mg/dl), o que indica mau prognóstico.

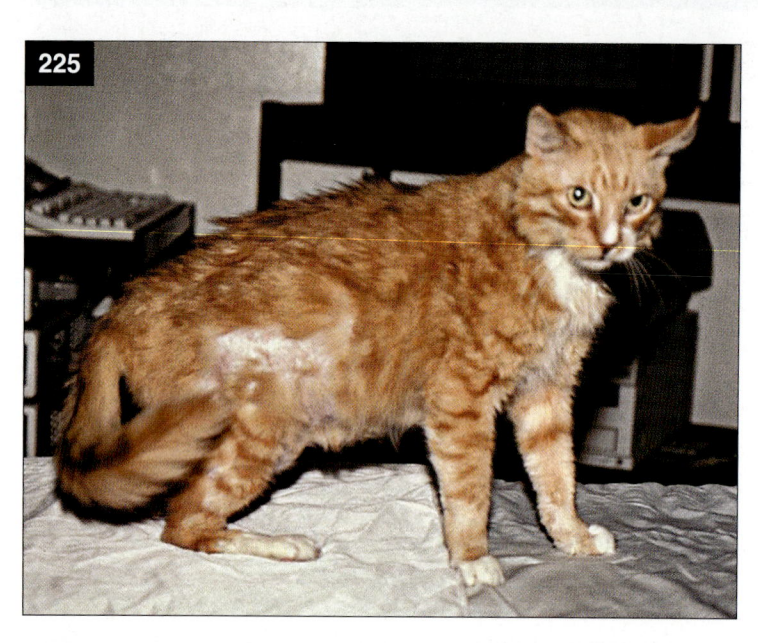

225 Gato diabético com hipercortisolismo.
Este gato ficou cushingóide iatrogenicamente, com injeções de glicocorticóide, teve diabetes e depois neuropatia diabética, como indica a postura plantar. Os sinais de hipercortisolismo finalmente desapareceram quando os níveis de glicocorticóides diminuíram, ao longo do tempo. O diabetes insulino-dependente também se curou depois de aproximadamente 2 anos.

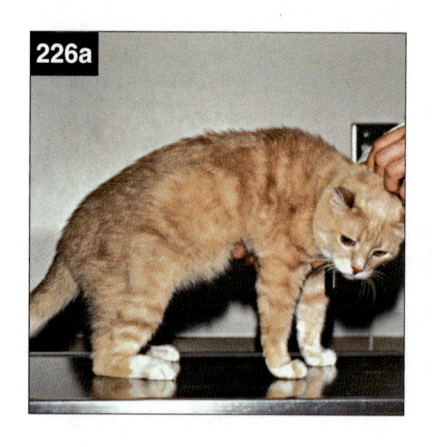

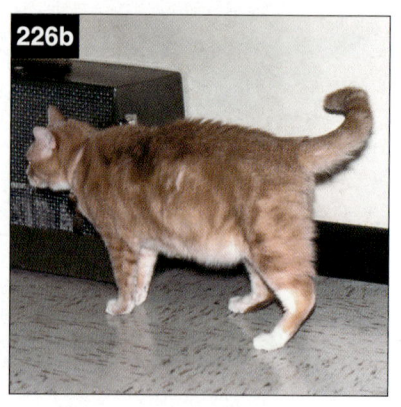

226a, b Neuropatia diabética.
Este gato mostra neuropatia diabética típica antes (**226a**) e depois (**226b**) do tratamento com insulina. A postura plantar é característica da doença no gato. Com a melhoria do controle com insulina, a neuropatia se curou no período de 4-6 semanas.

Doenças endócrinas

227a, b Neuropatia diabética no cão.

A doença, no cão, parece mielopatia com sinais de perda de propriocepção e paraparesia, que pode progredir para paraplegia. O Samoyed (**227a**) mostra fraqueza e perda de propriocepção nos membros posteriores, enquanto o Chesapeake Bay Retriever (**227b**) aparenta tetraparesia. Ambos os cães voltaram ao normal com tratamento adequado de insulina e fisioterapia.

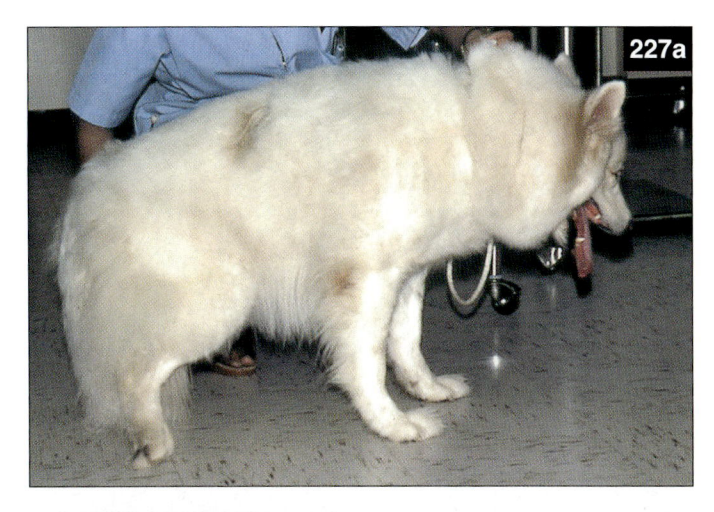

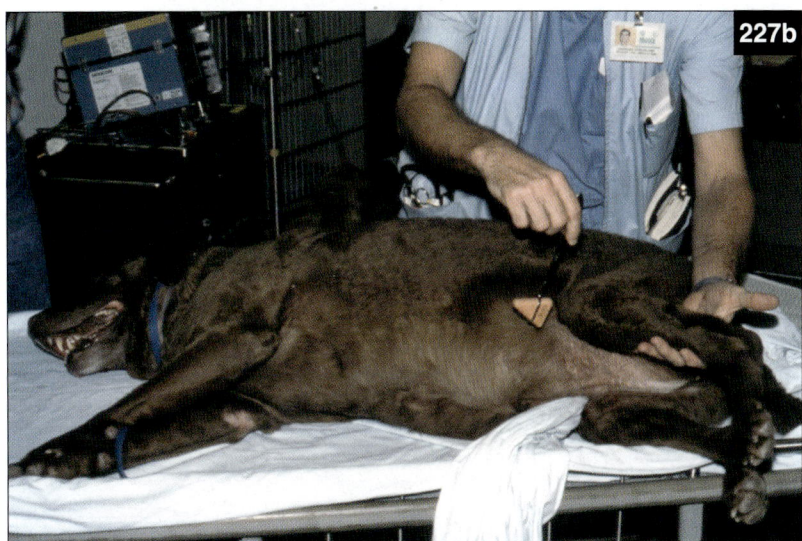

228a, b Tromboflebite diabética em um gato.

Esta lesão cutânea é uma tromboflebite estreptocócica ulcerativa na veia jugular, em gato com diagnóstico recente de diabetes não tratado. Ocorreu após punção venosa de rotina e causou cetoacidose diabética aguda, o que atesta a predisposição do diabetes não tratado a infecção, devido à diminuição da capacidade bactericida dos neutrófilos e da função das células B e T.

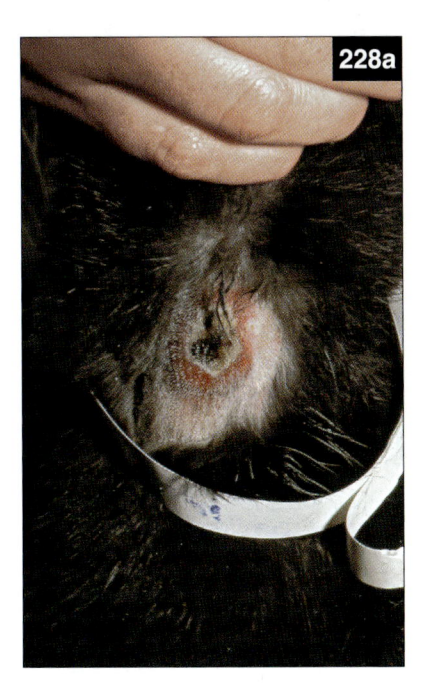

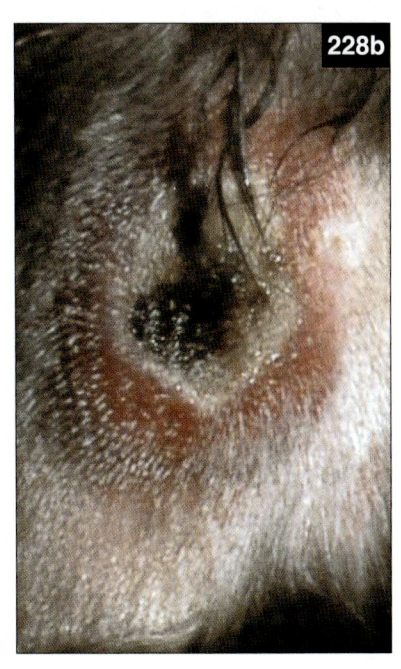

Doenças endócrinas

8

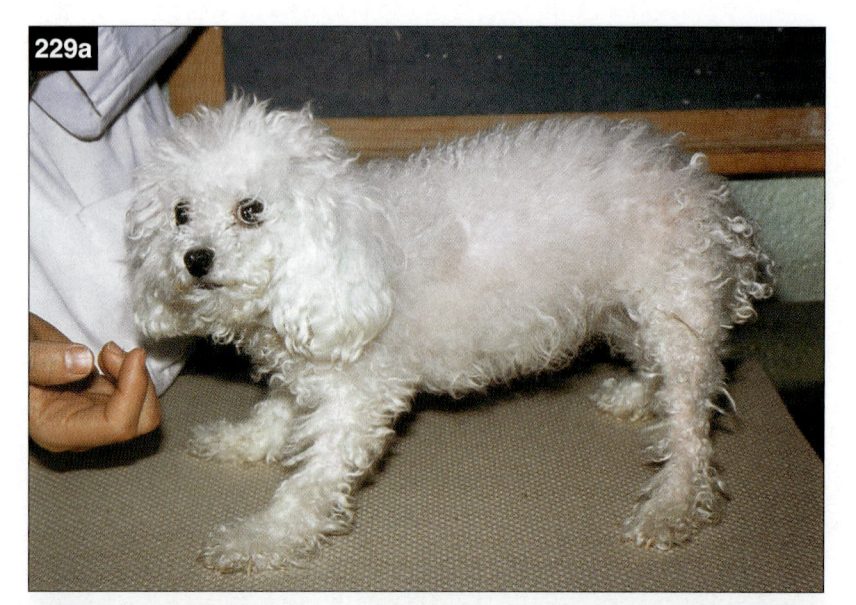

229a, b Hiperestrinismo.
Níveis anormalmente altos de estrogênio podem ser causados por ovários císticos, tumores ovarianos e drogas contendo estrogênios. Os sinais típicos aparecem nesta Bichon Frisé (**229a**). Note a vulva aumentada e edemaciada, o corrimento vulvar sero-sangüinolento e a alopecia e hiperpigmentação da pele (**229b**). Cães machos eram muito atraídos pela cadela.

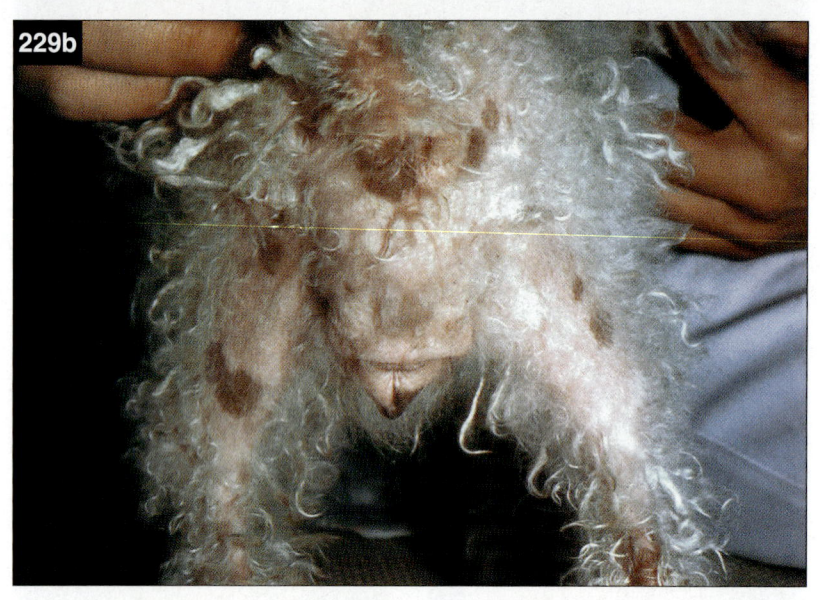

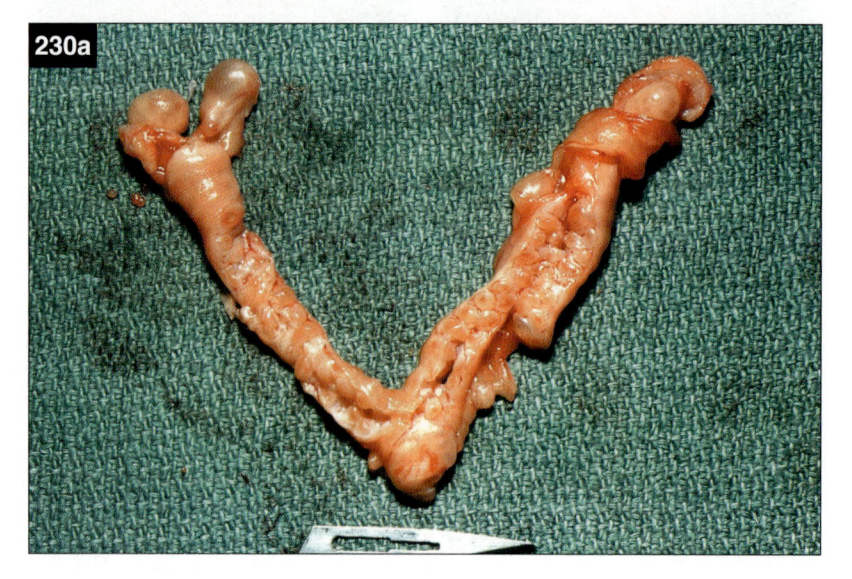

230a, b Hiperestrinismo.
A cadela que se vê na foto **229** também tinha hiperplasia endometrial cística. Se as bactérias vaginais tivessem subido até o útero poderiam causar piométrio.

Doenças endócrinas

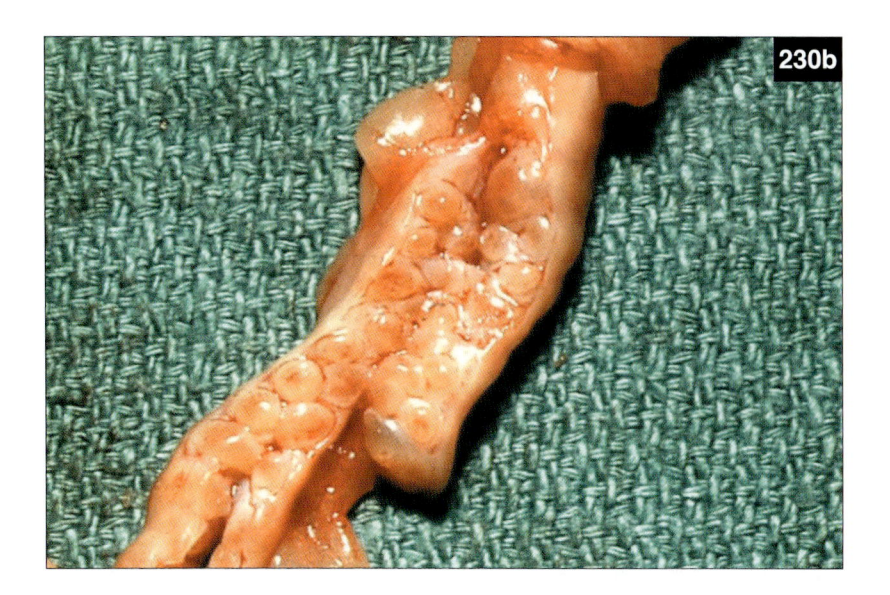

231a–c Hiperestrinismo.
A Poodle tem ovários císticos e mostra as características morfológicas clássicas de hiperestrinismo, incluindo alopecia no tronco e na região posterior, hiperpigmentação de pele, mamilos proeminentes e vulva edematosa. Os sinais desaparecem rapidamente com ovário-histerectomia.

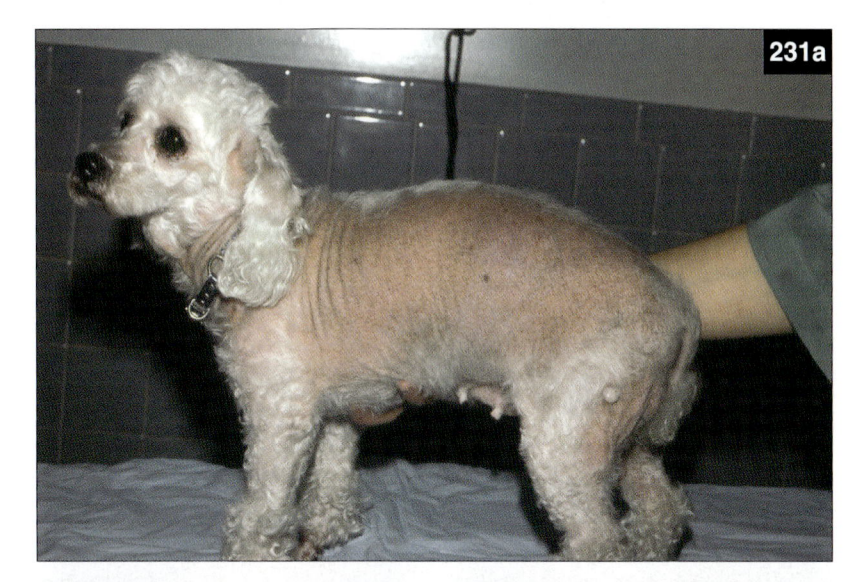

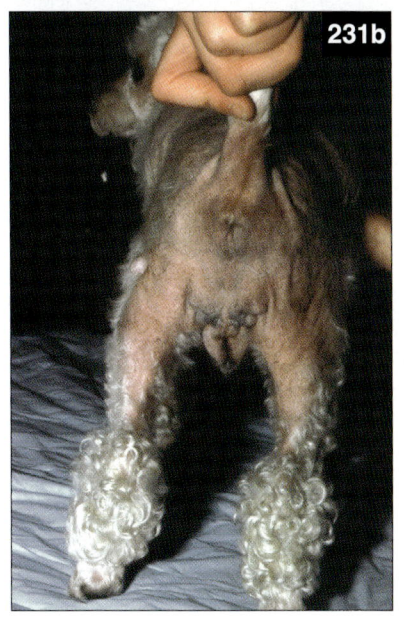

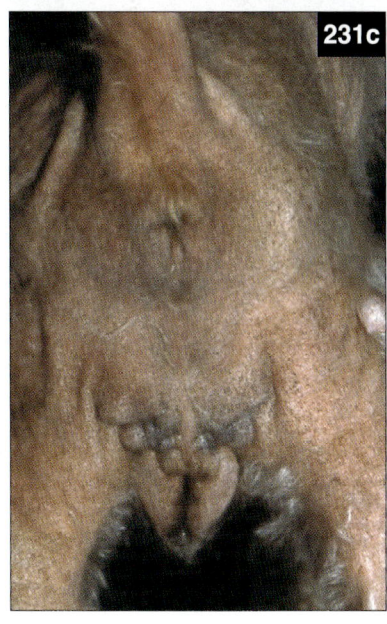

Doenças endócrinas

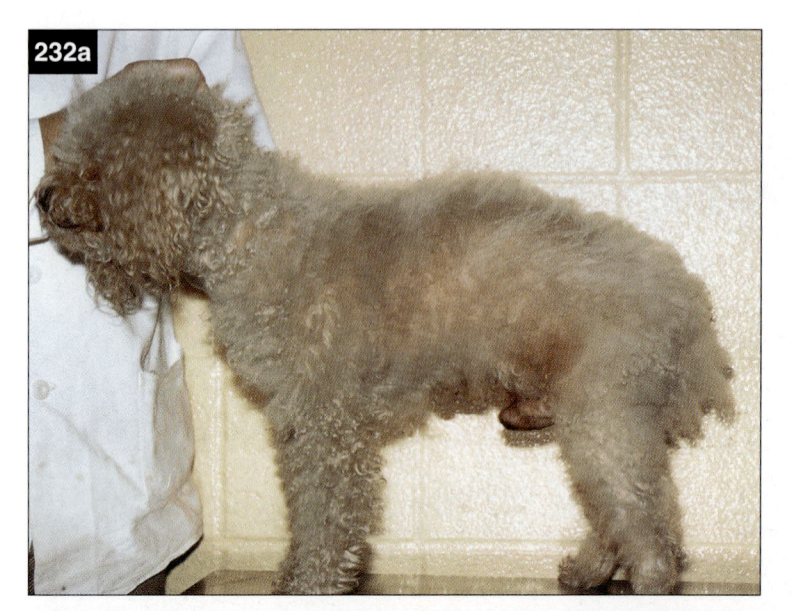

232a–d Hiperestrinismo. Cães machos podem ter feminização como resultado de qualquer um dos três tumores testiculares (Sertoli, seminoma, de células intersticiais ou de Leydig), mas a incidência mais alta é do tumor criptorquídico de Sertoli. Este Poodle tinha tumor de células Sertoli intra-abdominal. Note o desenvolvimento mamário proeminente no cão (**232a, b**); a radiografia mostra o testículo retido (seta) (**232c**) e a peça cirúrgica (**232d**).

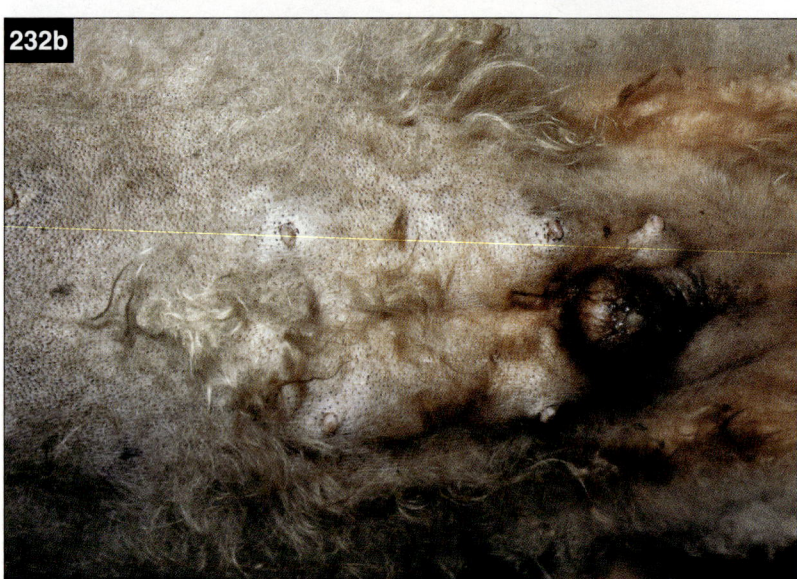

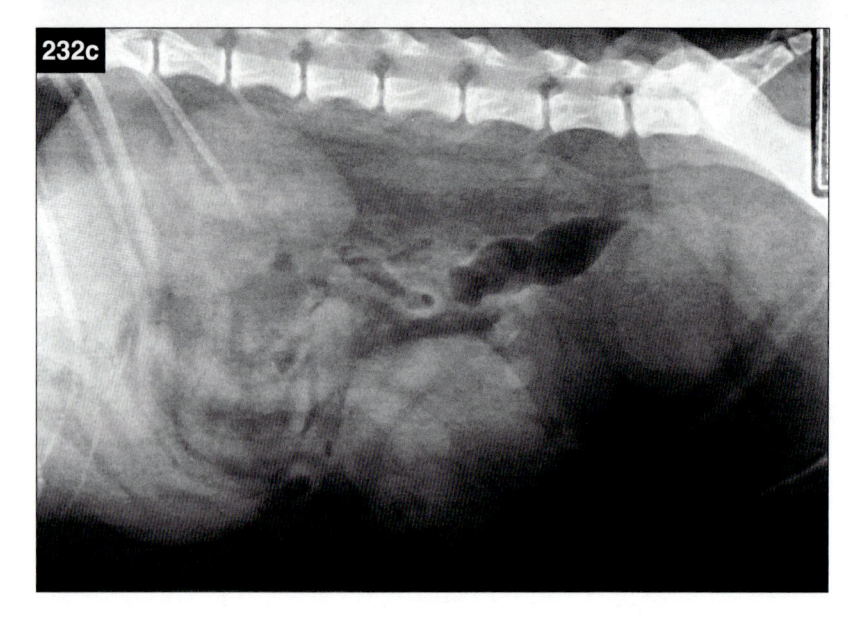

Doenças endócrinas

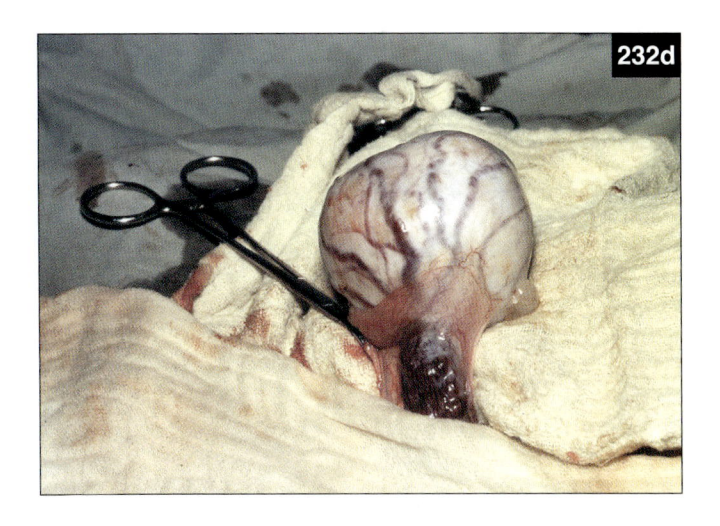

233a, b Hiperestrinismo.
Esta vista posterior de um Pastor Alemão intacto mostra os sinais clássicos de dermopatia por hiperestrinismo, a alopecia e a hiperpigmentação da pele ao longo da face posterior das coxas e do períneo (**233a**). O cão foi examinado primariamente por seu "desconforto abdominal". Note também o único testículo distendido; o outro estava dentro do abdome, como tumor necrótico torcido de células Sartoli (**233b**).

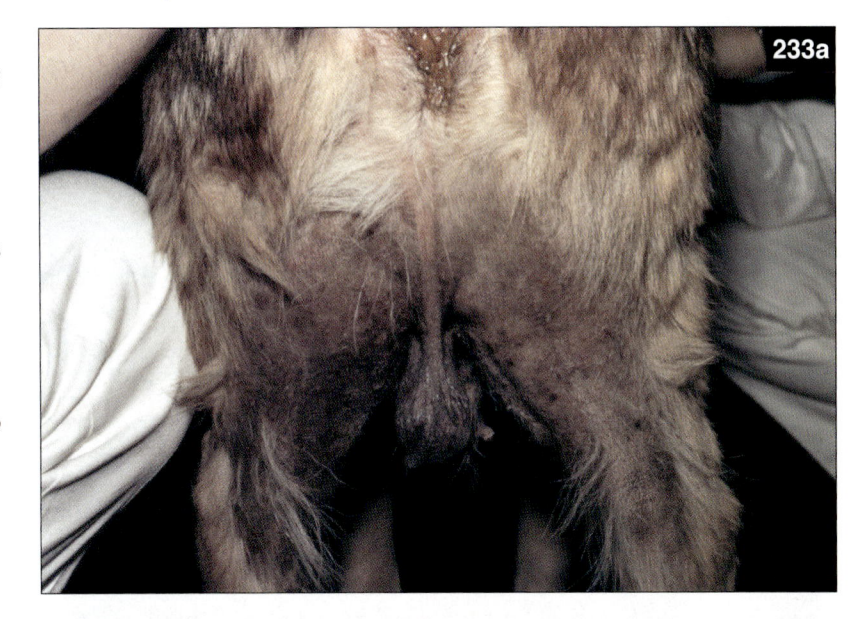

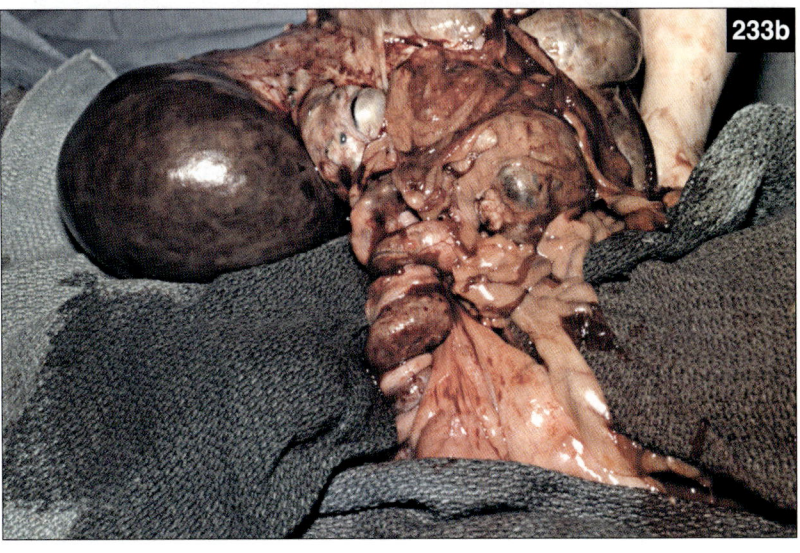

Doenças endócrinas

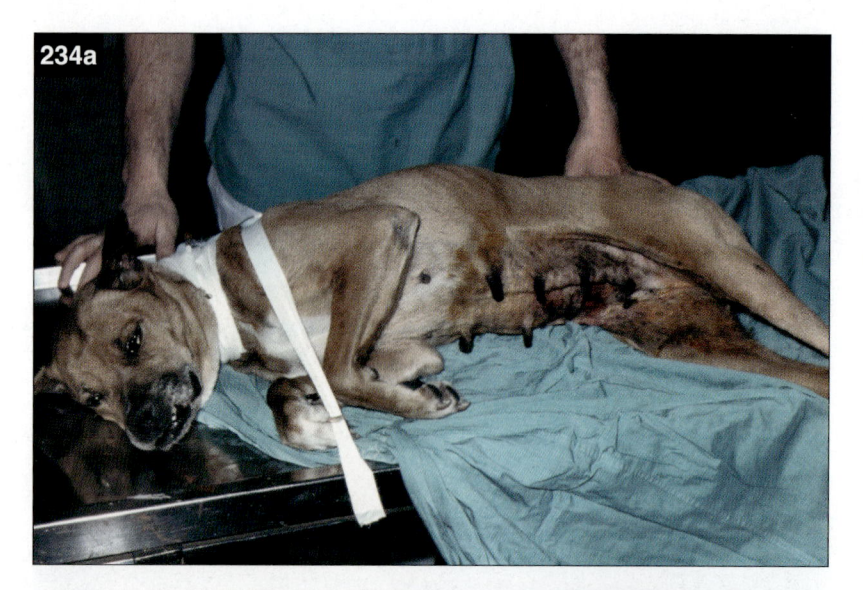

234a, b Hiperestrinismo.
A Boxer mostra sinais clássicos de hiperestrinismo, incluindo vulva edematosa (**234b**), hiperpigmentação da pele ventral e caudal e mamilos proeminentes (**234a**).

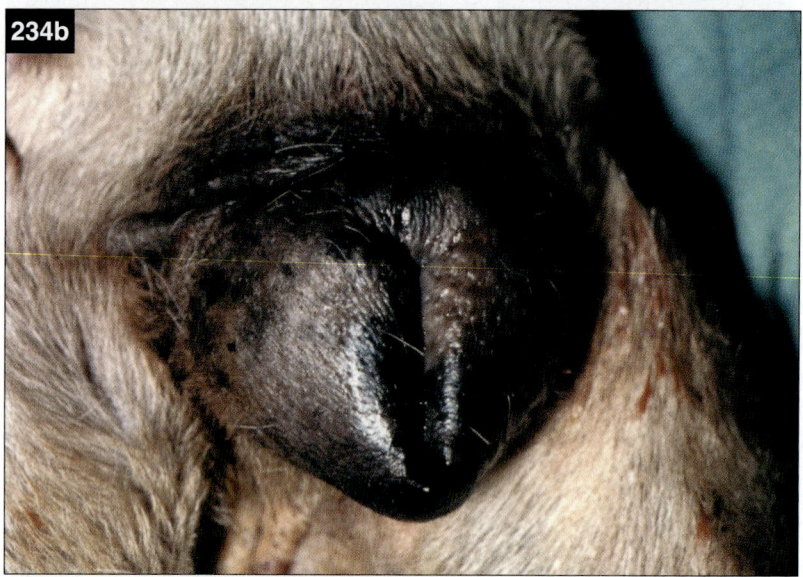

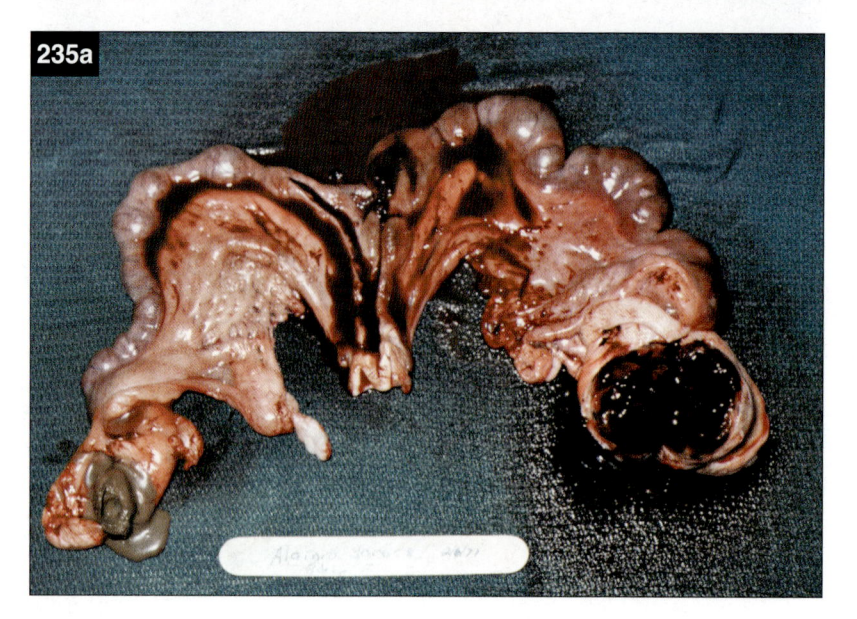

235a, b Hiperestrinismo.
A peça cirúrgica é da Boxer vista na foto **234**. Mostra tumor granuloso à direita (**235a**), que causou a feminização, e um teratoma à esquerda (**235b**). A cadela também tinha piométrio, que sofreu incisão para fins demonstrativos. O hemograma pré-operatório seria útil para avaliar qualquer hipoplasia de medula óssea induzida por estrogênio.

Doenças endócrinas

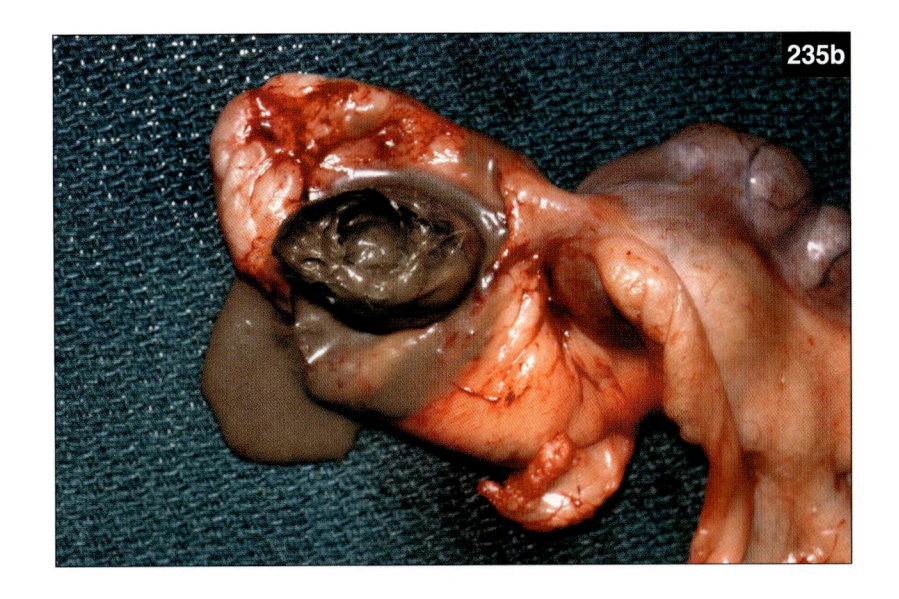

236 Hipotireoidismo.
A disposição "tranqüila" do Bulldog hipotireóideo à direita, em comparação ao alerta, à esquerda, ilustra a letargia que acompanha a doença.
Na maioria das situações clínicas, a comprovação de baixo nível sérico de tiroxina total é adequada para o diagnóstico.

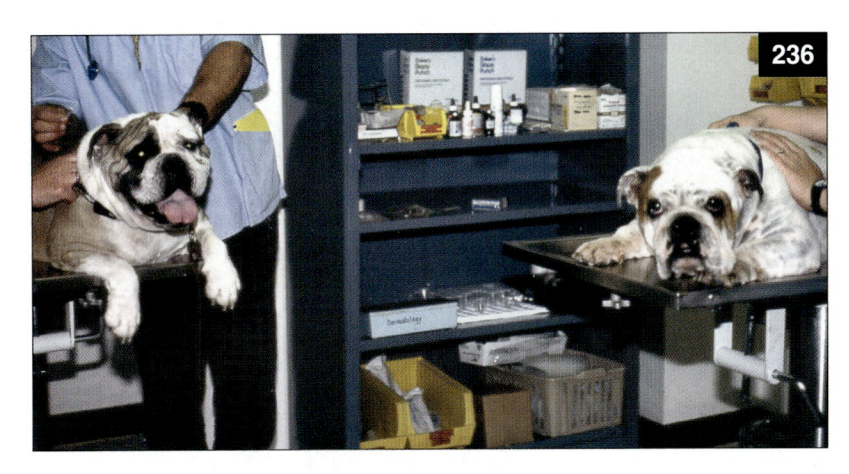

237a, b Hipotireoidismo felino congênito.
Hipotireoidismo congênito é raro no gato. Esta gata tinha níveis séricos quase indetectáveis de hormônio de tireóide. Aos 7 meses de idade, era muito menor que seus irmãos e, comparativamente, deficiente mental. O nível de tiroxina sérica era menor que 12,8 nmol/l (1,0 µg/dl). (Imagens cedidas pelo Dr. A. Specht.)

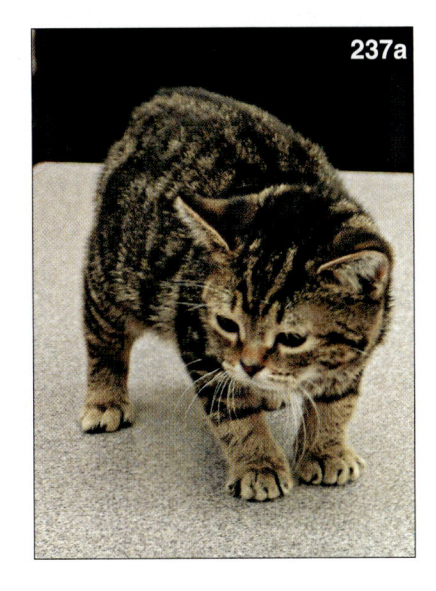

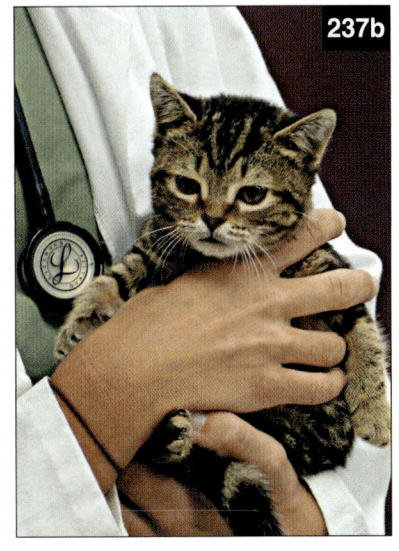

Doenças endócrinas

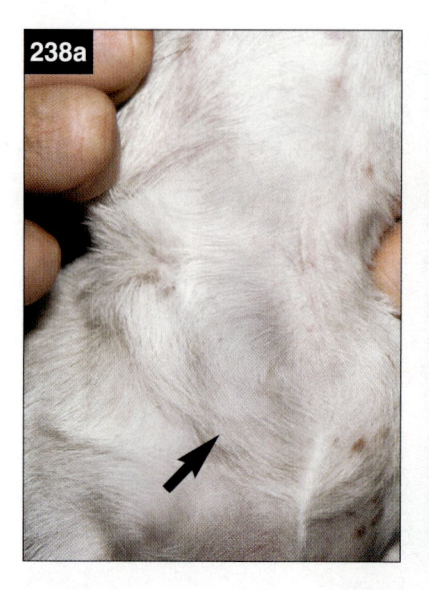

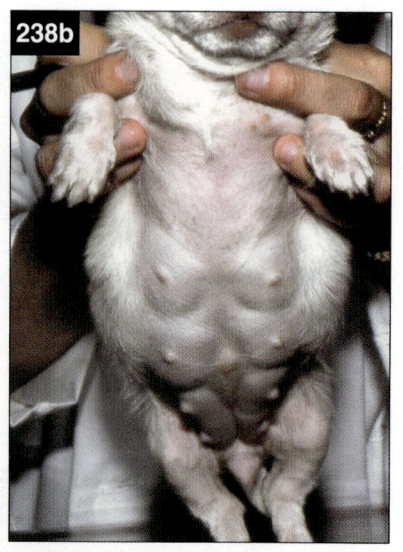

238a, b Hipotireoidismo por deficiência de iodo.
Esta Chihuaha com 2 anos de idade tem bócio na região cervical direita (seta), como resultado de deficiência de iodo na dieta (**238a**). Também há desenvolvimento de glândula mamária (ginecomastia), devida à hiperprolactinemia acompanhante causada pelo hipotireoidismo (**238b**).

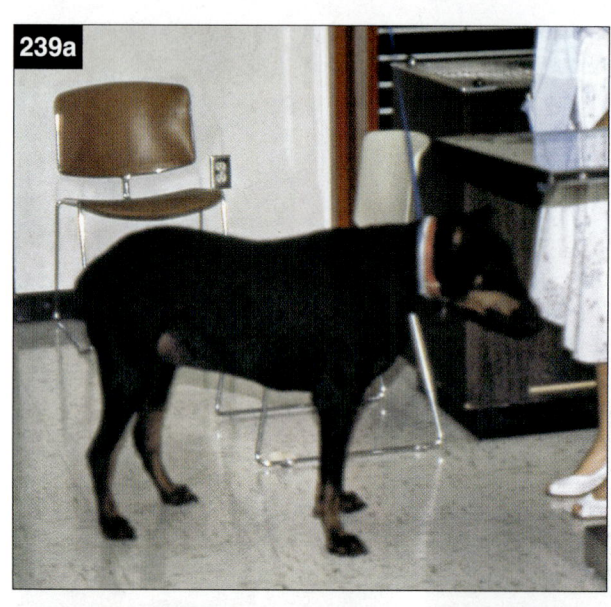

239a–c Hipotireoidismo.
Esta fêmea Doberman Pinscher com 4 anos de idade foi encaminhada por ter anemia normocítica normocrômica (Ht 0,3 l/l [30%]) de causa desconhecida. O diagnóstico foi de hipotireoidismo, que respondeu bem ao tratamento com tiroxina. Fotografias antes (**239a, b**) (note a expressão facial "patética") e depois (**239c**) do tratamento.

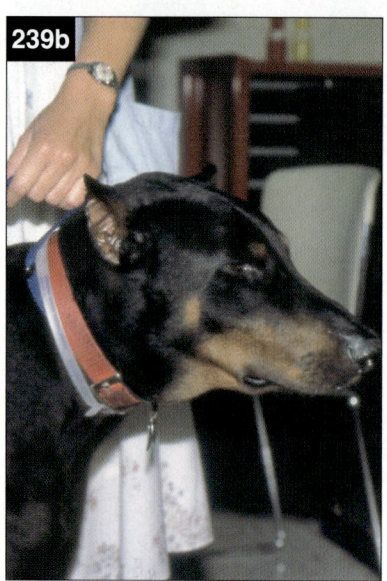

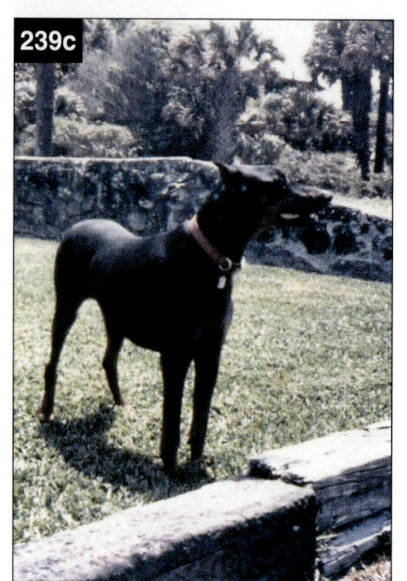

Doenças endócrinas

240a–c Hipotireoidismo.
A expressão facial "patética" desta Weimaraner ilustra hipotireoidismo grave (mixedema) (**240a**).
A fêmea também tinha hipoadrenocorticismo concomitante devido a poliendocrinopatia auto-imune, comprovada por teste de imunofluorescência indireta do córtex da adrenal e do tecido da tireóide (**240b, c**).

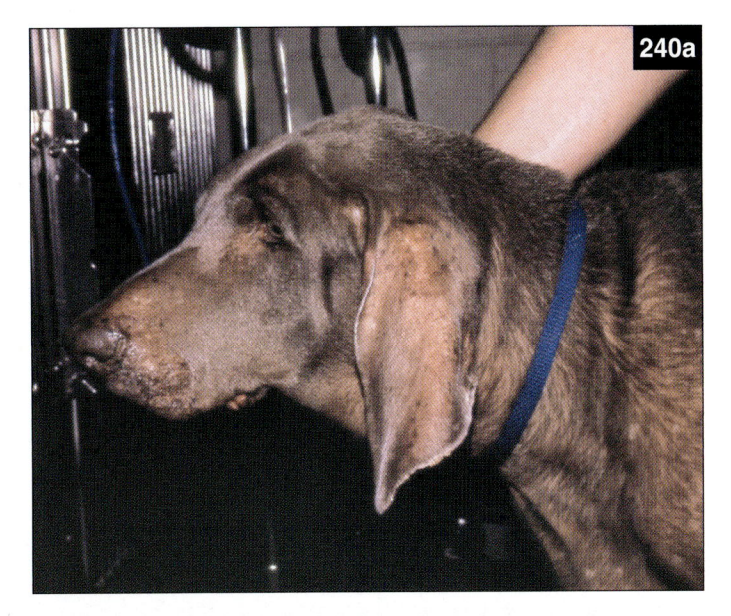

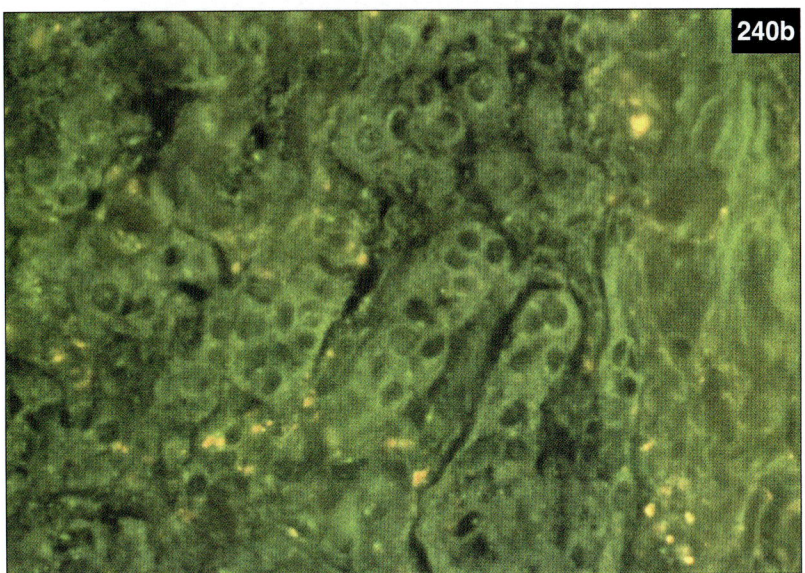

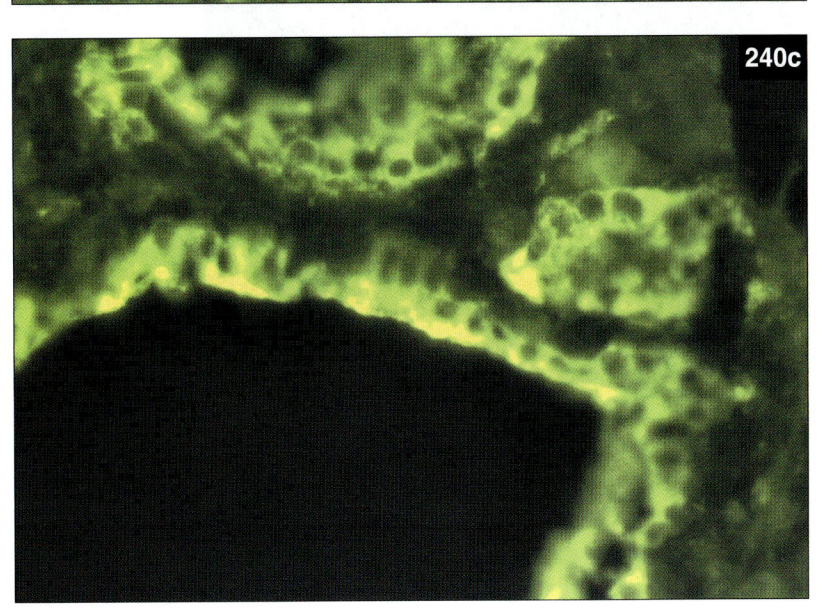

Doenças endócrinas

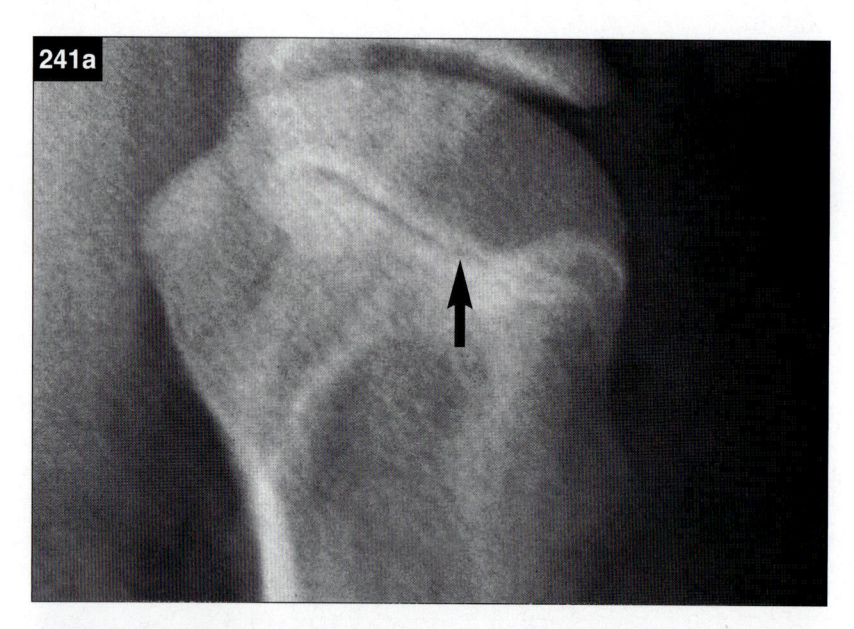

241a–c Neuropatia por hipotireoidismo.
Este cão Labrador com quase 3 anos de idade, com aparecimento precoce de hipotireoidismo, mostra retardo no fechamento das placas de crescimento (**241a** – seta) e outras anomalias como a neuropatia hipotireóidea. As anomalias neurológicas incluem fraqueza dos membros, nistagmo e disfunção vestibular (**241b**). Todos os sinais desapareceram com tratamento de reposição de hormônio de tireóide (**241c**).

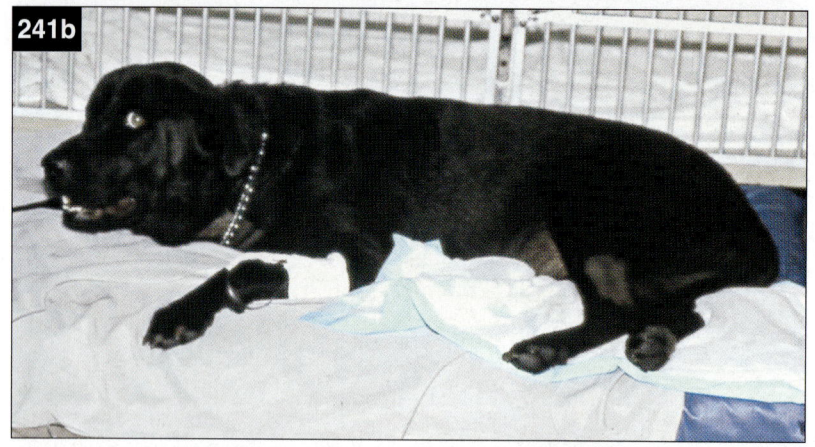

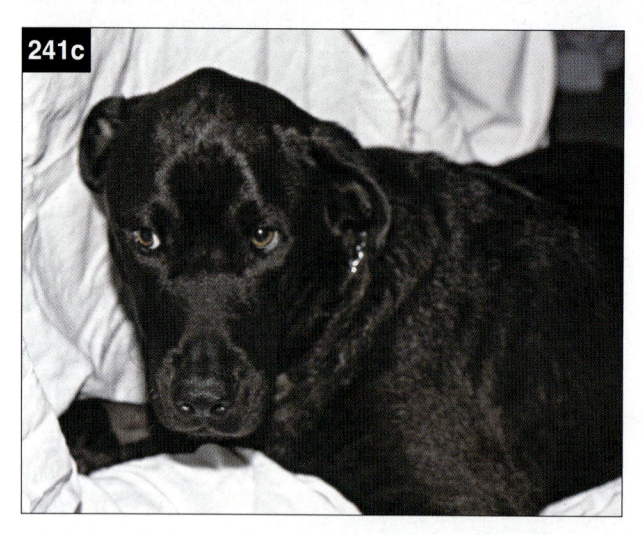

Doenças endócrinas

242a, b Hipertireoidismo: hipersensibilidade a metimazol.

Este gato hipertireóideo (**242a**) estava sendo tratado com metimazol. Note os sinais perioculares de inflamação, associados à hipersensibilidade induzida por metimazol.
No outro gato (**242b**), dermatite facial de hipersensibilidade, acompanhada por prurido intenso, causou os sinais na região temporal. A afecção pode ser grave, pedindo suspensão da droga e seleção de um método alternativo de tratamento.

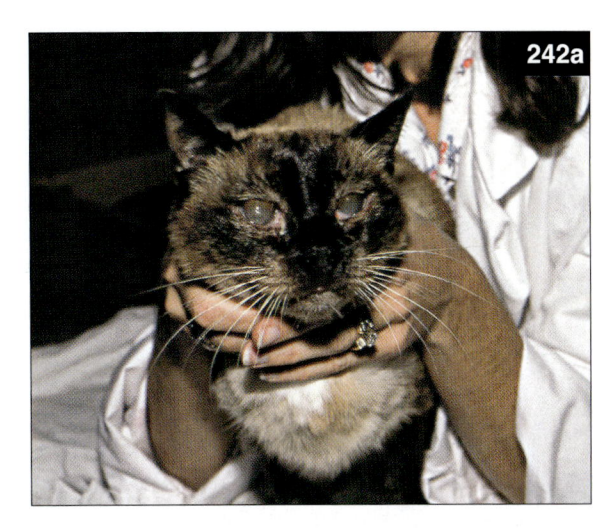

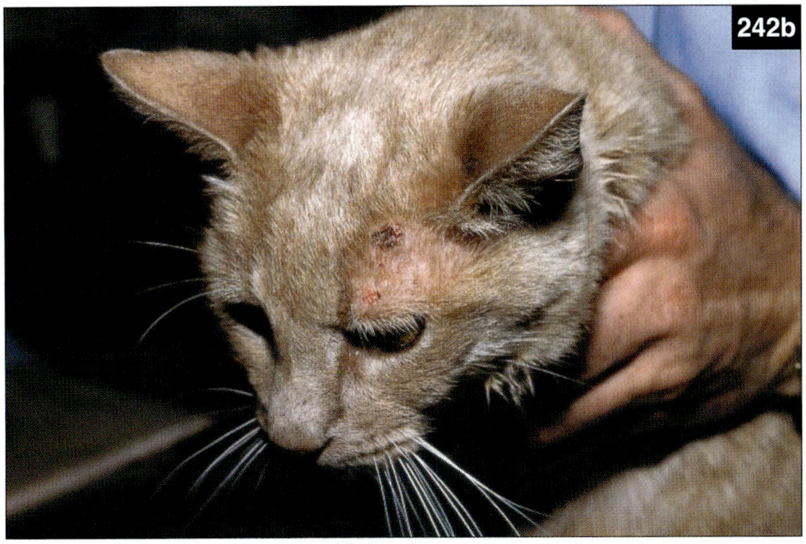

243 Hipertireoidismo.
Setenta por cento dos gatos hipertireóideos têm envolvimento bilateral causado por hiperplasia adenomatosa, como a vista nesta cirurgia. O cirurgião deve evitar traumatizar o nervo laríngeo recorrente durante a tireoidectomia e preservar uma das glândulas paratireóides.

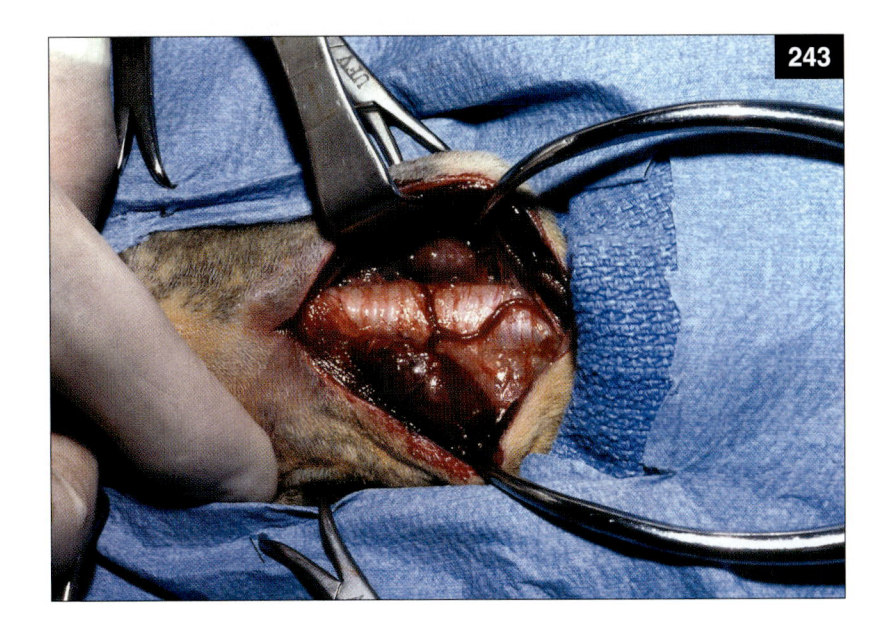

Doenças endócrinas

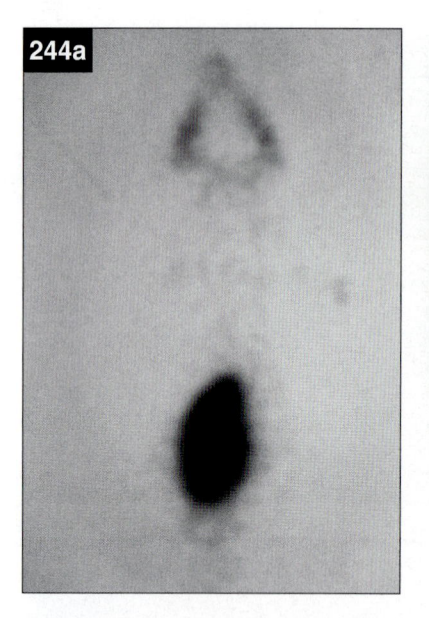

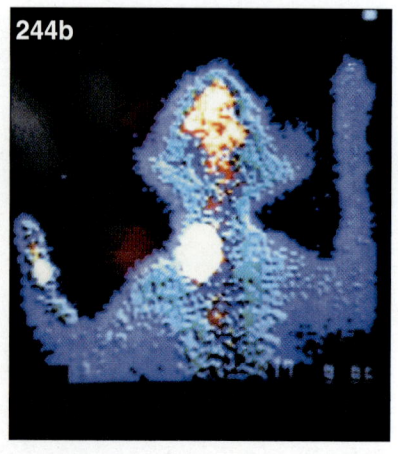

244a, b Hipertireoidismo.
Cintilografia com tecnécio de gato hipertireóideo mostrando grande bócio que desceu para o tórax. Tecido ectópico tireóideo pode ser visto algumas vezes.

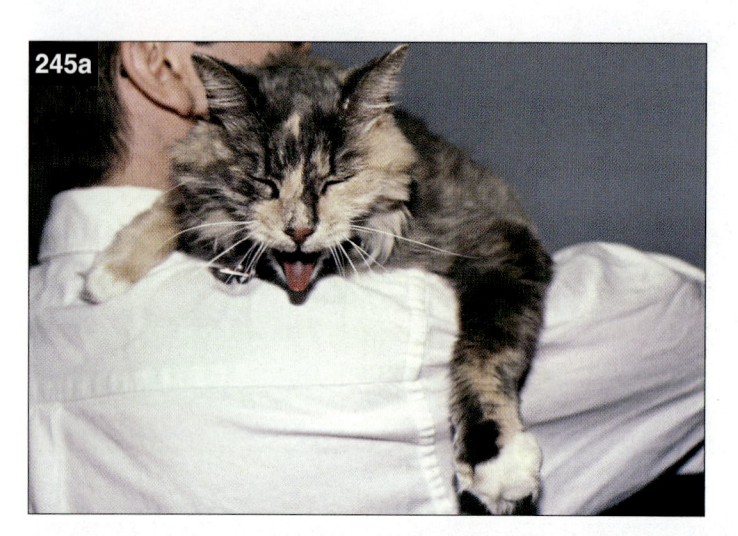

245a, b Hipertireoidismo.
A gata mostra os sinais clássicos de hipertireoidismo, incluindo ansiedade. Além disso, a temperatura corporal é alta, assim como a freqüência cardíaca. A gata tinha história típica de perda de peso, apesar do apetite aumentado, e respondeu bem ao tratamento com iodo radioativo.

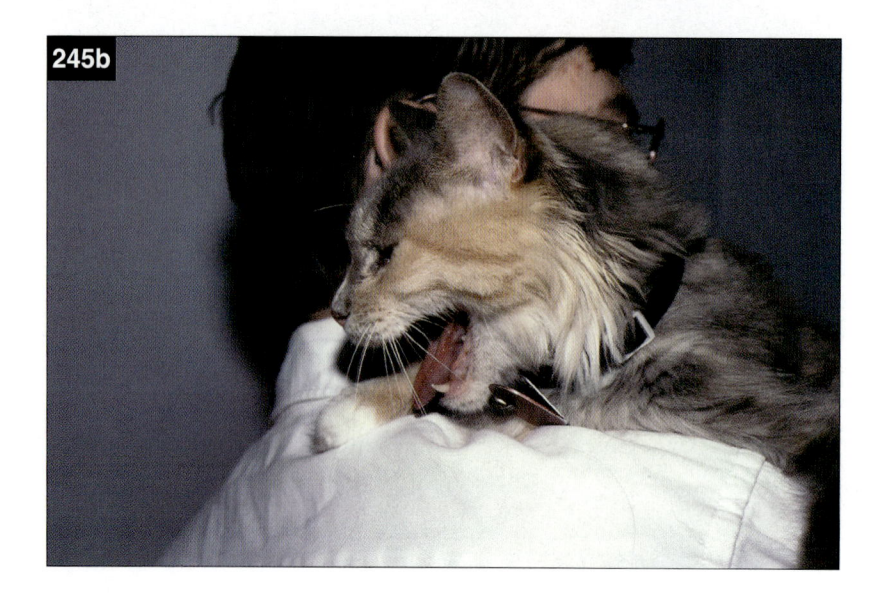

Doenças endócrinas

246a, b Insulinoma.
Mais de 90%, senão todos os tumores de células beta de ilhotas, em cães, são adenocarcinomas. O diagnóstico baseia-se na demonstração de hiperinsulinemia com hipoglicemia concomitante. Esta peça (**246a**) necessitaria de dissecção cirúrgica substancial, que aumentaria a probabilidade de pancreatite aguda no pós-operatório. Metástase no fígado é comum. A imagem em detalhe (**246b**) mostra o insulinoma de cor escura comumente visto em tumores endócrinos devido ao aumento da vascularização.

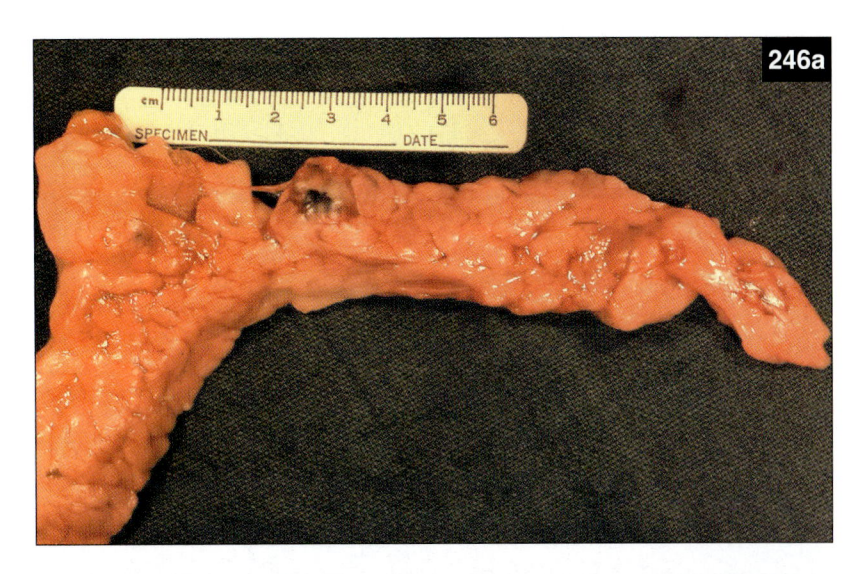

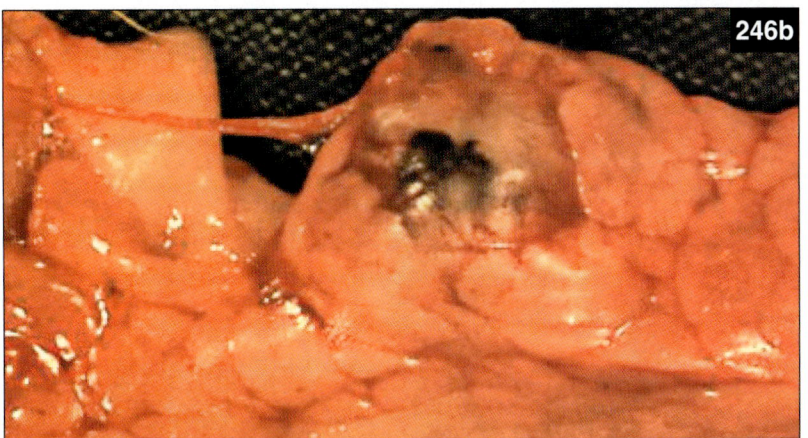

247 Insulinoma.
Este tumor de células beta de ilhota em um cão foi facilmente ressecado com mínimo traumatismo no pâncreas. A recuperação cirúrgica não teve problemas, mas o tumor era um adenocarcinoma, e esperava-se que reaparecesse nos 12 meses seguintes, anunciado pela recidiva da hipoglicemia.

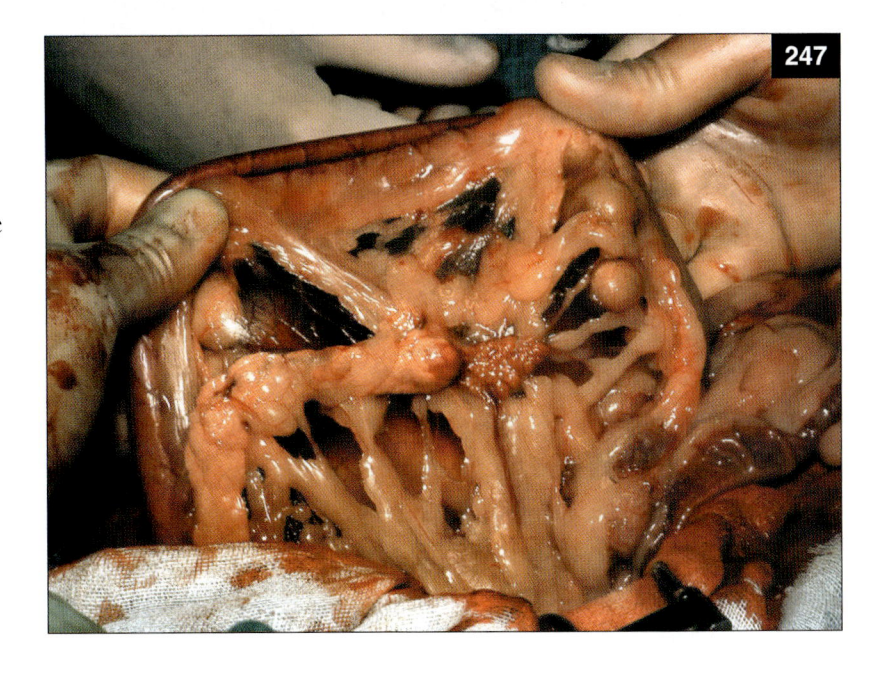

Doenças endócrinas

8

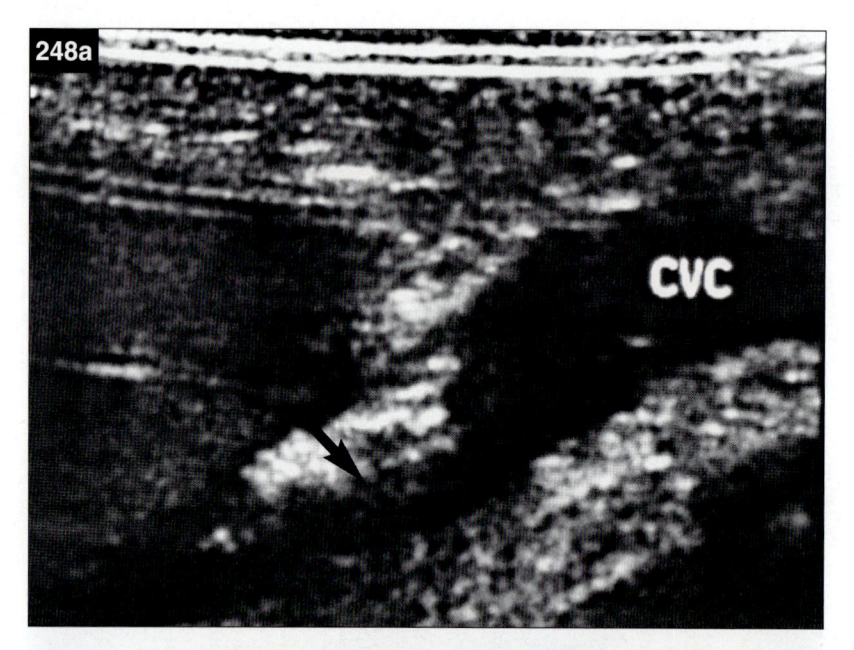

248a, b Feocromocitoma.
Feocromocitoma é um tumor raro da medula adrenal. Tem aproximadamente 50% de incidência de malignidade. A imagem da ultra-sonografia (**248a**) mostra feocromocitoma maligno invadindo a veia cava caudal do cão (seta); peça *post-mortem* da mesma lesão aparece em **248b** (seta). Deve-se esperar hipertensão se o tumor secretar catecolaminas, especialmente norepinefrina.

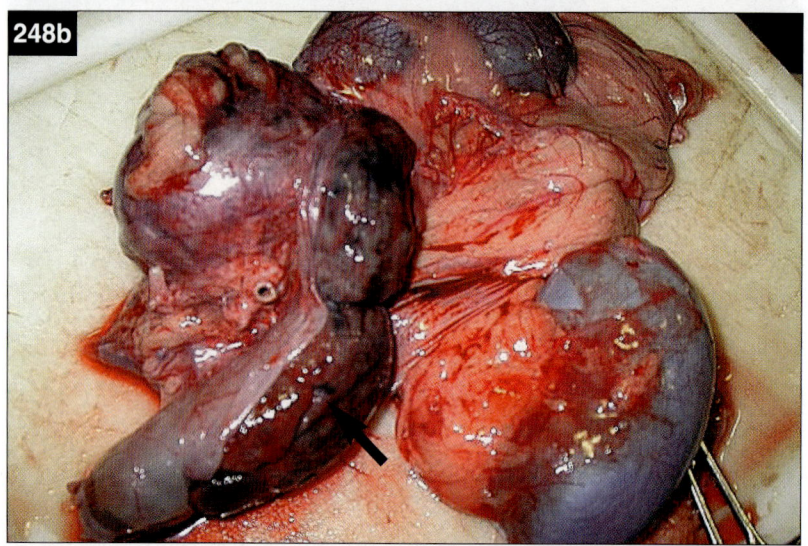

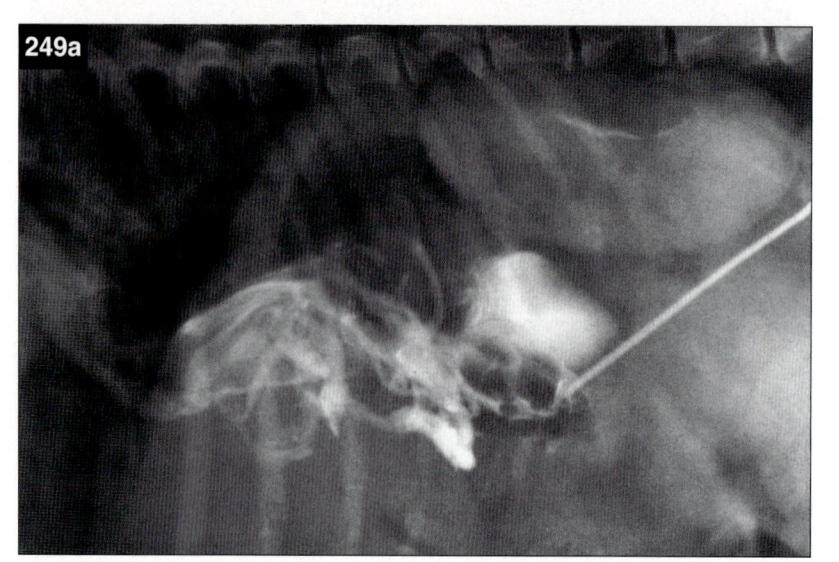

249a, b Feocromocitoma.
O angiograma da veia cava (**249a**) mostra defeito de enchimento causado por feocromocitoma invasivo. Também se vê a lesão *post-mortem* (**249b**). Os sinais clínicos deste cão eram relacionados a ascite transudativa, de causa desconhecida até a laparotomia e a necropsia.

Doenças endócrinas

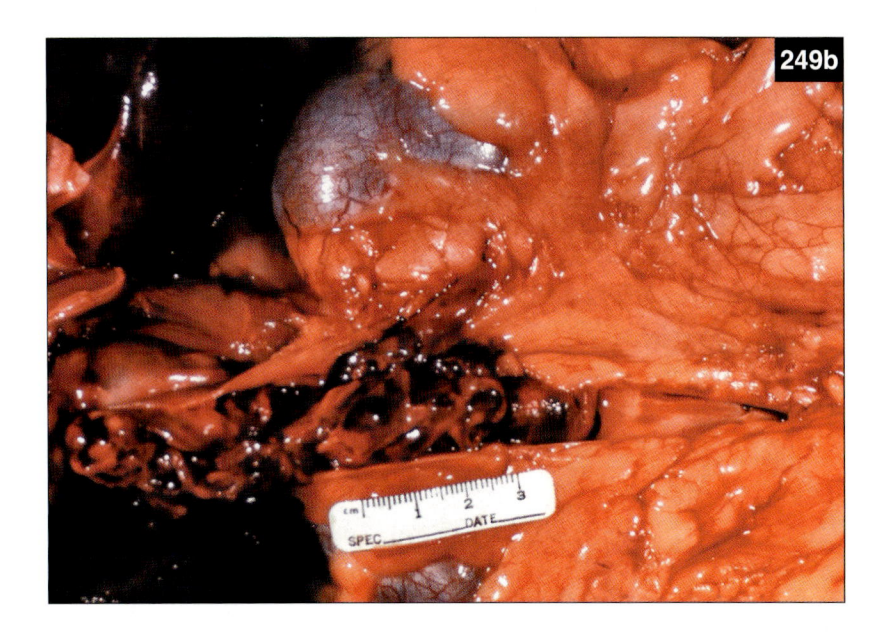

250a, b Feocromocitoma.
Aspecto cirúrgico de um feocromocitoma não invasivo (**250a**); a mesma peça, depois da ressecção (**250b**). Dissecção cuidadosa e monitorização estreita da pressão arterial são essenciais para detectar e evitar o estabelecimento rápido de hipertensão. Lembre sempre de administrar alfabloqueadores antes de betabloqueadores em pacientes hipertensos com feocromocitoma, para evitar hipertensão grave.

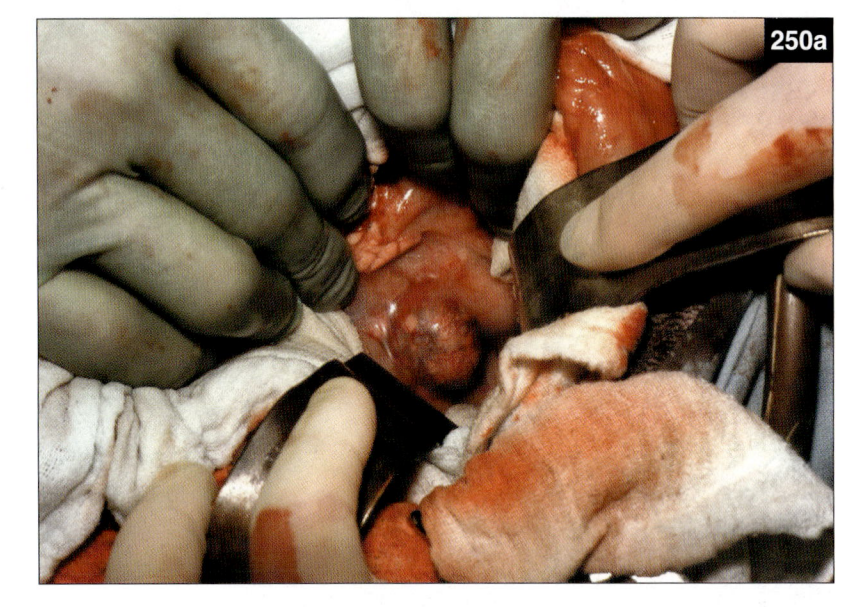

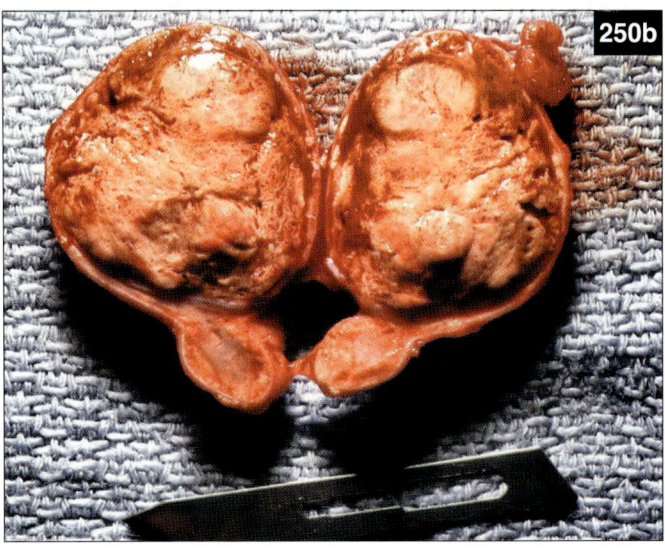

Doenças endócrinas

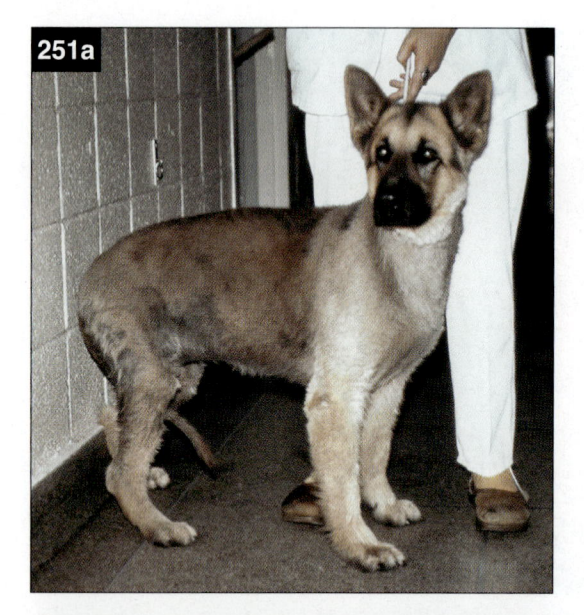

251a, b Hipopituitarismo.
A doença, específica da raça, é o tipo mais comum visto nos Estados Unidos, onde afeta o cão Pastor Alemão. Note a pelagem fina como a de filhote (lanugem). O hipotireoidismo pode ser clinicamente prevalente, mas a função adrenal permanece normal.

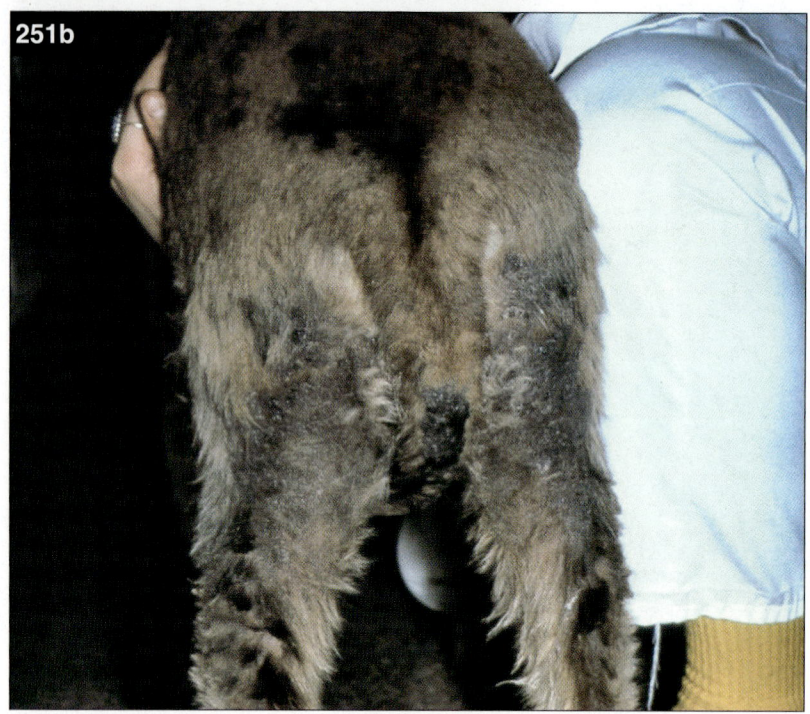

Doenças endócrinas

252 Hiperplasia mamária fibrosa epitelial.
Esta jovem fêmea Great Dane tem hiperplasia mamária fibrosa epitelial, que na palpação parece "um cacho de uvas". É doença benigna, que caracteristicamente afeta a maioria das glândulas, ou todas simultaneamente.
Não deve ser confundida com carcinoma mamário típico, que é nodular e firme. Cistos cheios de líquido foram notados em algumas cadelas jovens com a doença, que pode ceder espontaneamente depois de ovário-histerectomia ou com tratamento com antagonista de receptor de progesterona.

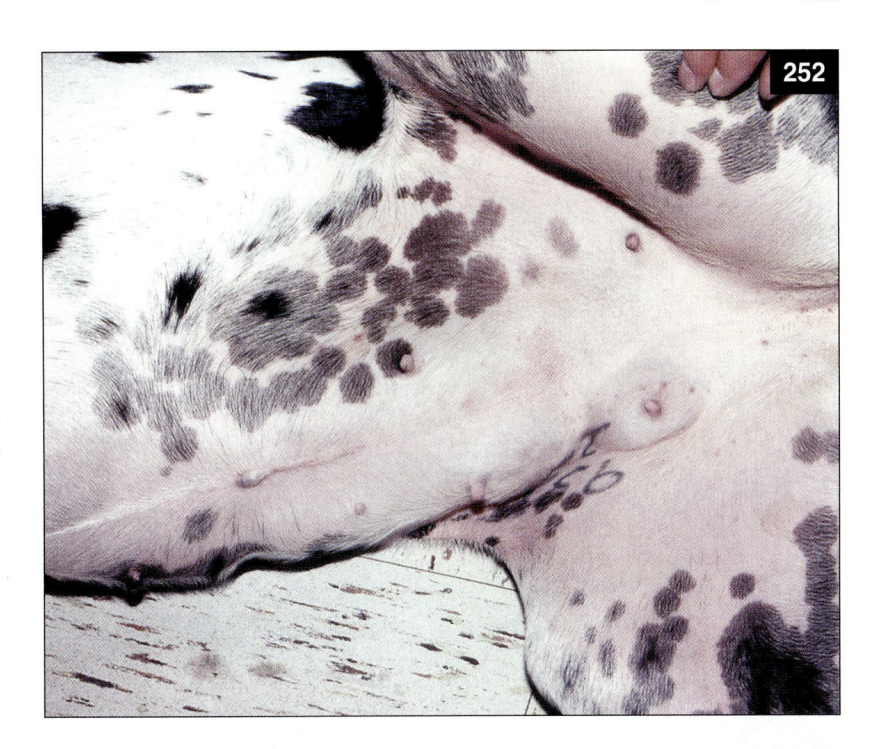

253 Adenoma de paratireóide.
O lobo da tireóide à direita tem adenoma paratireóideo no pólo apical. O cão tinha hiperparatireoidismo, que causava hipercalcemia e hipofosfatemia. As outras glândulas paratireóides estavam atróficas por causa da inibição retrógrada devida à hipercalcemia. O cão pode ter hipocalcemia no pós-operatório e deve ser tratado levando isso em consideração.

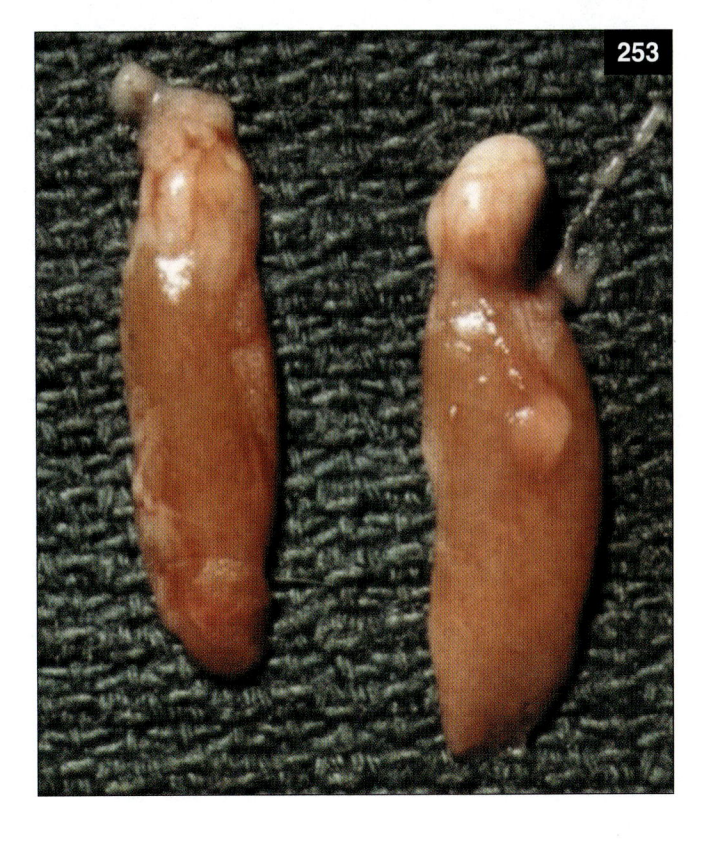

Doenças endócrinas

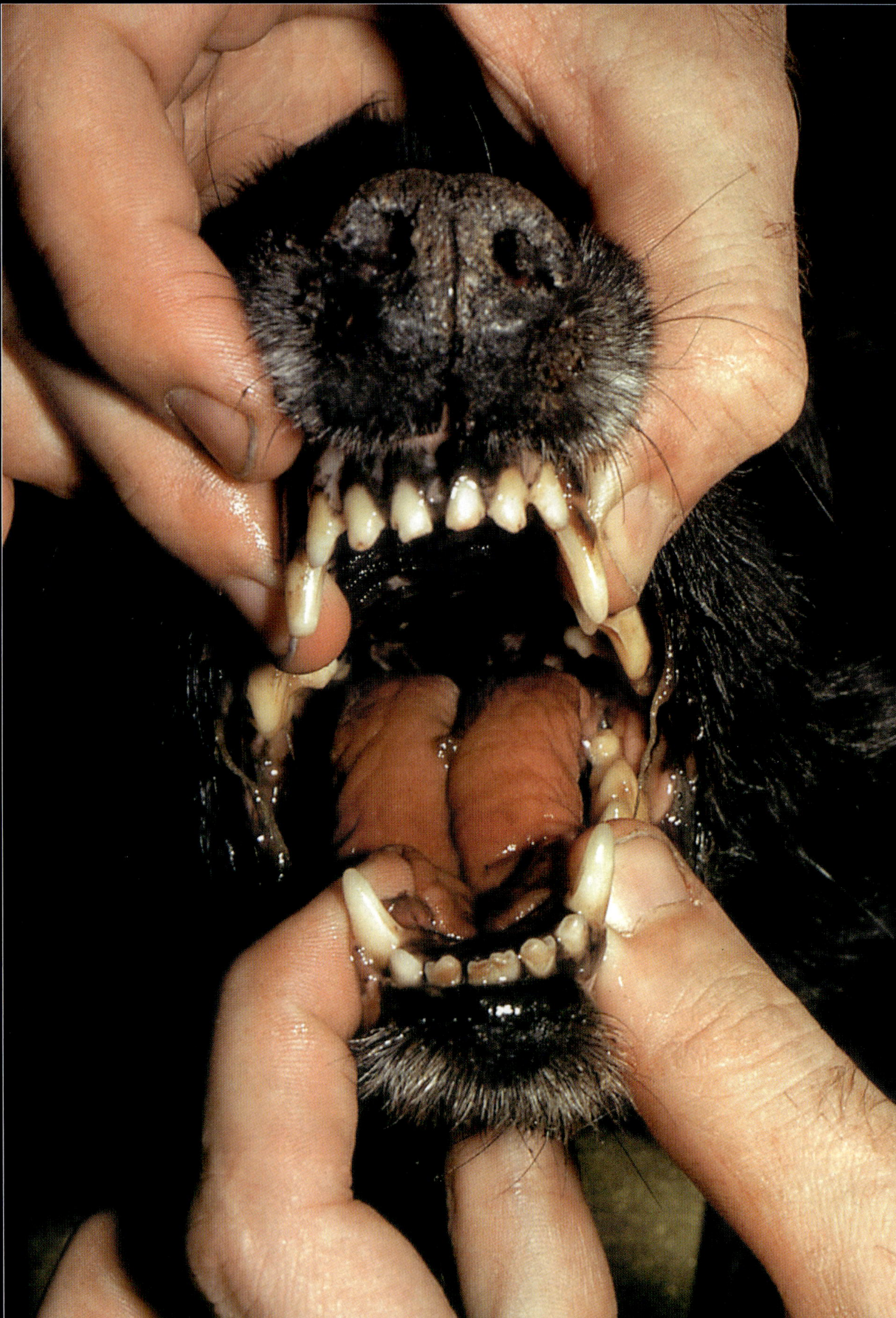

9
Doenças urogenitais

A palavra UROGENITAL deriva do grego *ouron* (urina) e do latim *genitalis* (que procria, que gera). A especialidade inclui várias doenças clínicas, porque engloba os sistemas urinário e reprodutor. Embora as doenças renais tenham sua própria especialidade, a nefrologia, as nefropatias podem também ser incluídas no sistema urogenital. Várias doenças clínicas interessantes, portanto, podem ser abrangidas por esse sistema orgânico. Alguns exames diagnósticos são essenciais para doenças urinárias, como hematologia e análise química do soro, exame de urina e várias tipos de exames de imagem, especialmente radiografia e ultra-sonografia abdominal.

A ultra-sonografia abdominal é uma das ferramentas diagnósticas mais úteis na avaliação dos órgãos genitais internos, embora o exame físico completo tenha grande valor diagnóstico. Algumas das imagens seguintes talvez não sejam tão raras, mas várias outras podem ser consideradas bastante interessantes.

◂ Características faciais típicas de uremia em um cão.

Doenças urogenitais

- Exclua piométrio em qualquer fêmea intacta doente.
- Nunca deixe um *Streptococcus pyogenes*, sem tratá-lo imediatamente (Garvey, M.).
- Urina escura pode ser causada por pus, quilo e cristais.
- Renomegalia bilateral significa doença muito séria: linfoma, hidronefrose, pionefrose, granuloma, inflamação, edema subcapsular, rins policísticos.
- Gatos: um rim grande mais um rim pequeno pode significar um rim fibrótico e um rim hipertrófico compensatório.
- Hematúria sem dificuldade de micção: considere coagulopatia ou sangramento renal; no entanto, sangramento renal recente mais coágulos também podem causar dificuldade de micção.
- Cão macho com dificuldade de micção pede radiografia para exclusão de uropatia obstrutiva.
- Cessação de poliúria em paciente doente deve ser considerada oligúria/anúria – um mau sinal.
- Insuficiência renal oligúrica – hipercalemia comum.
- Insuficiência renal crônica – normo ou hipocalemia comuns.
- Cistite enfisematosa – exclua diabetes mellitus.
- PD, mais PU, mais isostenúria – considere nefropatia crônica, mesmo com uréia e creatinina normais, mas fique atento para doença de Cushing.
- Cuidado na cistocentese com piométrio – olhe antes de puncionar.
- Tendências prostáticas: carcinoma – assimétrica, dura, pélvis média ou caudal; hiperplasia prostática benigna – simétrica, firme, deslocamento anterior.
- Linha de urina vazia: anúria, esvaziamento recente, obstrução.
- Sempre avalie a densidade da urina **antes** de iniciar tratamento com fluidos.
- HPB: sangramento peniano passivo, diurese normal, cão normal.
- Detecção de patologia uretral em cadela – faça exame retal.
- Inflamação da próstata pode causar o "baralhamento prostático".
- Em oligúria, tente dopamina na dose de 3-5 mg/kg/minuto.

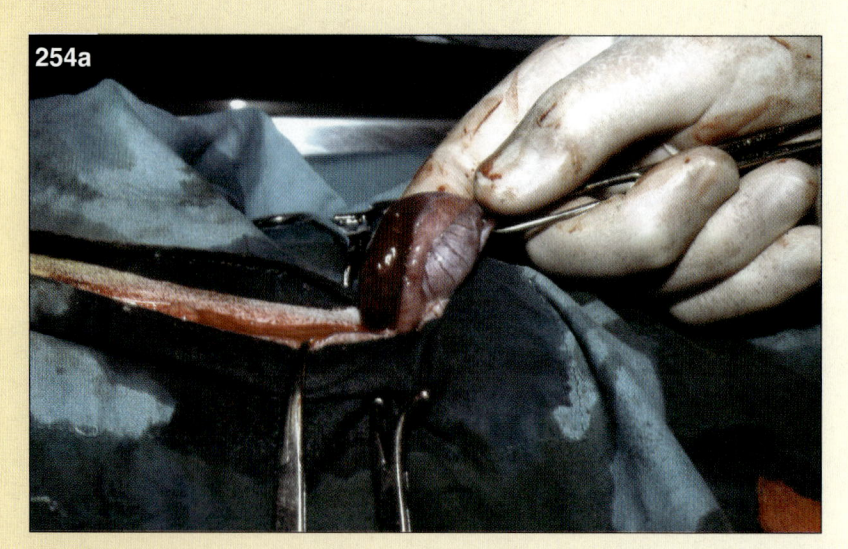

254a, b Testículo criptorquídico torcido. Um filhote Huskie foi trazido por ter vago desconforto abdominal e manter o olhar fixo no flanco. O exame físico detectou somente um testículo escrotal, supondo-se que o outro estivesse retido e torcido, causando o desconforto abdominal. O filhote ficou bem depois da cirurgia.

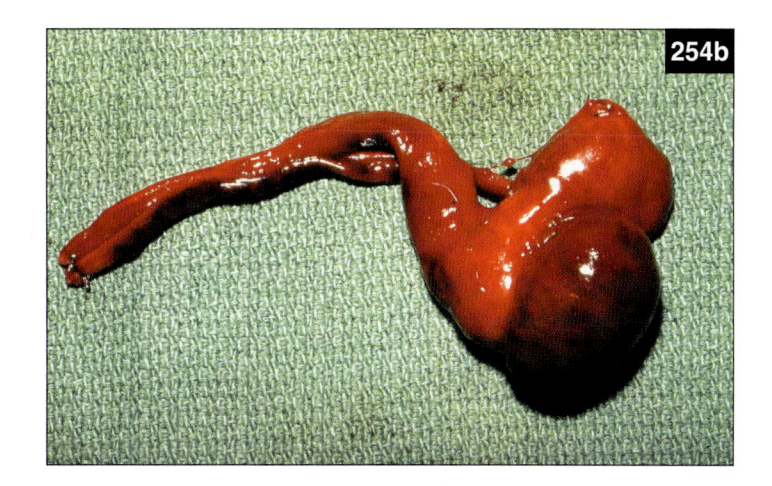

255a, b Anúria.
O saco coletor de urina pode estar vazio em função de troca recente por um novo, feita pela enfermeira, ou de dobra, ou de alguma outra causa de obstrução do fluxo urinário ou anúria. A última é mais catastrófica e quase sempre necessita de diálise para remoção de escórias e administração de fluidos parenterais. As opções de tratamento para indução de diurese incluem o uso de furosemida, manitol ou dopamina. A escolha do medicamento depende da causa.

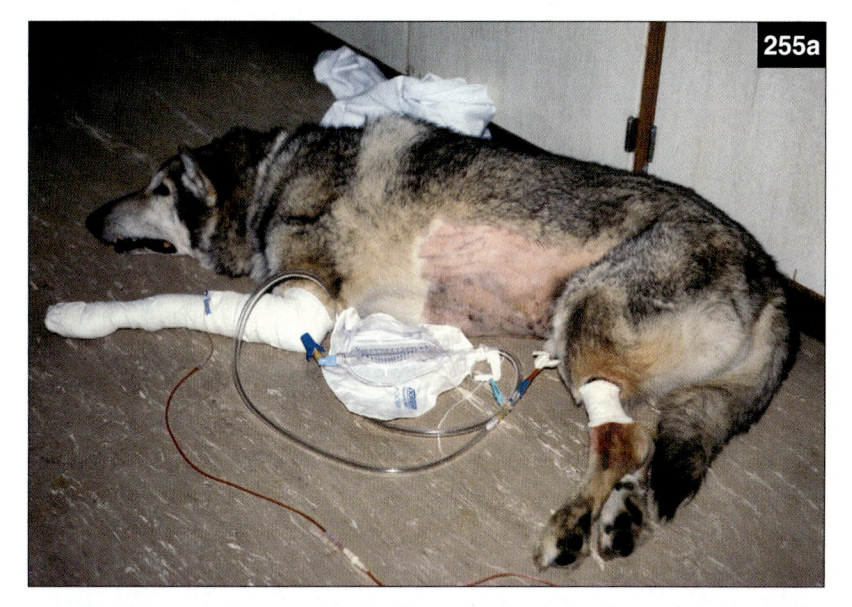

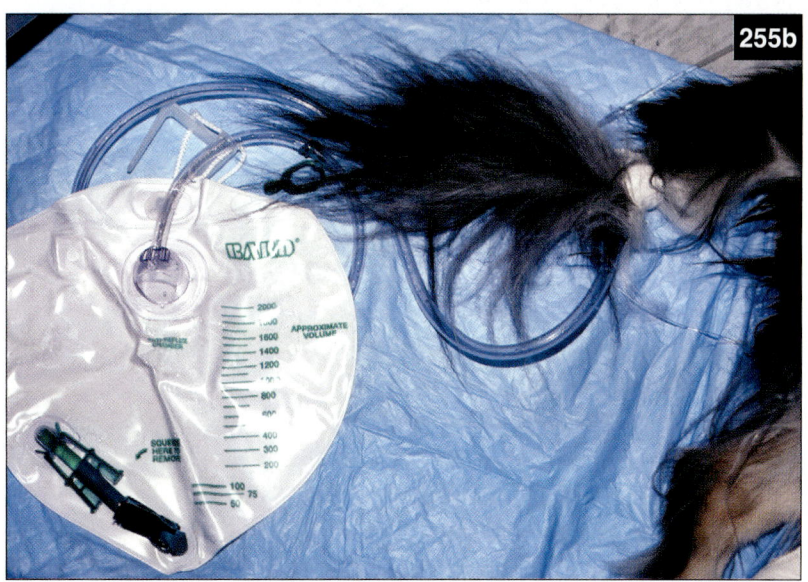

Doenças urogenitais

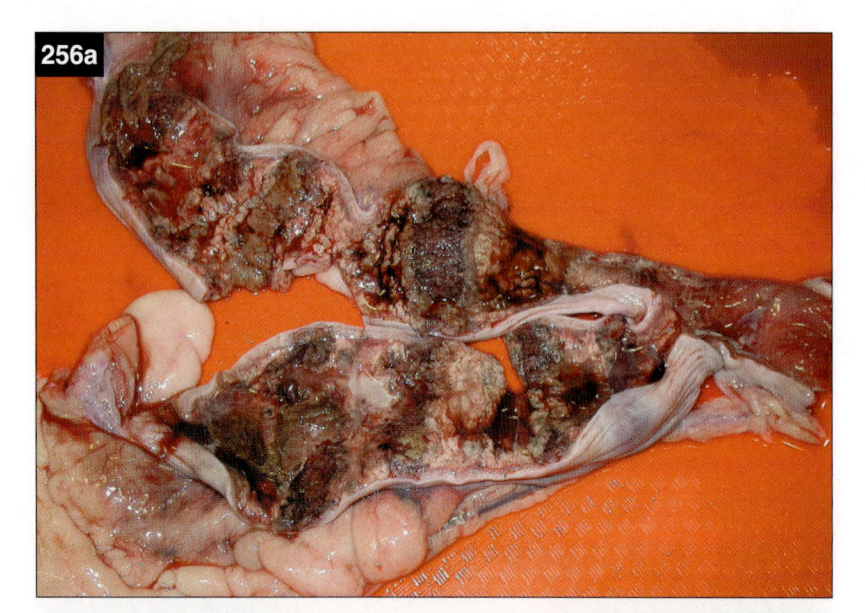

256a, b Metrite/endocardite vegetante.

Estas peças de útero e coração são de uma Great Dane que teve metrite pós-parto, progredindo para bacteremia e endocardite vegetativa. Aqui se vêem os locais de ligação da placenta com o útero infectado (**256a**) e as vegetações na válvula aórtica (**256b**).

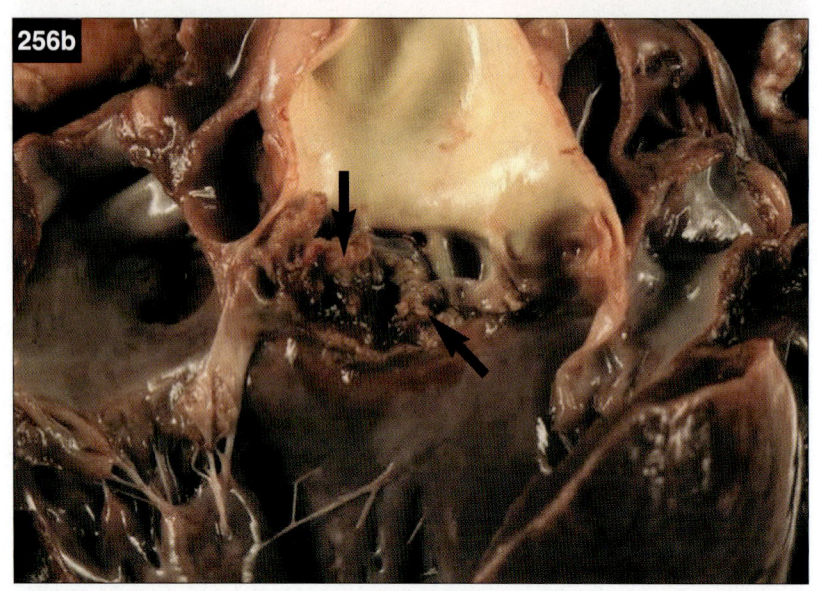

257a, b Criptorquidia: felino.

Criptorquidismo no gato é raro. Tem incidência de cerca de 0,4-2%, em comparação a 0,8-10% em cães. Estas duas imagens mostram criptorquidia inguinal durante um procedimento de castração.

Doenças urogenitais

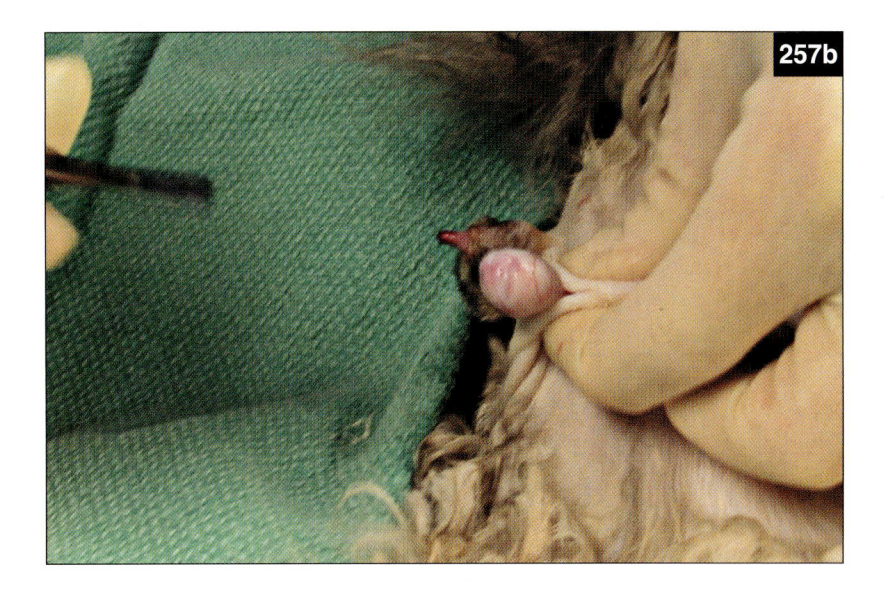

258a, b Cálculo vesical ectópico.
O exame minucioso desta lesão intraperitoneal com densidade mineral mostra borda grosseira, como a de um cálculo vesical, com as dimensões exatas da bexiga. A pedra vesical do cão corroeu a parede da bexiga e causou uroperitônio.

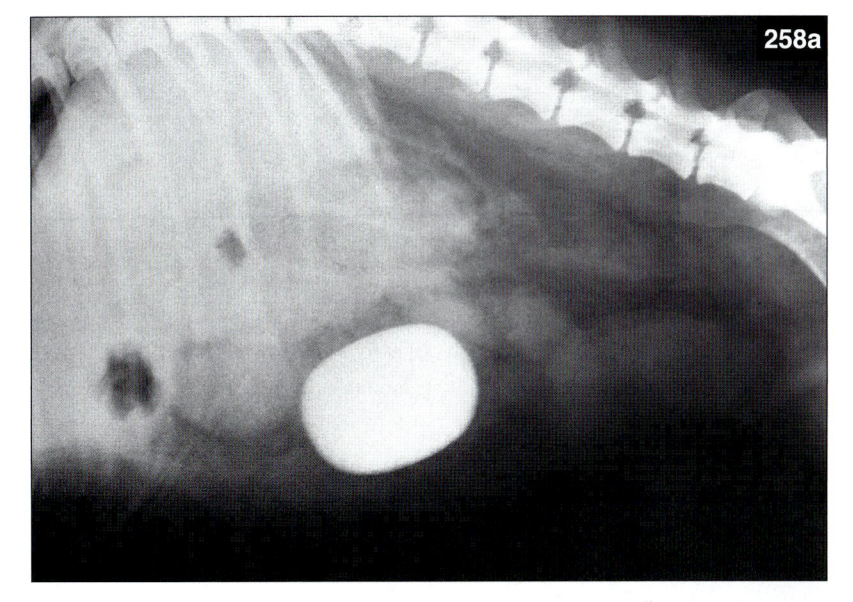

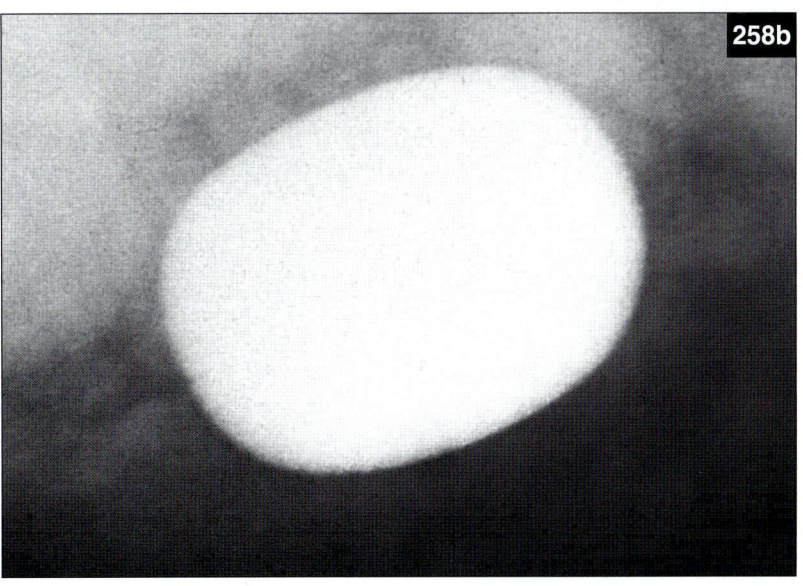

Doenças urogenitais

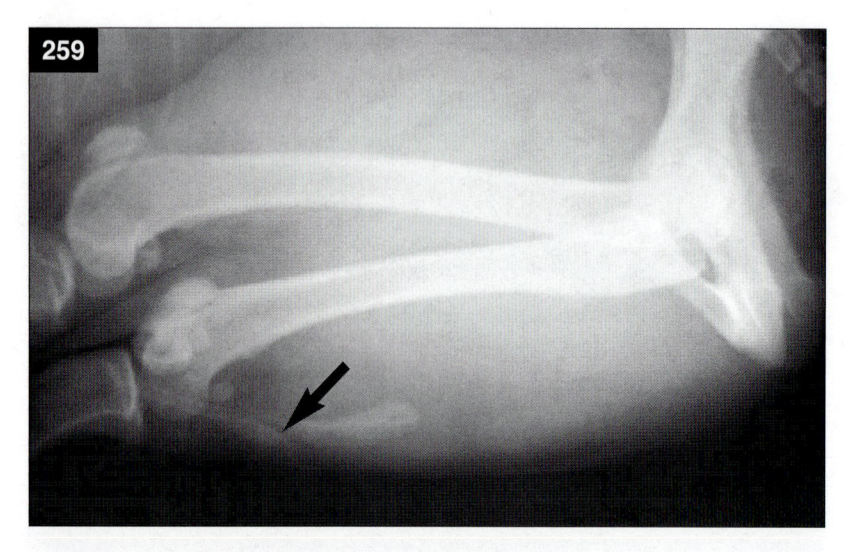

259 Fratura de pênis.
É causa incomum de hematúria no cão. A radiografia mostra fratura do pênis, que ocorreu quando o cão foi chutado.

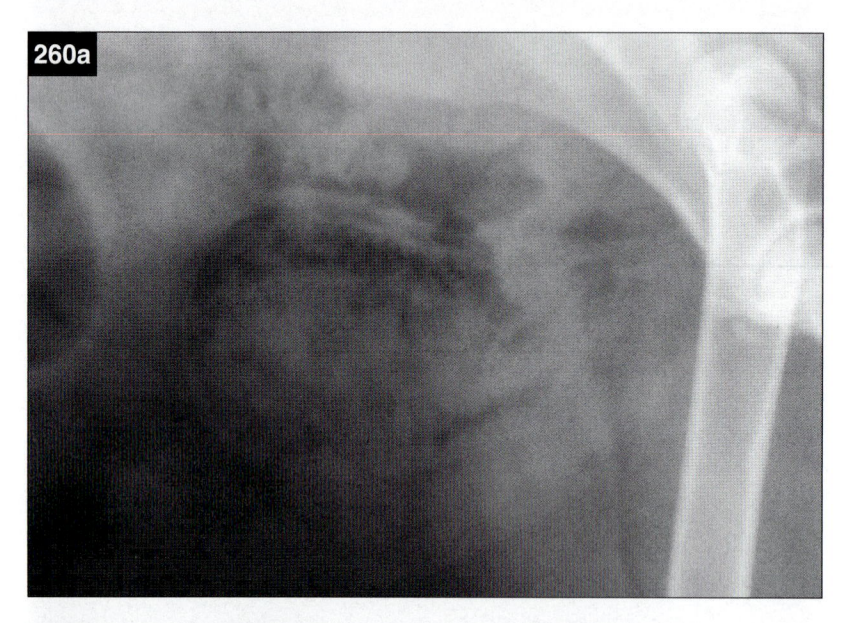

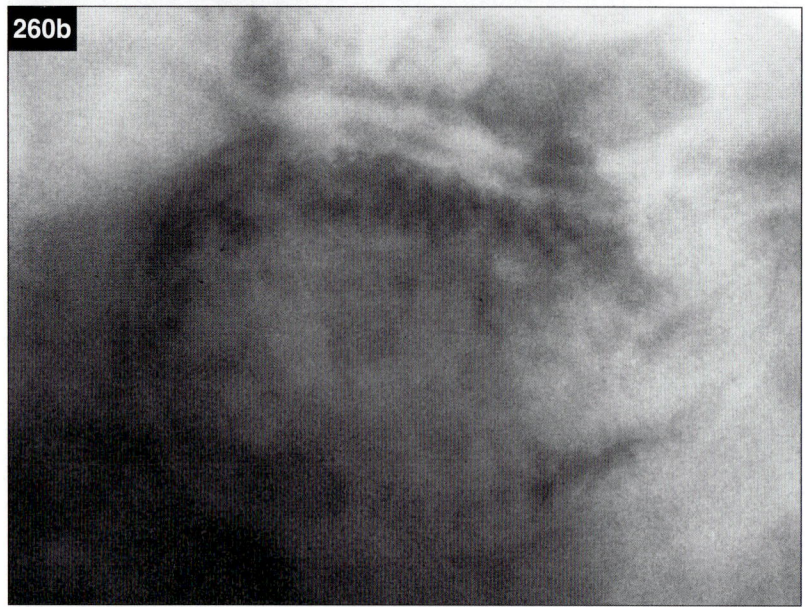

260a, b Cistite enfisematosa.
A radiografia lateral mostra cistite enfisematosa em cão com diabetes mellitus. O gás resulta de infecção com microorganismos fermentadores de glicose, como *E. coli*.

Doenças urogenitais

261a, b Cistite enfisematosa.
Outra forma de cistite enfisematosa em cão, com mielopatia lombar e perda do controle vesical causando retenção de urina, que predispôs a infecção secundária com bactérias produtoras de gás, como *Proteus* spp. ou *E. coli*. O leitor não informado da radiografia (**261a**) pensaria que alguém injetou ar na bexiga para pneumocistograma com contraste, mas não foi o caso. Em **261b** há patologia espinal envolvendo L7 e S1.

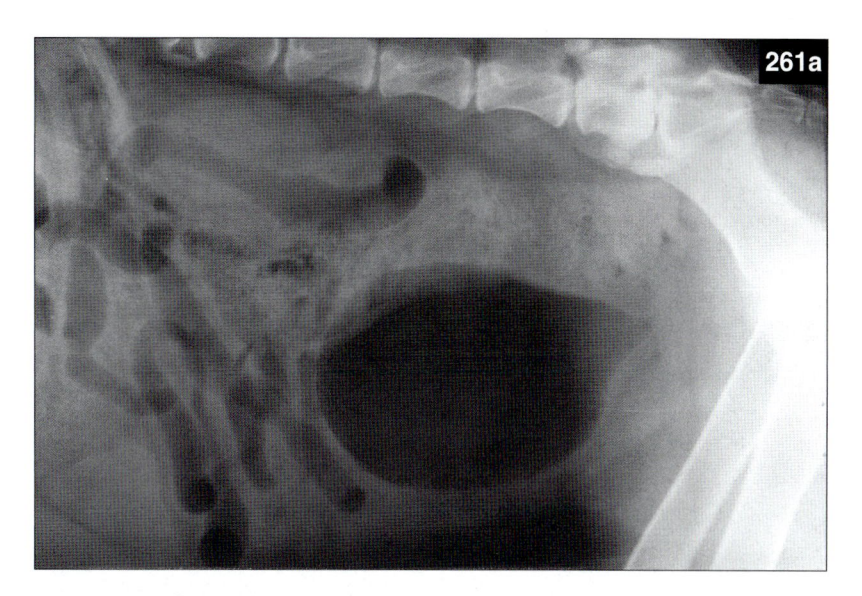

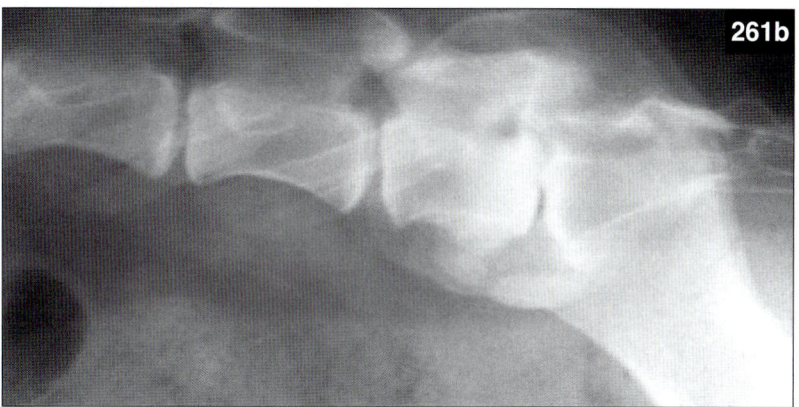

262 Edema renal subcapsular.
Note o halo (seta) no perímetro da maior curvatura do rim, em um gato com insuficiência renal aguda. O edema subcapsular resulta de vazamento linfático, que acompanha o inchaço parenquimatoso. Isso pode ocorrer em insuficiência renal aguda, como se mostra aqui.

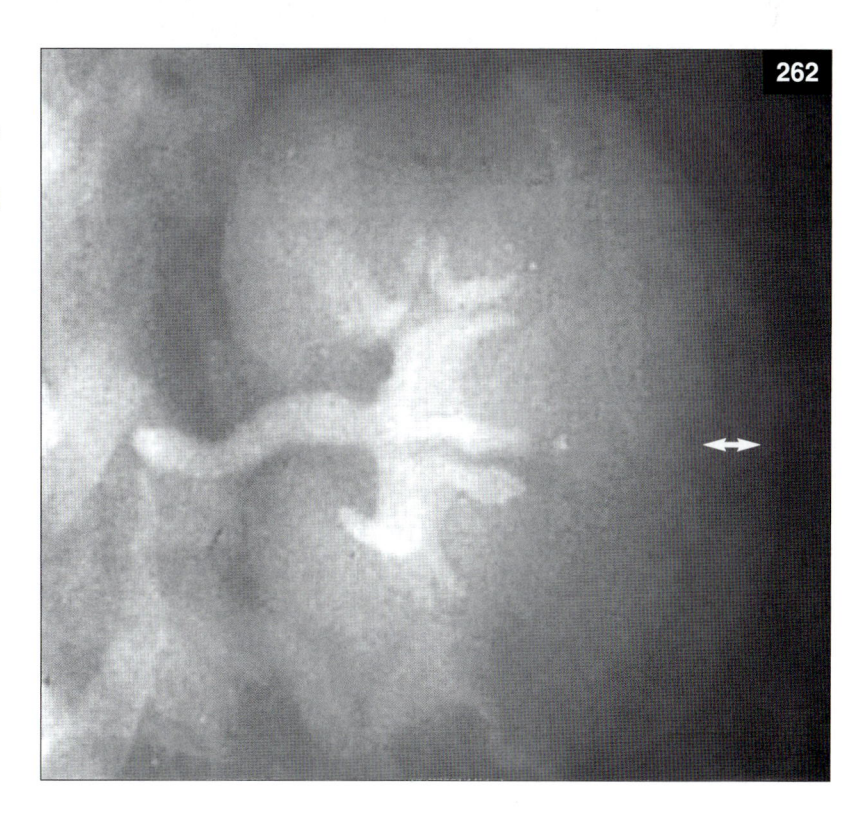

Doenças urogenitais

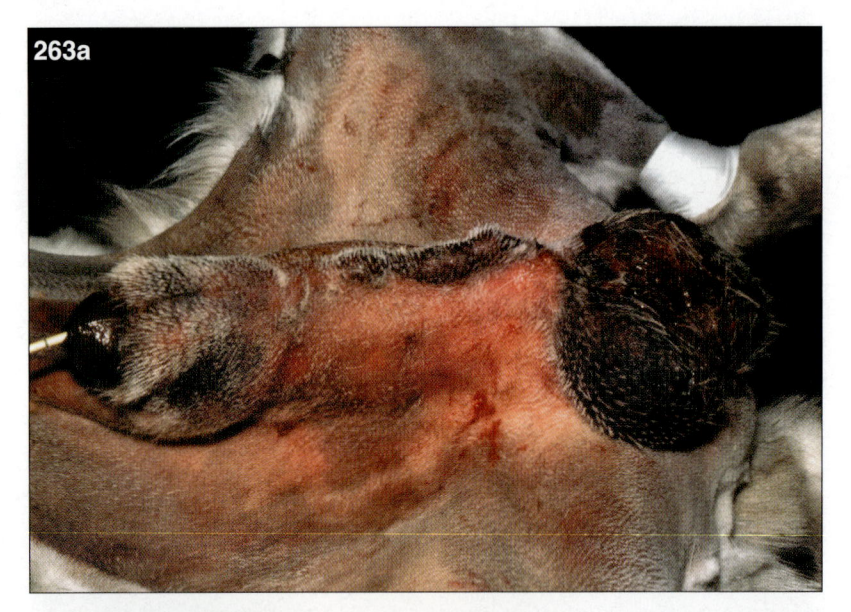

263a–d Infarto genital.
Ese jovem Malamute teve infarto maciço e agudo da genitália externa na tentativa de acasalamento em uma área externa, no inverno.
A causa exata nunca foi identificada. Procedeu-se a amputação do pênis e ablação do escroto depois de tratar, com sucesso, um episódio acompanhante de CIVD com heparina e tratamento de suporte. Aqui se mostra a genitália gangrenada antes e durante a cirurgia.

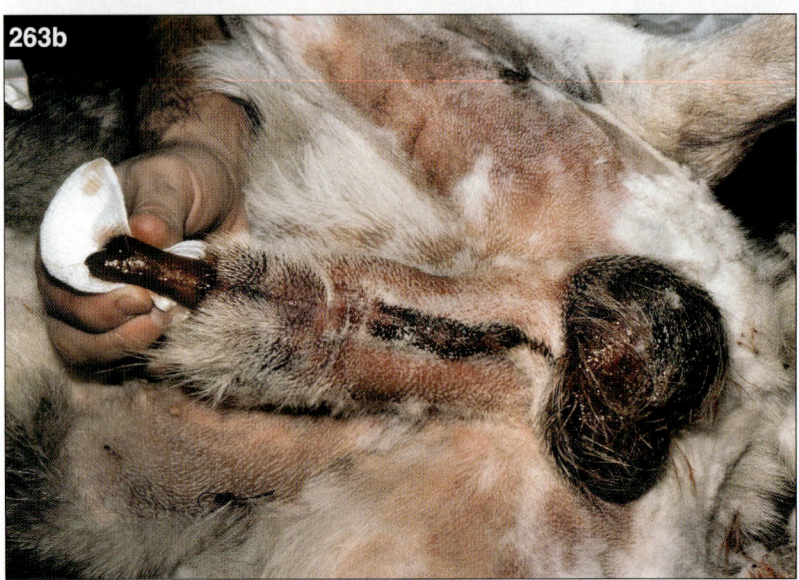

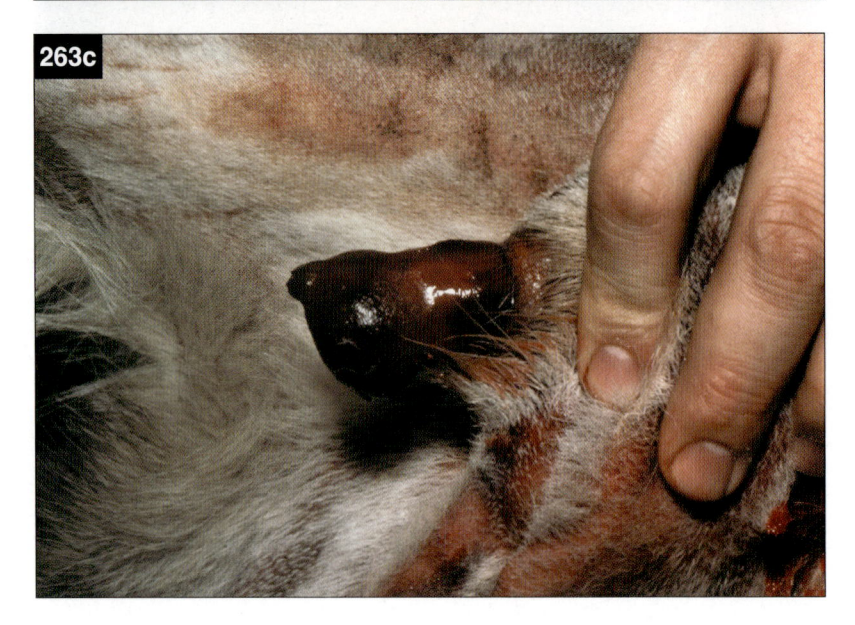

Doenças urogenitais

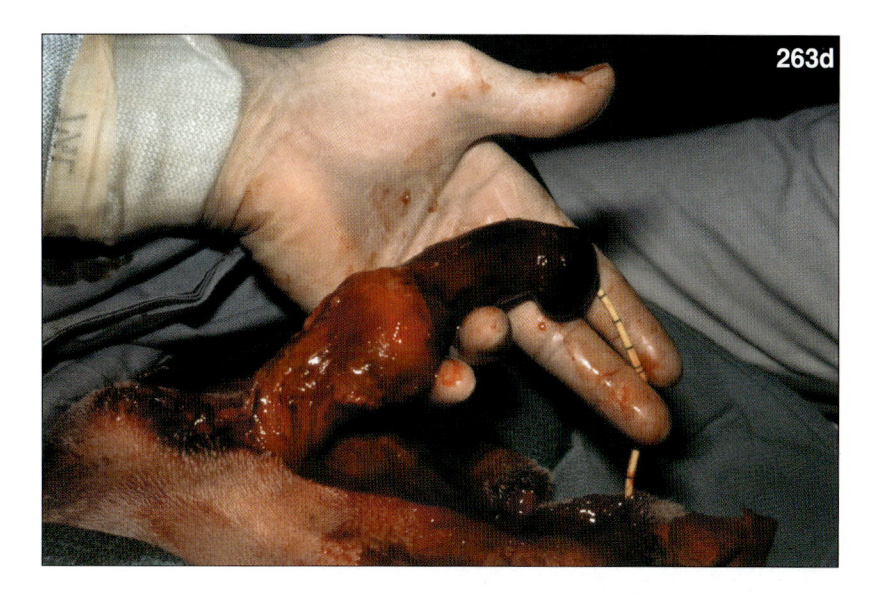

264a, b Dente flutuante e osteodistrofia renal.
O maxilar deste jovem Golden Retriever mostra o dente flutuante típico associado a reabsorção do ligamento alveolar, causada por osteodistrofia renal. O cão também tem proliferação de osso maxilar, o que pode ser visto pela boca e pela parte externa.

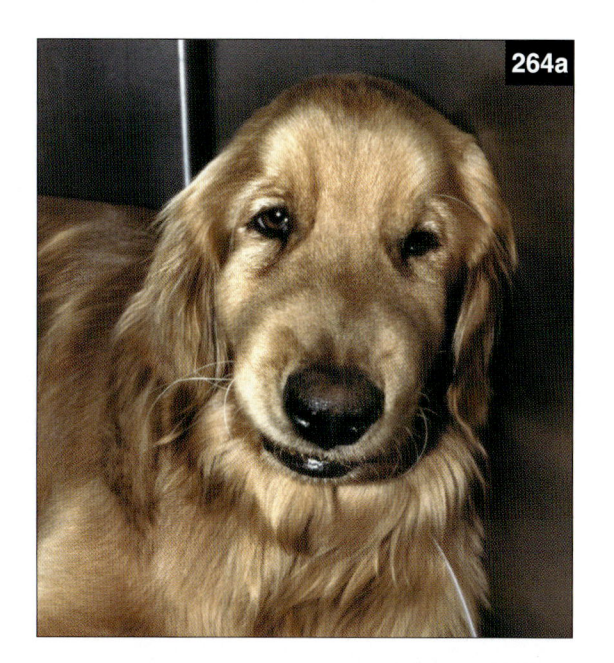

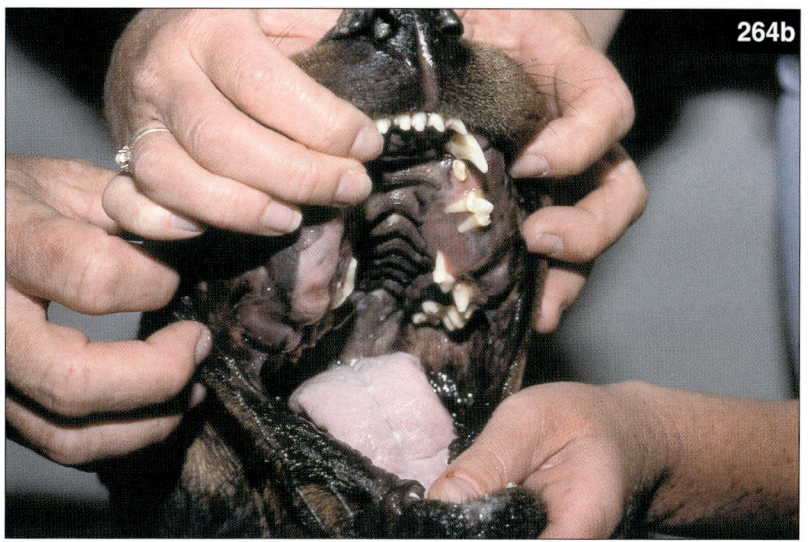

Doenças urogenitais

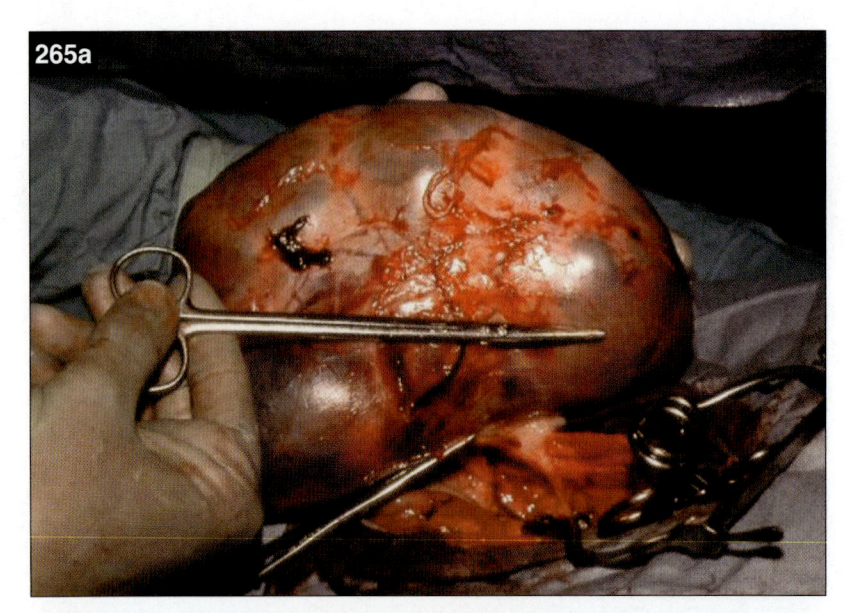

265a–c Hidronefrose com hemorragia.
É raro que cães com hidronefrose tenham sangramento espontâneo no rim afetado, o que pode causar hipotensão grave (**265a, b**). Pode haver hematúria grosseira, como a que se vê na amostra de urina (**265c**). Rins com hidronefrose também podem sangrar por traumatismo direto.

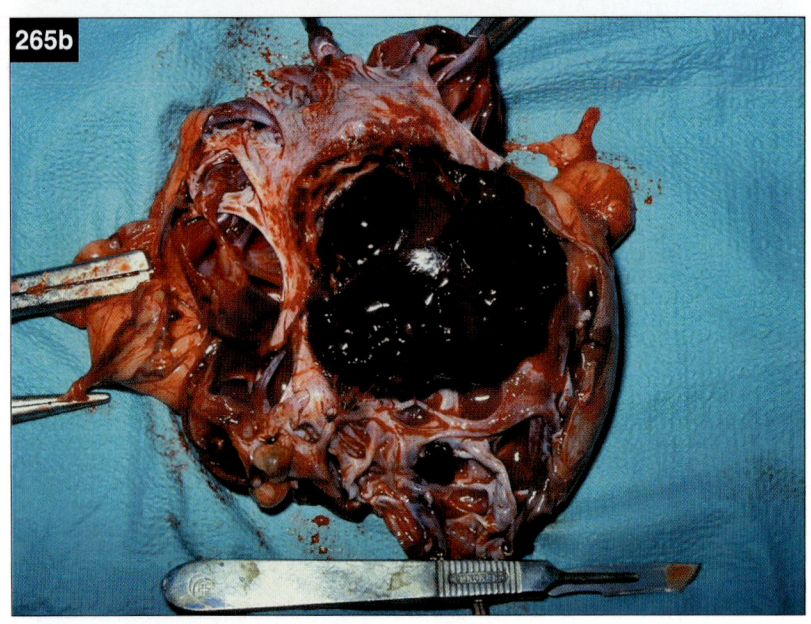

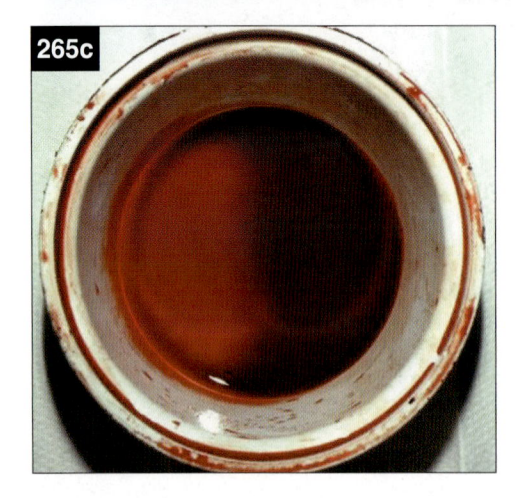

Doenças urogenitais

266 Pigmentúria: mioglobinúria.
A mioglobina é tóxica para os túbulos e pode causar insuficiência renal aguda. Pode-se evitar a toxicidade tubular por mioglobina com bicarbonato via parenteral, para alcalinizar a urina. A quantidade de urina no saco de coleta é pequena porque o cão tinha oligúria, que progrediu para anúria.

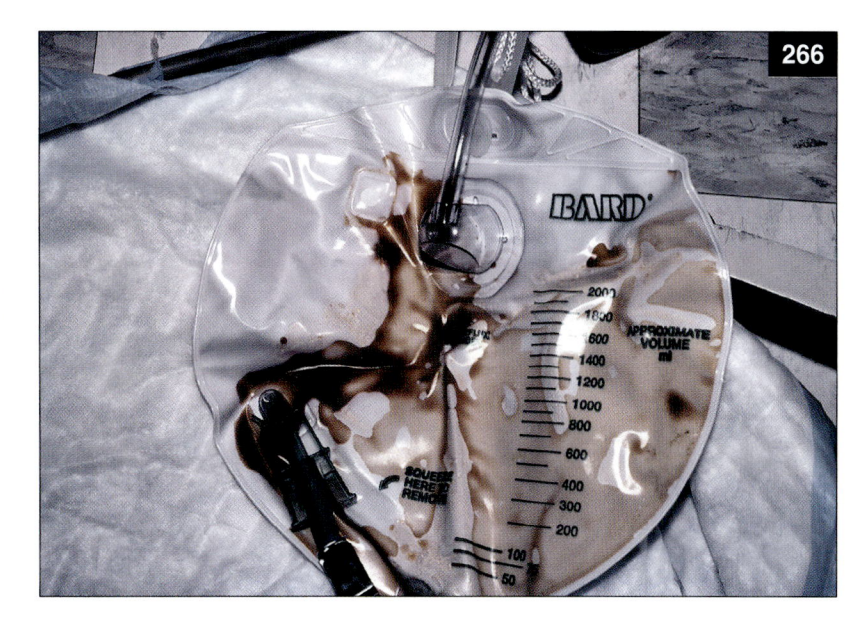

267a, b Piométrio.
Gatas têm piométrio que atinge tamanho enorme (**267a**). Sua capacidade de tolerar o problema por longos períodos de tempo também é notável. Note na radiografia (**267b**) como o útero ocupa a maior parte da cavidade abdominal e desloca as vísceras no sentido cranial e dorsal.

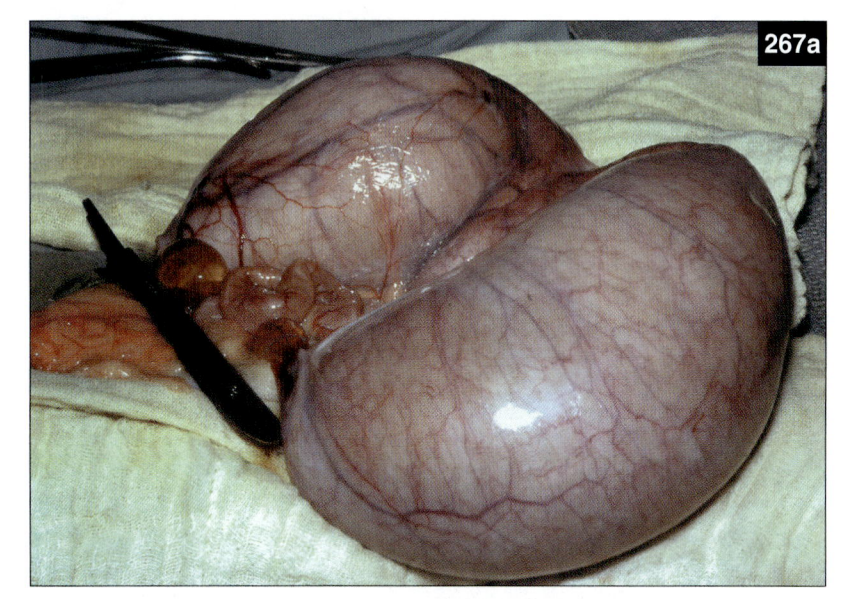

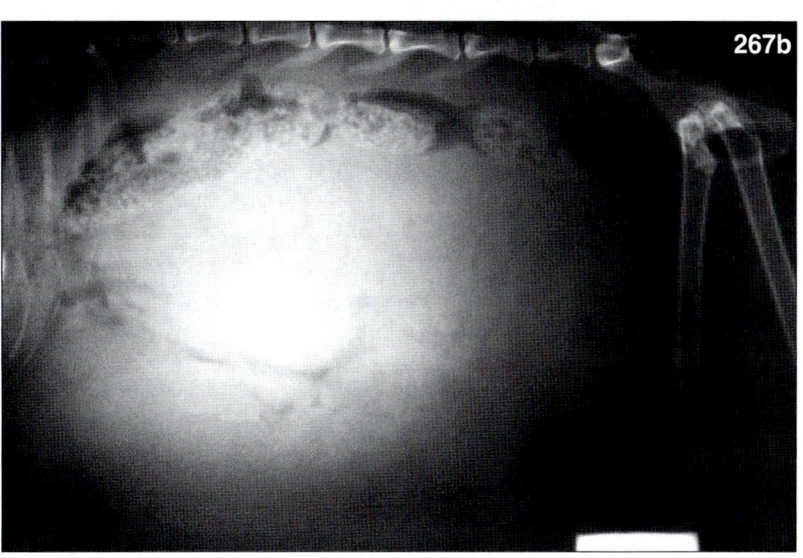

Doenças urogenitais

9

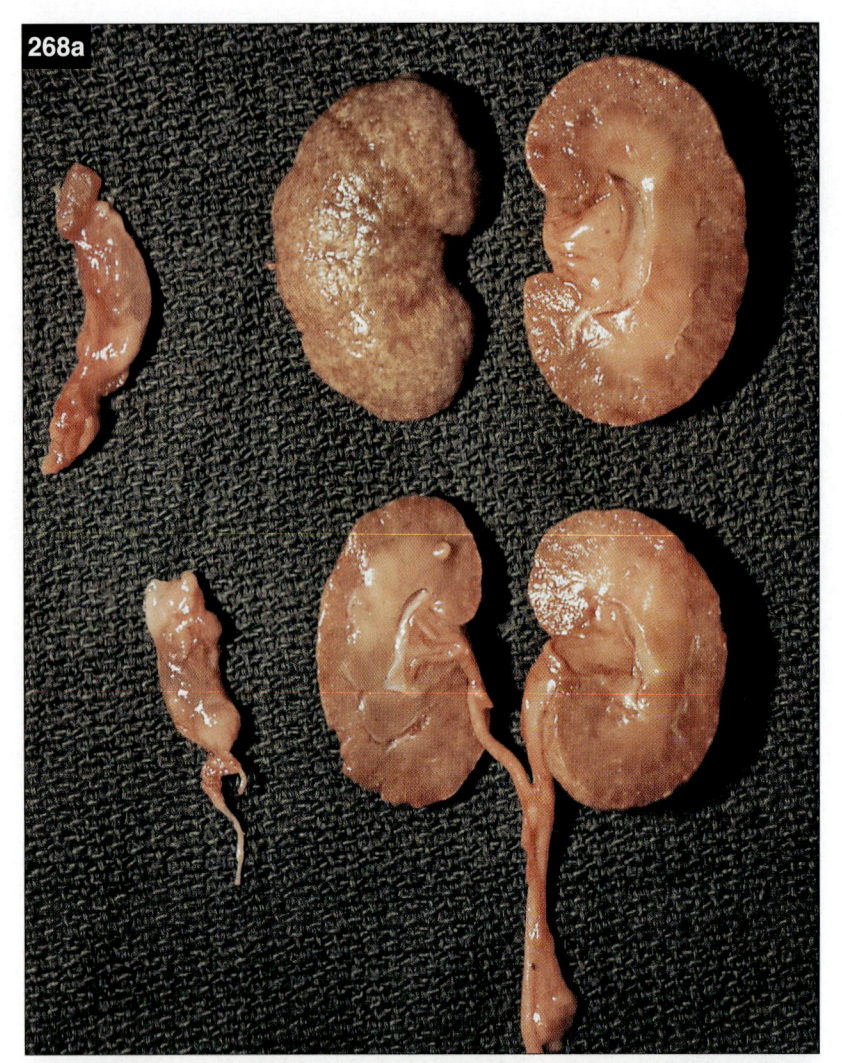

268a, b Fibrose renal crônica.

O cão, com rins gravemente fibróticos (**268a**), tinha uremia avançada, polidipsia e poliúria e osteodistrofia renal.
Note a superfície e as margens altamente irregulares por causa da contração dos tecidos pela fibrose. O último problema resultou de hiperparatireoidismo secundário. Mostram-se as glândulas paratireóides hiperplásicas. O cão (**268b**) apresenta características faciais típicas de uremia, incluindo depressão mental marcante, mucosa oral "lamacenta" e "neve urêmica" no nariz.
A neve urêmica, em humanos, é um depósito cristalino na pele, associado com uremia.
Em cães isso pode ocorrer no epitélio nasal.

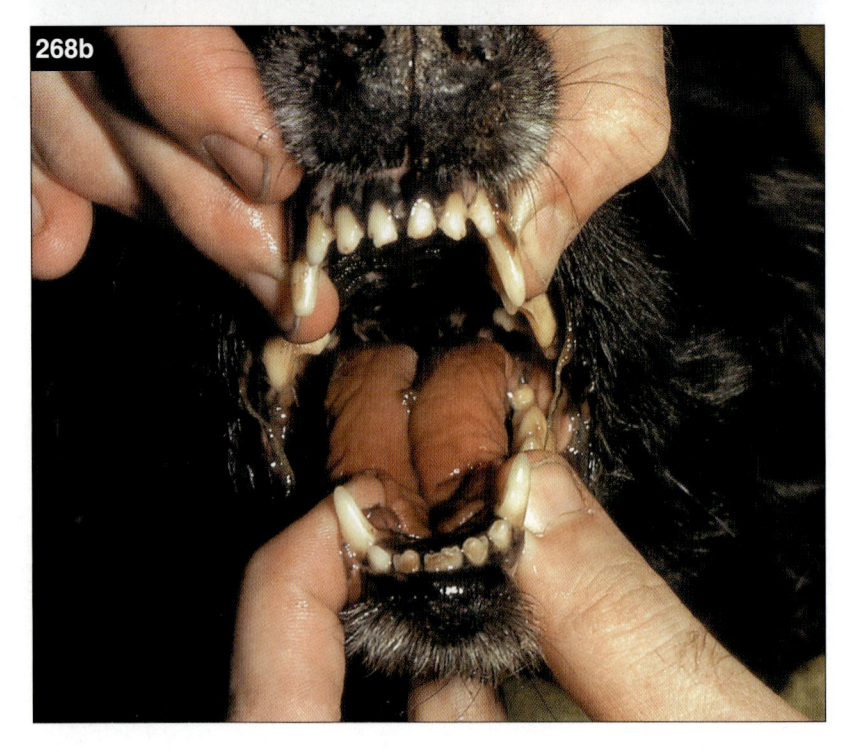

Doenças urogenitais

269a, b Hematúria renal.
A sonda uretral colocada na cirurgia localizou o rim direito como fonte da hematúria deste cão (**269a**). O diagnóstico inicial foi hematúria idiopática, mas o rim ressecado mostra que a causa era papiloma sangrante profundo no bacinete (**269b**).

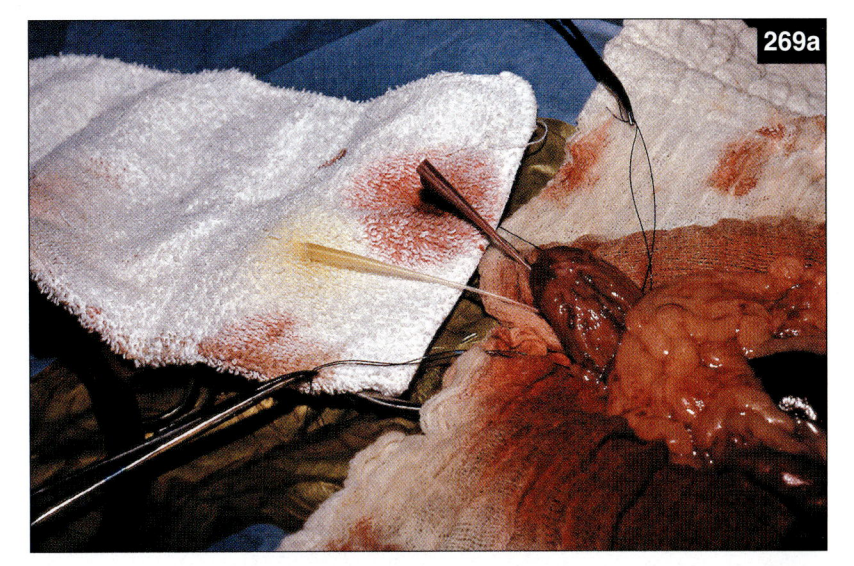

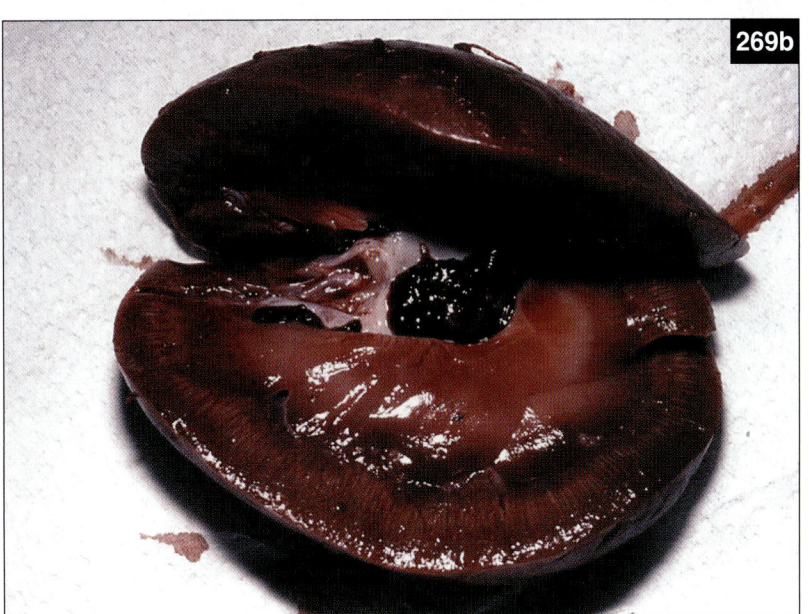

270 Hipoproteinemia e anasarca.
A glomerulopatia neste gato causou hipoproteinemia e anasarca. Note as regiões edemaciadas sob o queixo, face anterior do tórax e membros pendentes.

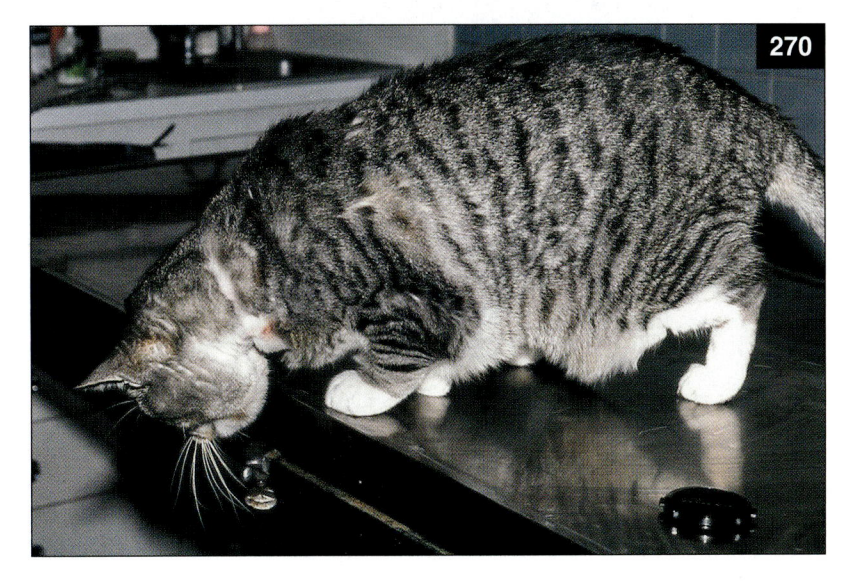

Doenças urogenitais

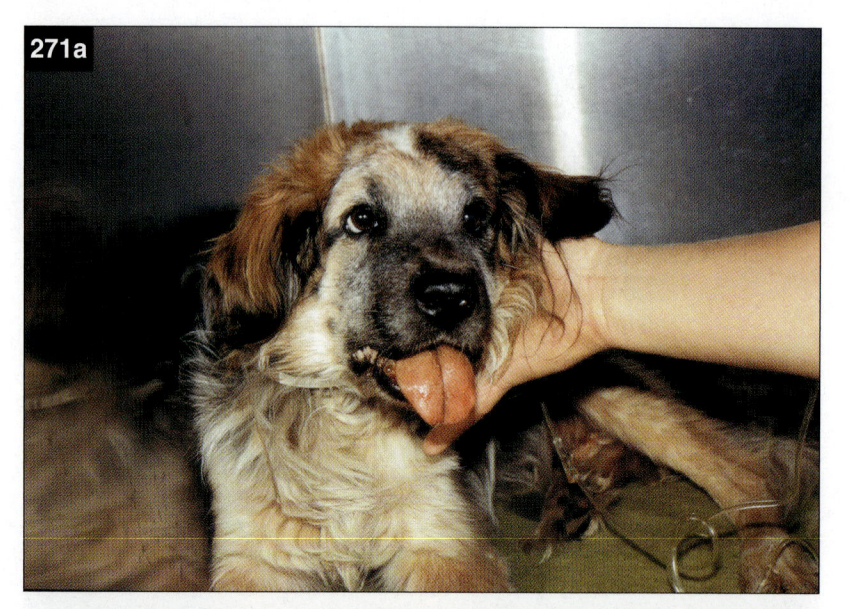

271a–c Osteodistrofia renal: mandíbula.
A flexibilidade mandibular do cão (mandíbula de borracha) (**271a, b**) resulta de osteodistrofia renal de nefropatia em estágio final. Os rins do cão mostram superfície cicatricial por fibrose renal crônica, que progrediu para nefropatia em estágio final (**271c**). Também se vêem glândulas paratireóides com volume aumentado nas glândulas tireóides, em função de hiperparatireoidismo renal secundário.

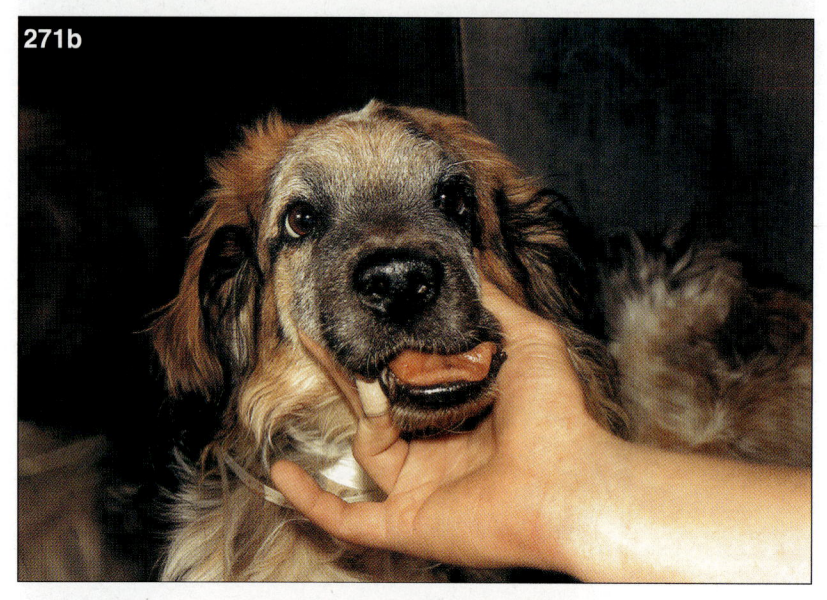

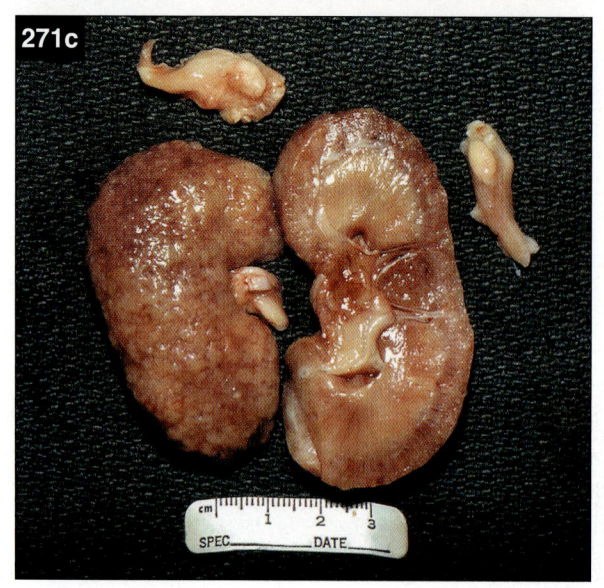

Doenças urogenitais

272a–c Osteodistrofia renal: maxilar.
Note a proliferação maxilar na face deste Golden Retriever com 18 meses de idade (**272a, b**). É outra forma, mais rara, de osteodistrofia renal. A proliferação óssea causou até estase venosa maxilar. Os rins pequenos, císticos, em estágio final (**272c**) são do mesmo cão; supostamente, as lesões são congênitas.

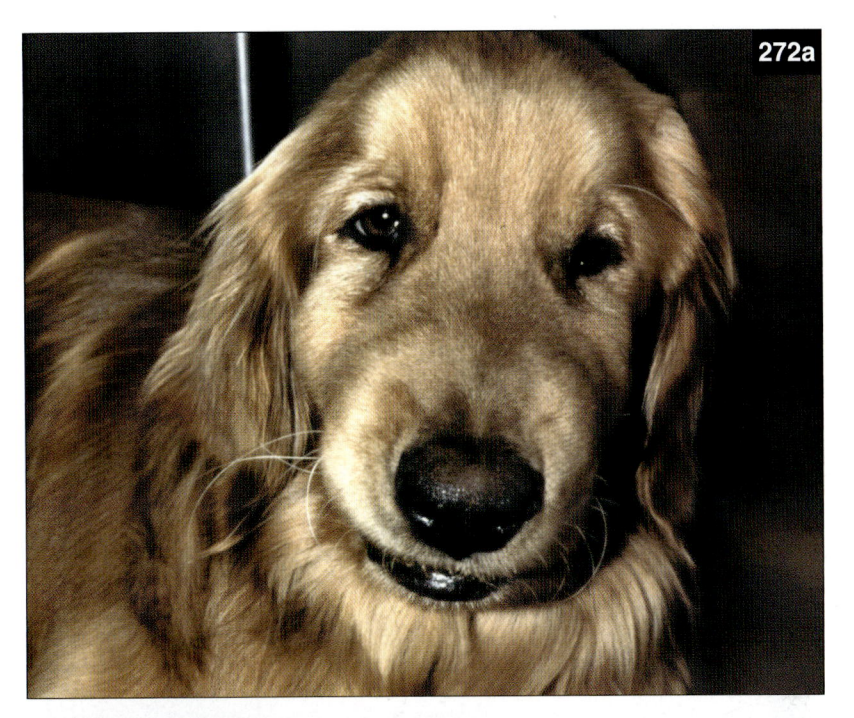

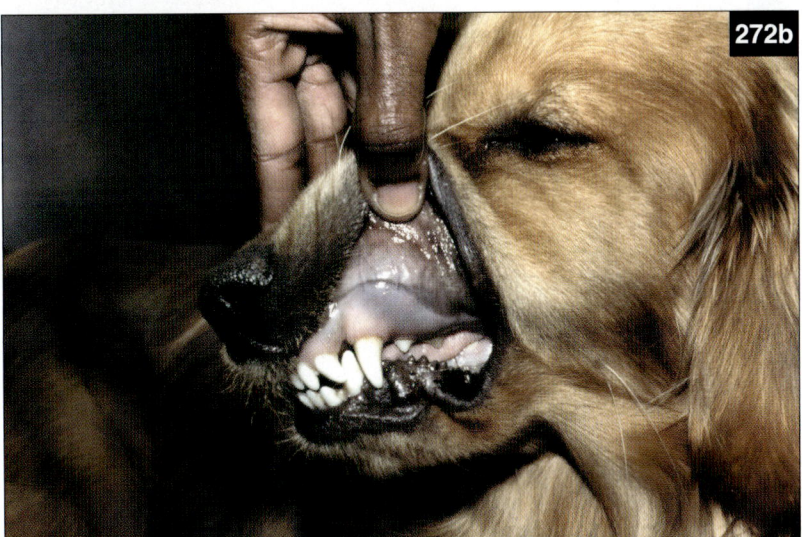

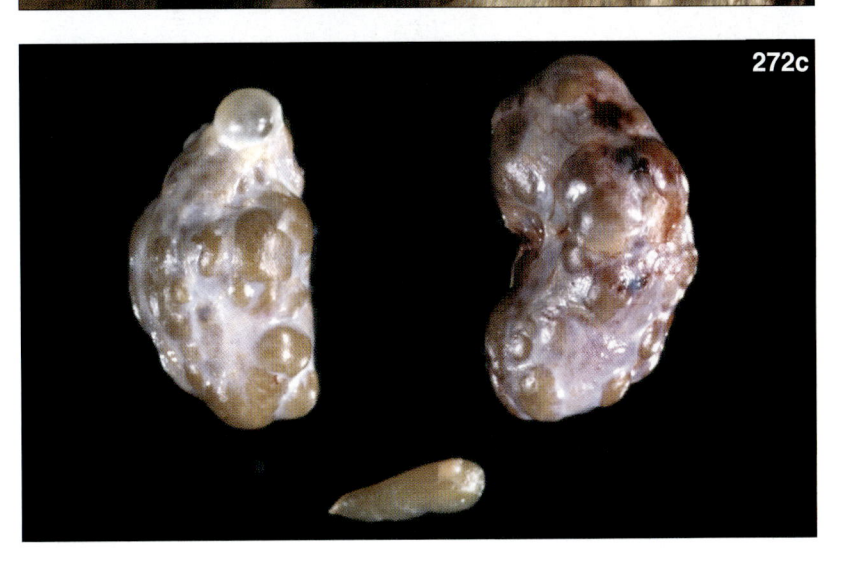

Doenças urogenitais

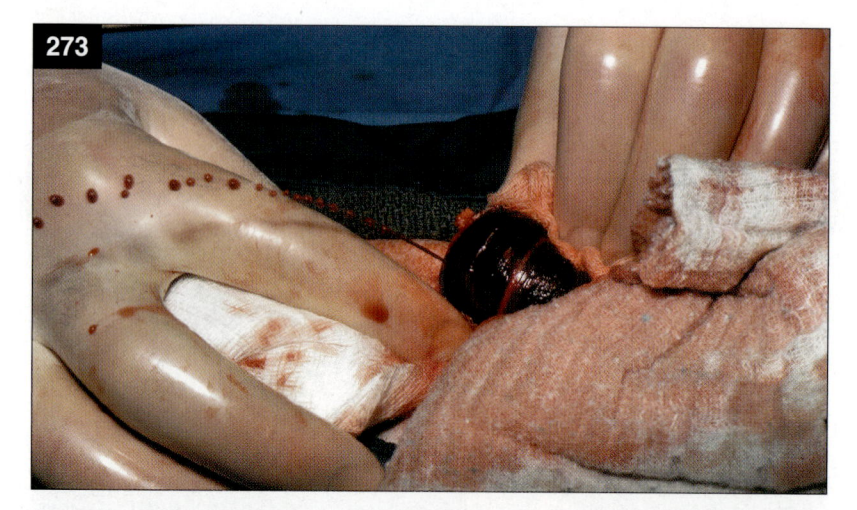

273 Vazamento de bexiga.
Procedeu-se a cistocentese neste Pug, cerca de duas horas antes da cirurgia. O cão tinha inflamação grave da bexiga, que ainda não selara o local de punção com agulha feita antes da cirurgia.

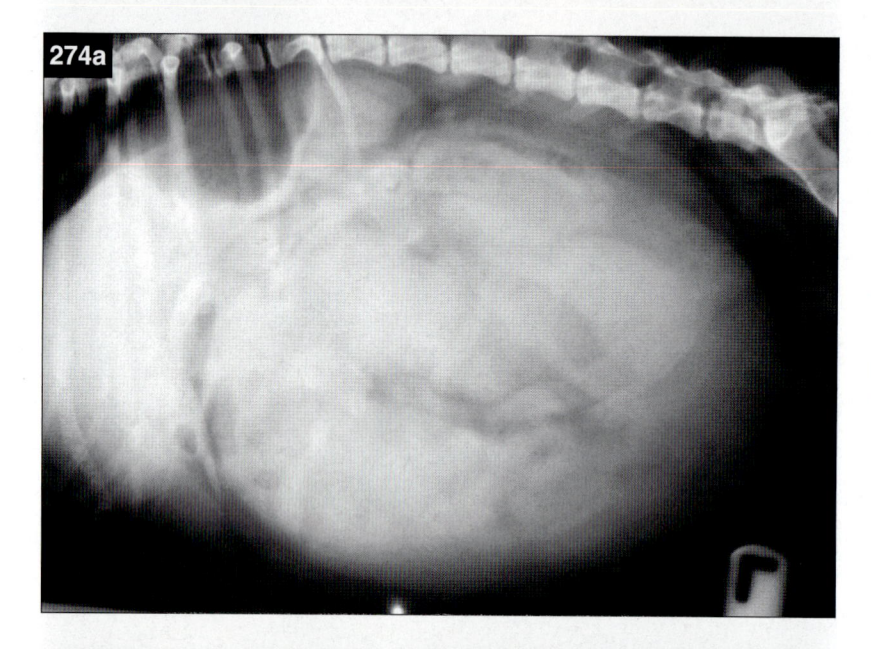

274a, b Uteromegalia: gata.
A radiografia de abdome desta gata (**274a**) mostra uteromegalia. Notar o deslocamento dorsocranial das vísceras. Na cirurgia encontrou-se piométrio (**274b**), não muito diferente do mostrado em **274a**. O leitor pode avaliar o perigo potencial de uma cistocentese na paciente.

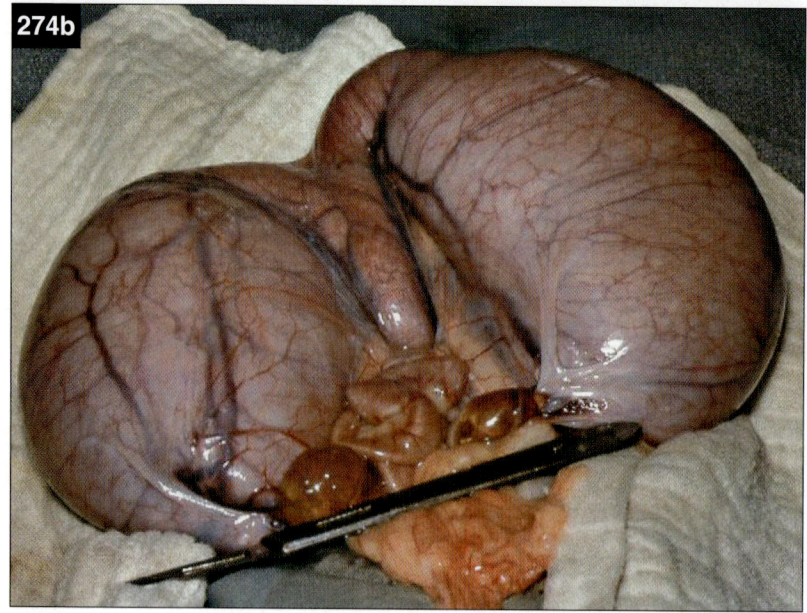

Doenças urogenitais

275a–c Carcinoma de células transicionais e cistite.
A ultra-sonografia da bexiga é uma ferramenta diagnóstica útil, mas nem sempre confirma o diagnóstico definitivo. A ultra-sonografia da bexiga de um cão (**275a**) mostra pequenos cálculos na face ventral (setas pequenas) e uma lesão de massa na face dorsal (seta maior). A massa é um carcinoma de células transicionais. A outra ultra-sonografia (**275b**) é de um gato, também com densidade de tecido mole na face dorsal da bexiga (seta grande). Neste caso, no entanto, é proliferação de tecido inflamatório causada por cistite por *E. coli*, foi diagnosticada com base em citologia e cultura, cujas amostras foram obtidas por aspiração com agulha fina guiada por ultra-sonografia. A ultra-sonografia de seguimento mostra que o problema do gato se resolveu com tratamento antibiótico por duas semanas (**275c**).

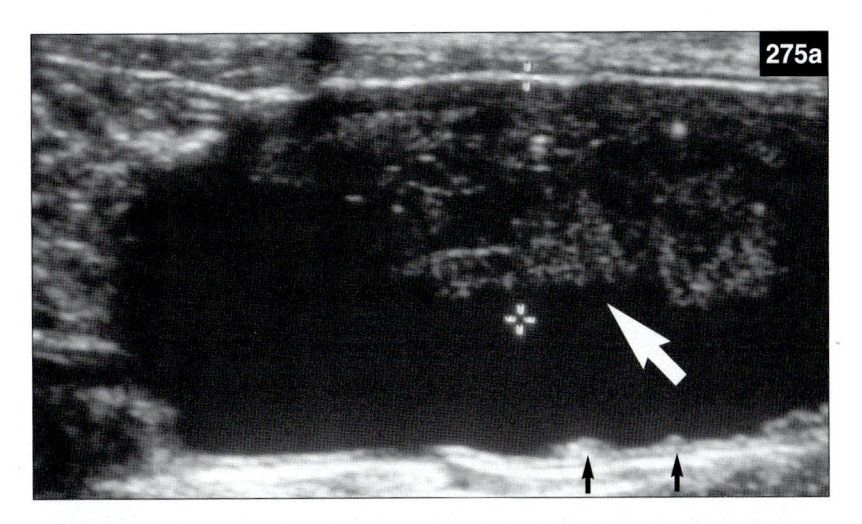

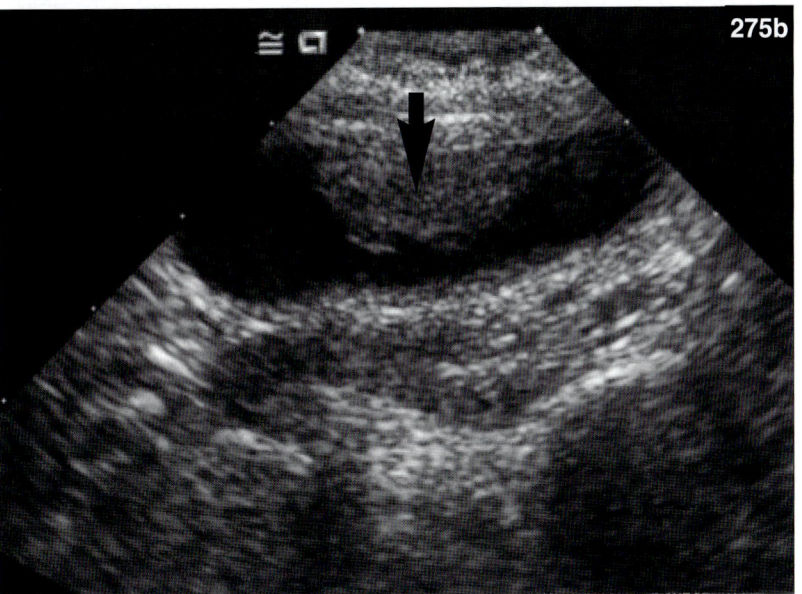

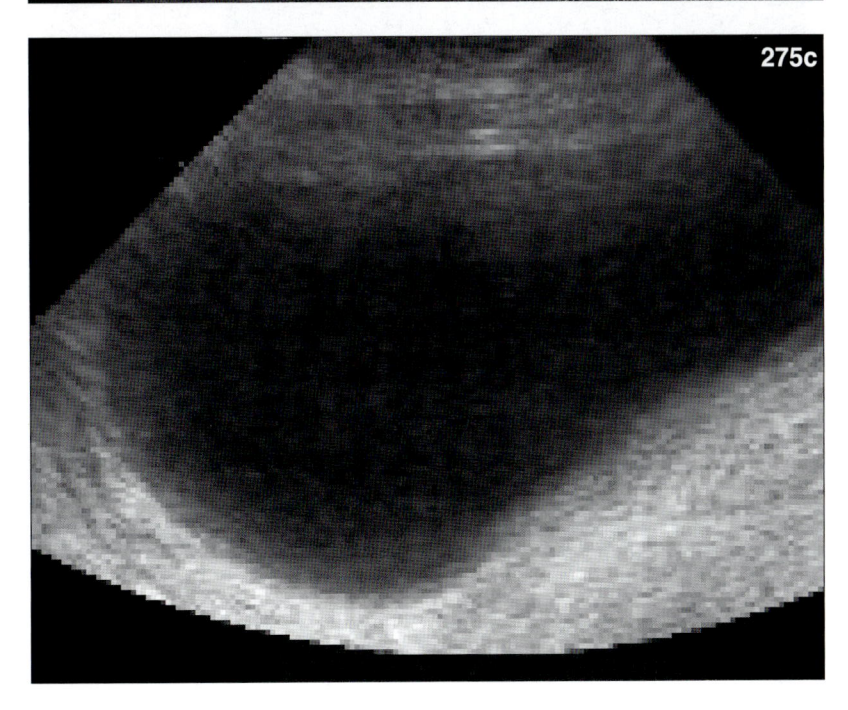

Doenças urogenitais

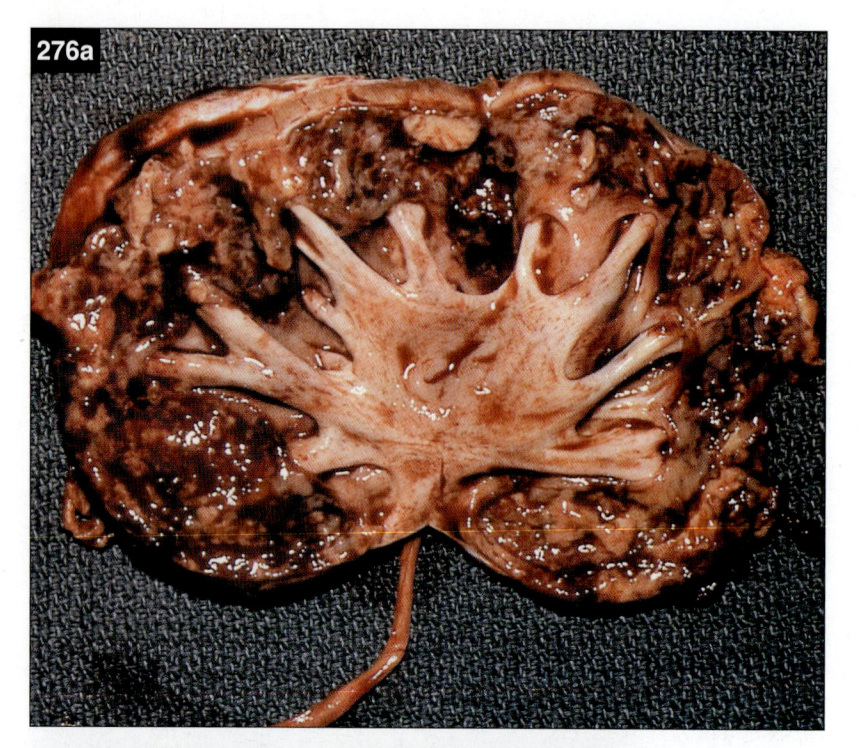

276a, b Pionefrose.
O rim está anormalmente aumentado, com muito do parênquima substituído por exsudato supurativo (**276a**). O exame de urina não foi notável porque o rim envolvido também tinha obstrução uretral, como resultado da inflamação. A ultra-sonografia (**276b**) é de um gato com pionefrose, mostrando dilatação do bacinete, resíduos e parênquima necrótico.

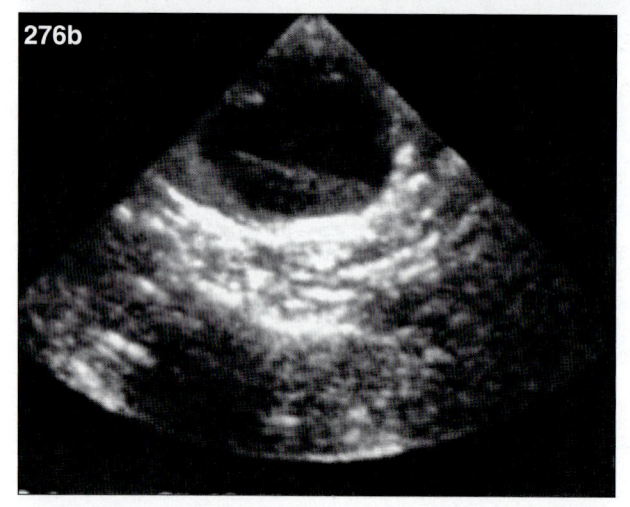

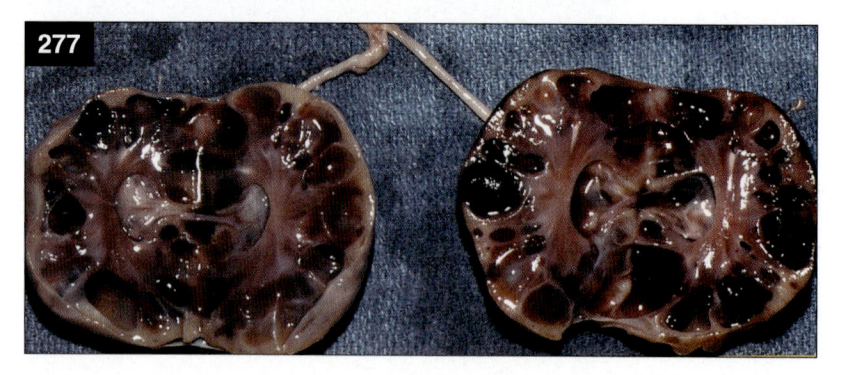

277 Rins policísticos.
Gatos persas são particularmente predispostos a essa doença congênita. Estes rins progrediram para insuficiência renal em estágio final. Os múltiplos cistos vistos na imagem tornam óbvia a patologia. Clinicamente, o diagnóstico é fácil com ultra-sonografia.

Doenças urogenitais

278a–c Necrose uterina.
Metrite focal gangrenosa em cadela de raça mista causou sepsis grave após o parto. Aqui são mostradas radiografias lateral e dorsoventral (**278a, b**), indicando útero distendido cheio de gás (seta), depois removido cirurgicamente. Também há perda de detalhe abdominal, sugerindo fluido ou peritonite. A peça pós-operatória mostra gangrena no corpo uterino e o corno uterino esquerdo (**278c**).

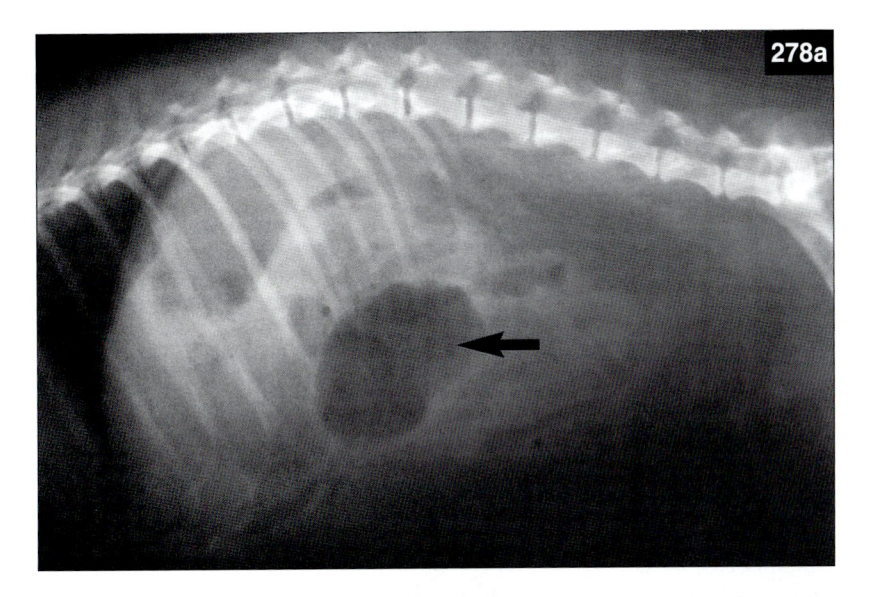

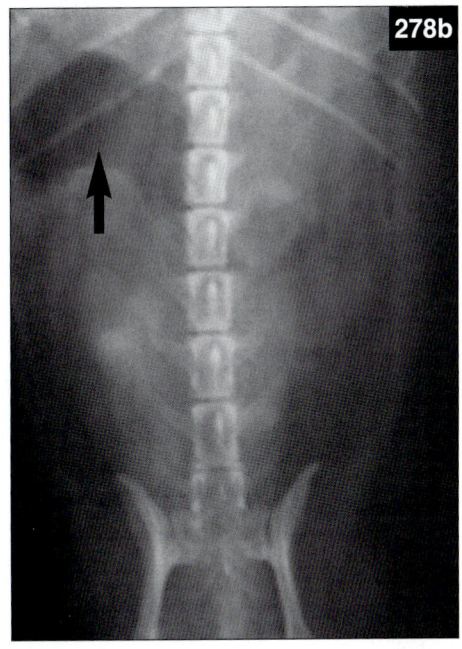

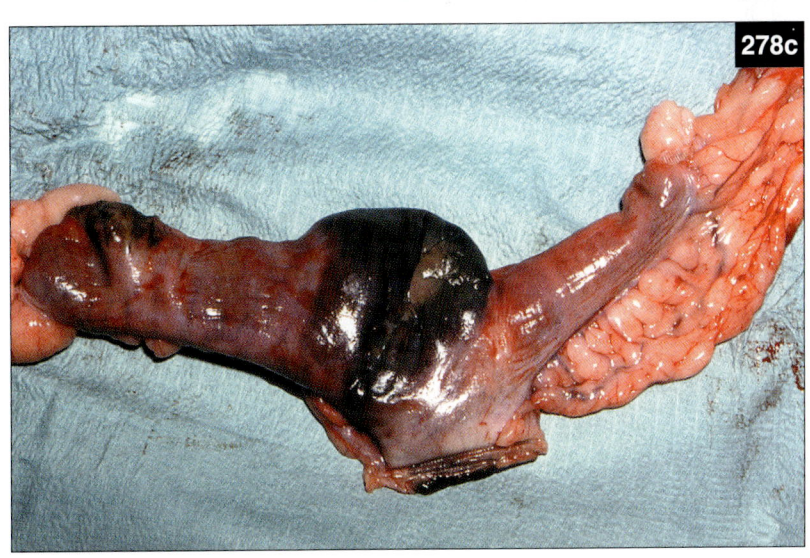

Doenças urogenitais

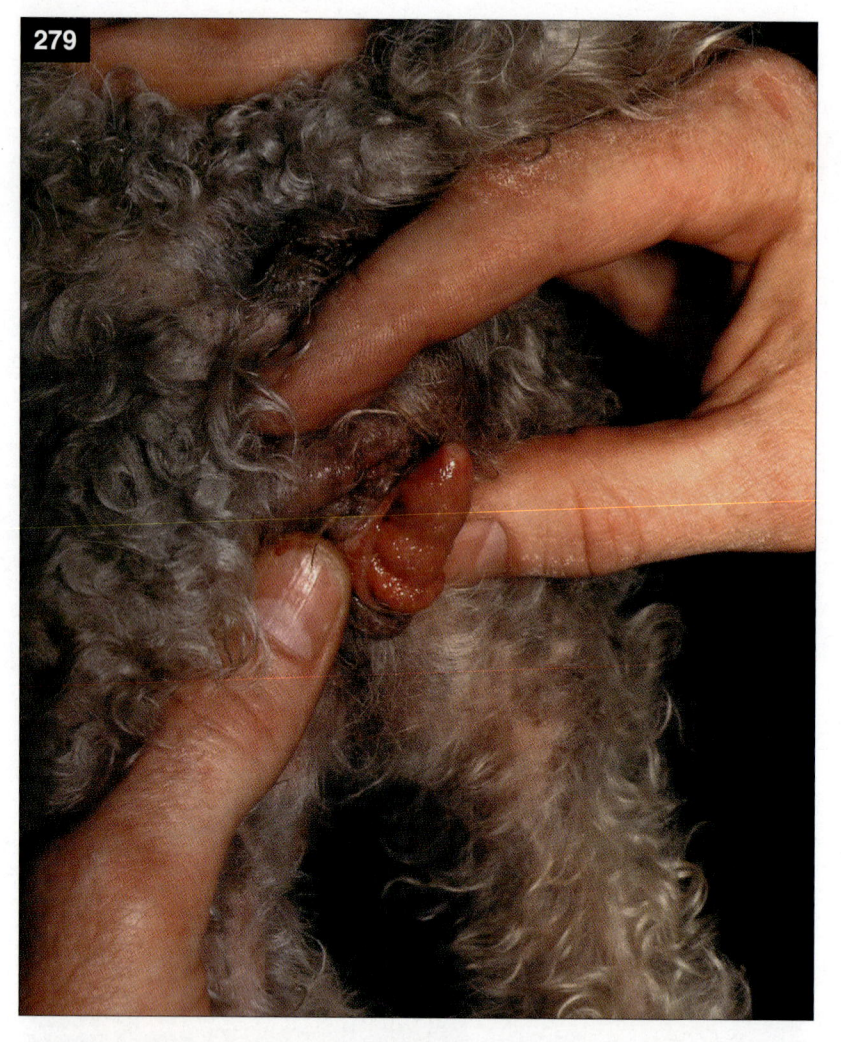

279 Pseudo-hermafroditismo.
Este Poodle miniatura é pseudo-hermafrodita. Notar o pênis remanescente fazendo protrusão a partir da vulva. A queixa primária foi de corrimento vulvar e da observação do pênis protrundindo da vulva.

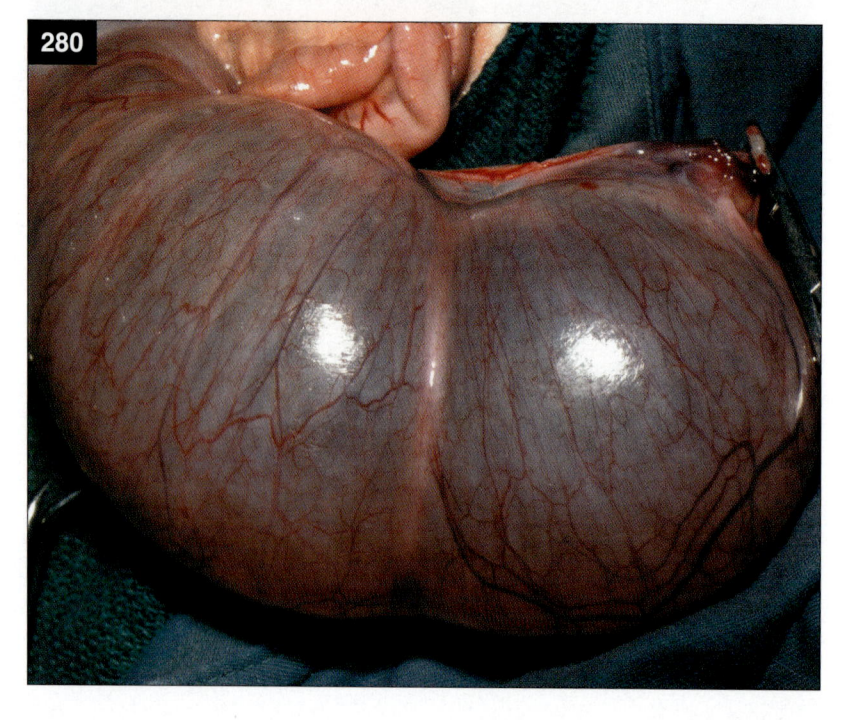

280 Hidrométrio.
Hidrométrio é uma de várias causas de aumento uterino em cadelas e gatas. Esta gata tem distensão abdominal óbvia.

Doenças urogenitais

281a–c Obstrução de fluxo urinário da bexiga.
Este caso complicado de obstrução felina de fluxo urinário terminou com insuficiência renal aguda anúrica, devida a cistite hemorrágica grave, que causou obstrução bilateral de orifícios ureterais (**281a**). A derivação 2 do eletrocardiograma (**281b**) apresenta condução atrioventricular aberrante, um padrão compatível com hipercalemia. A peça *post-mortem* (**281c**) mostra os rins e a bexiga hemorrágica.

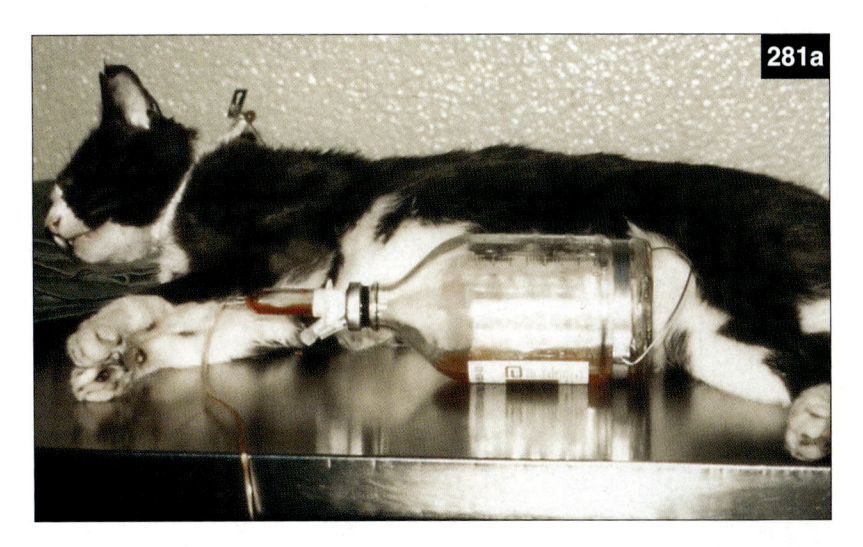

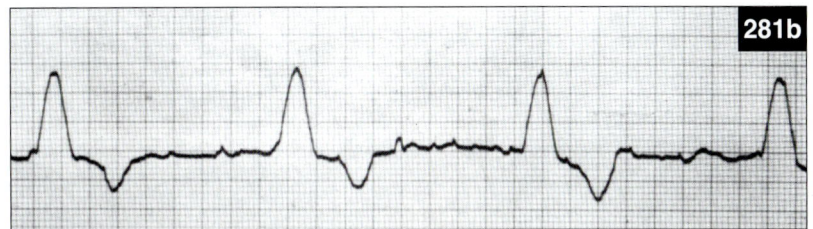

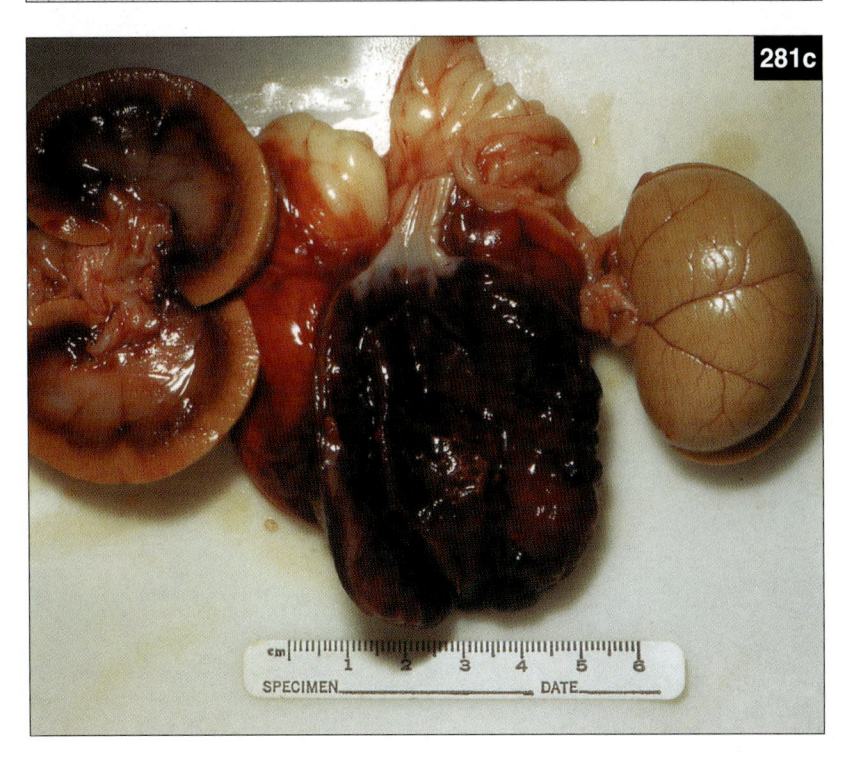

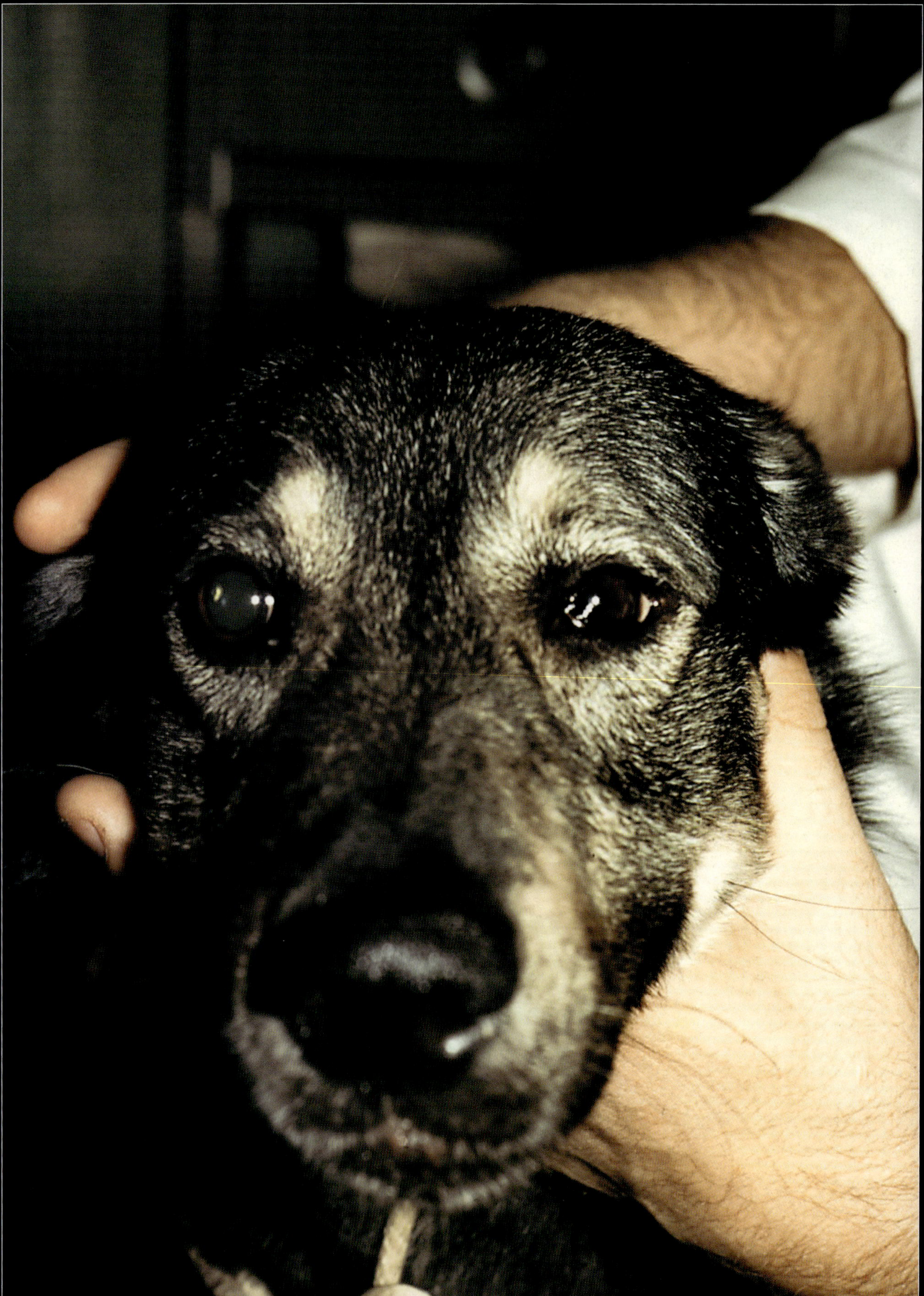

10
Doenças neurológicas

A palavra NEURO deriva do grego *neuron* (nervo). A prática competente da medicina interna é quase impossível sem conhecimento firme de neurologia clínica. Isso acontece porque muitos paciente se apresentam ao clínico com uma doença, mas esta será complicada por outra, que pode envolver o sistema nervoso; por exemplo, cão ou gato com doença hemorrágica que sofre acidente vascular hemorrágico ou hipóxia, causando foco epileptogênico no cérebro.

Meu mentor ensinou-me que a neurologia é a rainha que mostra o domínio na obtenção da história clínica e habilidade no exame físico. É uma disciplina fundamental, na qual a expressão "uma imagem vale mil palavras" ganha vida, porque exige habilidades cognitivas do clínico. Isso é bem ilustrado pelas imagens que se seguem.

◀ Síndrome de Horner, do lado esquerdo, em um cão geriátrico.

10

Doenças neurológicas

✦ Estabelecimento rápido de paralisia LMN – pense em carrapatos, organofosforados, botulismo, polirradiculopatia, metronidazol, cobra coral.

✦ Gatos com pupilas dilatadas e olhar vazio – pense em deficiência de tiamina.

✦ Coma – cerebral difusa, tronco cerebral, mas não esqueça metabólica.

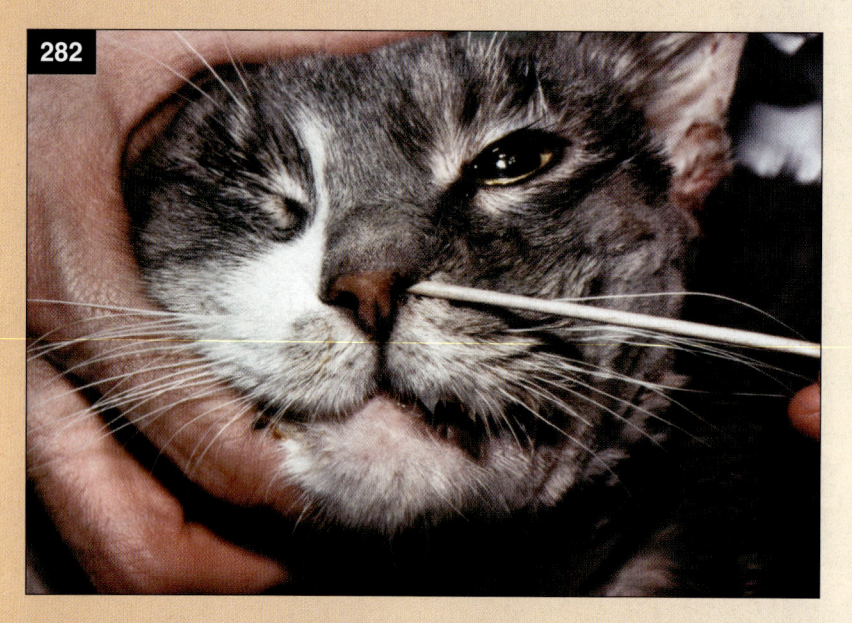

282   Patologia de nervo facial.
Este gato tem bastante dor no lado direito da face para fechar o olho direito, indicando que a via sensitiva do trigêmeo esquerdo está funcionando. O fato de não piscar do lado esquerdo indica disfunção de nervo facial esquerdo.

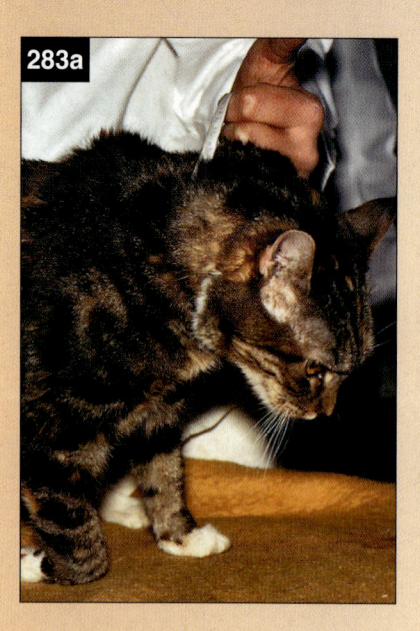

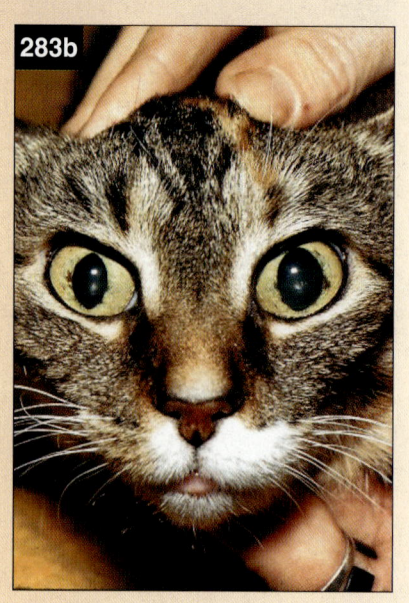

283a, b   Síndrome de Horner.
Note o complexo de Horner no lado direito do gato, ipsolateral à fraqueza do membro anterior direito (paralisa braquial), que reflete patologia nas raízes nervosas na área de C5, C6, C7 e T1-2. Traumatismo, linfoma e neurofibroma ou neurossarcoma estariam na lista do diagnóstico diferencial.

Doenças neurológicas

284 Síndrome de Horner.
Este cão geriátrico tem aspectos característicos de síndrome de Horner no lado esquerdo (miose, ptose e enoftalmia). As causas variam.

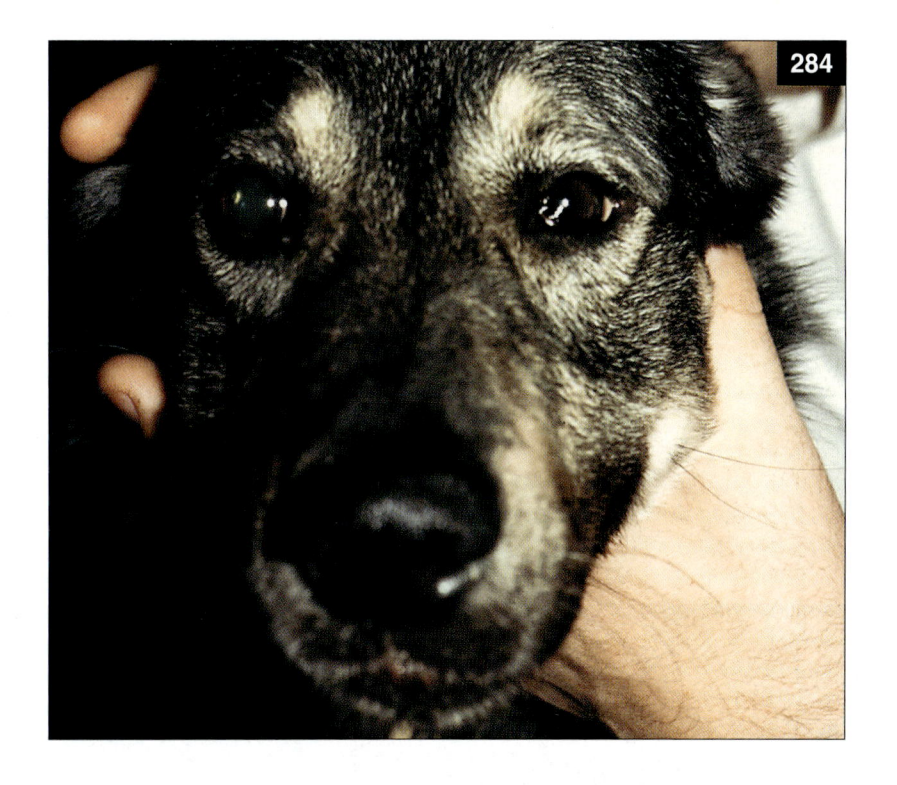

285a, b Tumor de lobo frontal.
O Labrador Retriever tem tumor do lobo frontal esquerdo que causou demência, compressão cerebral e andar em círculos (**285a**). Convulsões também podem ocorrer com esse tipo de lesão. Mostra-se um tumor de lobo cerebral, no lado esquerdo, evidenciado pelos giros edemaciados (**285b**). O cão andava em círculos para o lado oposto ao da lesão.

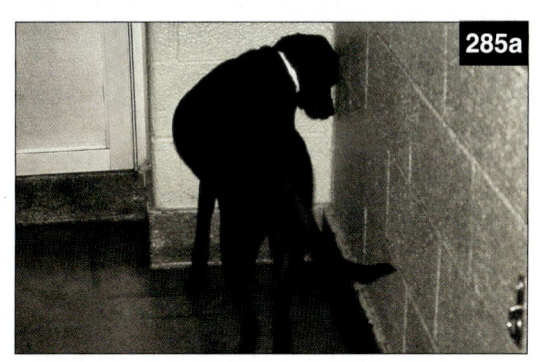

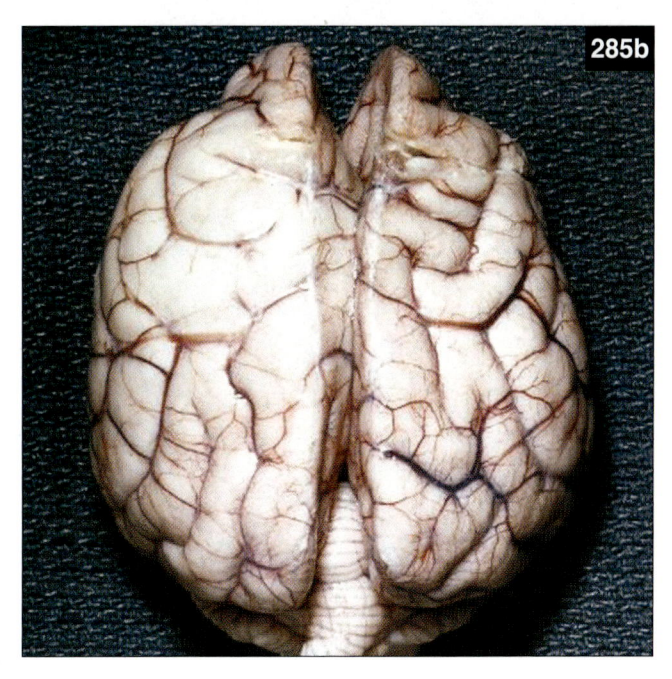

Doenças neurológicas

10

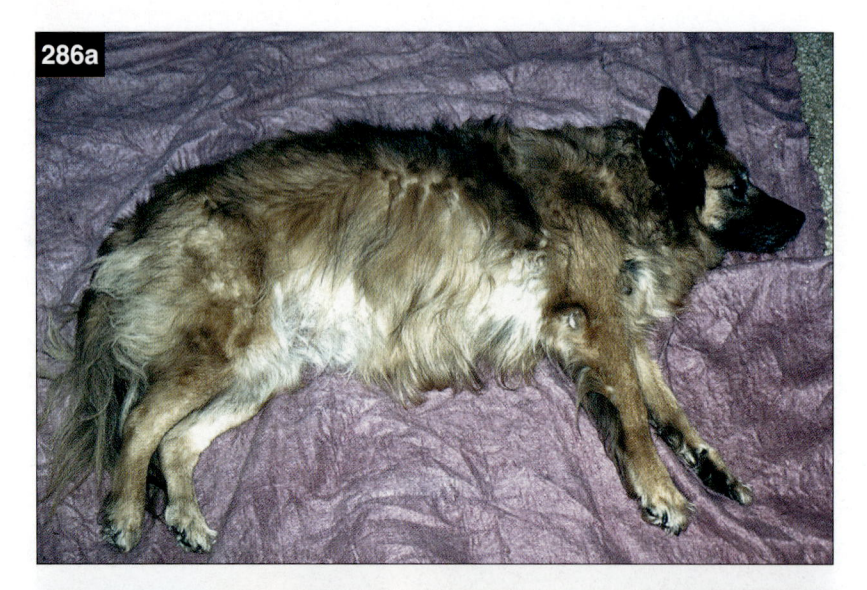

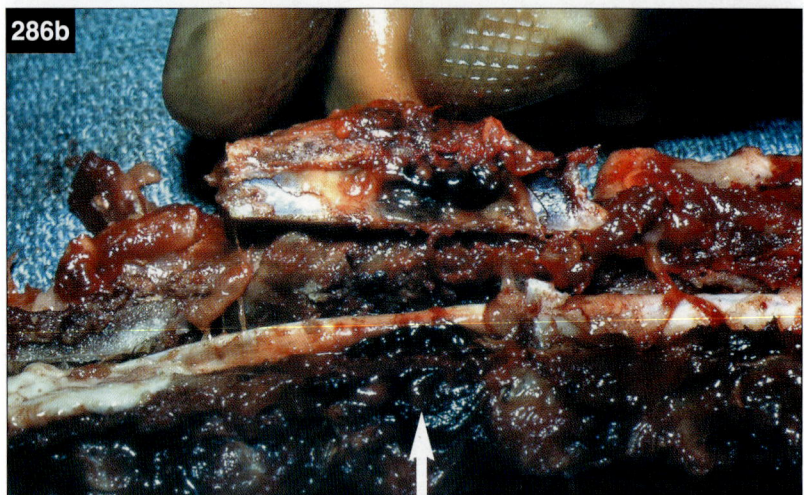

286a, b   Postura de Schiff-Sherrington.
A postura de Schiff-Sherrington vista neste cão deve-se a lesão grave de medula espinal na região toracolombar. O cão teve colapso agudo causado por sangramento de hemangiossarcoma nos músculos epaxiais (origem primária) (**286a**) e no assoalho do canal medular, como se vê na peça *post-mortem* (**286b**). Foi o único local atingido pelo tumor neste cão. (Veja também as imagens **311a-c**).

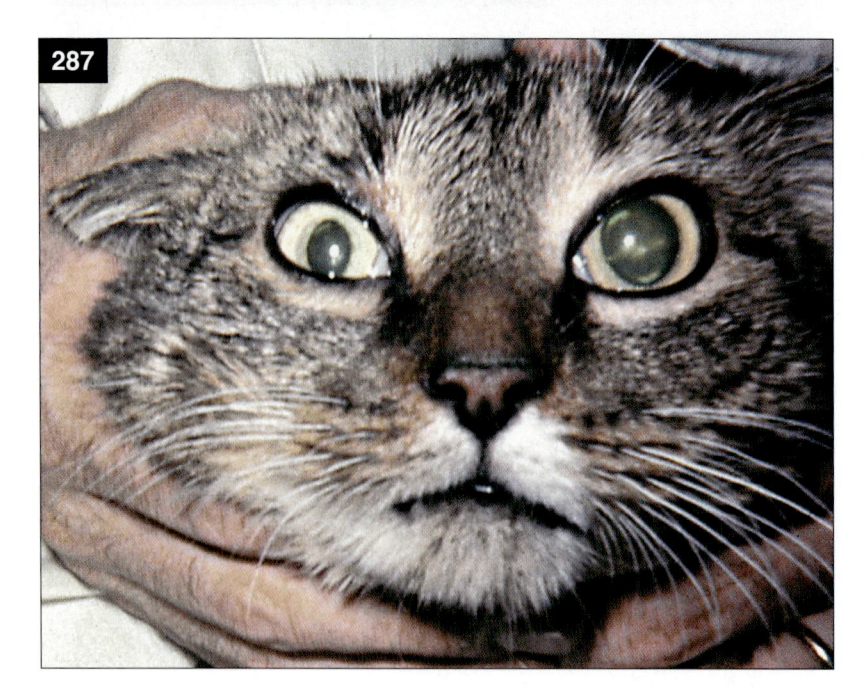

287   Anisocoria.
Anisocoria é o termo usado para descrever tamanho desigual das pupilas. A pupila direita deste gato está miótica devido a patologia que comprometeu o nervo simpático ipsolateral, diminuindo assim a dilatação da pupila do lado direito. Outras características da síndrome de Horner são também evidentes, incluindo ptose e enoftalmia (note a proeminência da terceira pálpebra).

Doenças neurológicas

288a–c Tétano.
As três imagens ilustram tétano grave em um filhote Malamute. A espasticidade muscular generalizada e a expressão facial de riso sardônico são típicas dessa infecção no cão. A postura em repouso logo foi acompanhada por hipoventilação e hipertermia, que indicam prognóstico reservado ou grave.

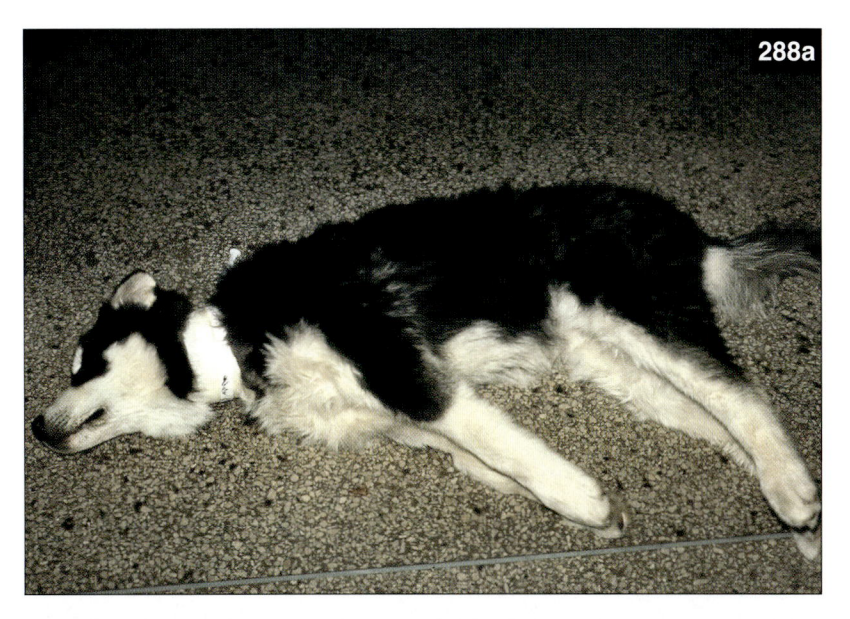

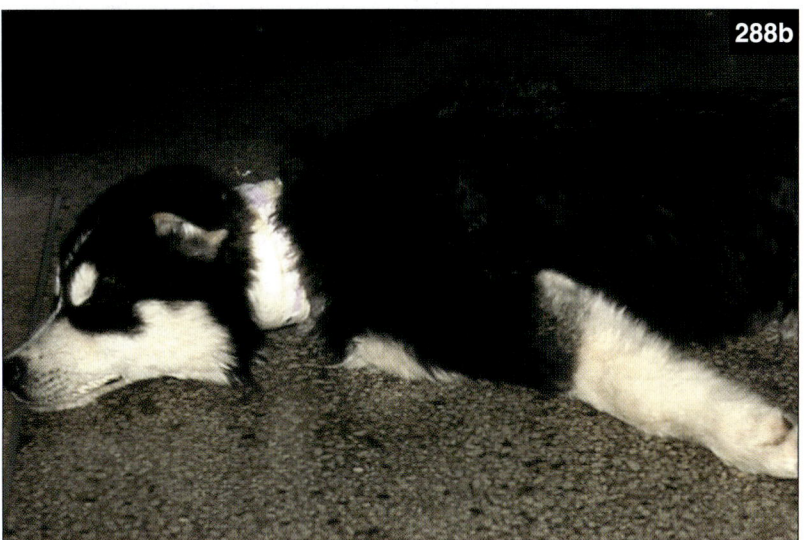

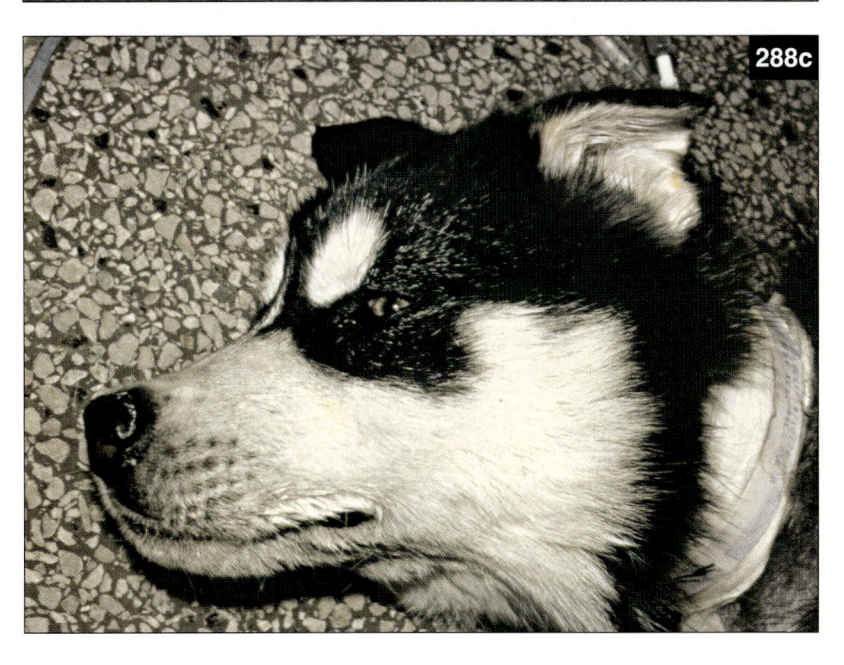

Doenças neurológicas

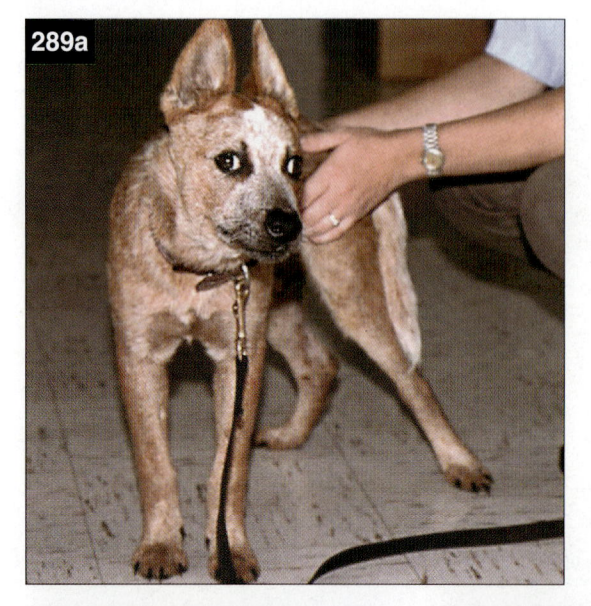

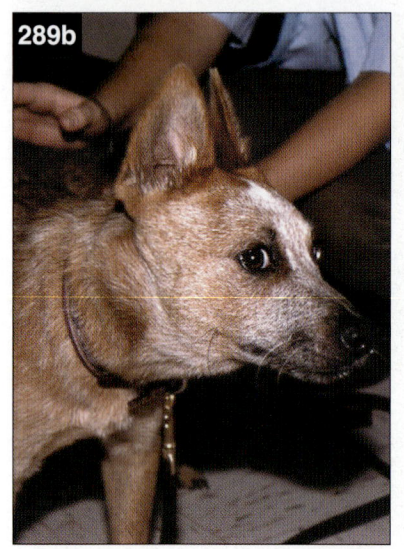

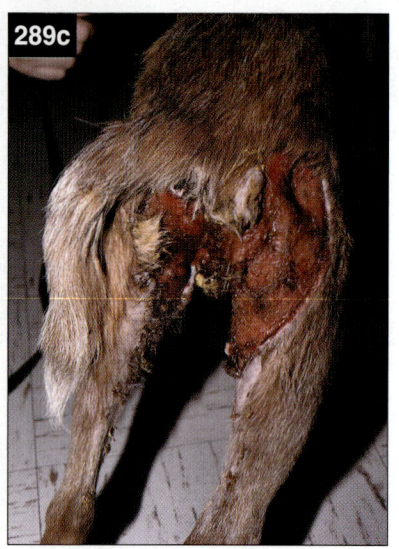

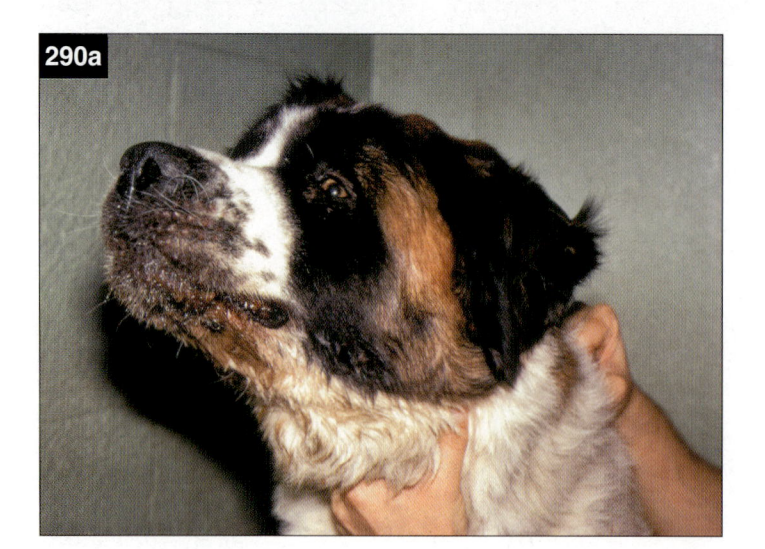

289a–c Tétano.
Este cão de raça mista adquiriu tétano através de um ferimento contaminado na pele perineal. O fato de poder ficar em pé, andar e engolir indica bom prognóstico. O tratamento, nesse estágio, inclui curativo e antibiótico, como metronidazol, que poderia ser eficaz contra *Clostridium tetani*. Antitoxina tetânica não reverte os sinais clínicos já presentes, mas ajuda a evitar a progressão dos sintomas por posterior absorção de toxina do local da infecção.

290a–c Tétano.
Riso sardônico clássico nesta fêmea São Bernardo, com 3 anos de idade (**290a**), que também tem a clássica "mandíbula travada" (**290a, b**), mas não perdeu a capacidade de ficar em pé e andar, embora lentamente e espástica, durante o pico da síndrome. Como muitos outros pacientes com a doença, a cadela não teve ferimento notável, mas mesmo assim foi tratada com penicilina procaína e se recuperou bem.

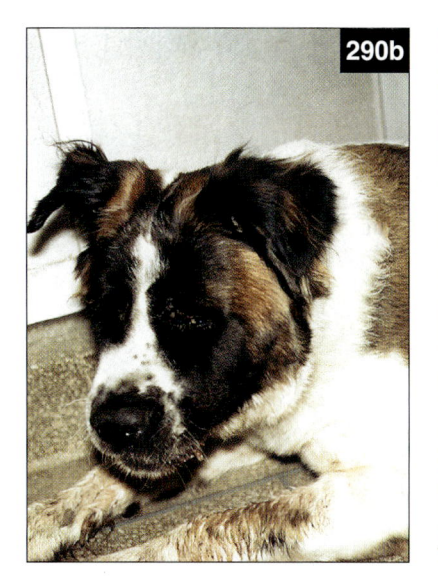

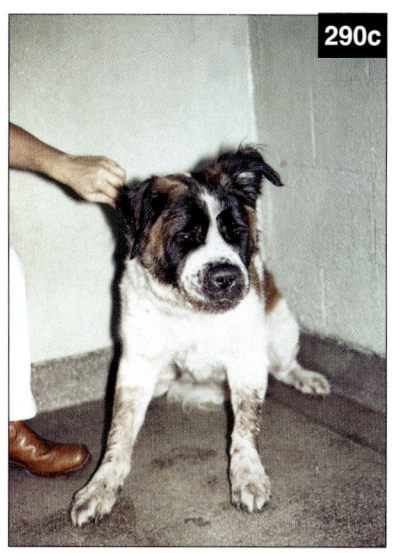

291a, b Tétano: gato.
Embora raramente os gatos tenham tétano, este macho foi uma das vítimas infelizes. Tinha postura em extensão dos membros posteriores e incapacidade para urinar, necessitando de sonda urinária (**291a**), e também espasticidade nos músculos da expressão facial. A imagem **291b** mostra a expressão facial normal, depois da recuperação.

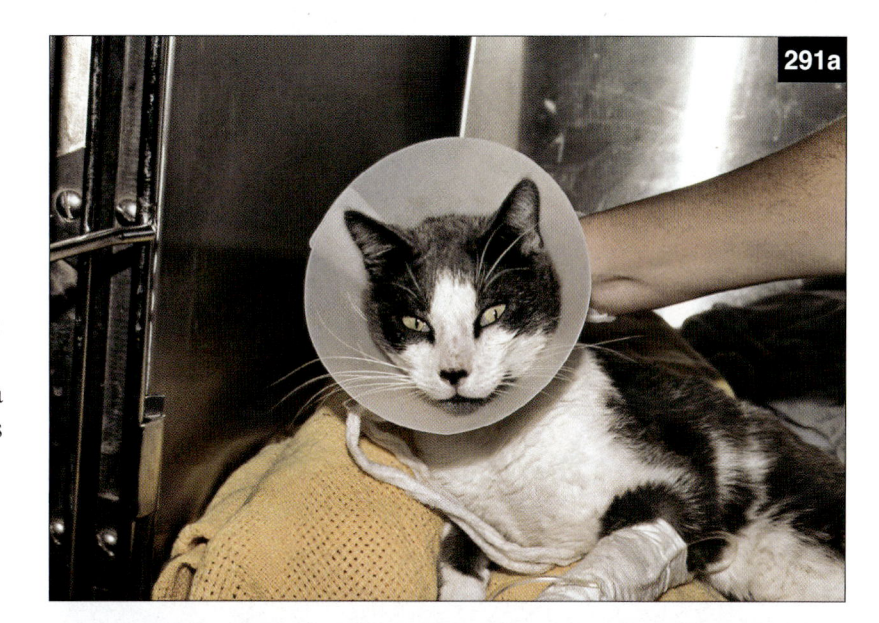

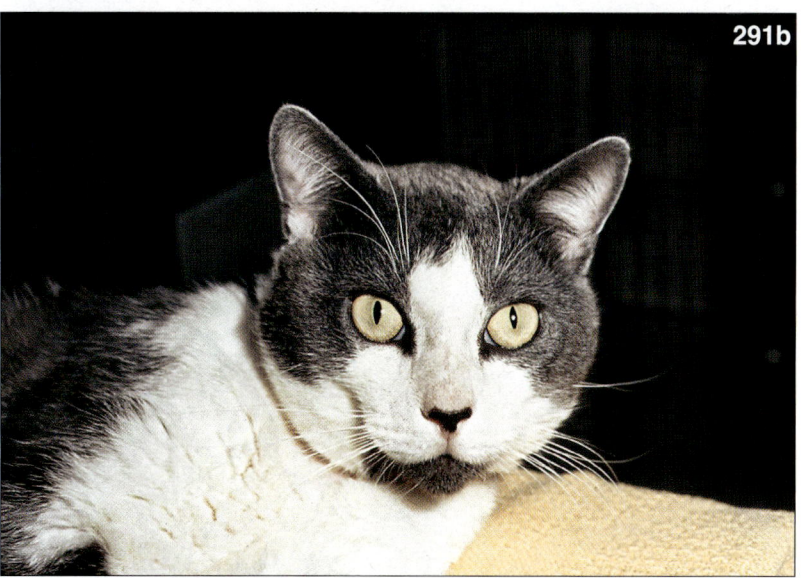

Doenças neurológicas

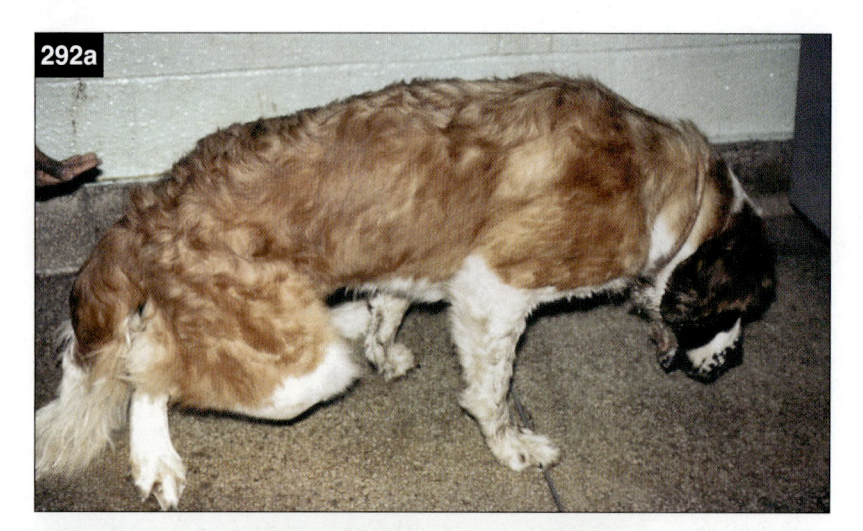

292a–c Miastenia gravis.
Esta fêmea São Bernardo mostra a típica fraqueza induzida por exercício, resultante de anticorpos anti-receptor de acetilcolina interferindo nas placas terminais mioneurais. Ela também regurgitava, em função de comprometimento esofágico que causou megaesôfago. A cadela respondeu ao teste de edrofônio e ao tratamento com piridostigmina.

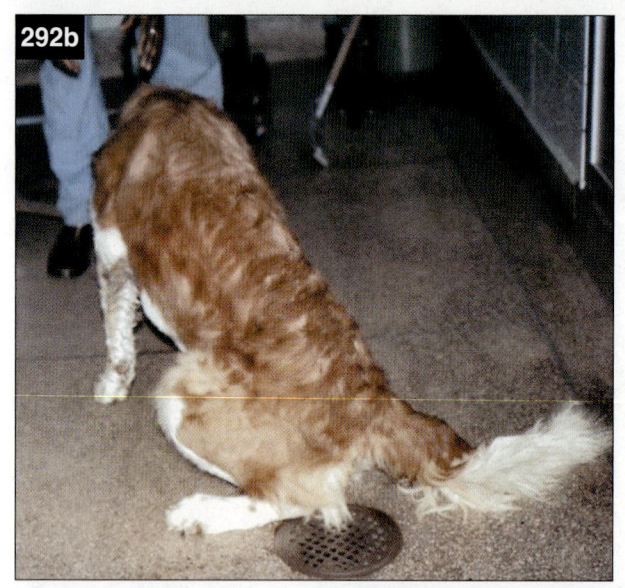

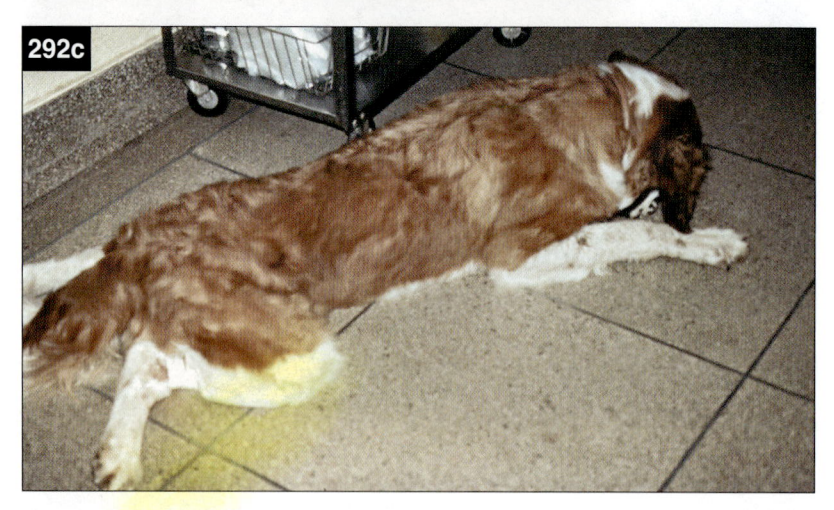

Doenças neurológicas

293 Disrafismo espinal.
Weimaraner é uma das várias raças predispostas a essa doença cavitante da coluna dorsal, que causa marcha com "saltos de coelho". À medida que o cão cresce, a evolução clínica se complica com a artropatia devida à postura anormal.

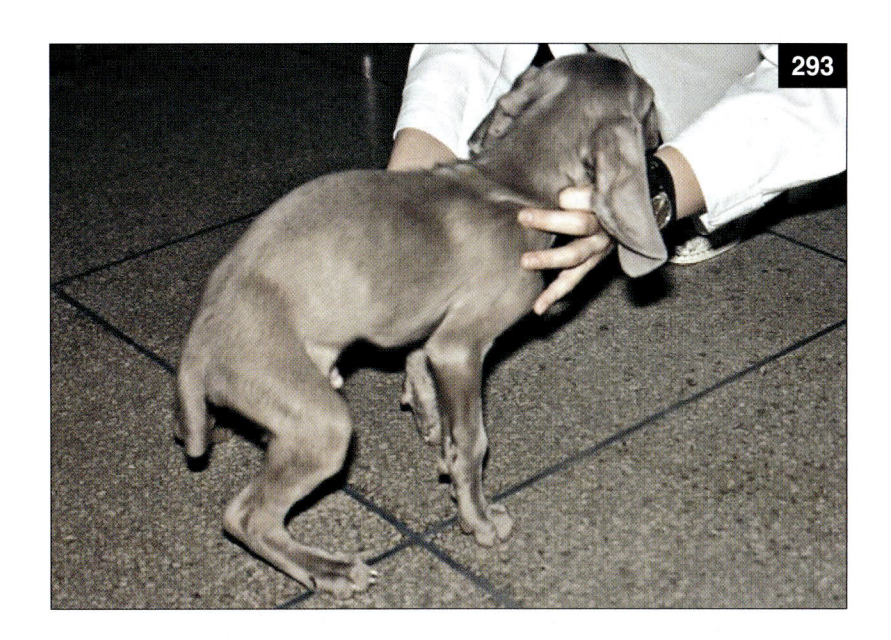

294a, b Meningite.
Esta jovem German-Shorthair Pointer tem meningite, que responde a esteróide (**294a**). Mostra sinais típicos de meningismo (pescoço duro e doloroso) e marcha com os membros anteriores como se fossem pernas de pau.
A imagem **294b** mostra a cadela durante a recuperação.

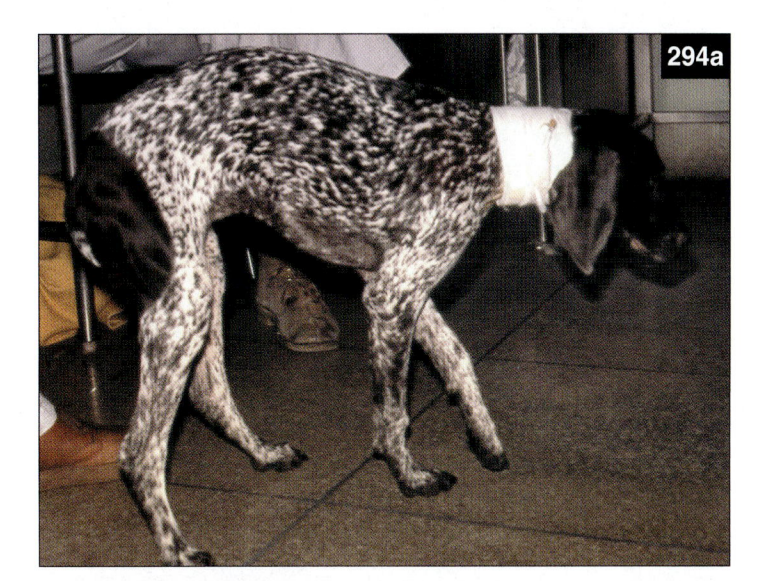

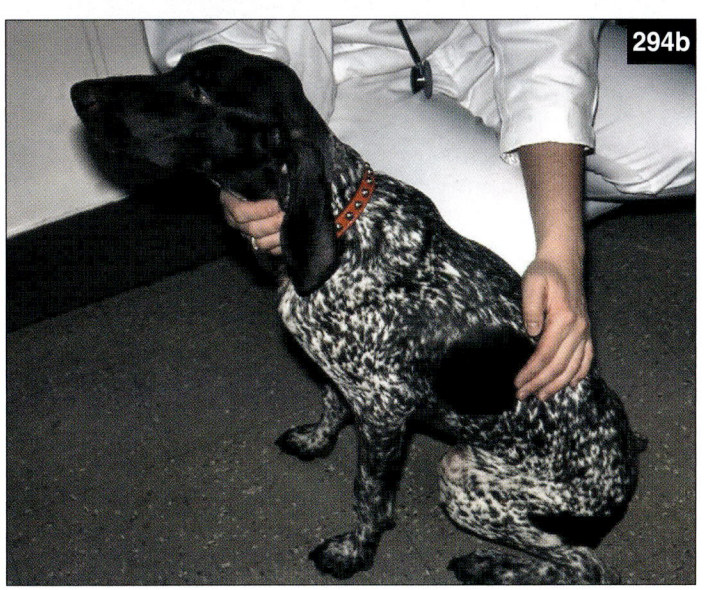

Doenças neurológicas

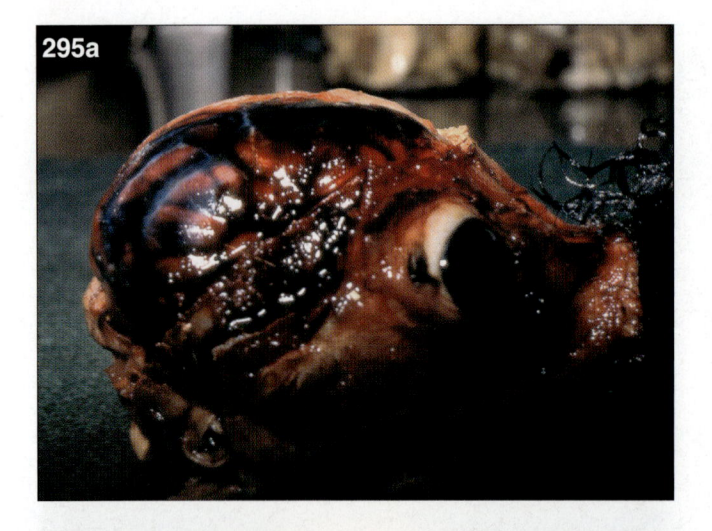

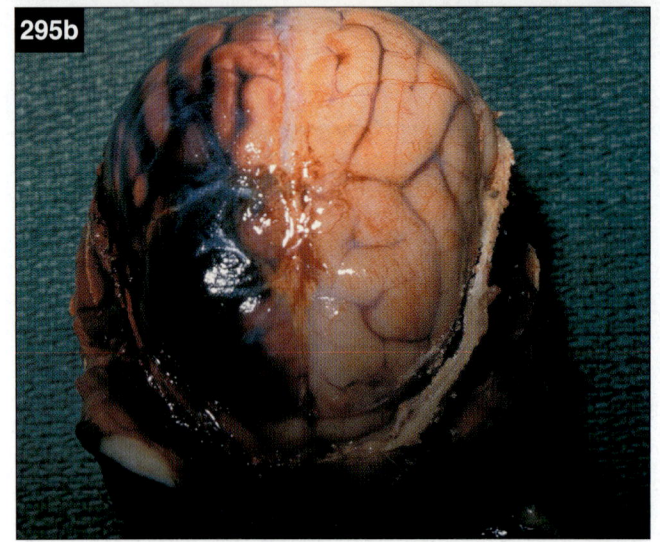

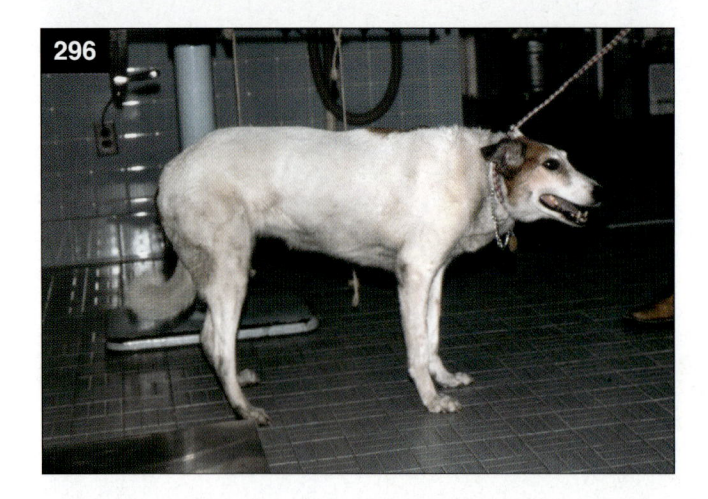

295a, b Hemorragia cerebral.
O traumatismo craniano deste cão causou hemorragia subaracnóidea maciça no cérebro. O cérebro e o tronco cerebral foram afetados. Coma e ausência de reflexos de nervos cranianos foram os achados antes da morte.

296 Rigidez cervical.
Este cão mostra os sinais clássicos de dor cervical, que pode ser devida a qualquer forma de patologia que irrite as raízes nervosas cervicais dorsais ou as meninges.

Doenças neurológicas

297 Paralisia do V par de nervos cranianos.
O cão era incapaz de fechar voluntariamente a boca, porque tinha paralisia idiopática do ramo motor do nervo trigêmeo. A causa usualmente é idiopática e alguns cães têm recuperação espontânea. Diferenciais desse sinal incluem patologia da articulação temporomandibular, fratura mandibular bilateral e raiva.

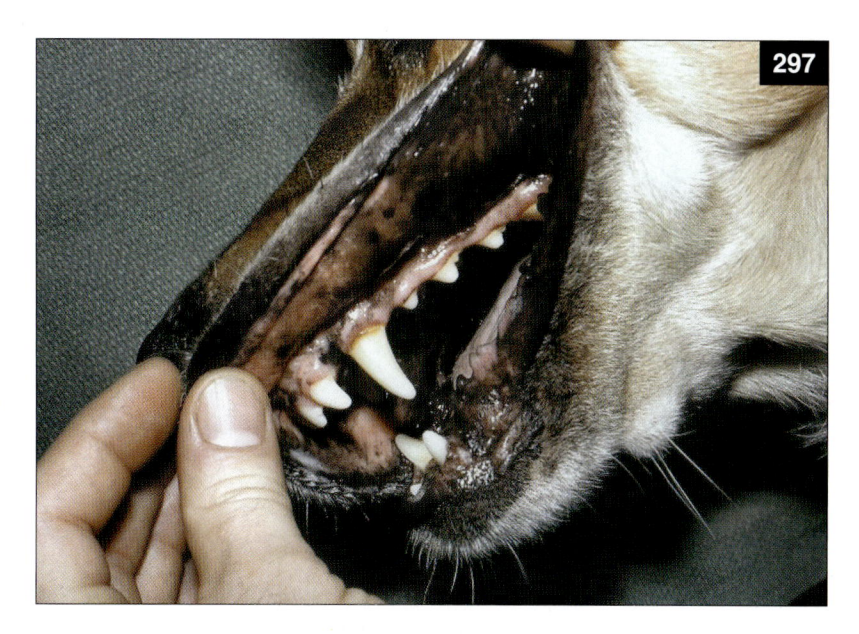

298a, b Síndrome vestibular felina.
A ansiedade mostrada por este gato (**298a**) resultou do estado vertiginoso causado por disfunção vestibular do lado direito, conseqüência de limpeza da orelha por um veterinário. Há também leve síndrome de Horner no lado direito, evidenciada pela pupila mais fechada (**298b**), que resultou de lesão do nervo simpático no cruzamento com o tímpano direito.

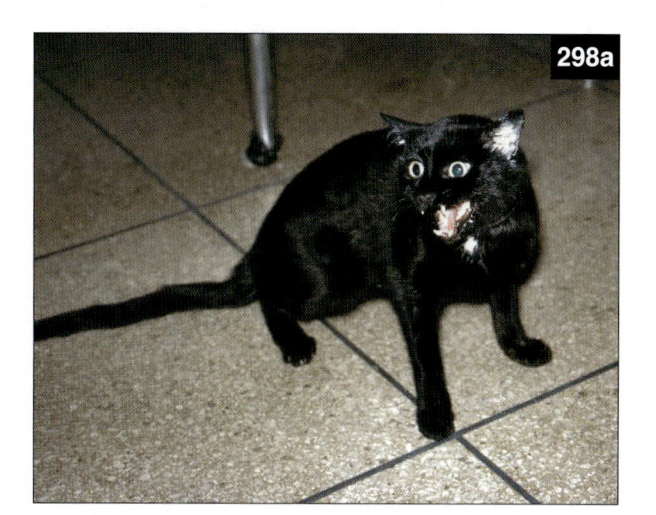

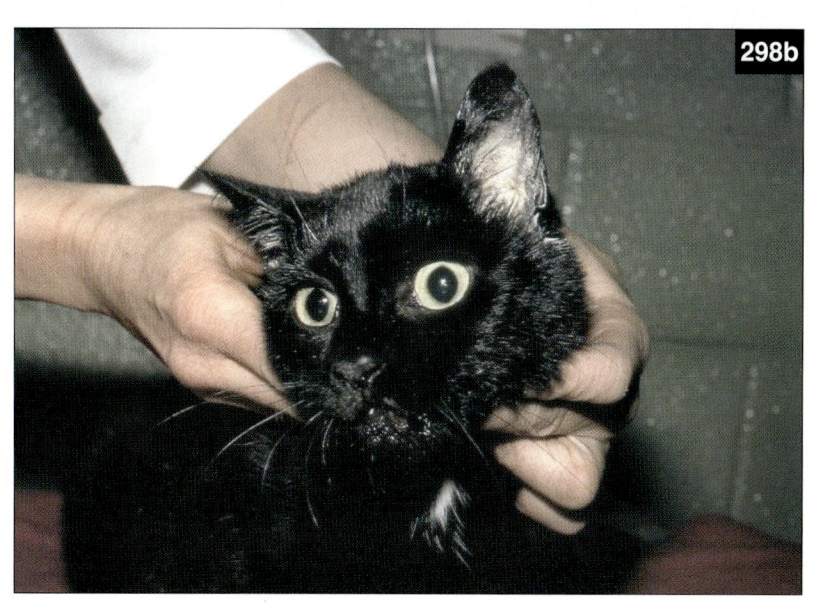

Doenças neurológicas

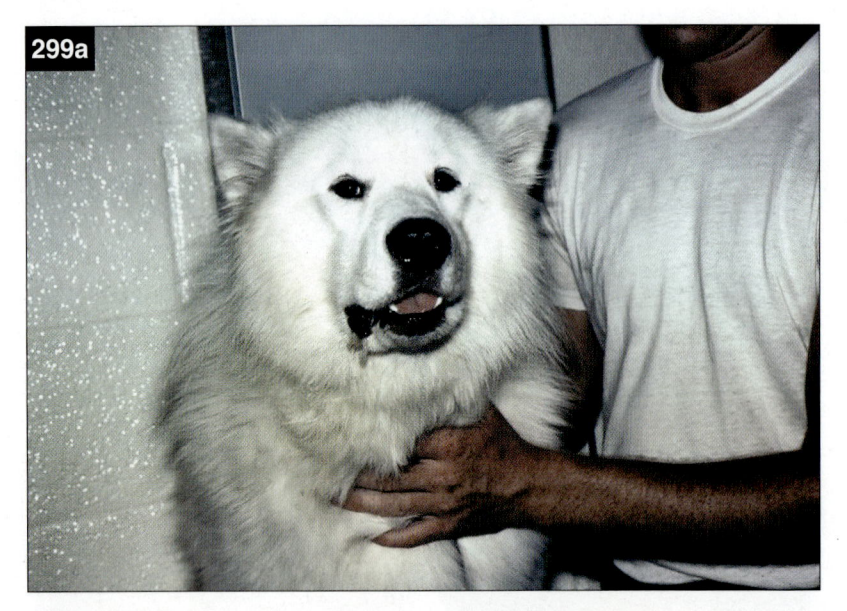

299a–c Paralisia do VII par de nervos cranianos (paralisia de Bell).
O Samoyed mostra assimetria da musculatura facial por causa de paralisia do VII nervo craniano direito. A maioria dessas afecções no cão é idiopática e caracterizada por fraqueza da musculatura de expressão facial no lado envolvido. Este cão tem queda do lábio do lado direito e é incapaz de retrair o músculo orbicular da boca.

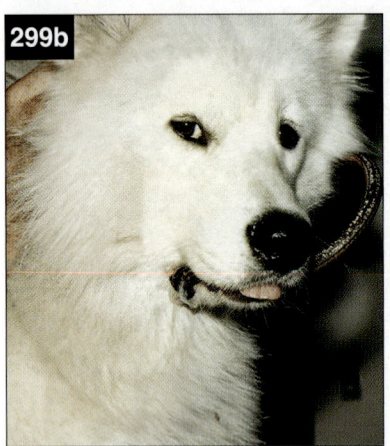

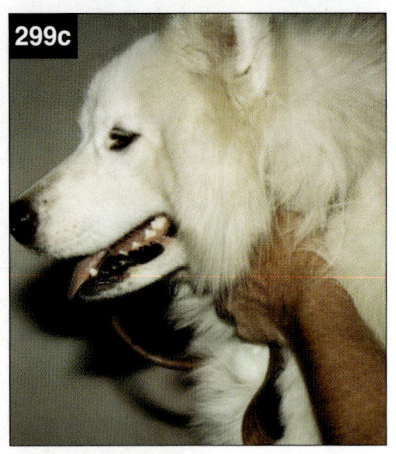

300 Encefalopatia urêmica.
Uremia extrema pode causar encefalopatia, um sinal praticamente terminal, que ocorre devido ao acúmulo de toxinas urêmicas, consistindo de metabolitos de proteínas e aminoácidos. Este gato estava em estado tal que poderia ter até convulsões. O principal sinal clínico era demência.

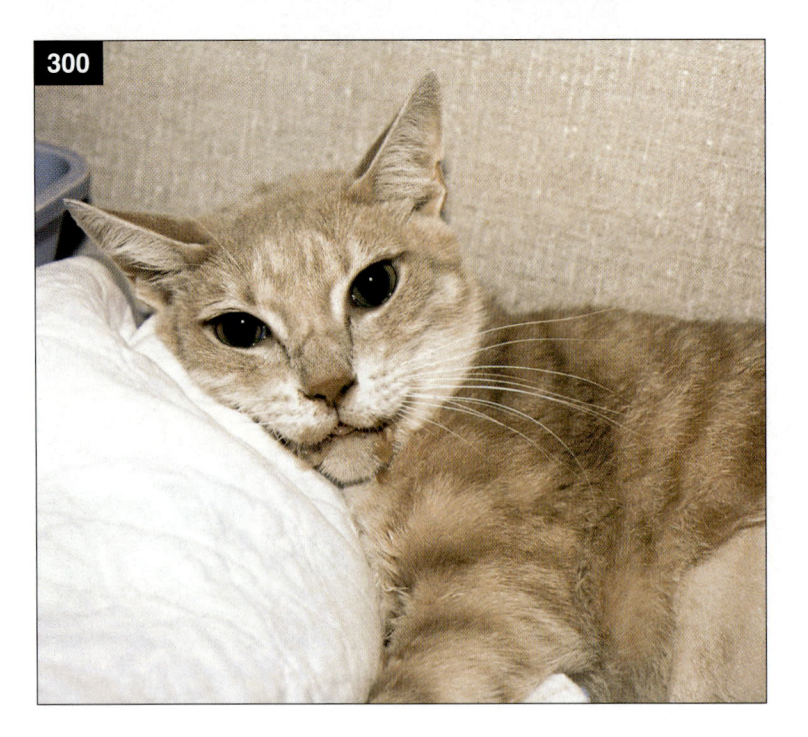

Doenças neurológicas

301a–e Narcolepsia.
Narcolepsia é uma doença rara, caracterizada por ataques recorrentes, incontroláveis, de sonolência, quase sempre acompanhada por catalepsia temporária. Certos estímulos, como comer, desencadeiam esses episódios no cão, como mostra esse Airedale Terrier.

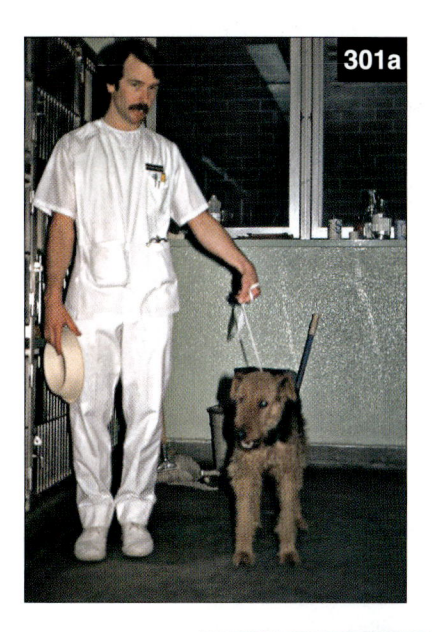

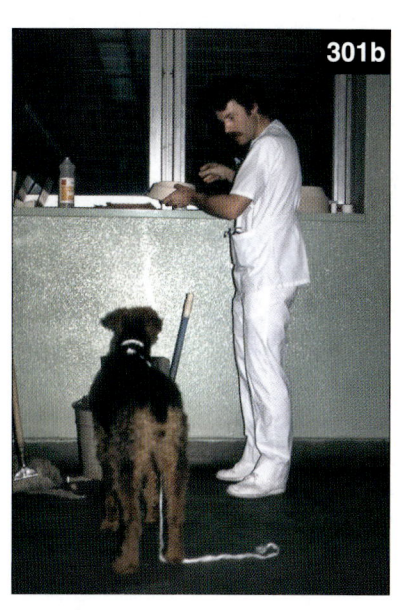

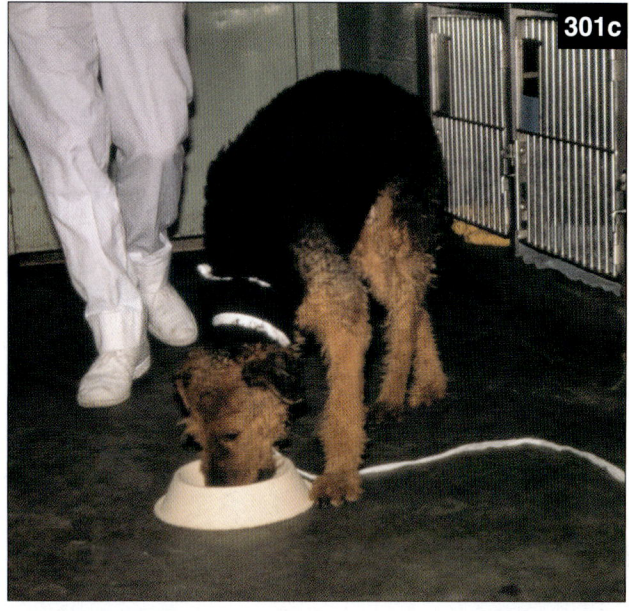

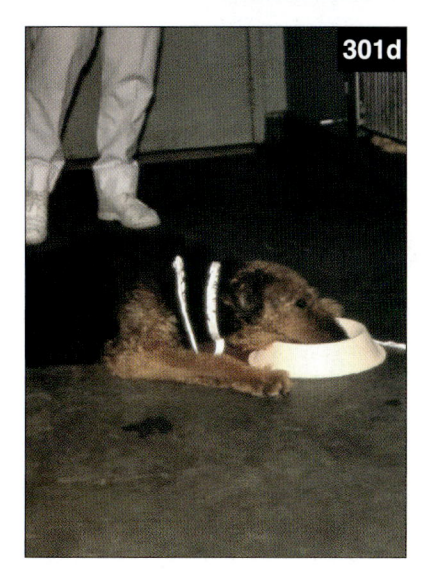

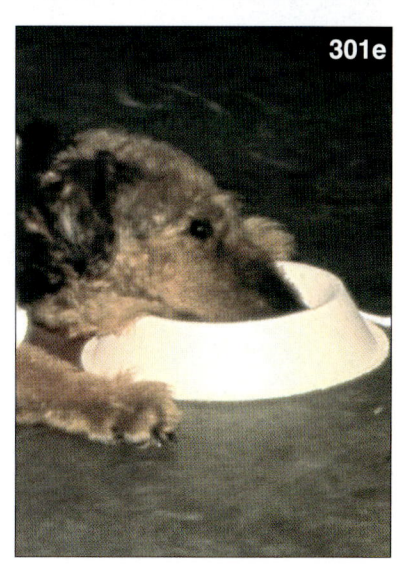

Doenças neurológicas

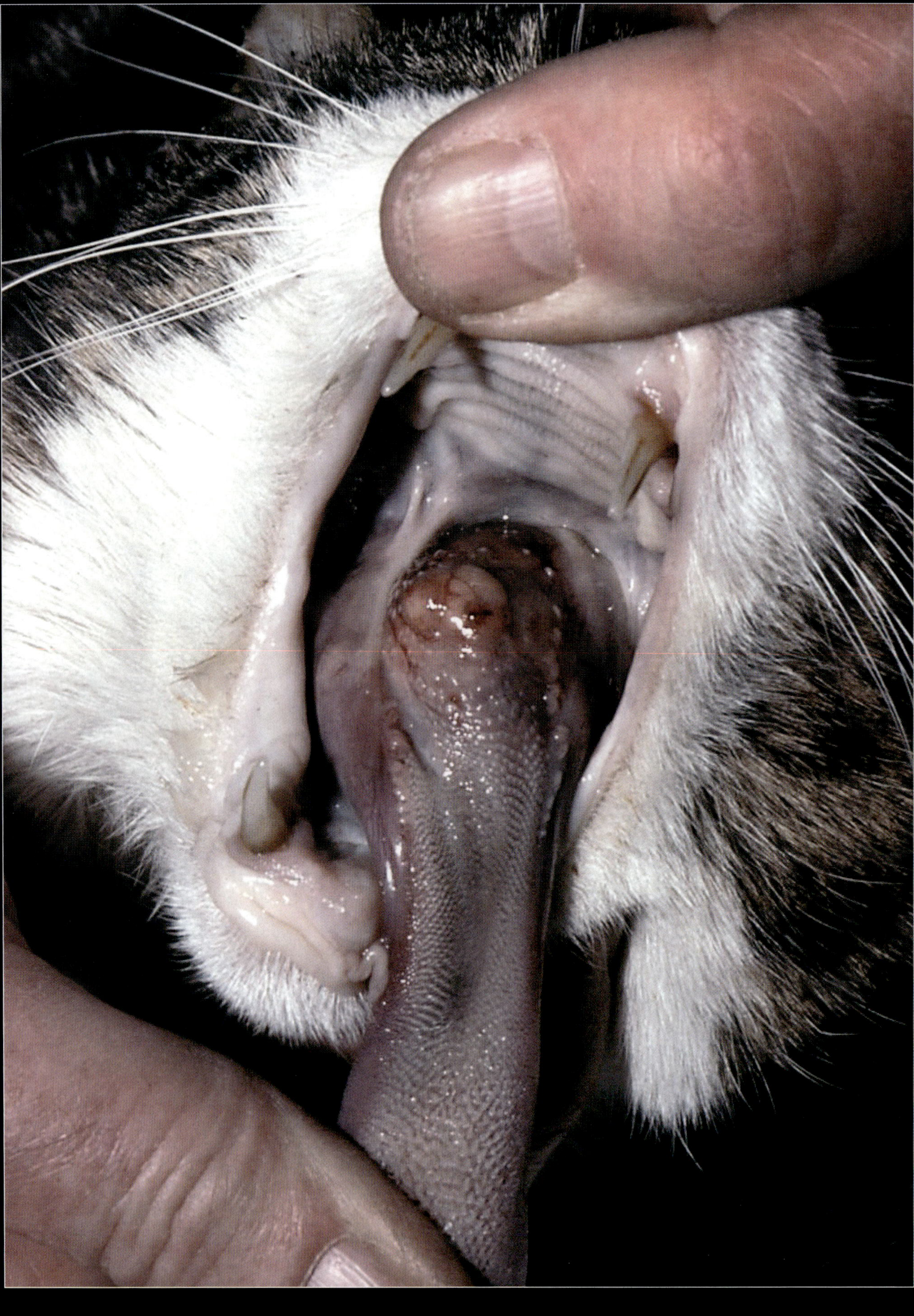

11
Doenças neoplásicas

O termo Neoplasia vem do grego *neo* (novo) e *plasis* (moldar). O câncer alcançou proporções epidêmicas nas medicinas humana e veterinária e não é surpresa que quase 40% dos casos encaminhados aos estabelecimentos veterinários sejam de doenças cancerosas. Portanto, é preciso que o clínico saiba quando fazer biópsia de um tecido que pareça neoplásico. O câncer pode comprometer qualquer tecido do corpo, o que dá ao clínico a possibilidade de observar várias doenças interessantes. As duas principais modalidades de diagnóstico são imagem e biópsia, mas é essencial avaliar o paciente por inteiro para compreender a extensão da doença. Muitas das lesões ilustradas podem ser vistas e palpadas, o que faz do exame físico completo parte essencial da avaliação diagnóstica.

◀ Carcinoma espinocelular (língua).

11

Doenças neoplásicas

- Tumores de mastócitos cutâneos podem mimetizar qualquer tipo de crescimento da pele.
- Considere qualquer nódulo mamário firme como carcinoma até prova contrária.
- Tumores mamários – não puncione, corte.
- Não deixe passar carcinoma mamário linfático inflamatório.
- Doença nasal pode resultar em qualquer coisa.
- Corrimento nasal mucóide copioso – pense em adenocarcinoma nasal.
- Tente pinça de biópsia gástrica na biópsia nasal.
- Radiografia da cavidade nasal com boca fechada é inútil.
- Câncer pode causar aumento de leucócitos totais e febre.

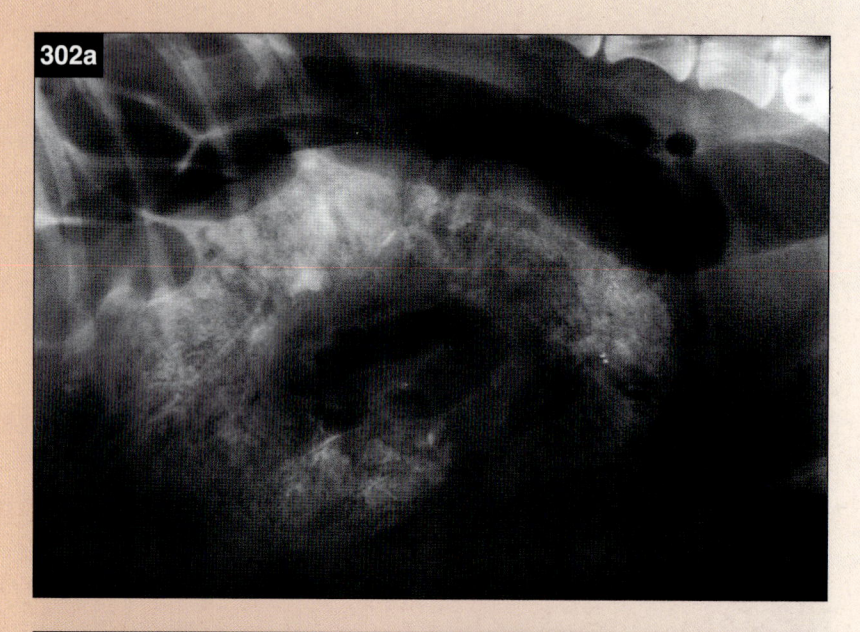

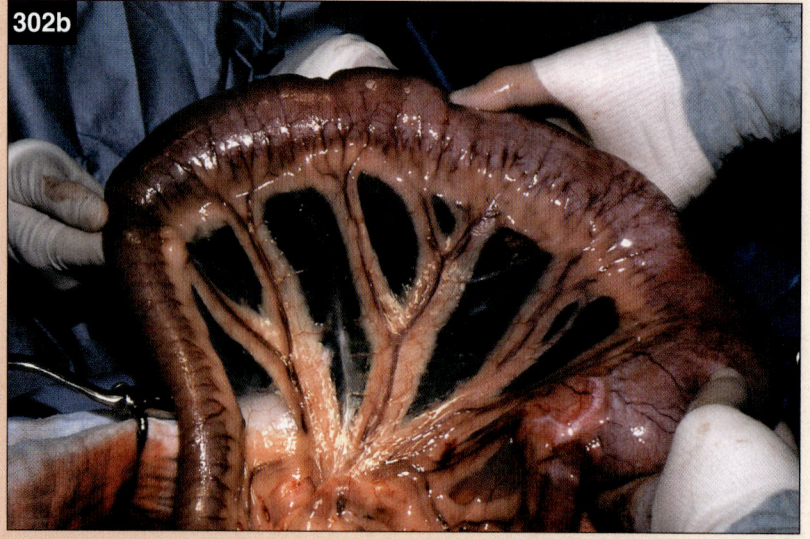

302a–e Carcinoma intestinal.
O carcinoma anular localizado na região ileocecal deste cão causou acúmulo de fezes na região proximal ao local da obstrução, resultando em obstipação grave. Ressecção e anastomose foram necessárias para aliviar o desconforto. Mostram-se a radiografia lateral (**302a**), o intestino intacto e ressecado (**302b, c**) e o segmento dissecado do íleo excisado proximalmente à obstrução (seta) (**302d**).
O cão tinha vomitado material fecalóide líquido em uma ou duas ocasiões (**302e**).

Doenças neoplásicas

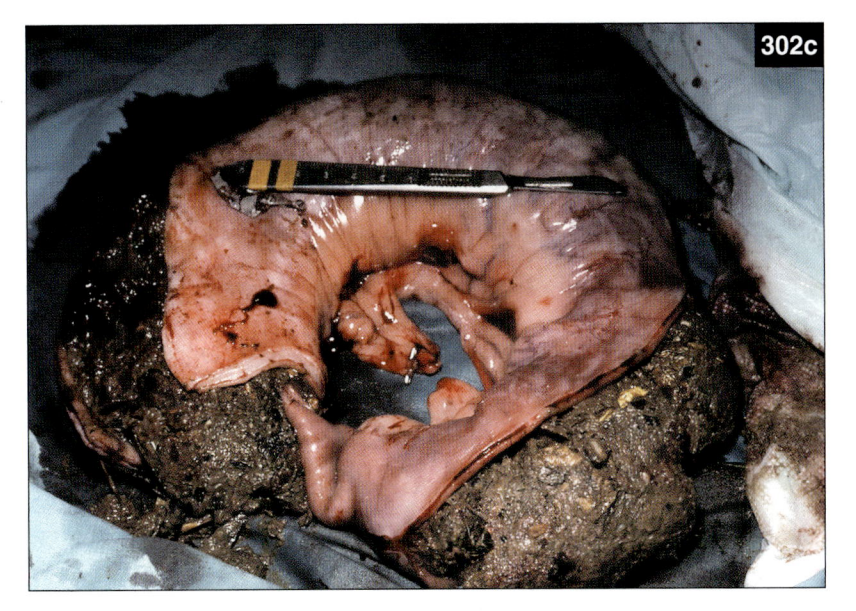

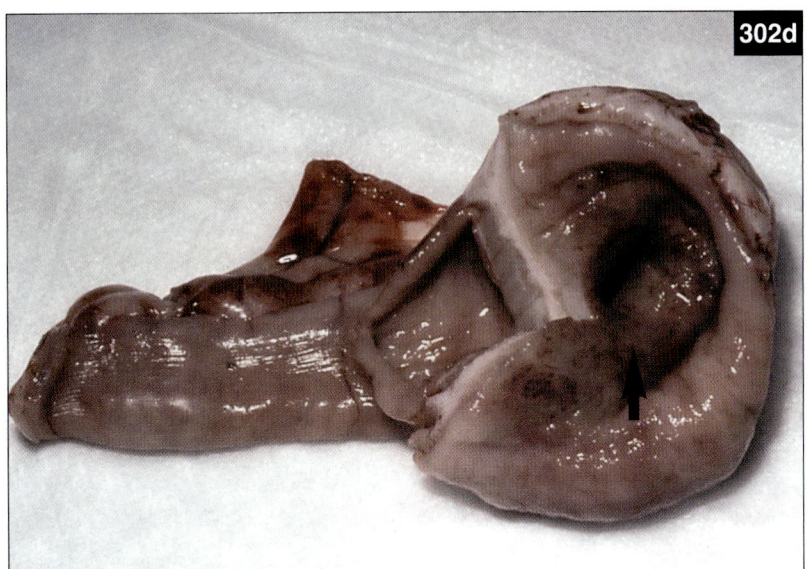

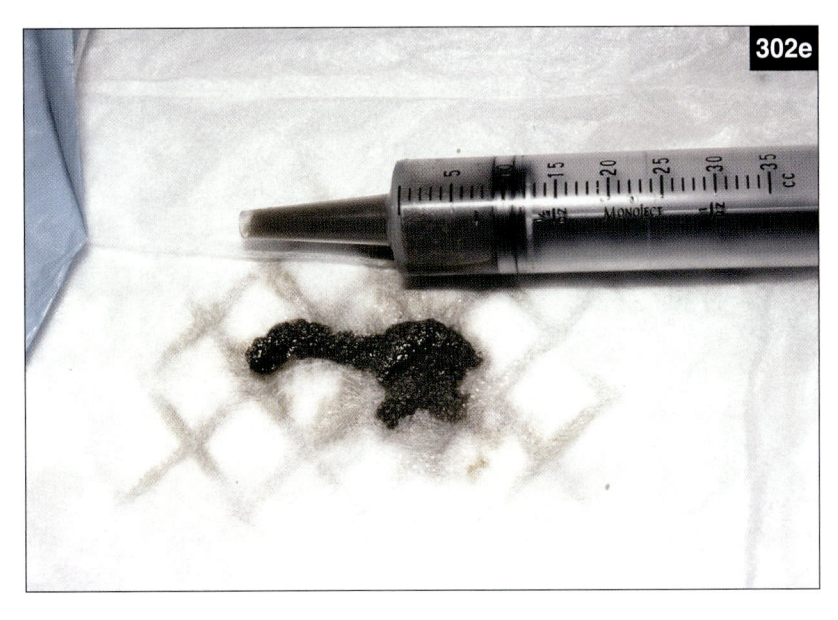

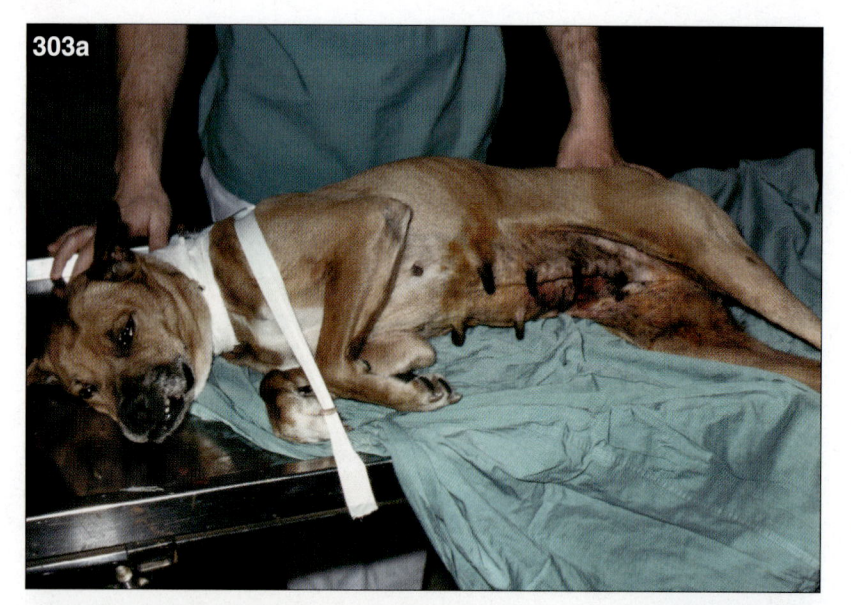

303a–d Cisto dermóide e tumor de célula tecal.
Esta fêmea Boxer tinha sinais de piométrio e hiper-estrogenismo óbvio. Note os mamilos proeminentes (**303a**), o edema vulvar e a hiperpigmentação da pele caudal (**303b**). Os achados cirúrgicos incluíram teratoma de ovário (**303c**), tumor de célula granulosa de ovário e metrite supurativa (**303d**). O útero foi dissecado para demonstração. Algumas figuras são vistos no caso **234**.

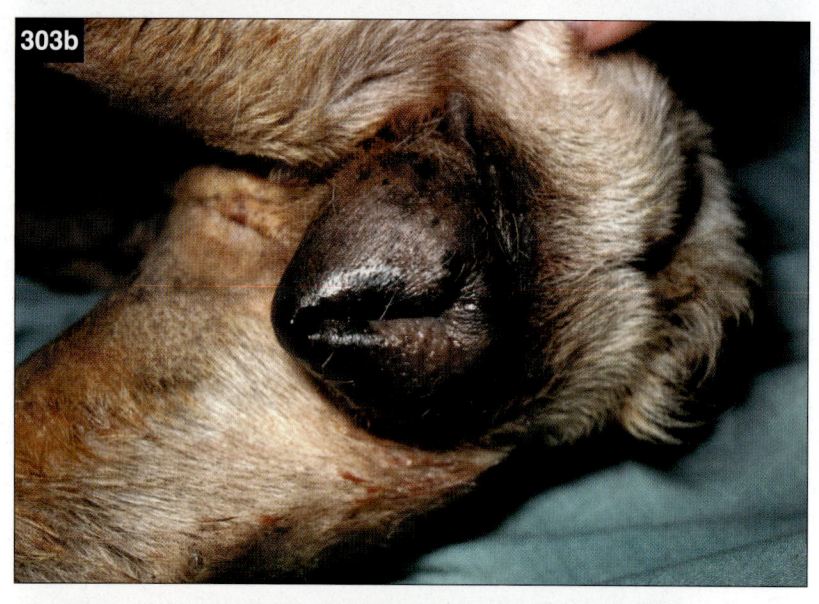

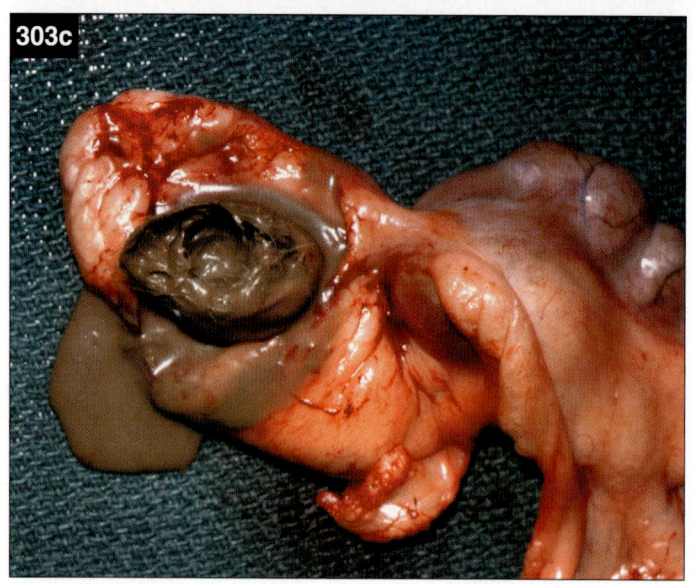

Doenças neoplásicas

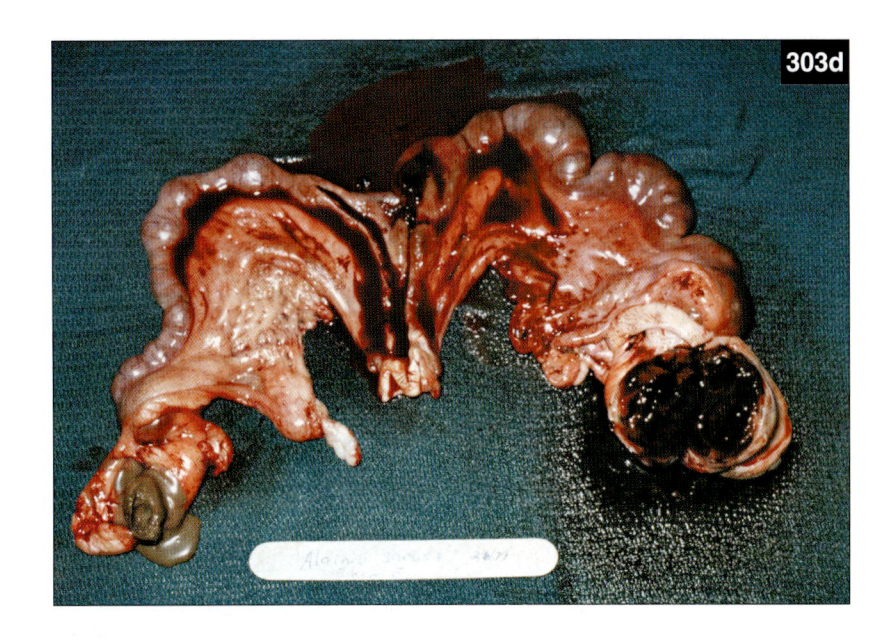

304a, b Osteossarcoma telangectásico.
O cão de raça mista tem história de 3-4 semanas de claudicação progressiva, seguida por edema súbito (**304a**). O que se pensou ser um hemangiossarcoma de músculo esquelético na realidade era um osteossarcoma telangectásico (**304b**).

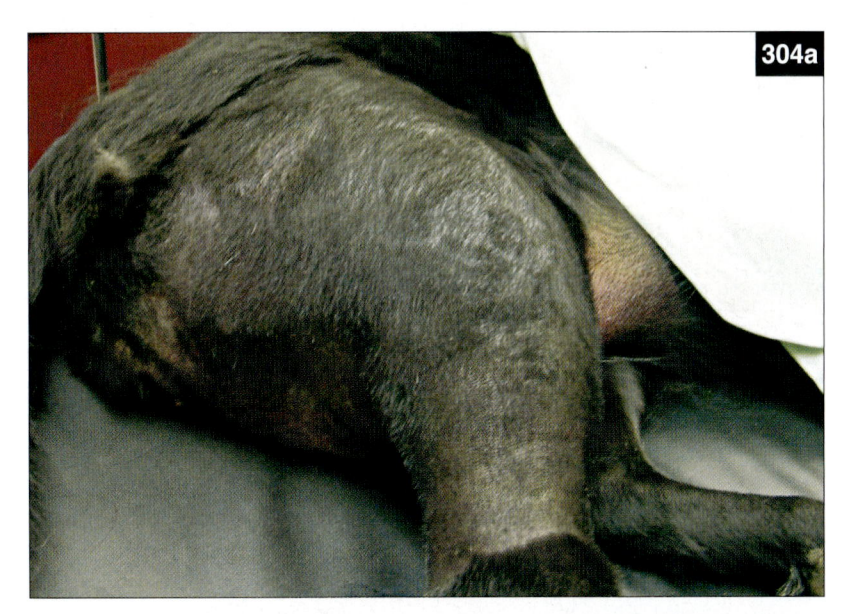

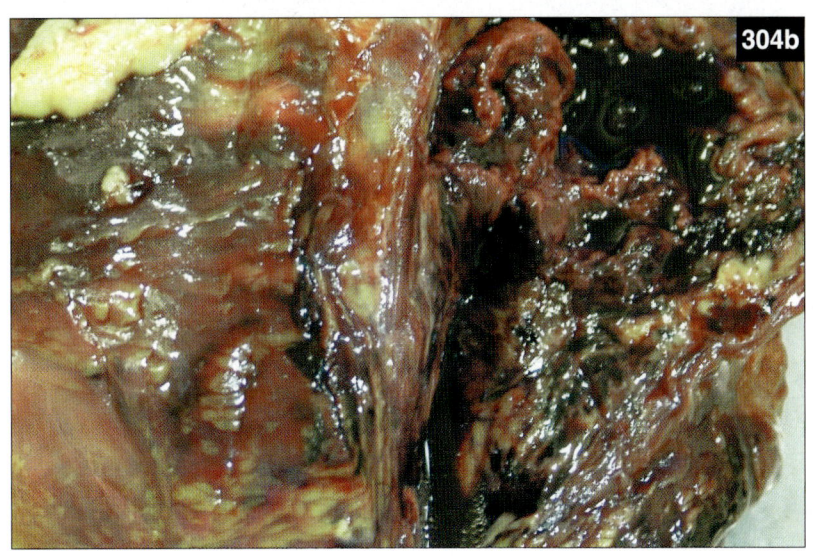

Doenças neoplásicas

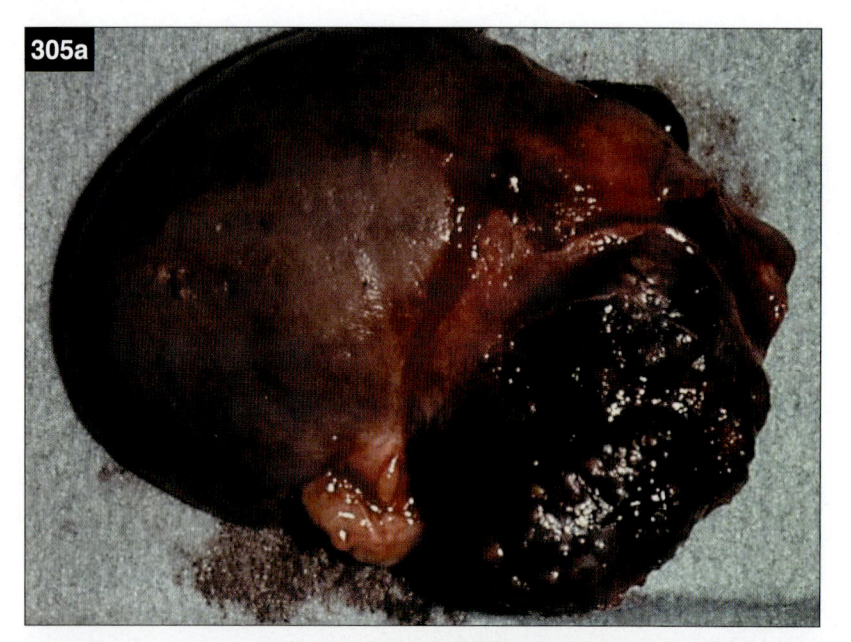

305a, b Hemangioma.
Não fosse pelo fato de haver neve no chão, a hematúria causada por hemangioma renal sangrante em um Corgi poderia não ter sido detectada pelo dono. Foi feita pielografia intravenosa antes da nefrectomia para se ter certeza de que o rim remanescente era normal.

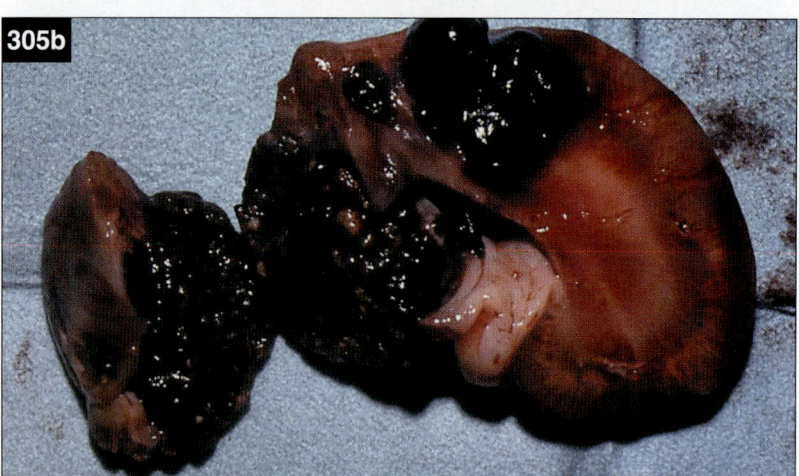

306a, b Hemangiossarcoma cutâneo.
O que inicialmente se pensou ser uma lesão por picada de aranha neste gato na realidade era um hemangiossarcoma cutâneo, confirmado por biópsia.
A lesão inicial parecia escoriação (**306a**), mas o câncer se definiu melhor com o tempo (**306b**).
O hemangiossarcoma algumas vezes pode causar CIVD.
Com padrão de distribuição ampla o prognóstico é grave, por causa de metástases.

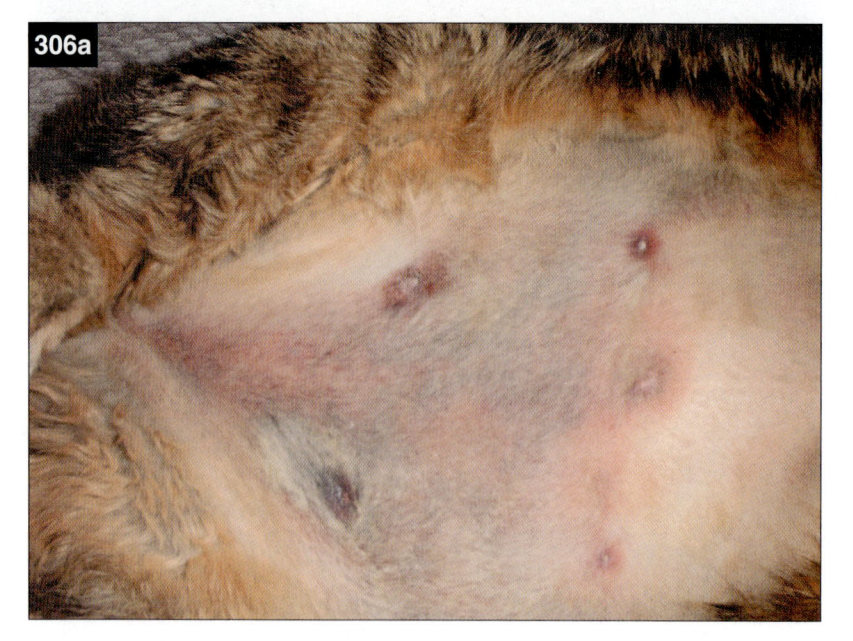

Doenças neoplásicas

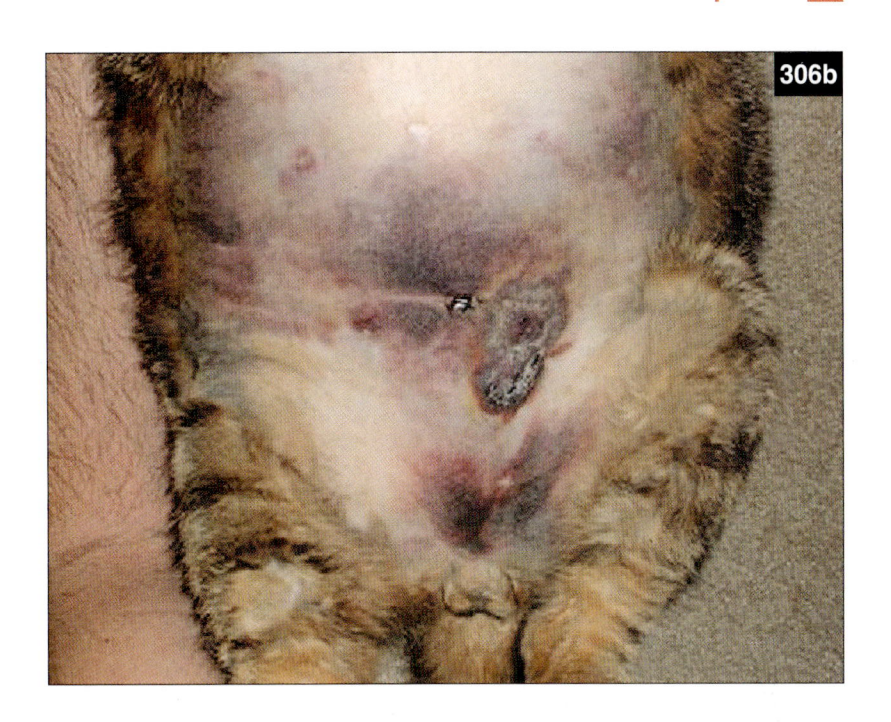

**307a, b
Hemangiossarcoma cutâneo.**
Este gato também tem hemangiossarcoma cutâneo. Em vez do efeito de escoriação visto no caso anterior, este gato tem o que parecem ser petéquias e equimoses.
A biópsia de pele pode diagnosticar a doença.
O prognóstico é grave quando o tumor se espalha dessa maneira.

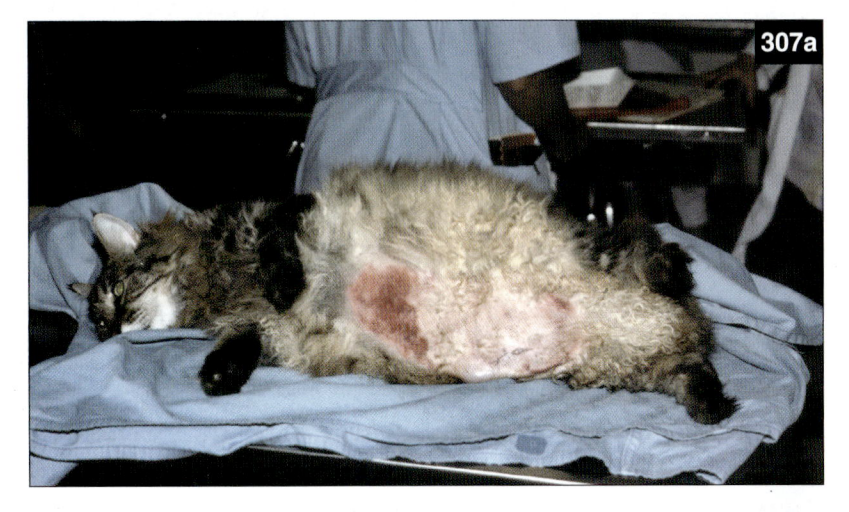

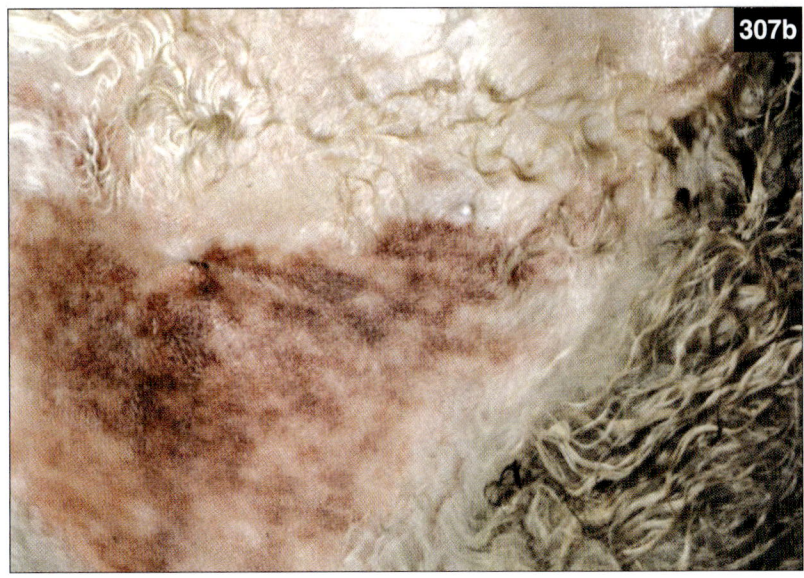

Doenças neoplásicas

11

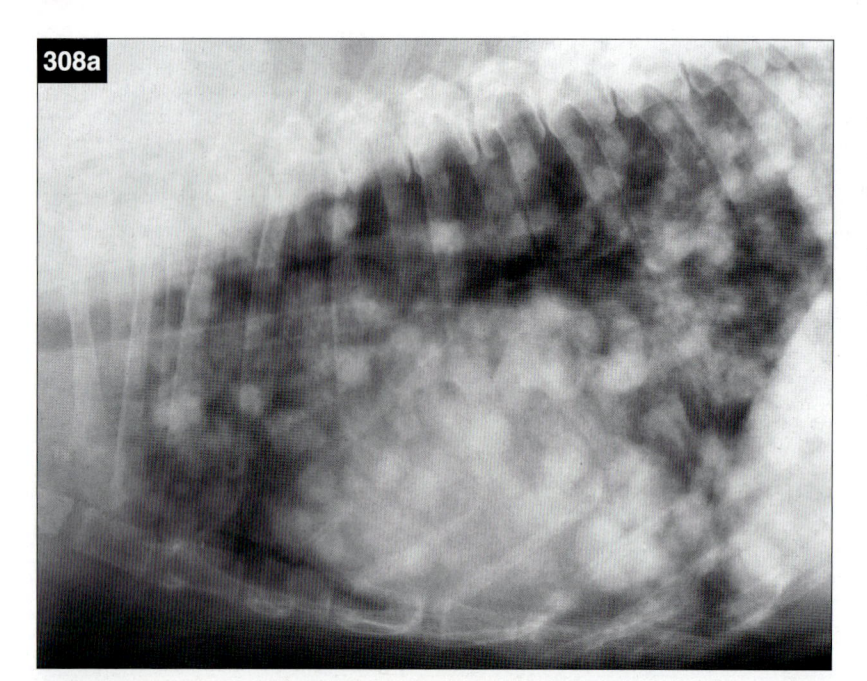

308a, b Hemangiossarcoma: metástases pulmonares.
Os pulmões são locais comuns de metástases. Um tipo difuso de disseminação é comum nos hemangiossarcomas, como o mostrado nesta radiografia (**308a**). As lesões, tipicamente, são vermelho-escuras e cavitadas (**308b**).

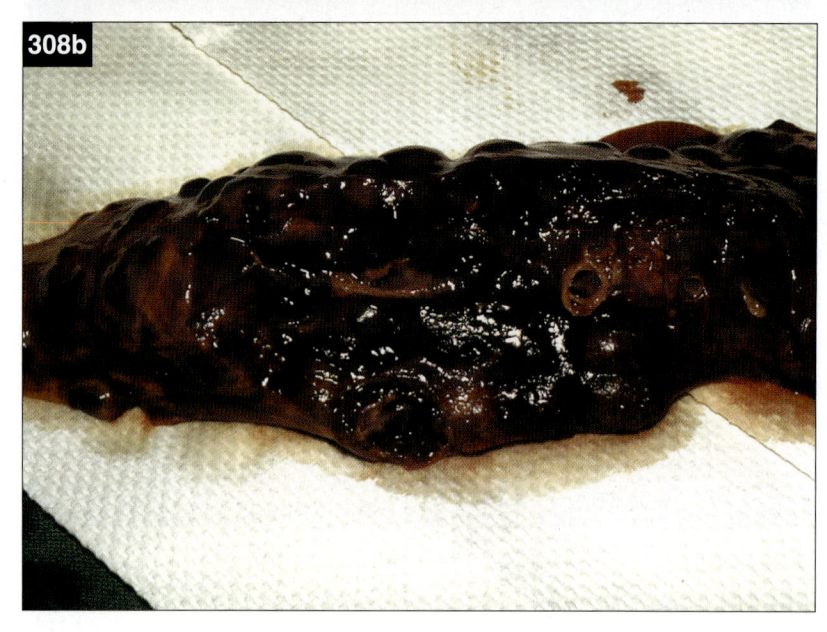

Doenças neoplásicas

309 Hemangiossarcoma do átrio direito.
O hemangiossarcoma do átrio direito pode produzir sinais de derrame pericárdico, arritmias cardíacas e/ou metástases pulmonares. Embora alguns desses tumores possam ser ressecáveis, o prognóstico ainda é grave.

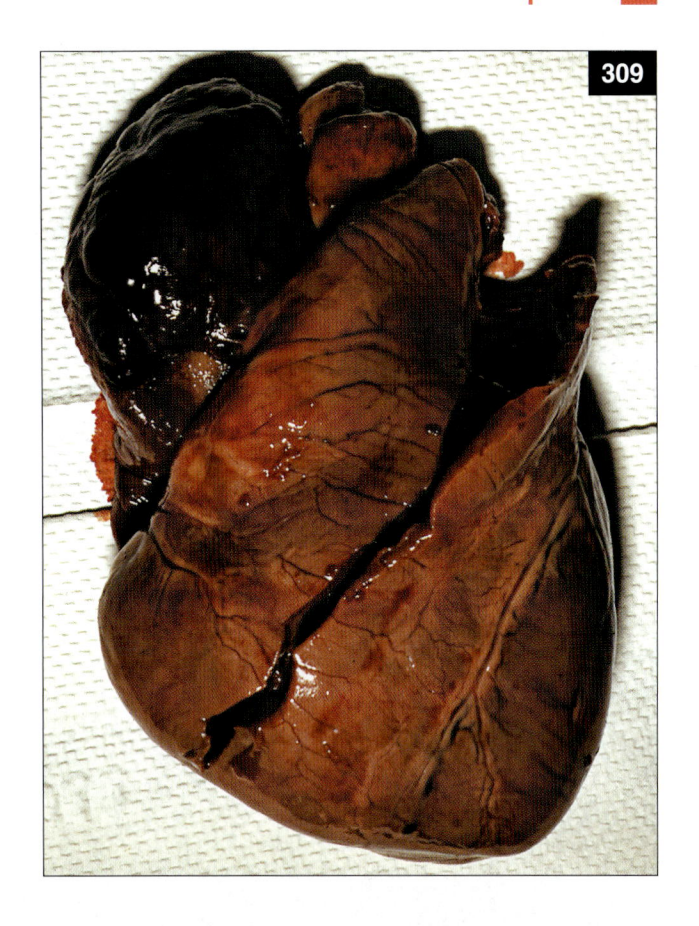

310 Hemangiossarcoma dos músculos da coxa.
O membro posterior direito deste Beagle teve inchaço súbito por sangramento de um hemangiossarcoma originário dos músculos da coxa direita. A história do cão é característica desse tipo particular de tumor, nessa localização específica.
A aspiração com agulha fina é sanguinolenta, e é possível que não se reconheçam células representativas de sarcoma.
O cirurgião freqüentemente considera, erroneamente, os músculos hemangiomatosos como coágulos sangüíneos. CIVD e metástases são complicações comuns.

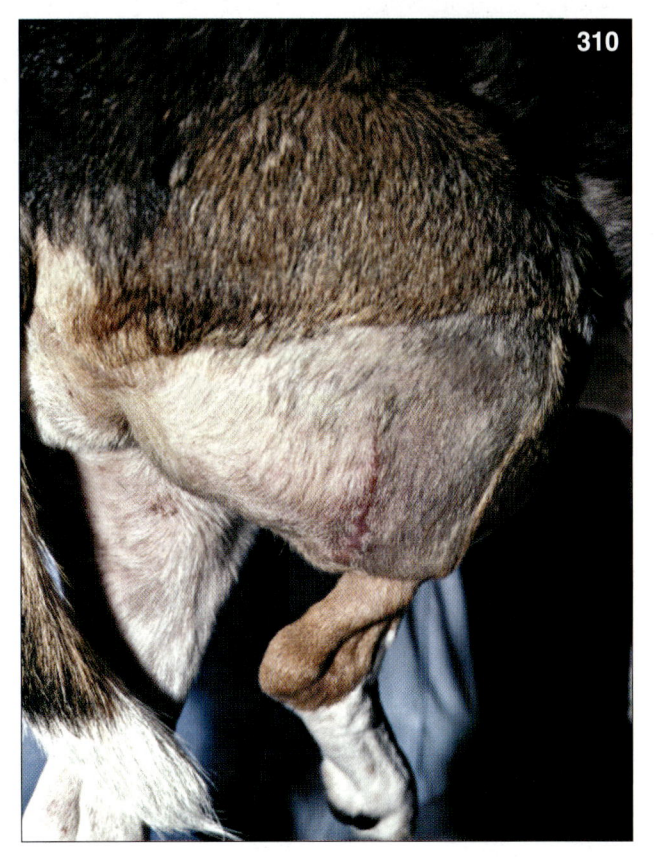

Doenças neoplásicas

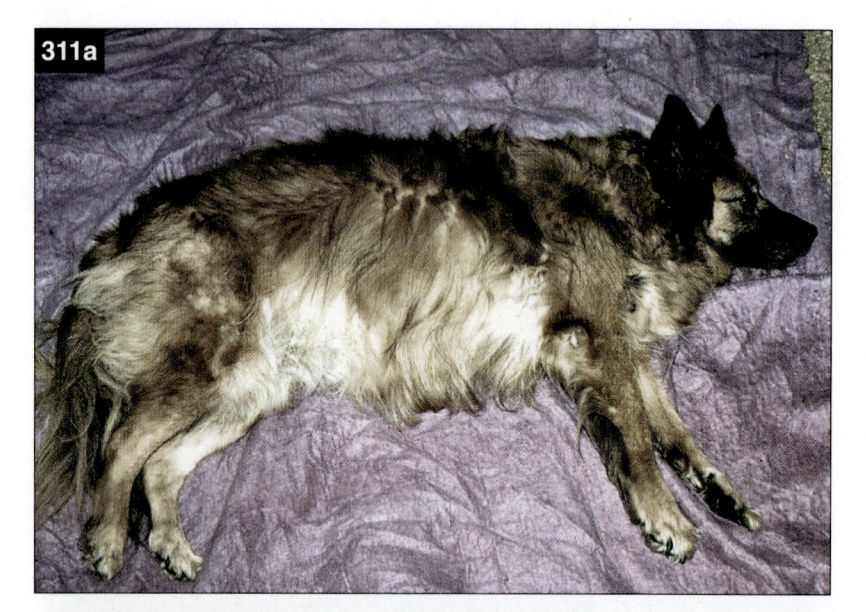

311a–c Hemangiossarcoma vertebral.
A musculatura dorsal foi a origem primária deste hemangiossarcoma (**311a**), que finalmente invadiu a vértebra e o canal espinal (**311b, c**), causando paralisia aguda, dor e postura de Schiff-Sherrington (Veja também **286a, b**).

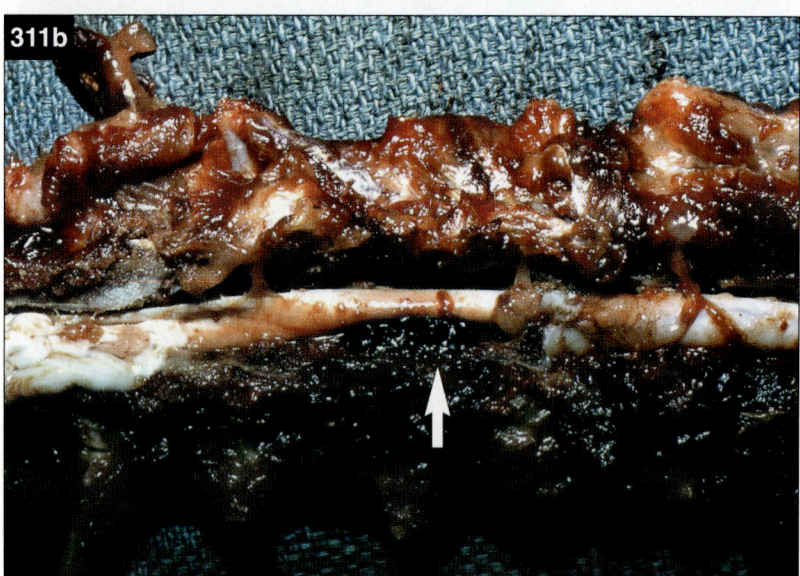

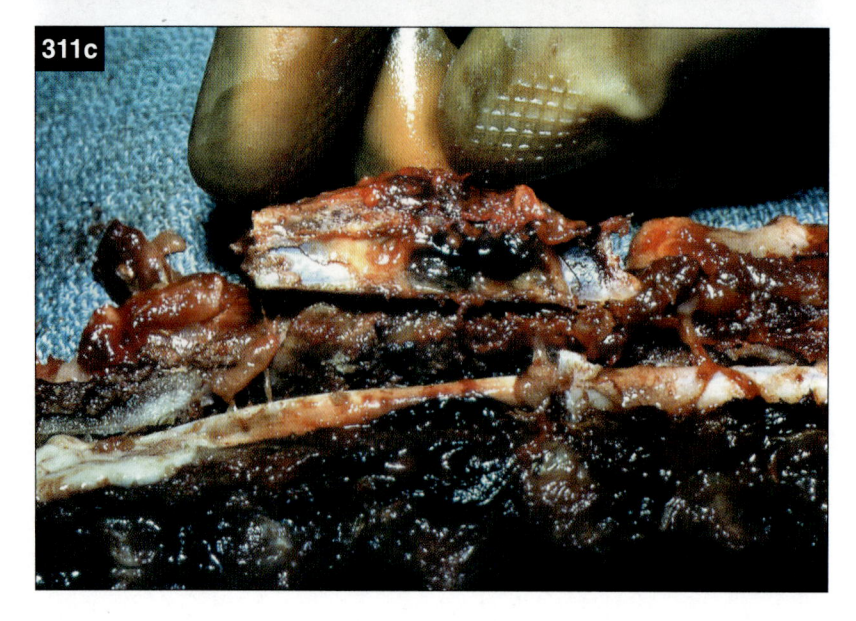

312 Mieloma múltiplo.
A radiografia lateral mostra lesões osteolíticas multifocais típicas nas vértebras torácicas e lombares (seta), fortemente sugestivas de mieloma múltiplo. O diagnóstico definitivo foi feito com histologia. O paciente teve dor súbita e colapso. Note a vértebra T12 colapsada.

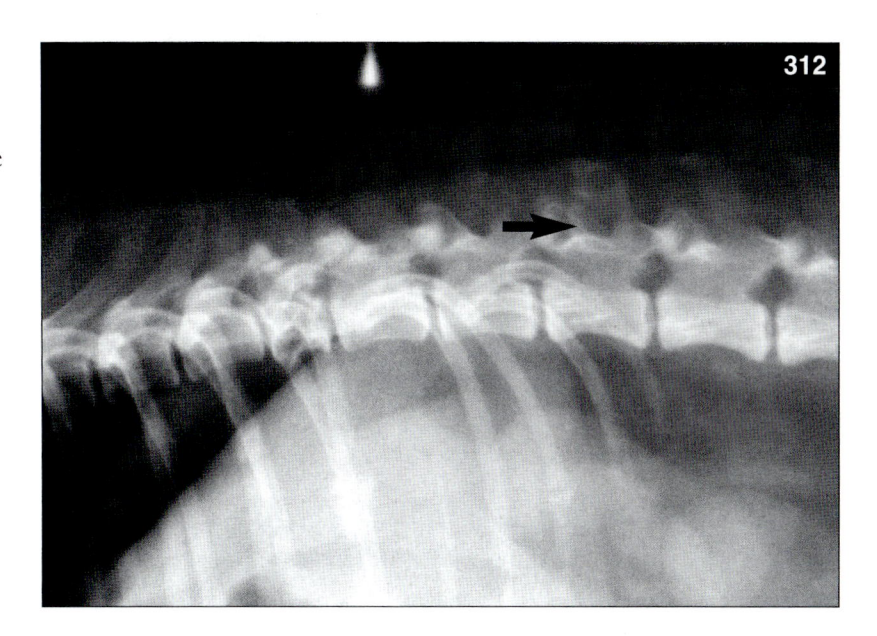

313a, b Mieloma múltiplo.
Visão detalhada do cão apresentado na foto **312**, mostrando as lesões perfuradas do mieloma múltiplo e o colapso vertebral em T12 (setas).

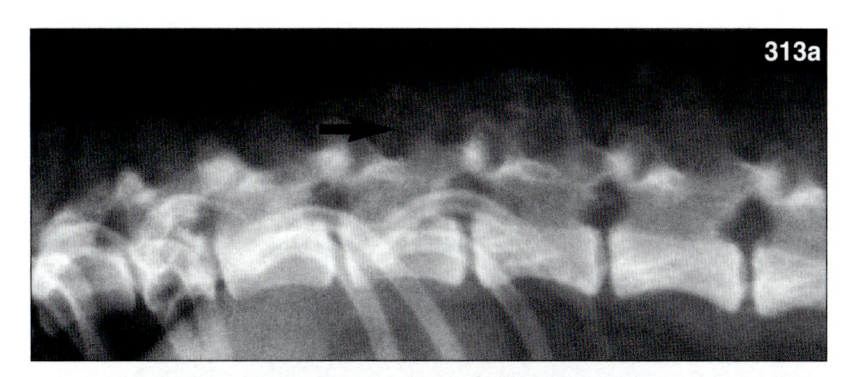

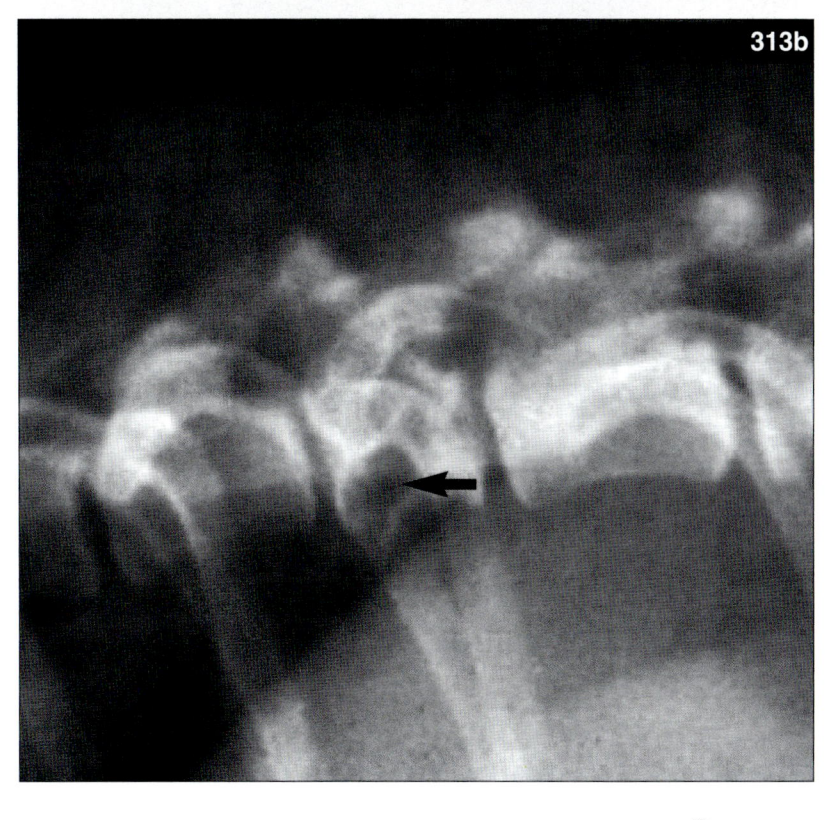

Doenças neoplásicas

11

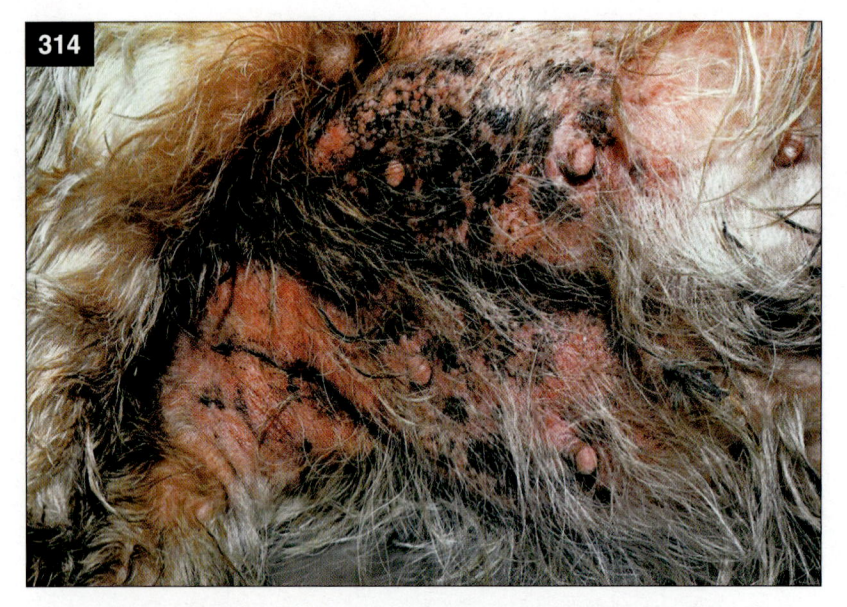

314 Carcinoma mamário inflamatório.
As quatro próximas imagens ilustram diferentes formas de carcinoma inflamatório mamário, forma altamente maligna de câncer no cão.
A primeira imagem é de uma Scottish Terrier branca, na qual a lesão foi erroneamente diagnosticada, de início, como dermatite de contato atingindo o abdome ventral.
Seu encaminhamento se deu porque não respondia ao tratamento com glicocorticóide.

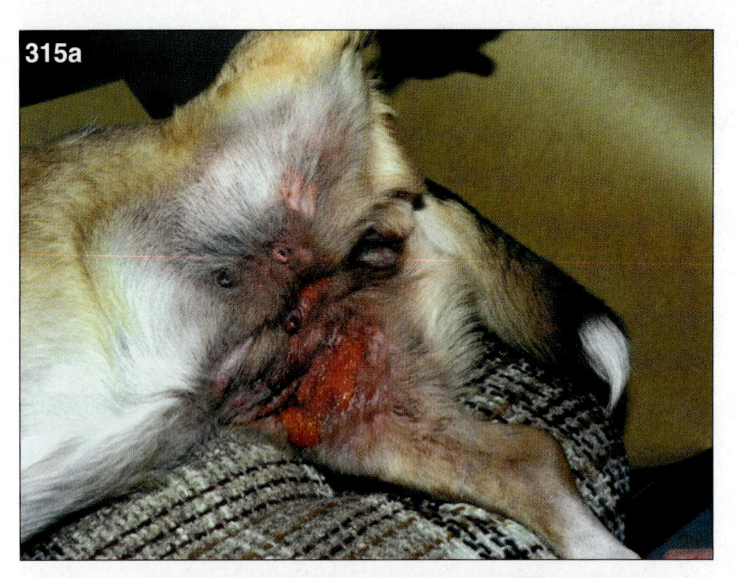

315a, b Carcinoma mamário inflamatório.
As duas últimas imagens mostram a forma ulcerativa superficial do carcinoma mamário inflamatório em uma Welsh Corgi. A lesão espalha-se rapidamente, atingindo o períneo e a face interna das coxas. As metástases ocorrem cedo.

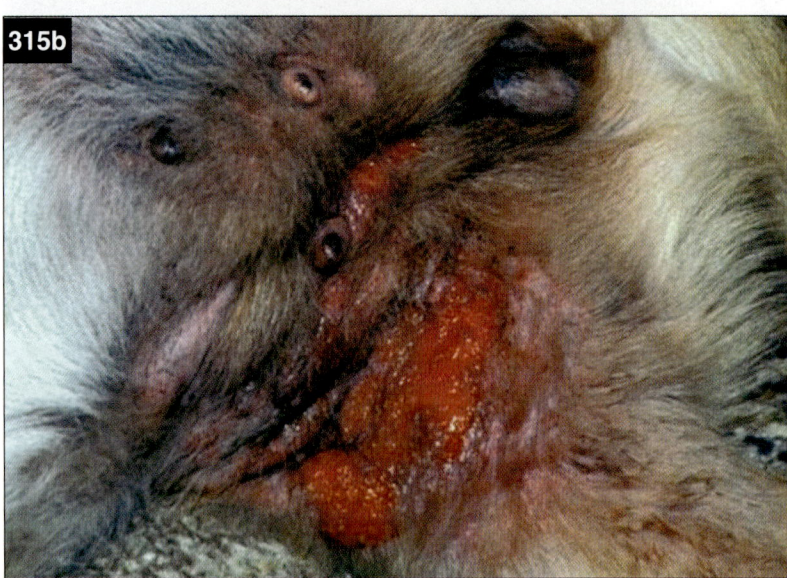

Doenças neoplásicas

316   Carcinoma mamário inflamatório.
A imagem mostra carcinoma mamário inflamatório em uma Doberman Pinscher, cujas glândulas mamárias estão muito aumentadas e inflamadas. Ela não estava no puerpério nem com pseudociese para sugerir diagnóstico de mastite.
O diagnóstico de neoplasia maligna foi feito com citologia de material obtido por aspiração com agulha fina.

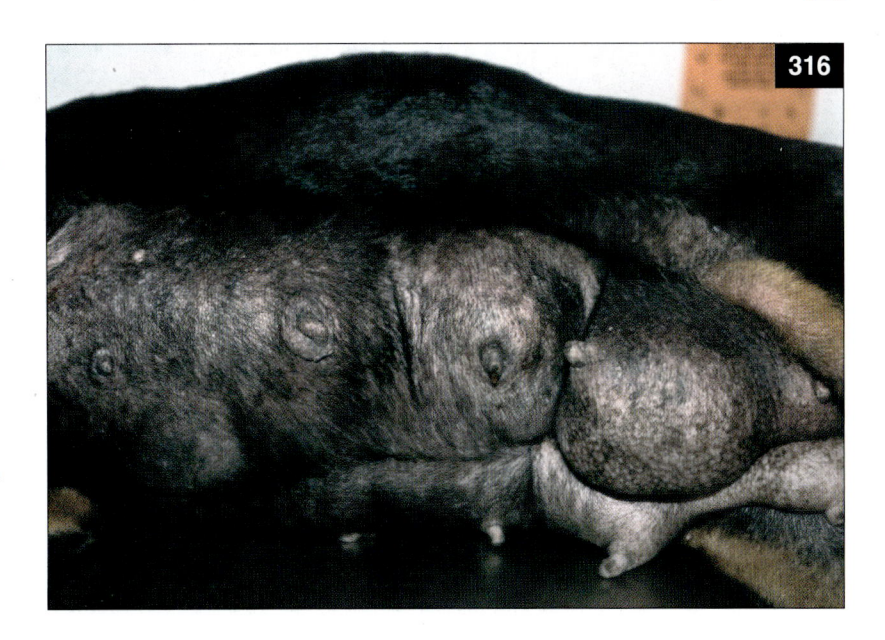

317a, b   Carcinoma mamário inflamatório.
Esta cadela (**317a**), com sinais semelhantes aos de mastite séptica, tinha na verdade carcinoma mamário inflamatório grave. Estava febril e tinha leucocitose de aproximadamente 60.000/ml. A segunda cadela (**317b**) é uma Shelty com a mesma doença, mas neste caso de tipo mais hemorrágico, provavelmente por causa da vascularização induzida pelo tumor.

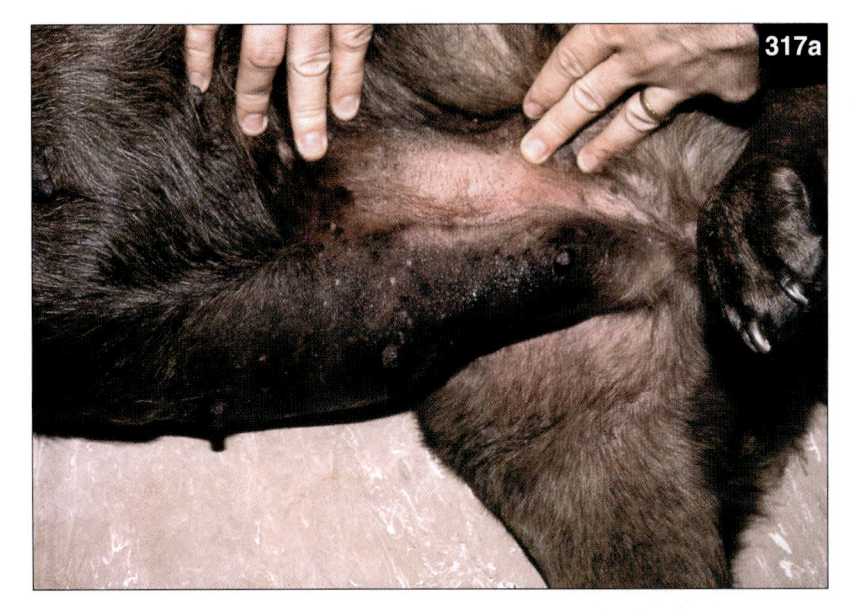

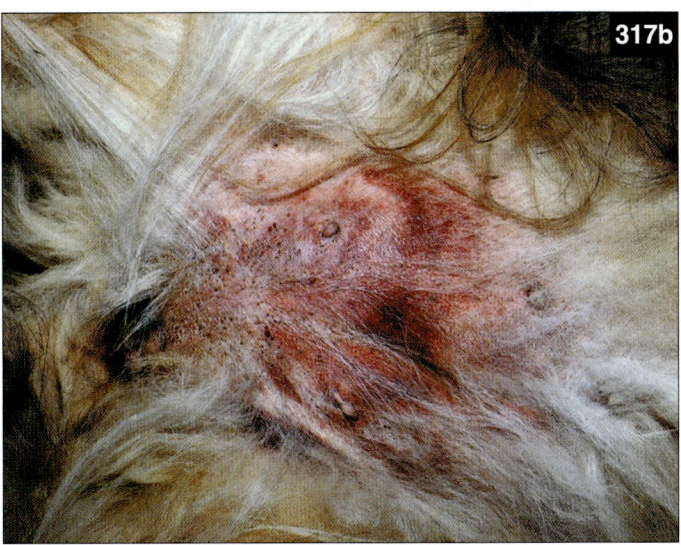

Doenças neoplásicas

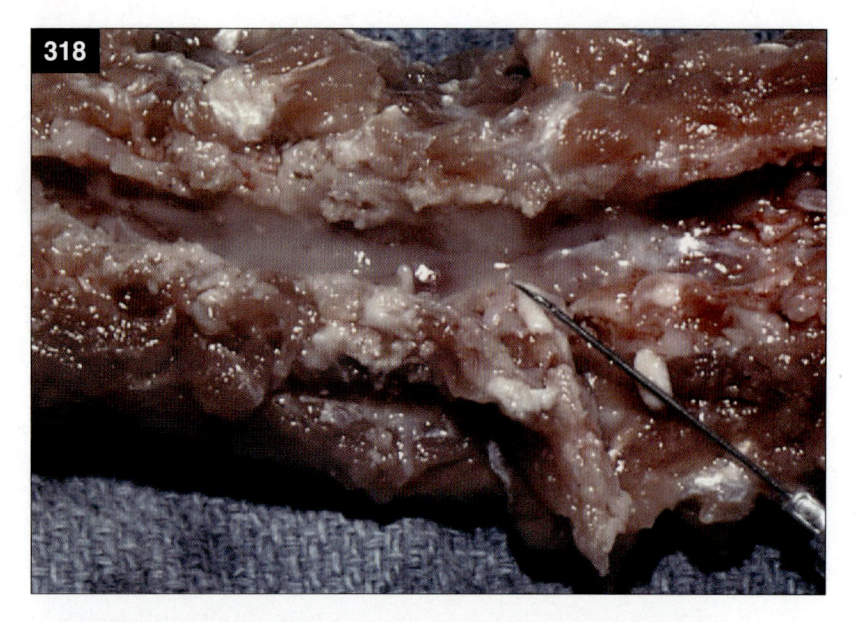

318 Linfoma: canal espinal.
Este paciente tinha anemia positiva para VLFe. A doença progrediu, comprometendo o sistema nervoso. A natureza gelatinosa desse linfoma pode facilmente passar despercebida ao cirurgião não familiarizado com a síndrome. Dor radicular provavelmente precede qualquer forma de paraparesia com essa lesão, se originada no canal espinal, como lesão extradural.

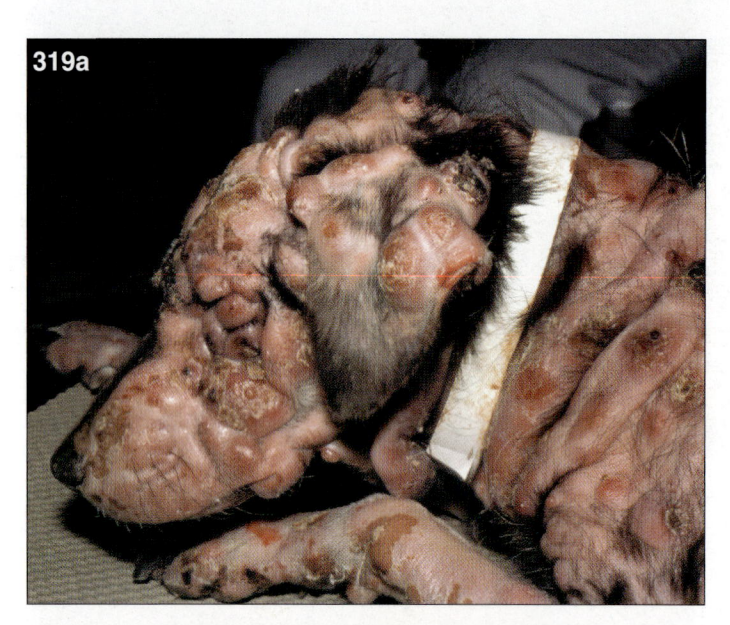

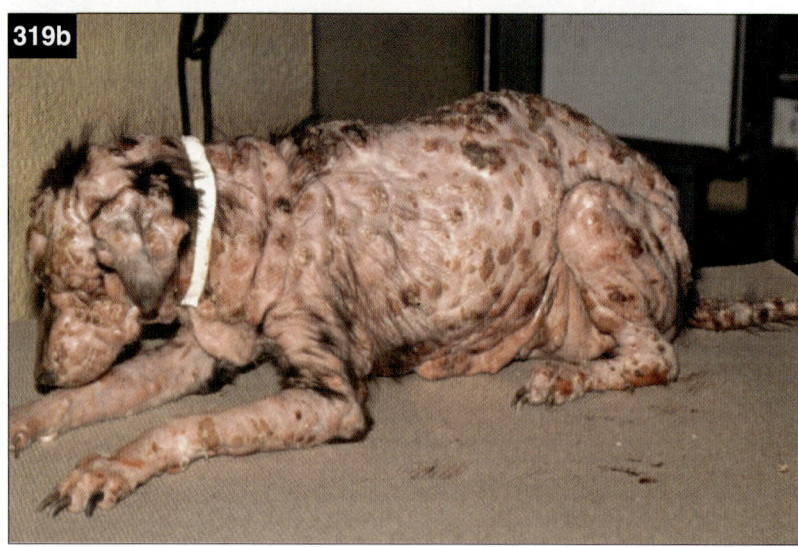

319a, b   Linfoma cutâneo.
O linfoma cutâneo, que causou grave desfiguração facial e no tronco deste cão, pode facilmente ser diagnosticado com aspiração com agulha fina e citologia. O cão visitou vários veterinários, durante longo período de tempo, sem que se fizesse qualquer exame diagnóstico.

Doenças neoplásicas

320a, b   Linfoma cutâneo.
A imagem **320a** mostra a forma plana ulcerativa do linfoma cutâneo em um Collie. A imagem **320b** mostra linfoma cutâneo ulcerativo e nodular na região dorsal do ombro de um Poodle.

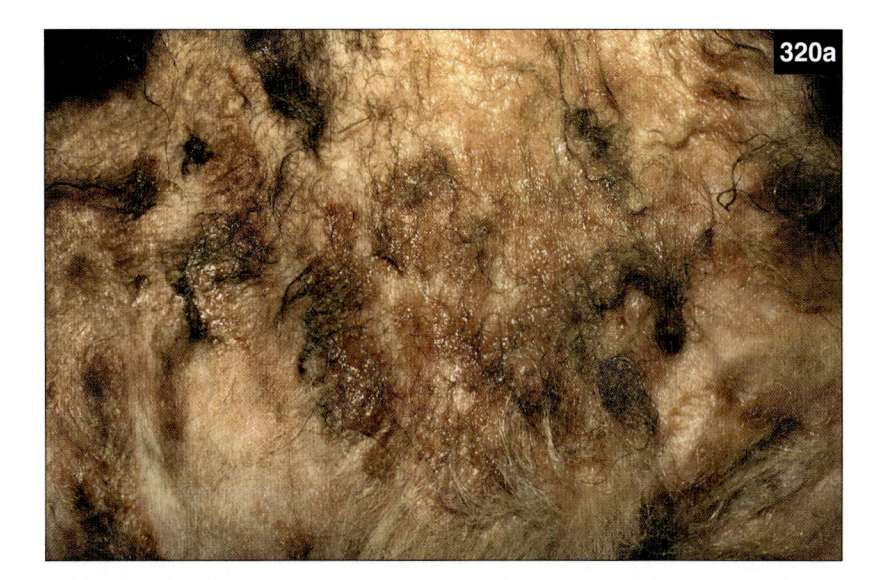

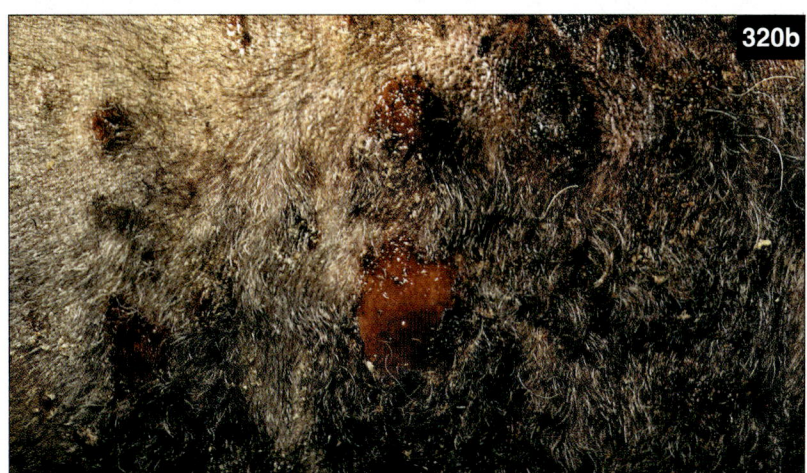

321   Linfossarcoma.
Linfadenopatia maciça generalizada, como neste Beagle, sempre inclui linfoma no diagnóstico diferencial. O linfoma usualmente é fácil de diagnosticar com aspiração com agulha fina e citologia. A melhor maneira de colher a amostra é colocar a agulha dentro da lesão, torcê-la e redirecioná-la. Remover então a agulha, conectá-la a uma seringa contendo 3 ml de ar e esvaziar seu conteúdo em uma lâmina, empurrando o êmbolo.

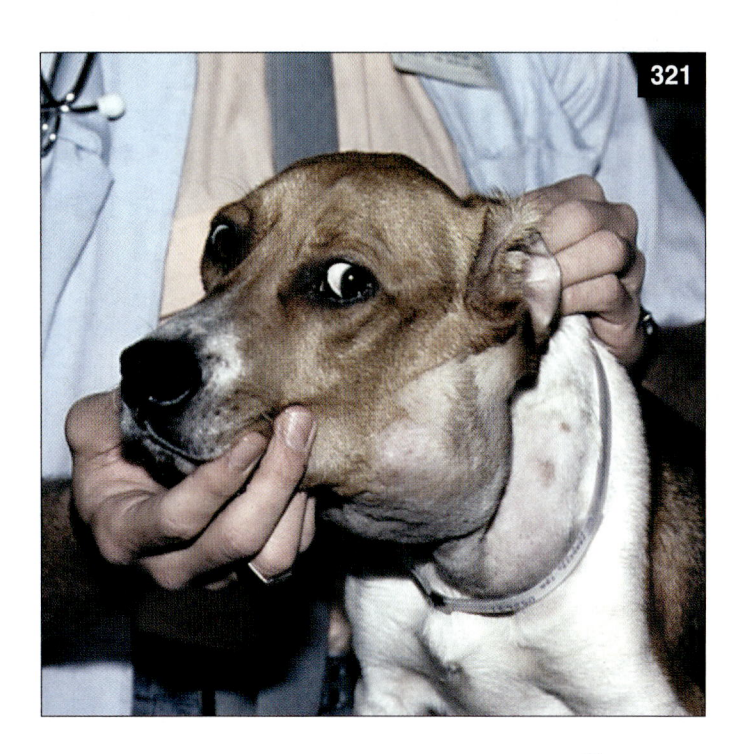

Doenças neoplásicas

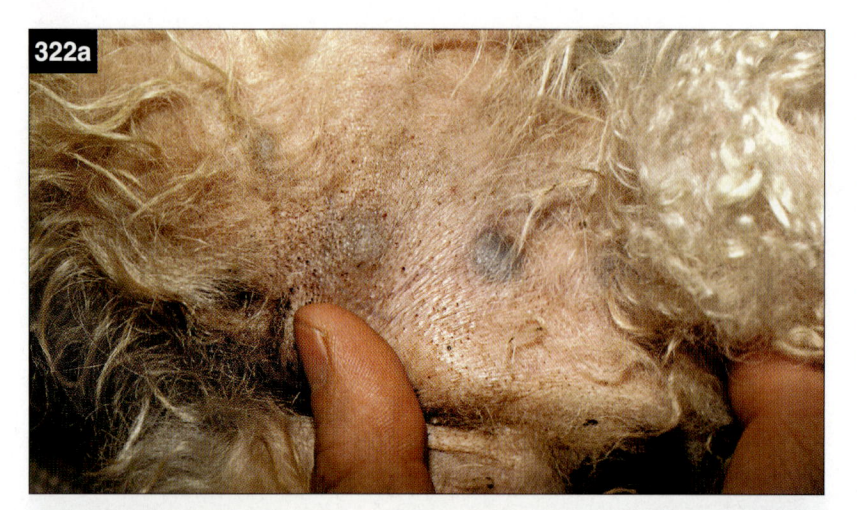

322a, b Linfoma cutâneo.
O Poodle mostrado na foto **322a** teve somente algumas lesões focais nodulares; o outro, visto na **322b**, teve lesões nodulares ulcerativas múltiplas. Os exemplos diferentes enfatizam a necessidade de biópsia de pele para o diagnóstico definitivo.

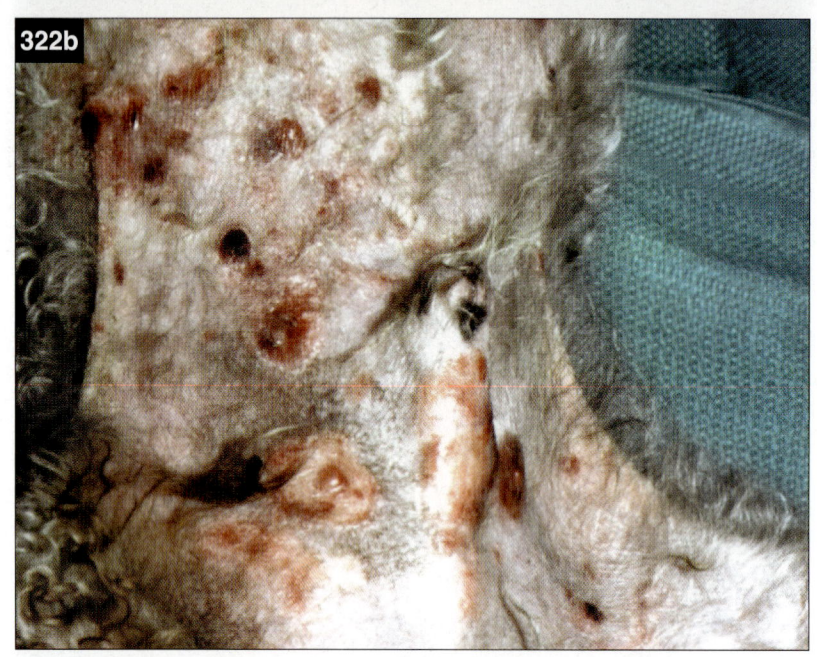

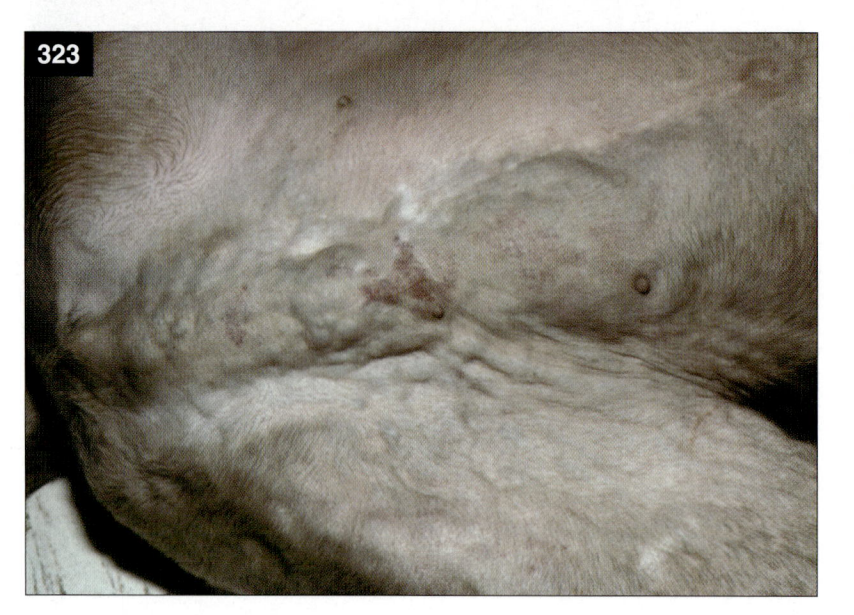

323 Linfangiossarcoma.
A vista ventral desse Weimaraner com 18 meses de idade mostra o padrão vascular pronunciado do linfangiossarcoma. Alguns cães têm linfedema regional.

Doenças neoplásicas

324a–c Tumor venéreo canino transmissível.
É a única neoplasia transmissível no cão (**324a, b**), com maior incidência em cães de rua. Tumores venéreos transmissíveis são arredondados, com aparência citológica distinta (**324c**). Respondem bem a vincristina. A cura clínica é possível se o tratamento for iniciado suficientemente cedo.

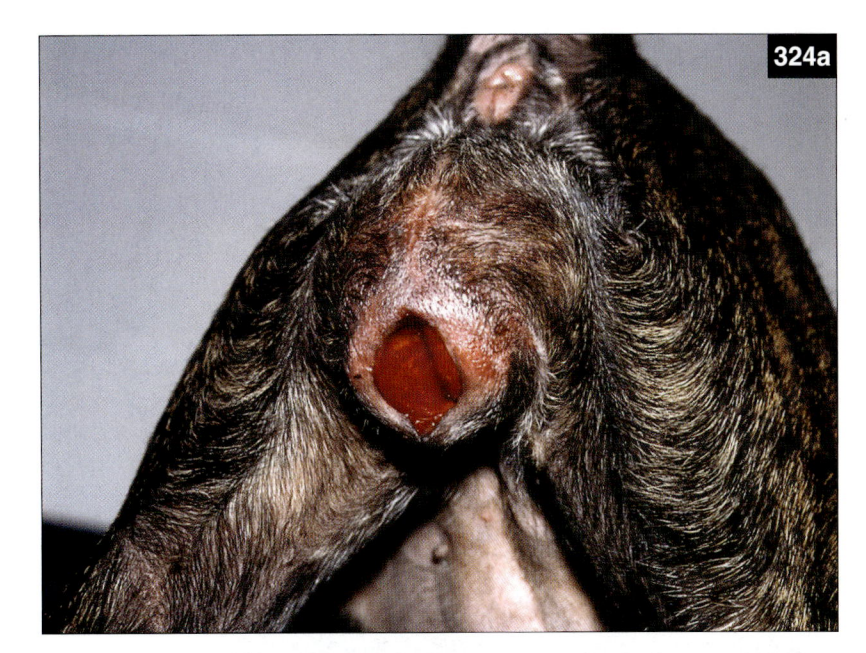

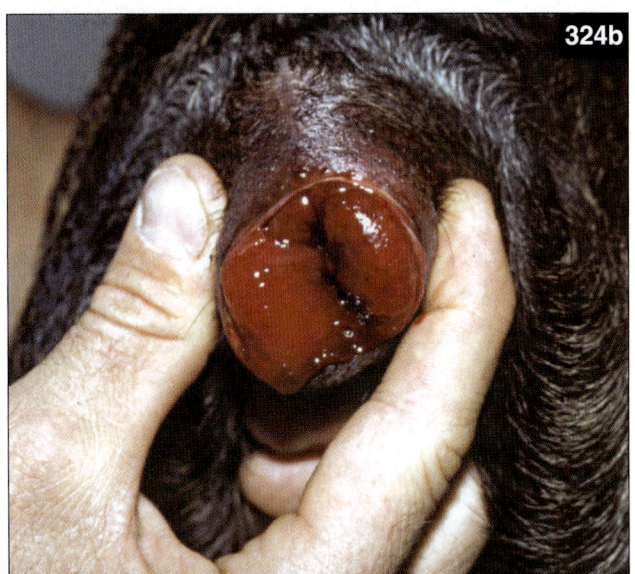

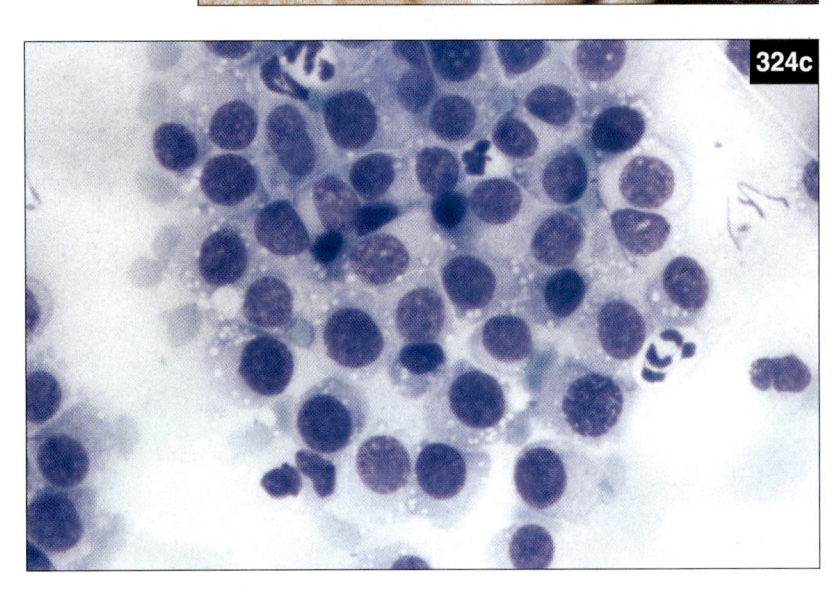

Doenças neoplásicas

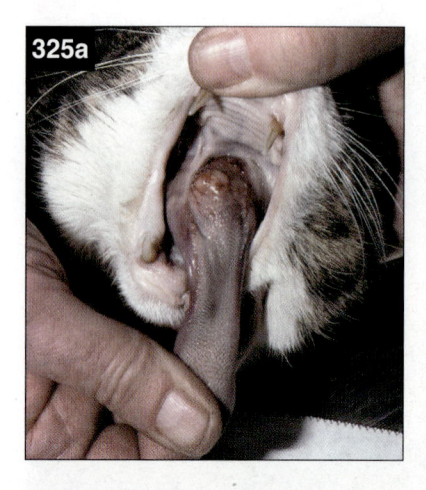

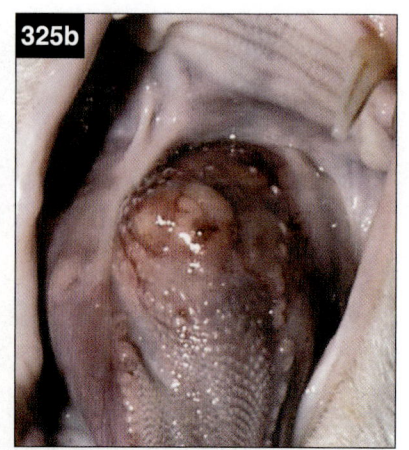

325a, b Carcinoma espinocelular: língua.
Em comparação com o granuloma eosinofílico, que usualmente tem margens bem definidas quando envolve a língua, o carcinoma espinocelular é caracteristicamente infiltrativo, como o destas imagens.

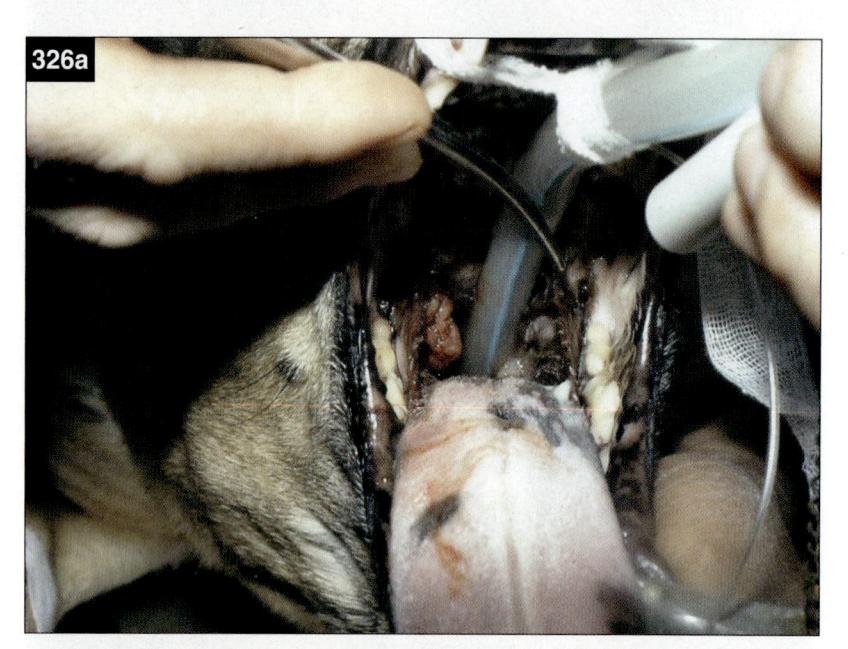

326a, b Carcinoma espinocelular: tonsilar.
Este cão Pastor Alemão teve sinais de engasgamento e deglutição exagerada.
O carcinoma espinocelular tende a produzir metástases nos nódulos linfáticos cervicais profundos.

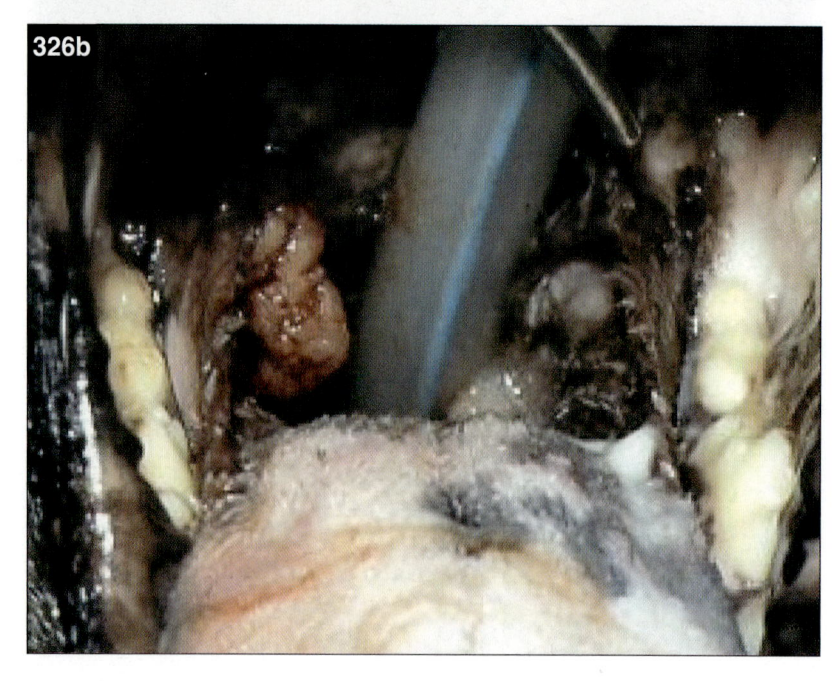

Doenças neoplásicas

327 Carcinoma espinocelular.
A desfiguração facial deste gato doméstico de pêlo curto foi causada por carcinoma espinocelular avançado.
O gato ainda era capaz de alimentar-se, embora de modo atrapalhado.

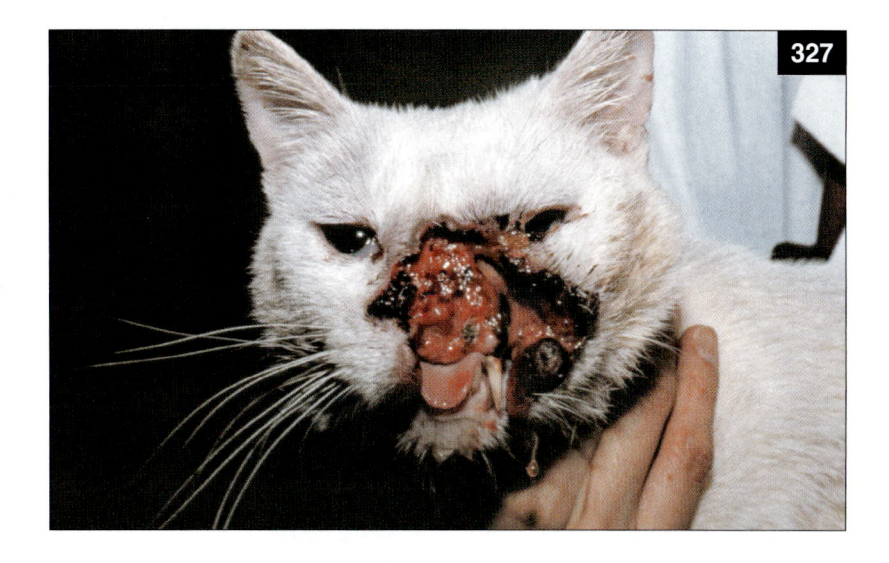

328 Síndrome de veia cava anterior.
Este cão tem envolvimento linfomatoso no mediastino anterior, causando obstrução linfática dos vasos cefálicos e linfedema na cabeça e no pescoço. O nódulo linfático pré-escapular aumentado de volume é óbvio.

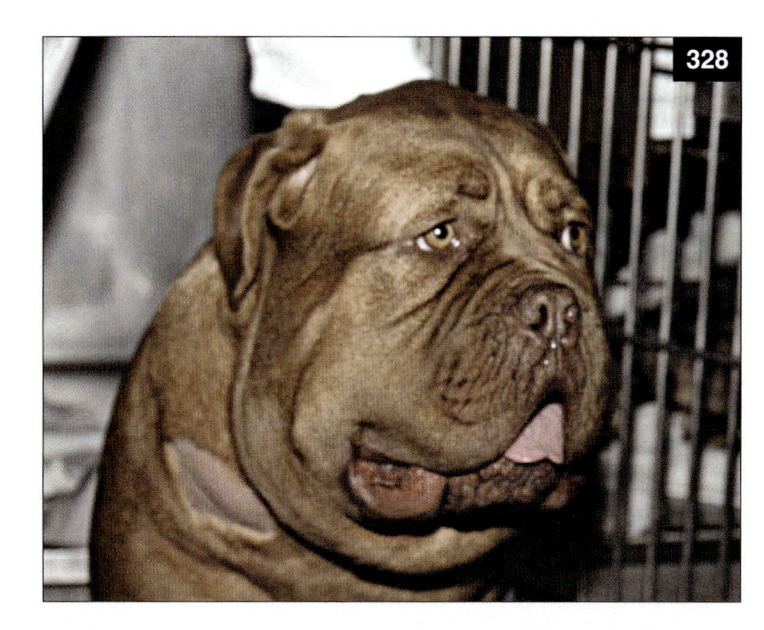

329 Carcinoma de saco anal.
O Dálmata tem edema firme na posição 4 horas na região paraanal, causado por um carcinoma de saco anal.
O carcinoma de saco anal é a segunda causa mais comum de hipercalcemia de malignidade no cão.

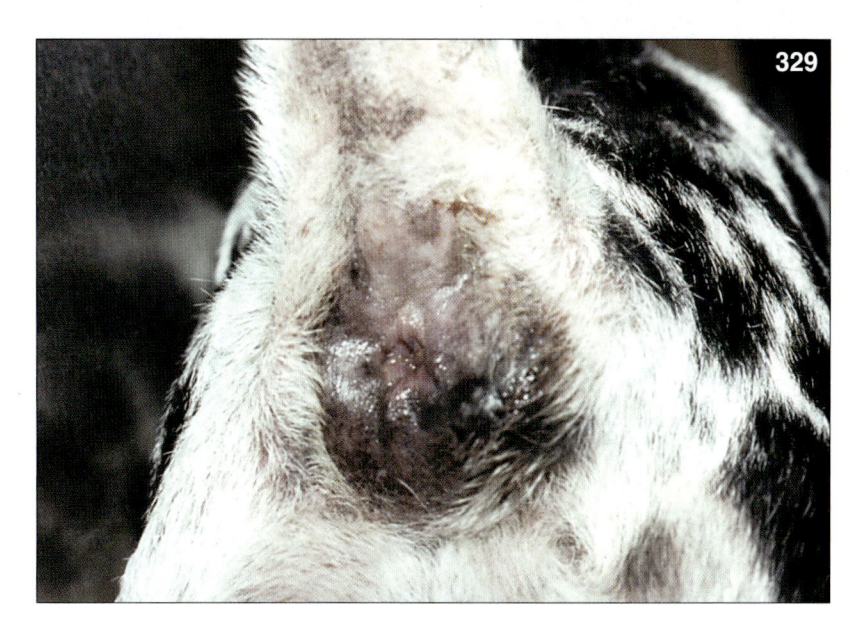

Doenças neoplásicas

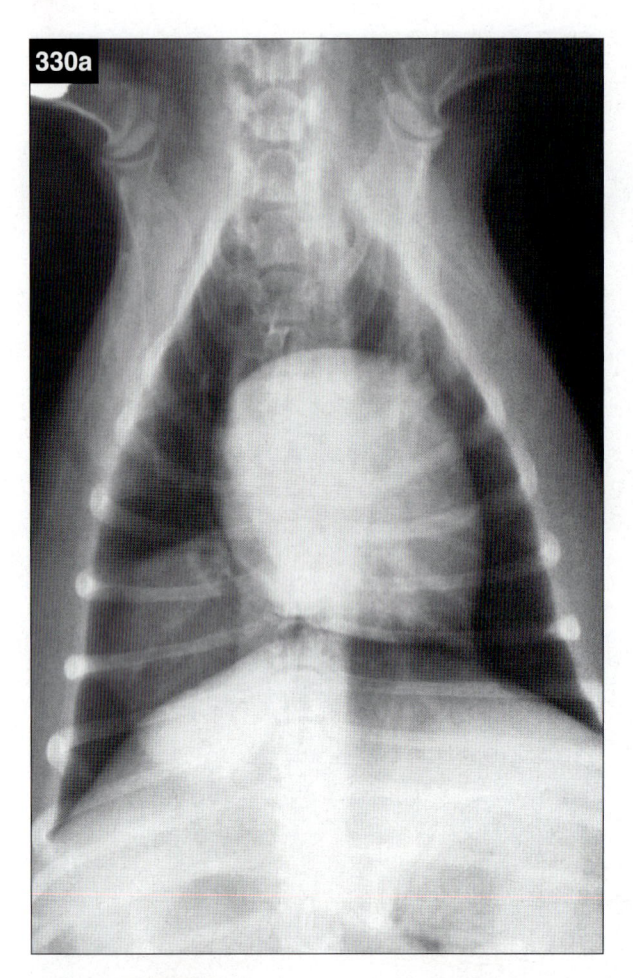

330a–c Carcinoma de pulmão.
O lobo direito caudal é um local primário de carcinoma de pulmão no cão. Massas com esse tamanho possivelmente têm ampla oportunidade de metastatizar, como neste paciente. A ressecção cirúrgica e a quimoterapia poderiam permitir vários meses de vida.

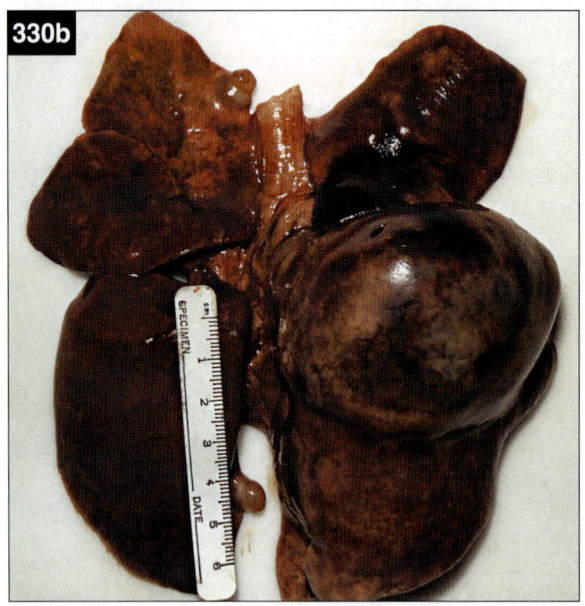

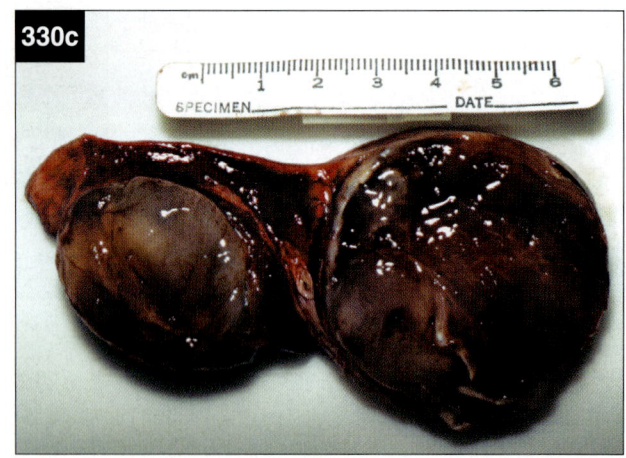

331a, b Êmbolo de carcinoma de pulmão.
As lesões neoplásicas distais nos membros posteriores deste gato foram causadas por carcinoma primário de pulmão, do qual se desalojaram êmbolos na circulação, subseqüentemente se localizando nas artérias de ambos os membros. É uma situação clínica rara, mas já relatada na literatura veterinária.

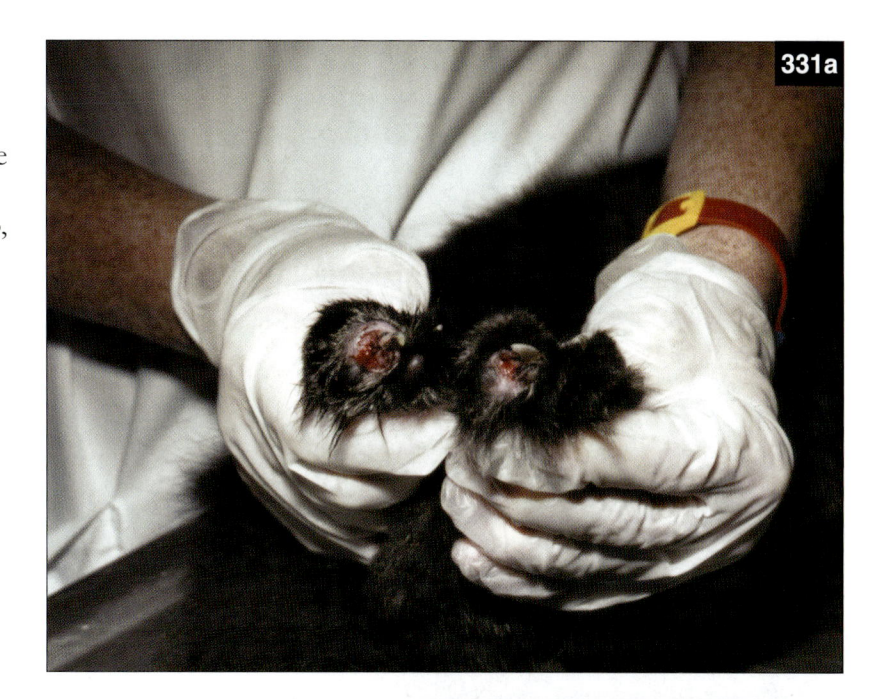

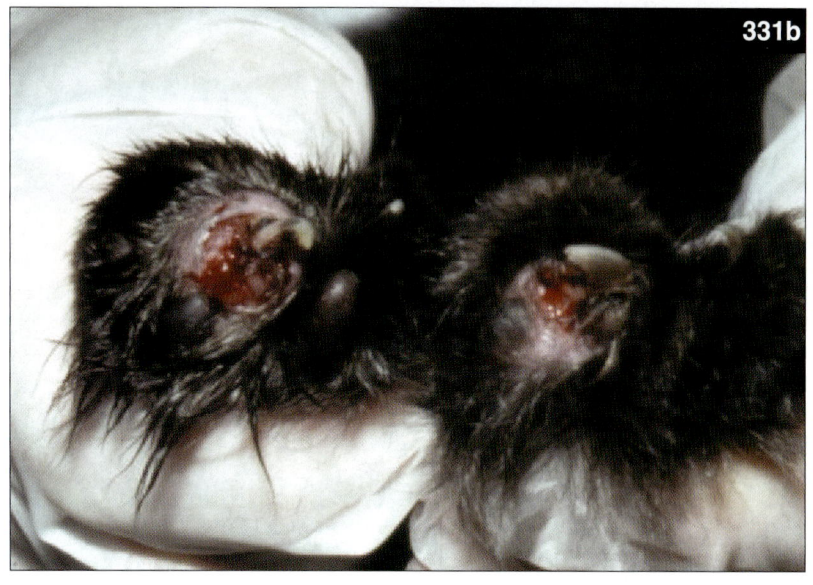

Doenças neoplásicas

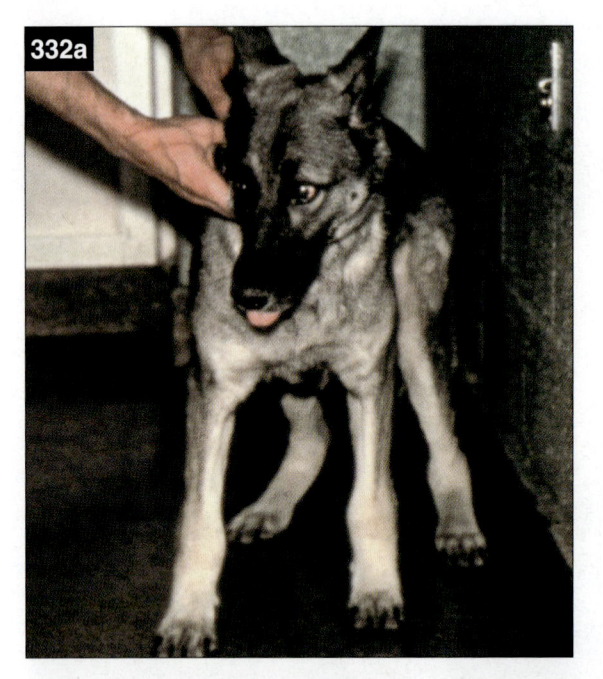

332a–e Osteopatia pulmonar.
O cão Pastor Alemão (**332a**) tem intenso desconforto, que se estende proximalmente aos apêndices distais inflamados. Note o inchaço assimétrico dos quatro apêndices distais (**332b**) e a radiografia mostrando proliferação periostal (seta), característica da osteopatia hipertrófica (**332c**), causada por carcinoma de bacinete (**332d**) que metastatizou para o tórax (**332e**).

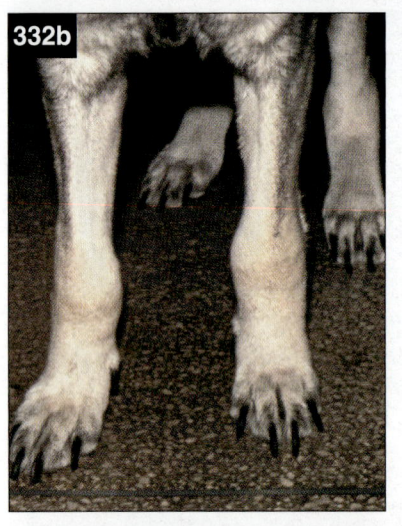

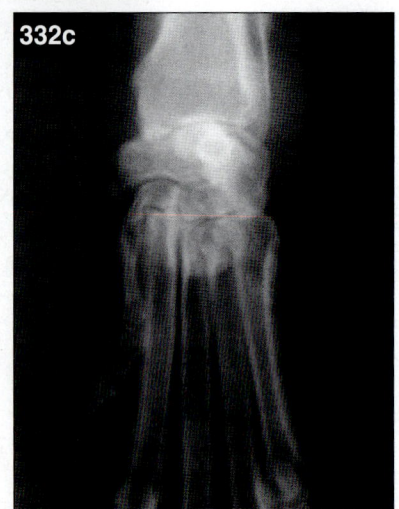

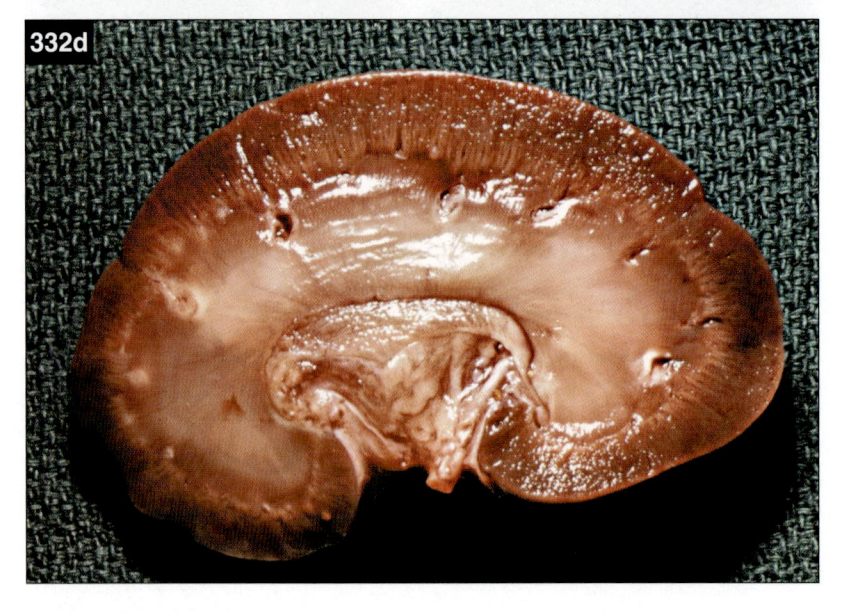

Doenças neoplásicas

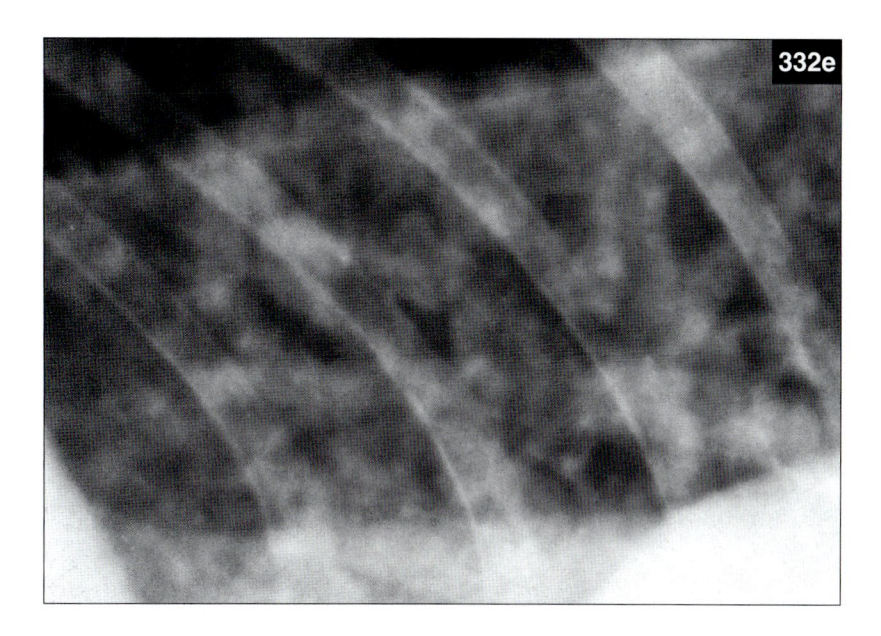

333a, b   Carcinoma pulmonar alveolar.
Esse câncer insidioso causa perda de peso e insuficiência respiratória progressiva. É possível ter idéia do diagnóstico com base na história e na radiologia, mas a biópsia é necessária para confirmá-lo. Aspiração com agulha fina para exame citológico poderia fornecer evidência circunstancial forte quando a biópsia não é possível.

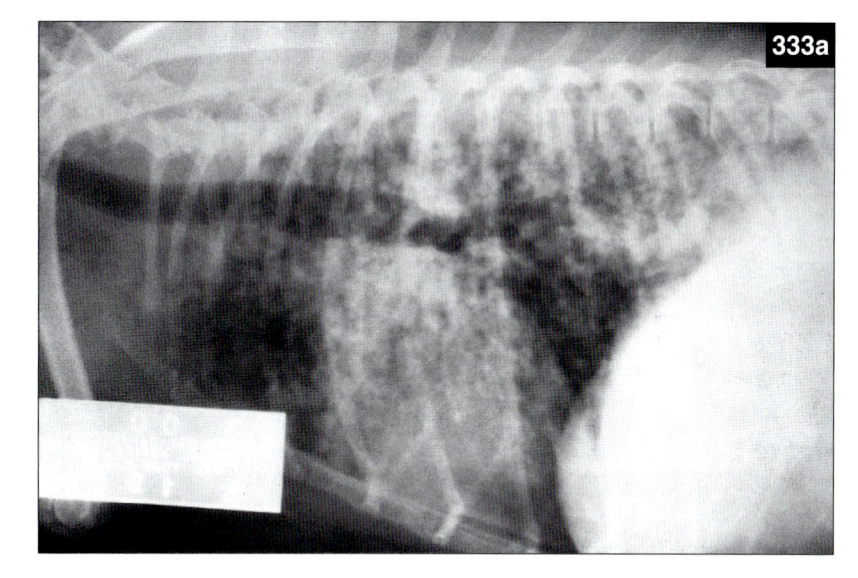

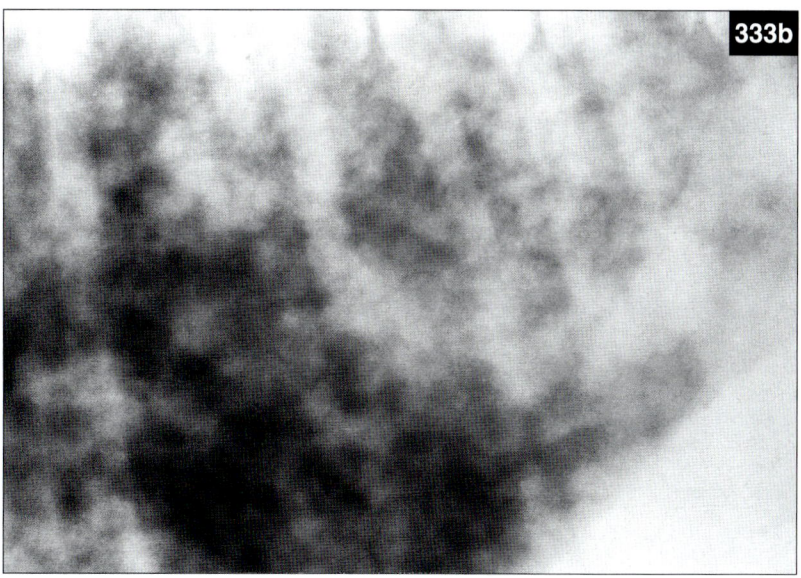

Doenças neoplásicas

11

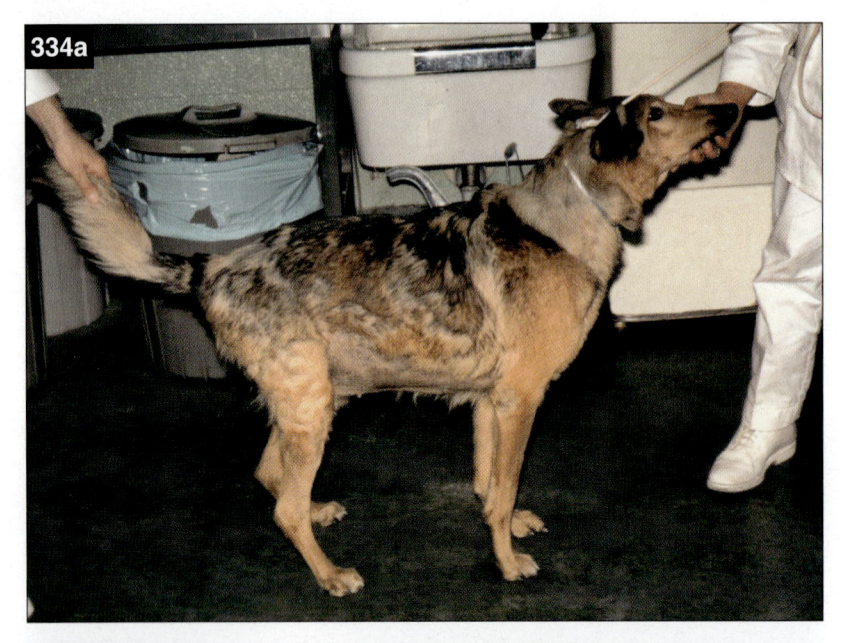

334a, b   Tumor de célula Sertoli.
Este cão Pastor Alemão macho (**334a**) mostra sinais de feminização devido ao tumor testicular retido de células Sertoli, visto na radiografia abdominal (**334b**).
Os sinais de feminização incluem redistribuição da gordura corporal, hiperpigmentação da pele e alopecia na parte posterior das coxas e do abdome ventral caudal, e espessamento de glândulas mamárias.
Também descrito no caso **233**.

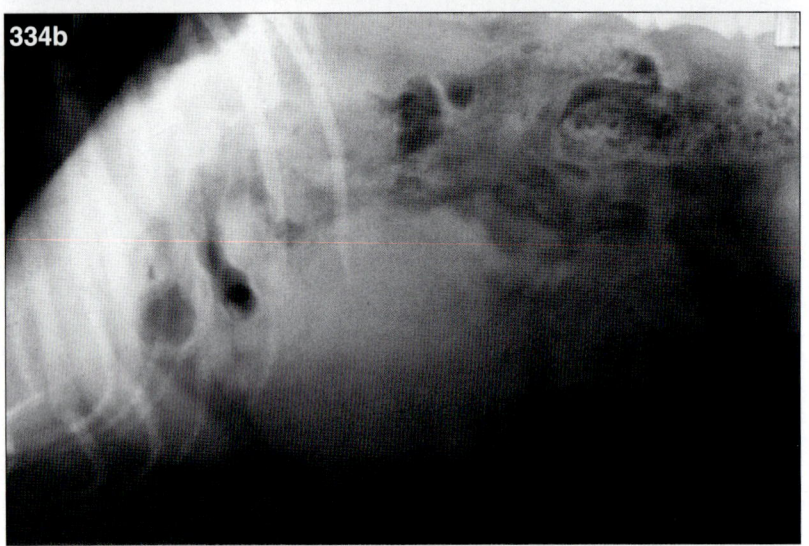

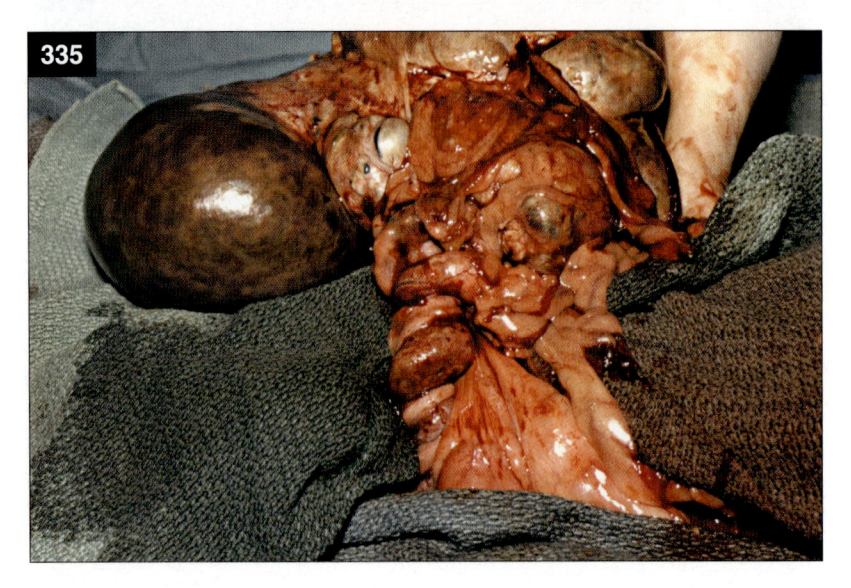

335   Tumor de célula Sertoli: torção.
O cão visto na foto **334** também tinha desconforto abdominal porque o tumor de célula Sertoli intra-abdominal criptorquídico estava necrosado, devido a torção testicular.

Doenças neoplásicas

336 Tumor testicular: feminização.
Este cão tem proeminência mamária e prepúcio pendular por causa de tumor escrotal de células intersticiais.
A feminização ocorre com menos freqüência nesse tipo particular de célula.

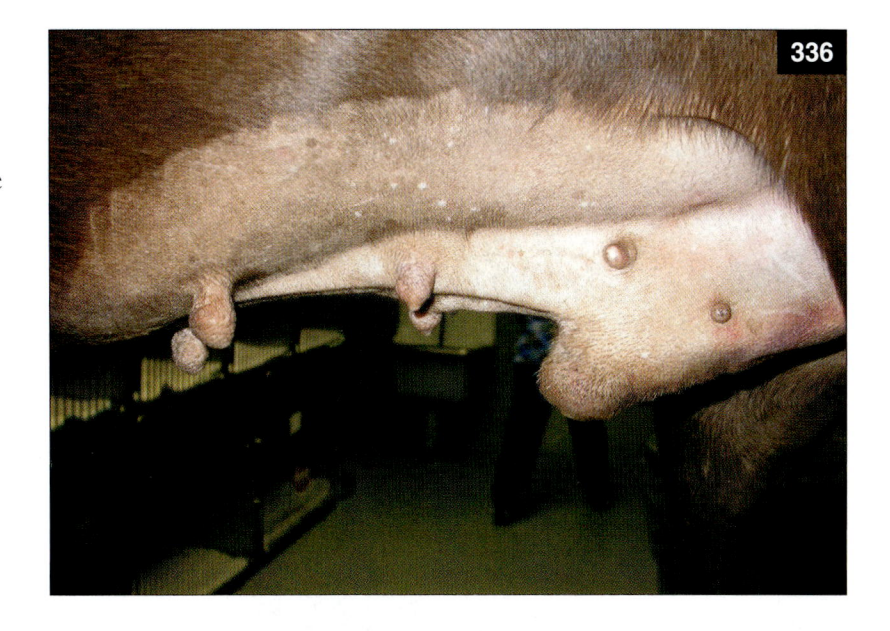

337a, b Adenocarcinoma uterino.
Raramente se vêem cadelas com tumores uterinos em países onde é comum a ovário-histerectomia. As imagens são de um grande adenocarcinoma uterino em ambos os cornos.

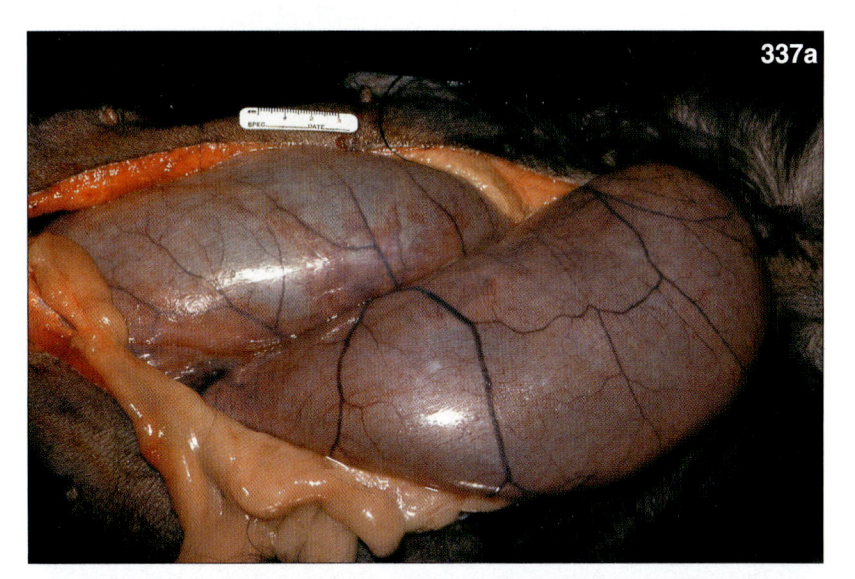

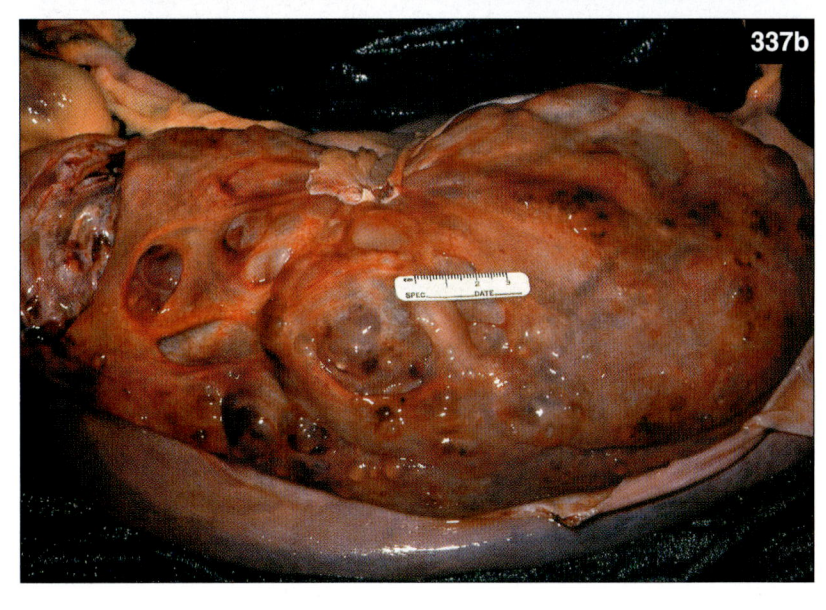

Doenças neoplásicas

11

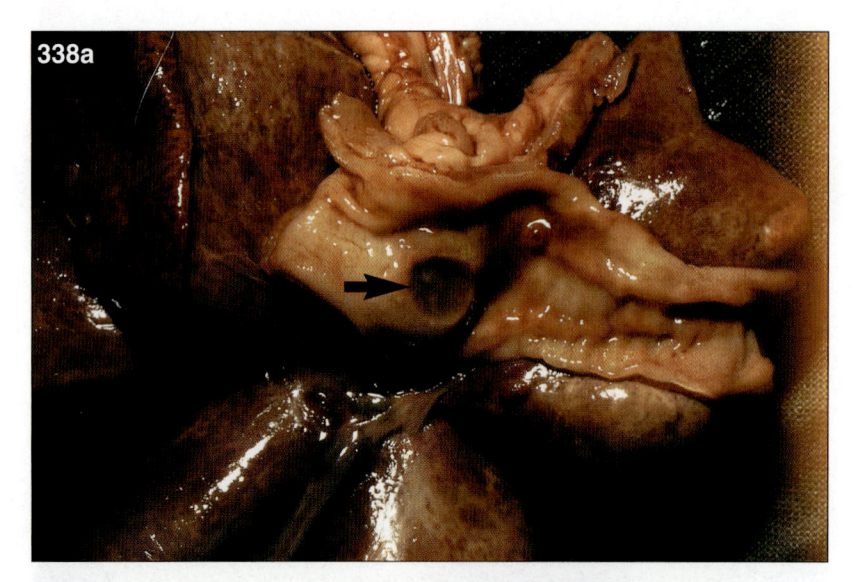

338a, b Tumor de mastócitos.
O tumor deste cão atingiu fígado, baço e linfonodos abdominais (**338a**).
A histamina produzida pelo tumor estimula a produção de gastrina, que aumenta a acidez estomacal e predispõe o cão a úlcera duodenal (péptica) (seta). Mostra-se também uma fotomicrografia de mastócitos (**338b**).

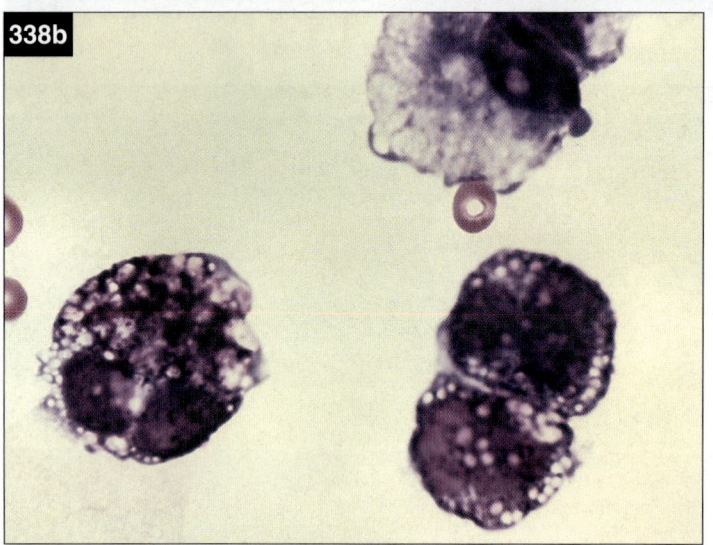

339 Carcinoma prostático.
O aumento do volume da próstata visto na radiografia é conseqüência de carcinoma prostático (seta). Os corpos vertebrais ventrais também têm lesões proliferativas compatíveis com metástases (setas), o que se vê com maior clareza na foto **340**. As células tumorais podem ser obtidas por lavagem uretral prostática, usando-se sonda uretral, ou com biópsia de próstata por aspiração com agulha fina guiada por ultra-sonografia.

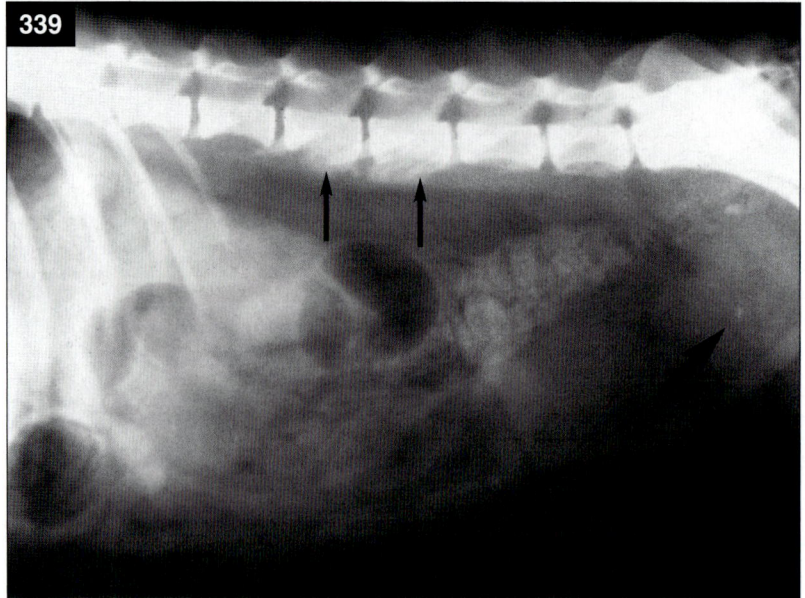

Doenças neoplásicas

340 Carcinoma prostático: metástases na coluna.
As lesões proliferativas nas vértebras lombares caudais deste cão são típicas de metástases de carcinoma prostático. O prognóstico é grave.

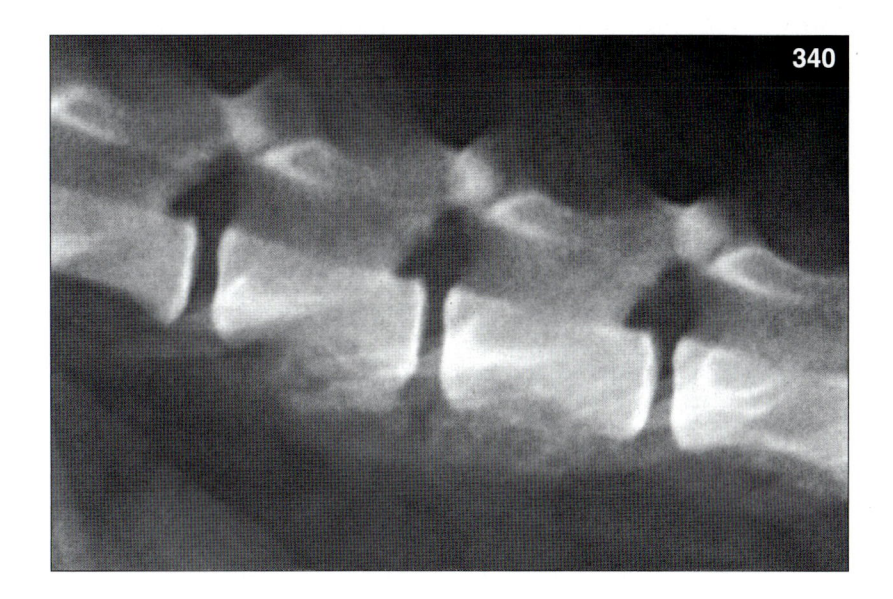

341a, b Carcinoma renal.
O tumor (**341a**) também pode ter lesões metastáticas cavitárias solitárias, que parecem abscesso (seta), como nesta radiografia (**341b**), e freqüentemente produz metástase no tórax, com múltiplas lesões, como as vistas na foto **332e**, p. 239.

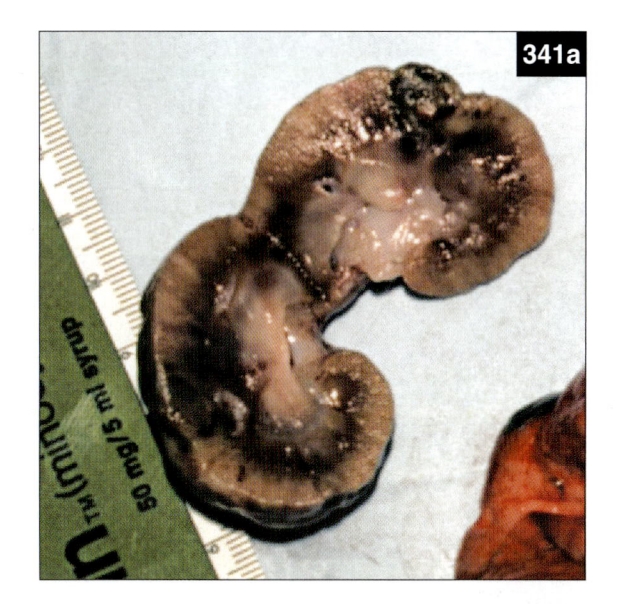

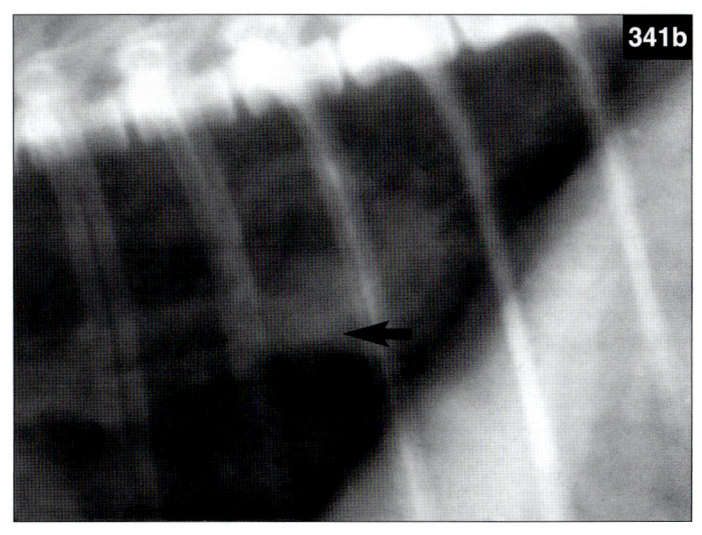

Doenças neoplásicas

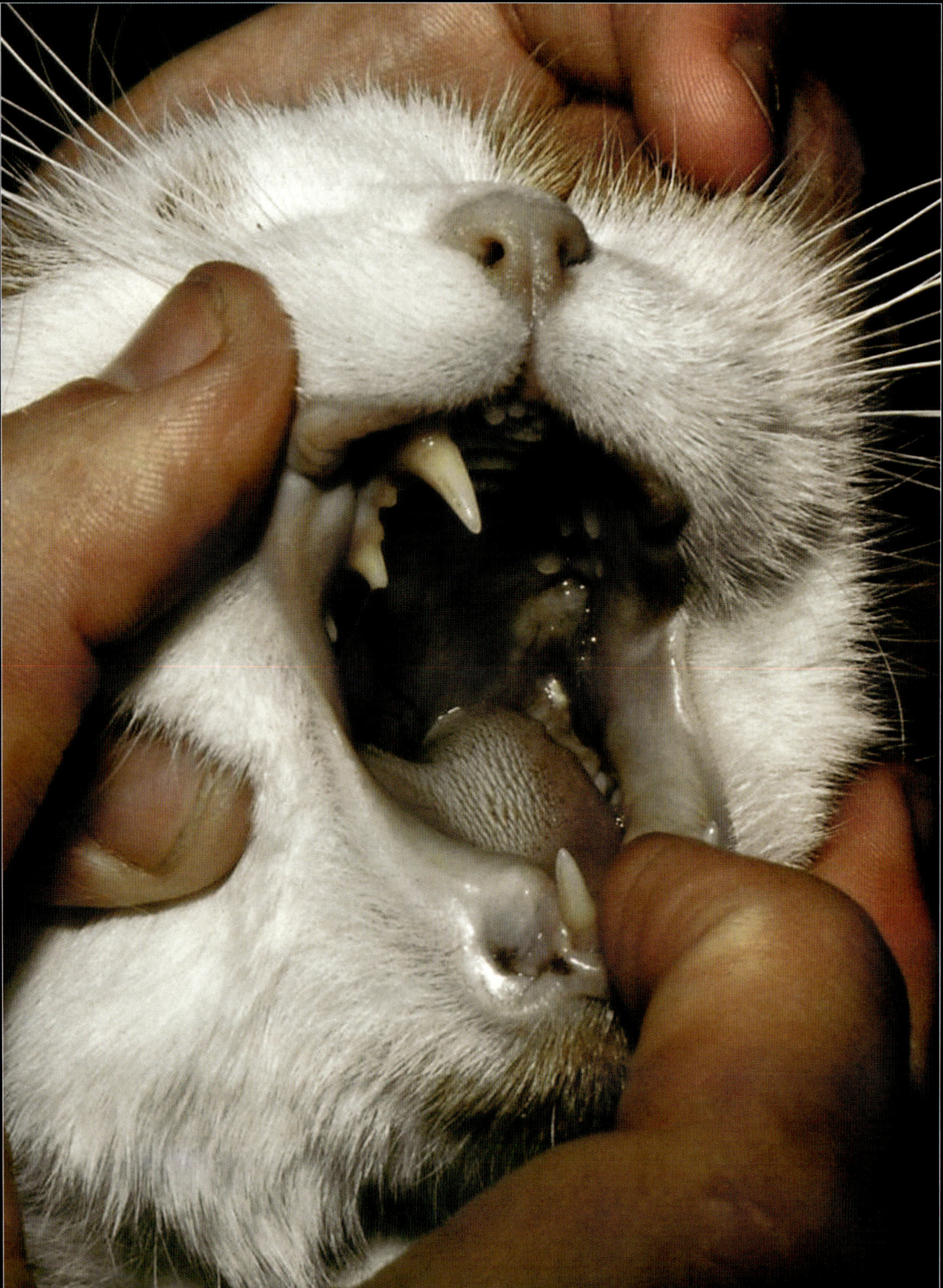

12
Doenças toxicológicas (incluindo envenenamento por mordida de cobra)

A palavra TOXICOLOGIA deriva do latim *toxicon*, que significa veneno. Na prática clínica veterinária de pequenos animais os casos quase sempre se apresentam como emergências médicas. O diagnóstico e o tratamento clínico freqüentemente são bem rotineiros quando a história permite conhecer o tipo de exposição, mas quando não há informação disponível o diagnóstico é desafiador. Por isso, conhecer os sinais característicos de certas intoxicações é essencial para um diagnóstico em tempo hábil, que quase sempre salva a vida. As imagens que se seguem são de casos verdadeiros, mostrando as intoxicações clínicas mais comuns. O clínico também deve lembrar dos antídotos de várias toxinas e tê-los à disposição no hospital ou perto dele, onde o acesso seja rápido.

     O leitor certamente desculpará o autor pela inclusão de envenenamento por mordida de cobra neste "livro de fotografias", mas a natureza de minha prática no estado da Flórida ofereceu-me a oportunidade de testemunhar as conseqüências devastadoras que podem ocorrer quando cães e gatos são envenenados por certas espécies de cobras. Embora os exemplos que se seguem relacionem-se a cobras indígenas do sudeste dos Estados Unidos, há várias outras cobras, em outras partes do mundo, que podem causar patologia semelhante. Além disso, repetimos, a freqüência das viagens nos tempos modernos podem trazer a nós animais de regiões longínquas do mundo, onde essas cobras venenosas prevalecem, justificando portanto alguma familiarização com tais doenças, muito interessantes.

◀ Mucosas cianóticas no gato com intoxicação acetaminofeno.

12

Doenças toxicológicas (incluindo envenenamento por mordida de cobra)

- Etilenoglicol fluoresce.
- Ácido dimercaptosuccínico (DMSA, succimer) – um novo tratamento oral para envenenamento por chumbo.
- Partículas radiodensas inexplicáveis no intestino – pense em chumbo.
- 4-metilpirazol a 5% para intoxicação por anticongelante evita ressaca.
- Novos rodenticidas anticoagulantes – trate por 4-6 semanas.
- Sangramento recém-adquirido – pense em envenenamento por rodenticida anticoagulante.

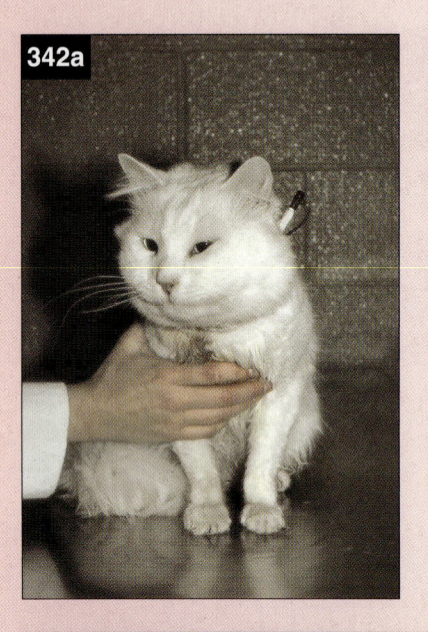

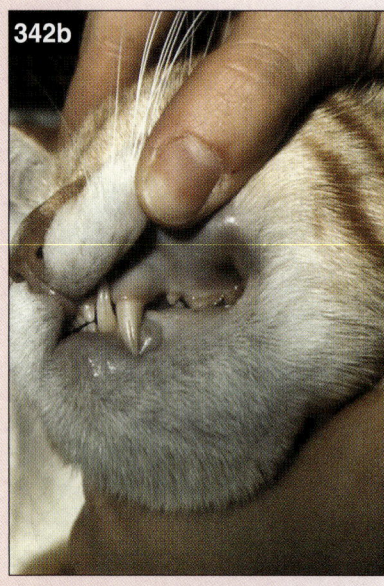

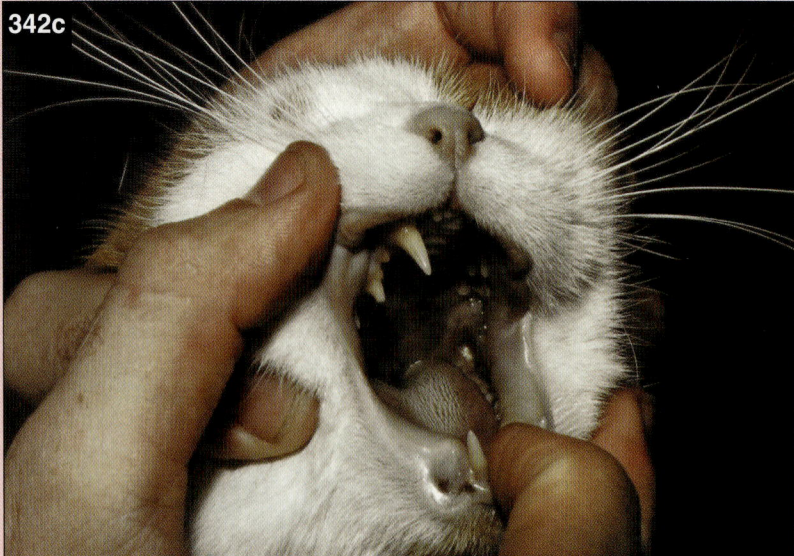

342a–c Intoxicação por acetaminofeno.
O edema facial (**342a**) e as mucosas cianóticas (**342b, c**) deste gato resultam de intoxicação por acetaminofeno. O edema provavelmente se deve a vazamento do espaço endotelial, causado por hipoxemia. A intoxicação responde ao antídoto acetilcisteína e outro tratamento de suporte, como fluidos parenterais, SAMe, leite, vitamina C e oxigênio.

343a–c Intoxicação por acetaminofeno.
Metahemoglobinemia é um dos efeitos colaterais metabólicos de intoxicação por acetaminofeno. Essa forma reduzida da hemoglobina é responsável pelo sangue "cor de chocolate" (**343a**) e pela cianose clínica. Azul de metileno ordinariamente reverteria tal efeito, mas é contra-indicado no gato por sua capacidade de piorar a anemia hemolítica com corpúsculos de Heinz (**343b**) (que também aparece na foto **122**, p. 103). Em vez disso, pode-se dar ácido ascórbico, mas com menor benefício neste problema particular. O precipitado verde na urina (**343c**) é um metabolito do acetaminofeno que acompanha a hemoglobinúria.

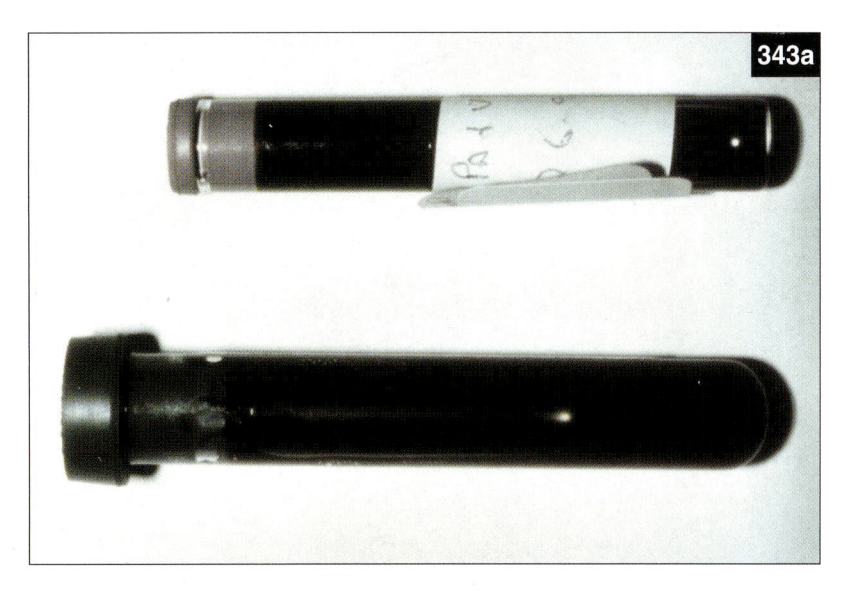

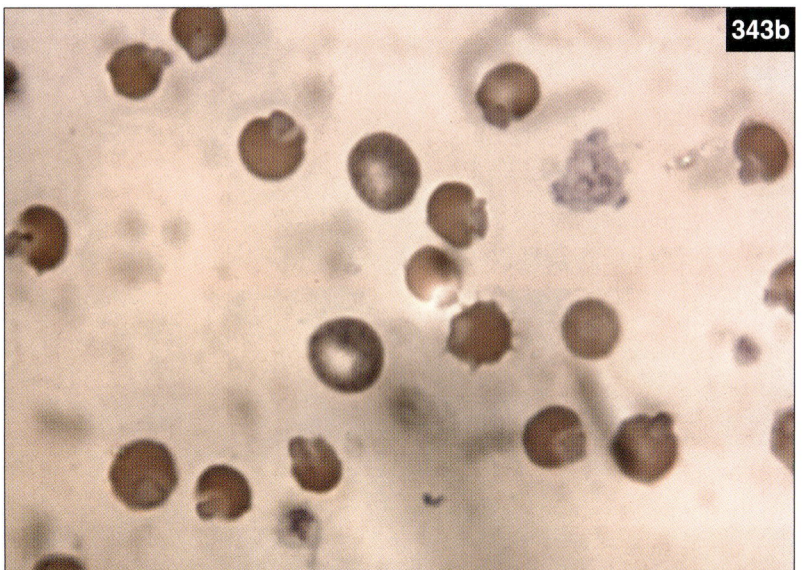

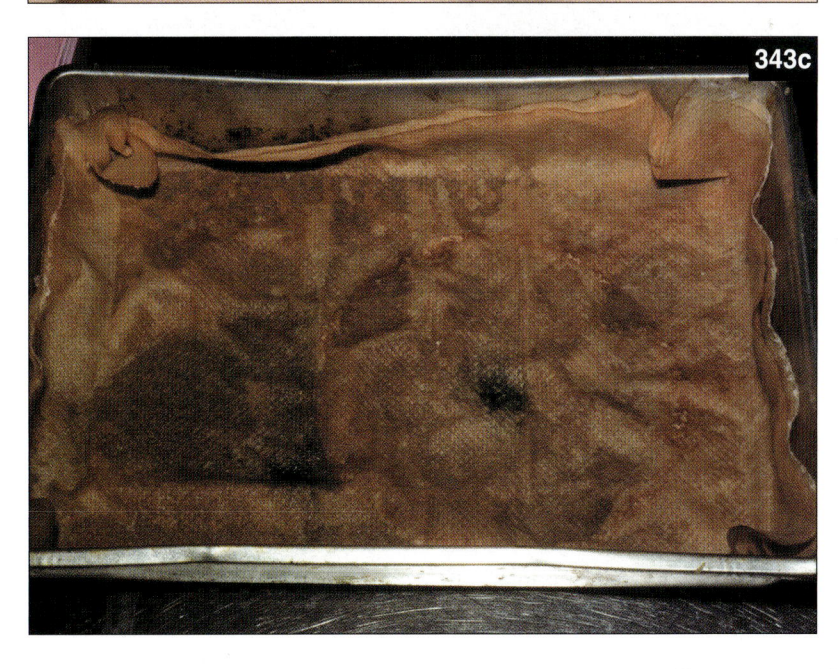

Doenças toxicológicas

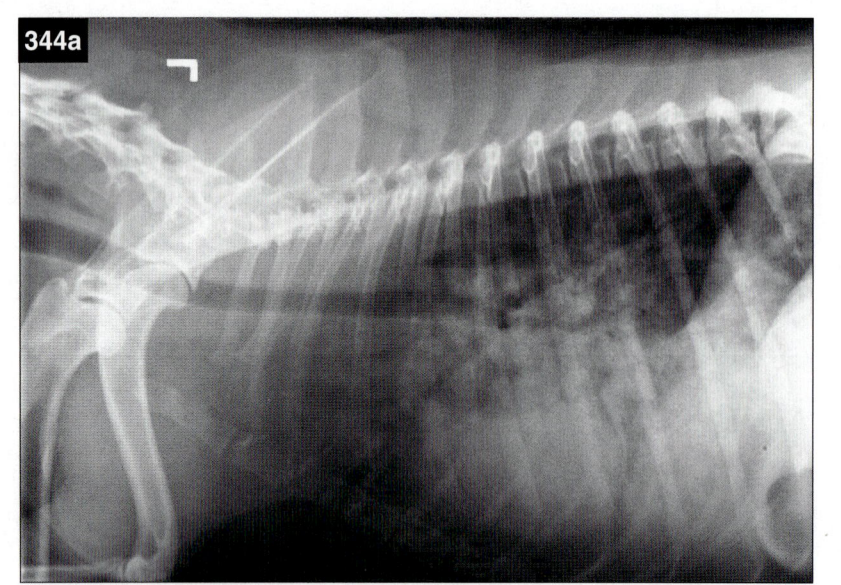

344a–c Intoxicação por rodenticida anticoagulante. As radiografias lateral esquerda (**344a**) e lateral direita (**344b**) são de um cão que ingeriu rodenticida anticoagulante. O infiltrado pulmonar parenquimatoso e o derrame pleural são áreas hemorrágicas comuns em cães com essa intoxicação. Pode-se ver estreitamento da luz traqueal, causado por sangramento logo acima da membrana traqueal (**344c**).

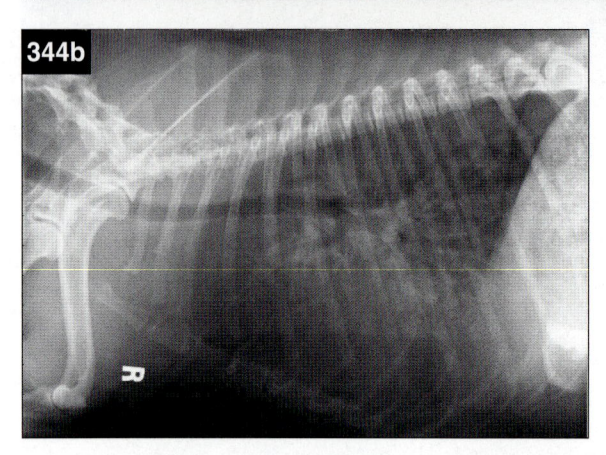

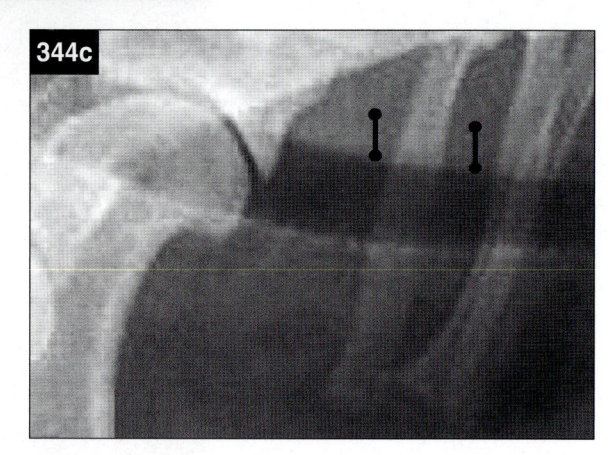

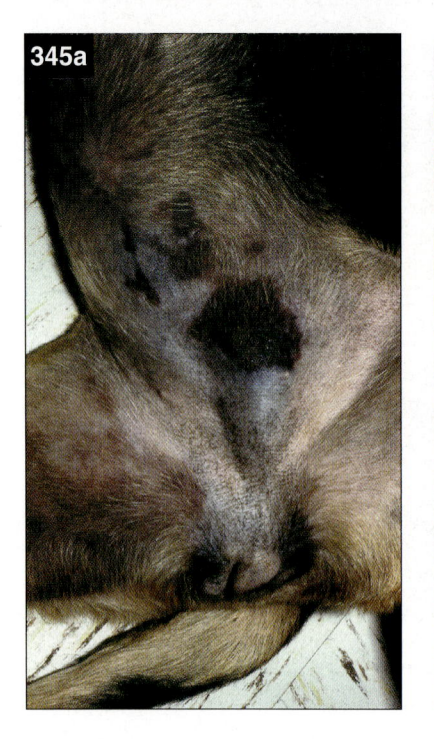

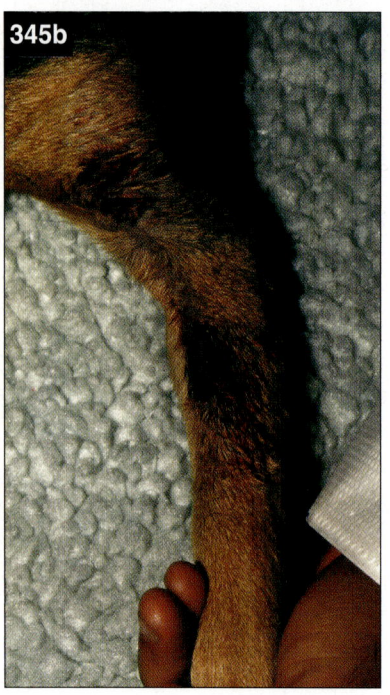

345a, b Intoxicação por rodenticida anticoagulante. Em qualquer cão com doença hemorrágica adquirida, como a ilustrada por este cão, com equimoses abdominais ventrais e sangramento em locais de punção venosa nos membros, deve-se suspeitar de intoxicação por rodenticidas anticoagulantes de primeira ou segunda geração.

Doenças toxicológicas

346a–c Intoxicação por rodenticida anticoagulante.
A hemorragia periconjuntival no Cocker Spaniel ocorreu apenas nesse local, após ingestão do rodenticida anticoagulante warfarina. O globo ocular e seu conteúdo estão normais.

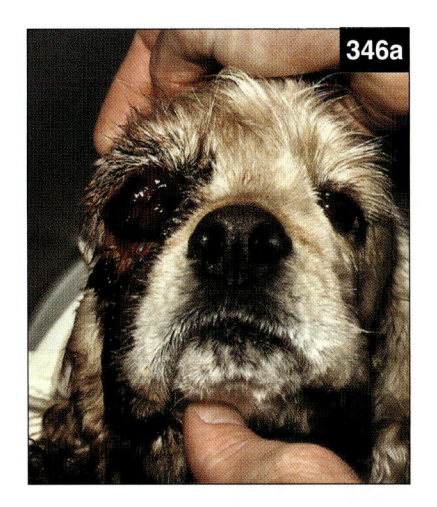

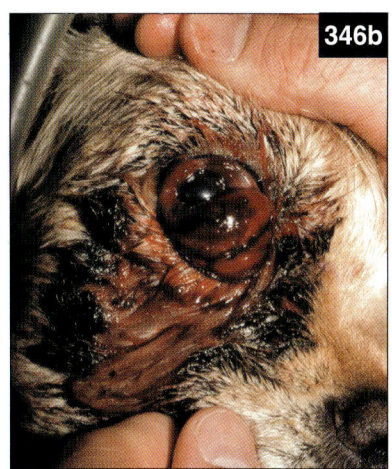

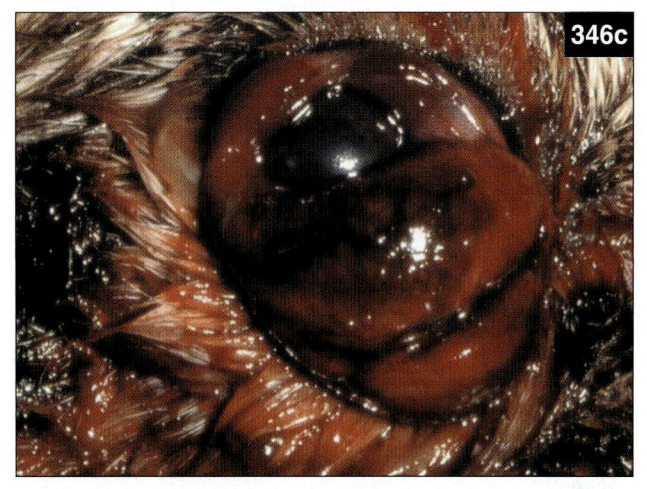

347 Intoxicação por rodenticida brometalina.
A brometalina é um rodenticida que inibe a produção mitocondrial de energia. Os sinais clínicos são neurológicos, variando de fraqueza a coma causado por edema cerebral que pode começar em 12-24 horas. Esse Terrier ingeriu uma quantidade desconhecida de brometalina. A história fornecida pelo dono e sua lembrança em trazer a embalagem contendo o veneno foram muito úteis para o clínico que cuidou desse cão. Os sinais nunca pioraram além de fraqueza leve após o tratamento antiemético. Hospitalização para observação e tratamento em tempo hábil são importantes nessa intoxicação em particular.

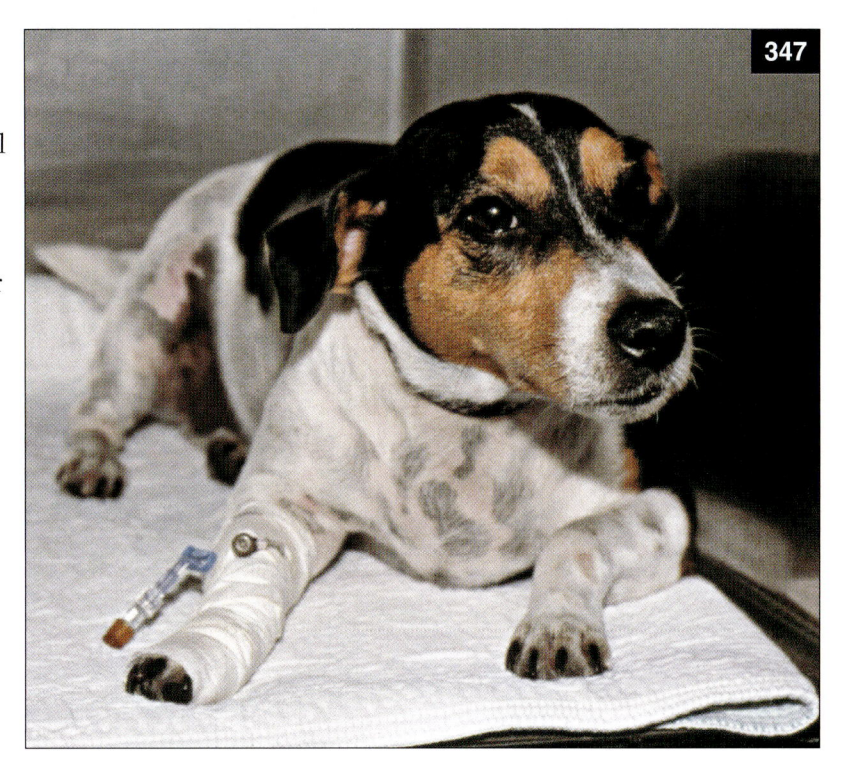

Doenças toxicológicas

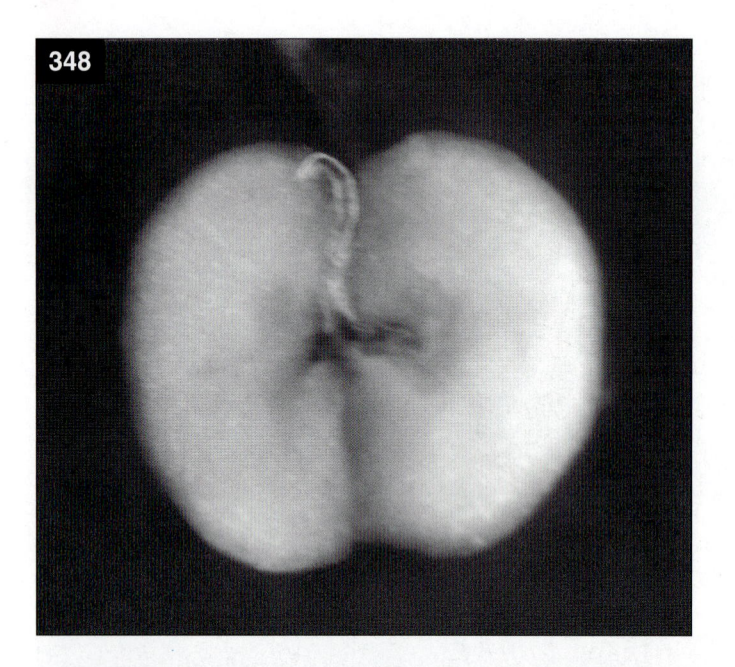

348 Intoxicação por rodenticida colecalciferol.
Muitos rodenticidas são facilmente acessíveis para os donos de animais de estimação, o que infelizmente tornam esses venenos similarmente acessíveis para o cão ou gato que querem ingeri-los. O colecalciferol é um veneno para rato, que causa hipercalcemia grave pode progredir causando mineralização de órgãos e insuficiência subseqüente. A radiografia do rim mostra um grau de lesão de nefrocalcinose. O tratamento com calcitonina, glicocorticóides e fluidos intravenosos pode ser benéfico no paciente intoxicado com calciferol.

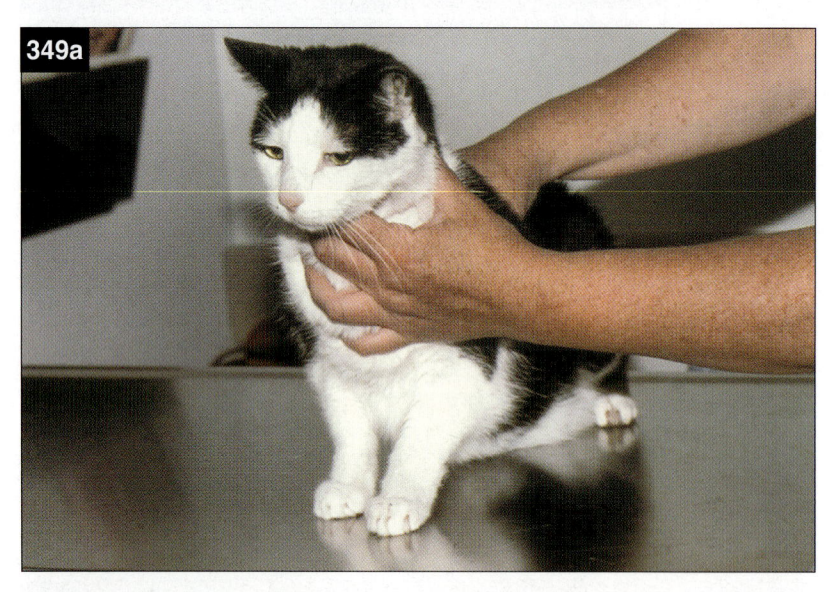

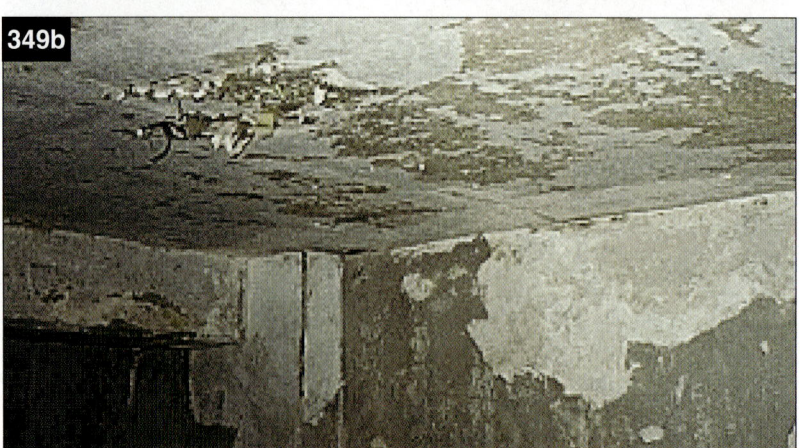

349a, b Intoxicação por chumbo.
Esse gato doméstico de pêlo curto castrado, com 11 anos de idade foi examinado por queixas primárias de embotamento mental e diminuição da atividade desde que voltou de Nova York onde residira durante a reforma do apartamento. A possível exposição a poeira de chumbo foi uma causa suspeita de intoxicação por chumbo e as medidas subseqüentes de chumbo no sangue foram 10x o normal. O gato respondeu a tratamento com EDTA cálcico. O gato mostrado nessa ilustração (**349a**) tinha sinais muito sutis, tornando seu caso um grande desafio diagnóstico. A história teve importância chave nesse exemplo porque o meio-ambiente, como o mostrado nessa fotografia ilustrando a pintura raspada (**349b**), pode ser uma fonte importante de intoxicação.

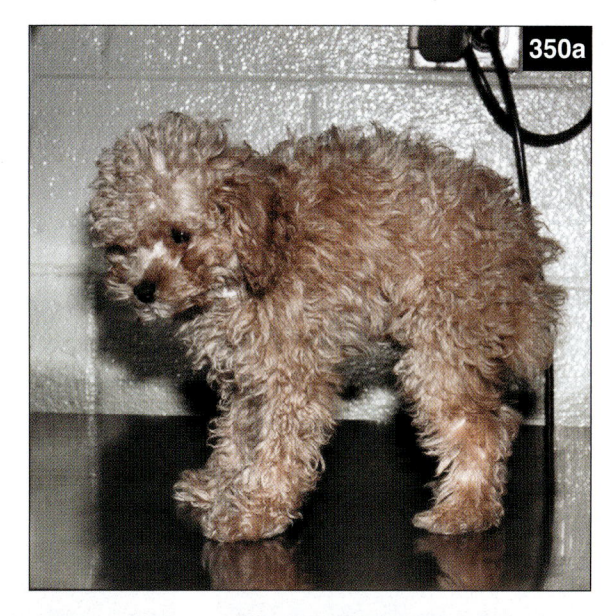

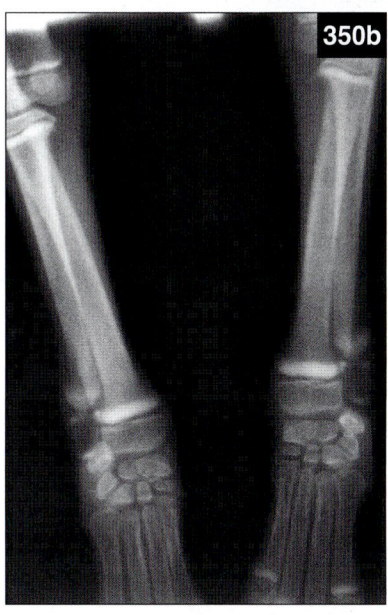

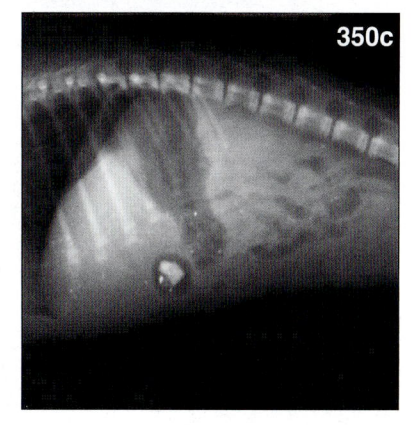

350a–d Intoxicação por chumbo.
Este filhote de Poodle teve envenenamento por chumbo por ingestão de estuque. Vêem-se a postura abdominal dolorosa causada por cólicas (**350a**), "linhas de chumbo" nas placas de crescimento (**350b**) e fragmentos de estuque contendo chumbo no estômago (**350c**). O esfregaço de sangue (**350d**) mostra eritrócitos nucleados e pontilhado basofílico (também visto na foto **123**, p. 103), efeitos hematológicos comuns do envenenamento por chumbo (saturnismo). O filhote respondeu bem ao tratamento com cálcio EDTA.

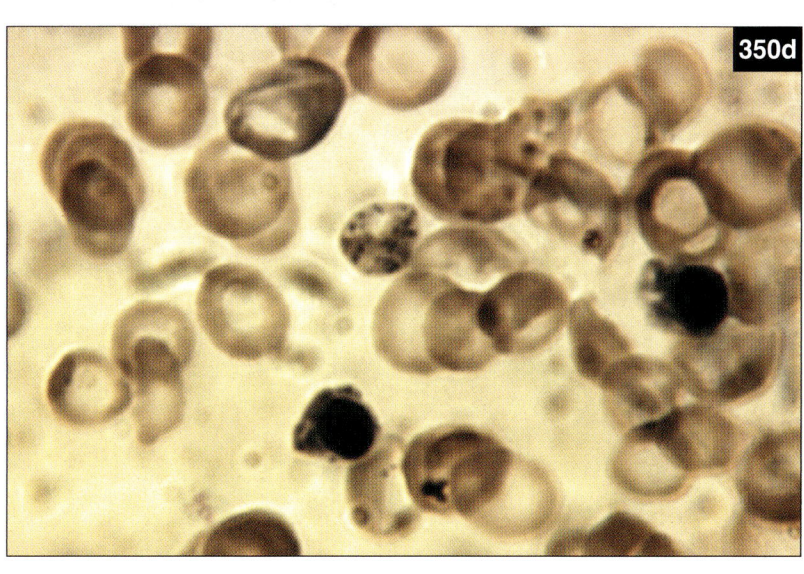

Doenças toxicológicas

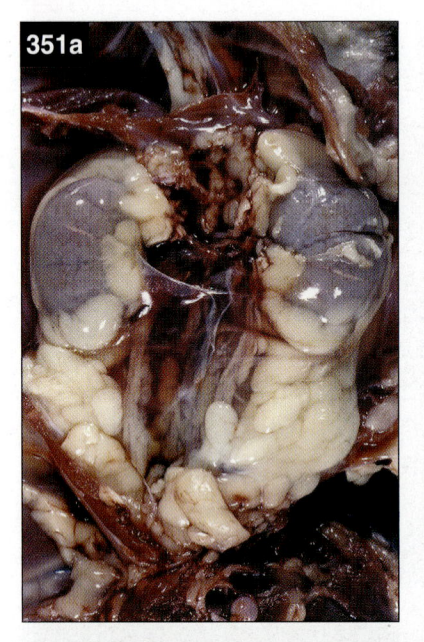

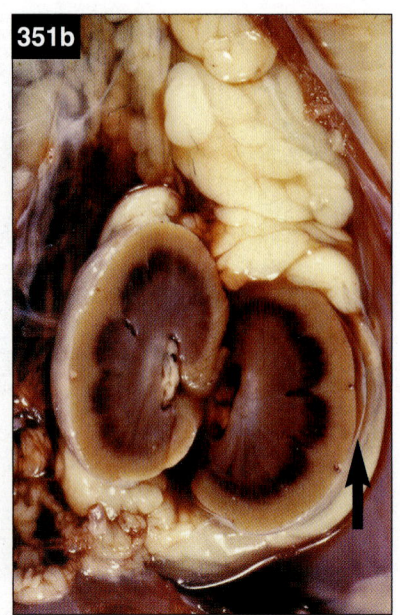

351a–c Intoxicação por etilenoglicol.
O rim é de um gato que entrou em insuficiência renal progressiva por intoxicação com etilenoglicol. Os rins estavam grandes à palpação, por causa do edema renal subcapsular associado a insuficiência renal aguda (setas). A densidade da urina era isostenúrica e a insuficiência renal foi progressiva.

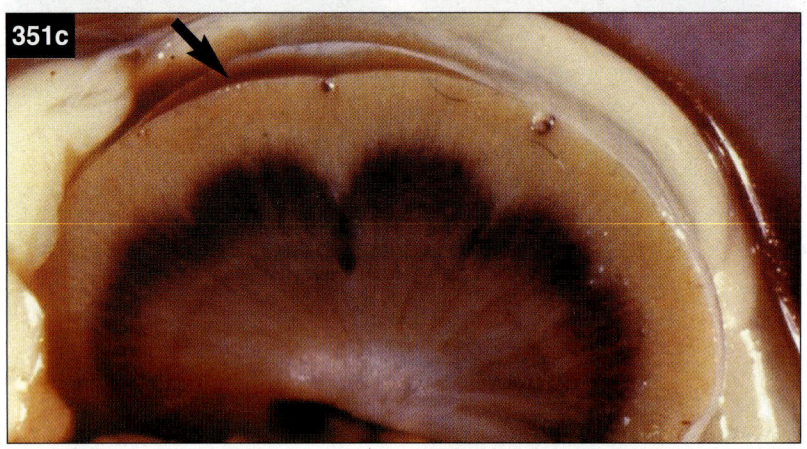

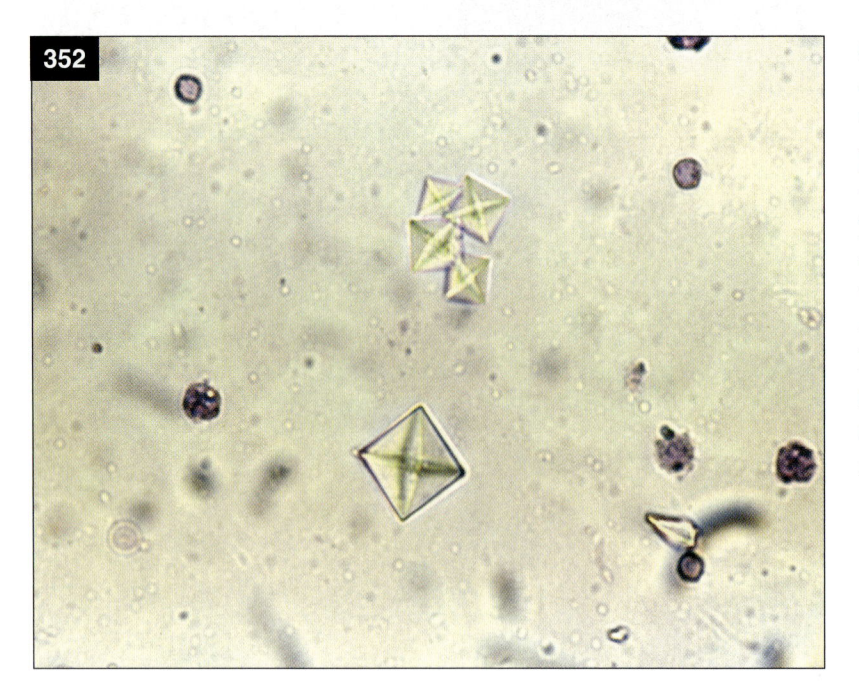

352 Intoxicação por etilenoglicol.
Cristais de oxalato na urina são produto da metabolização do etilenoglicol após a ingestão pela enzima hepática alcooldesidrogenase. Mostra-se um cristal de diidrato parecido com um envelope ou cruz de Malta. Os cristais são inofensivos para os túbulos renais. O prognóstico é reservado ou grave.

353 Intoxicação por etilenoglicol.
Cristalúria de monoidrato também ocorre com ingestão de etilenoglicol. Os cristais têm aspecto de pedra tumular. Cristais de monoidrato e diidrato podem ser encontrados em alguns casos de intoxicação por etilenoglicol.

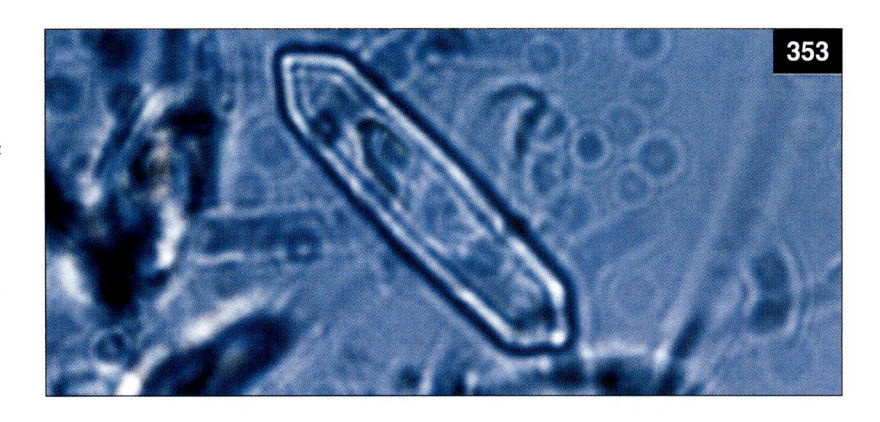

354a, b Intoxicação por etilenoglicol.
O acúmulo de cristais de oxalato nos túbulos pode ser suficiente para causar hiperecogenicidade na ultra-sonografia, enquanto o estado fisiopatológico é de insuficiência renal aguda, com prognóstico muito reservado ou grave.

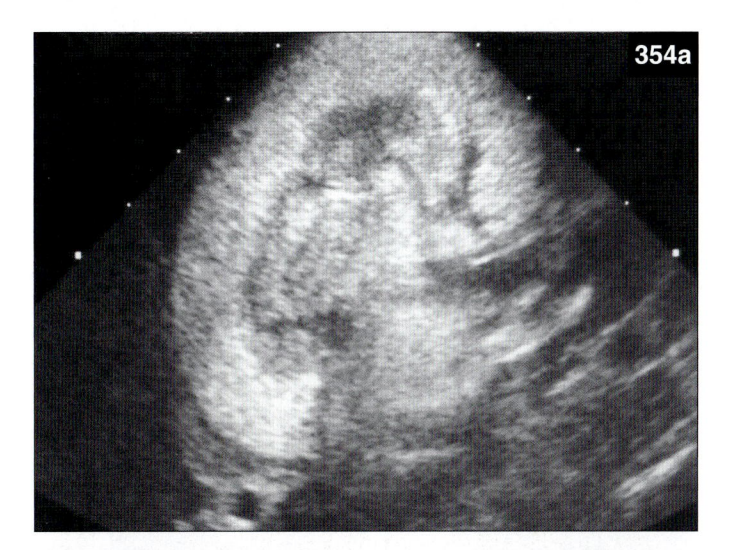

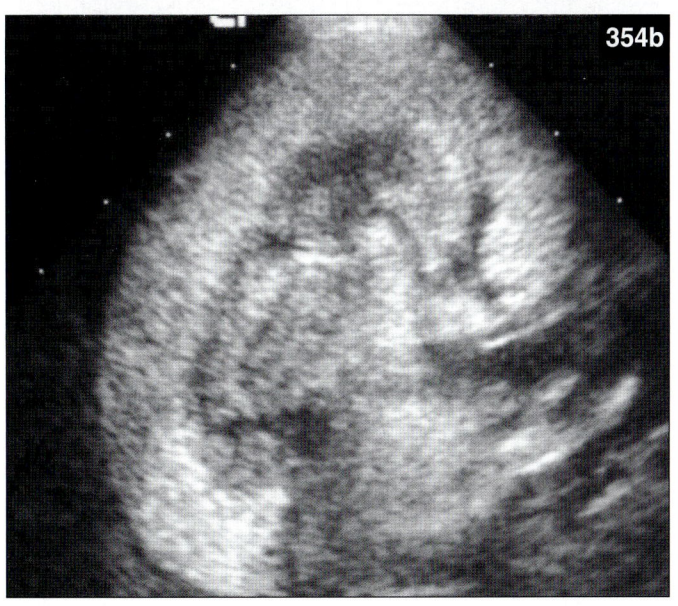

Doenças toxicológicas

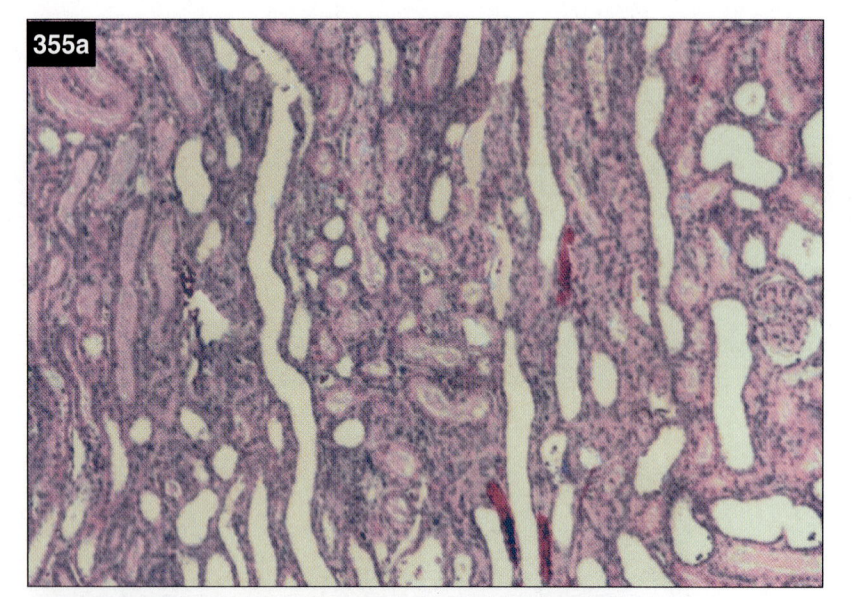

355a, b Intoxicação por etilenoglicol.
Infelizmente, a maioria dos pacientes não tratados ou tratados tardiamente morre de insuficiência renal aguda e acidose metabólica.
Estas imagens histopatológicas mostram cristais de oxalato nos túbulos e os efeitos patológicos, que incluem necrose de membrana basal do epitélio tubular, que se vê melhor na imagem detalhada (**355b**).

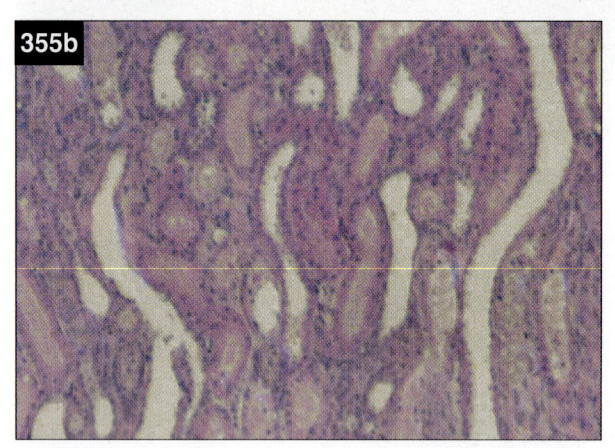

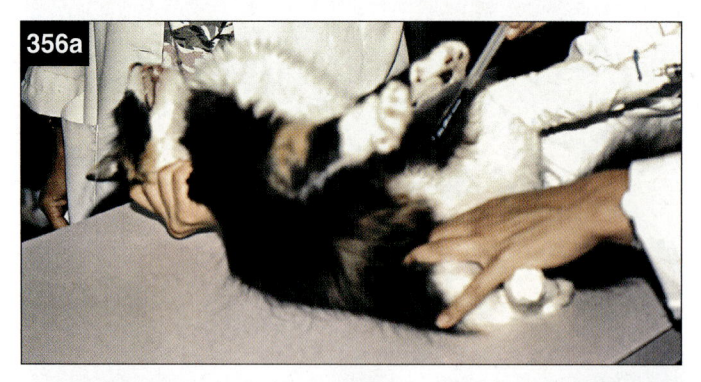

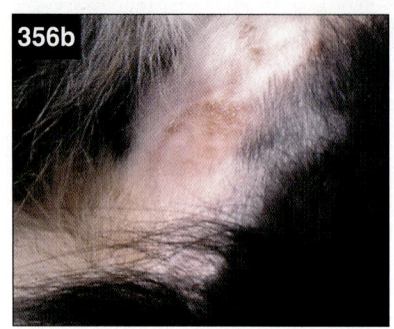

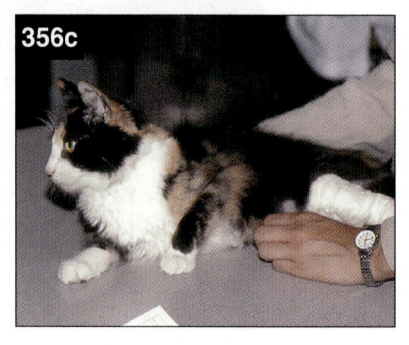

356a–c Envenenamento por aranha viúva negra.
O gato teve dor súbita intensa, especialmente no abdome (**356a, b**). Estava deitado na varanda, onde o dono viu várias aranhas, incluindo uma viúva negra. Com base na história e nos sinais, incluindo ferimento local suspeito de picada, administrou-se antiveneno de *Lactrodectus mactans* por via intravenosa. O gato voltou ao normal em poucas horas (**356c**).

Doenças toxicológicas

357a, b Local da mordida de cobra coral.
A bolha negra na face interna do lábio superior deste cão (**357a**) é o local de envenenamento por uma cobra coral oriental. A mordida da cobra coral sempre é pequena e com aparência benigna, e também pode aparecer como pequenos ferimentos puntiformes (**357b**). Os ferimentos por mordida de cobra coral somente são evidentes em 50% dos casos.

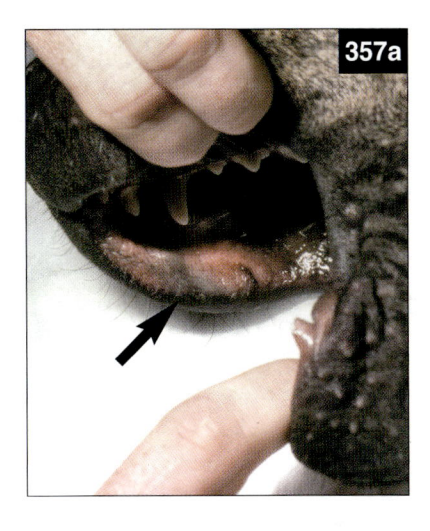

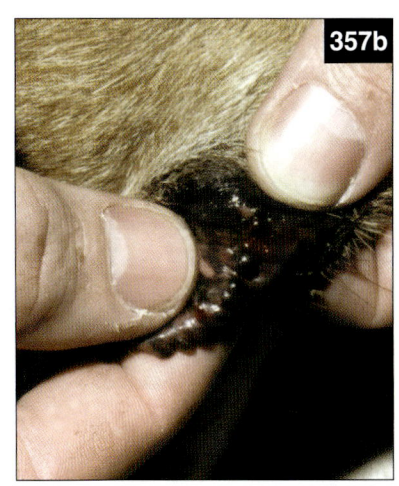

358 Neuropatia por mordida de cobra coral.
A mordida de uma cobra coral oriental neste cão causou paralisia do VII nervo craniano esquerdo, como se vê pela queda do lábio. O veneno da cobra coral contém neurotoxina e hemotoxina, responsáveis por paralisia de neurônio motor inferior e hemólise em cães.

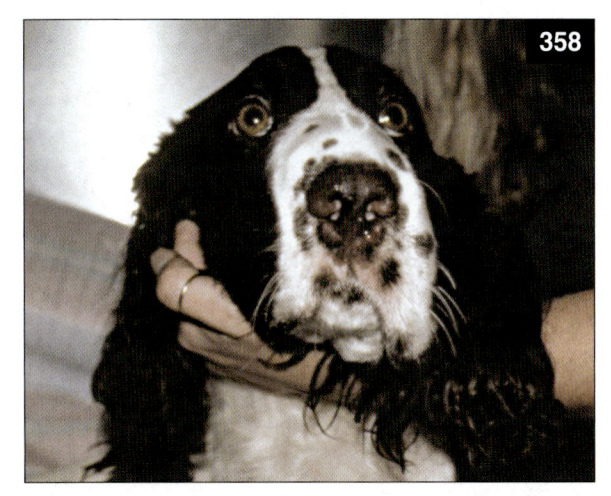

359a, b Hemólise por azul de metileno.
(Também mostrada na seção de Hematologia, **122**, p. 103). Este gato siamês estava sendo tratado de doença urinária com medicamento contendo azul de metileno. Mostram-se aqui as mucosas azuis (**359a**) e imagem microscópica de corpúsculos de Heinz nos eritrócitos (**359b**), que causaram anemia hemolítica típica da intoxicação por azul de metileno. Portanto, azul de metileno não deve ser administrado a gatos.

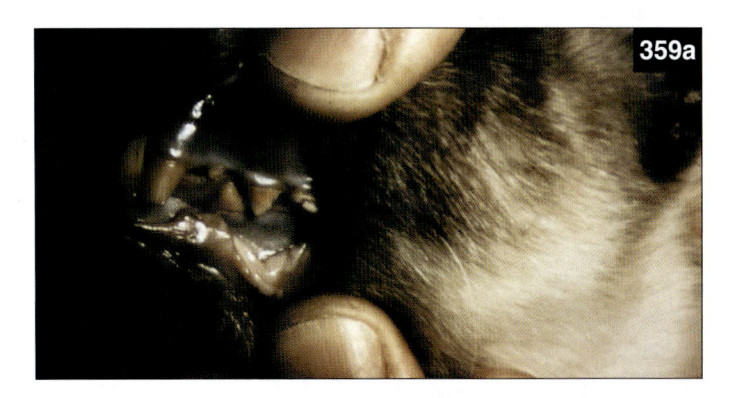

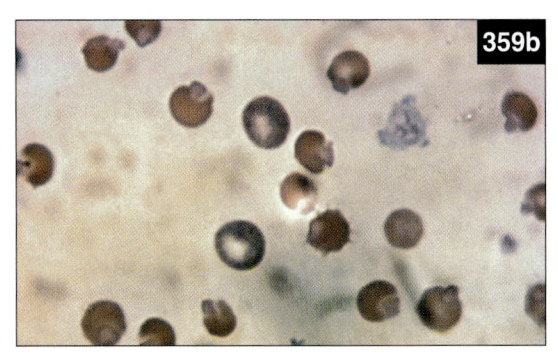

Doenças toxicológicas

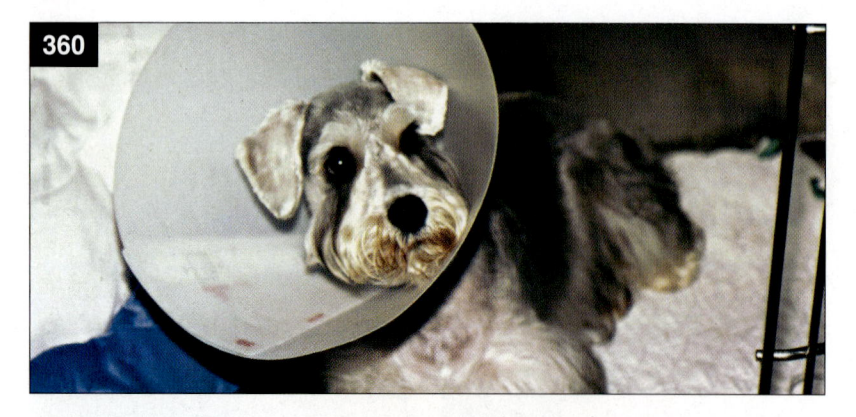

360 Intoxicação por ferro.
Esse Schnautzer ingeriu um frasco cheio de comprimidos de ferro que o dono usava como suplementação. A administração imediata de hidróxido de magnésio impediu a absorção do ferro no trato GI do cão, poupando-o de uma intoxicação por ferro que ameaçaria sua vida.

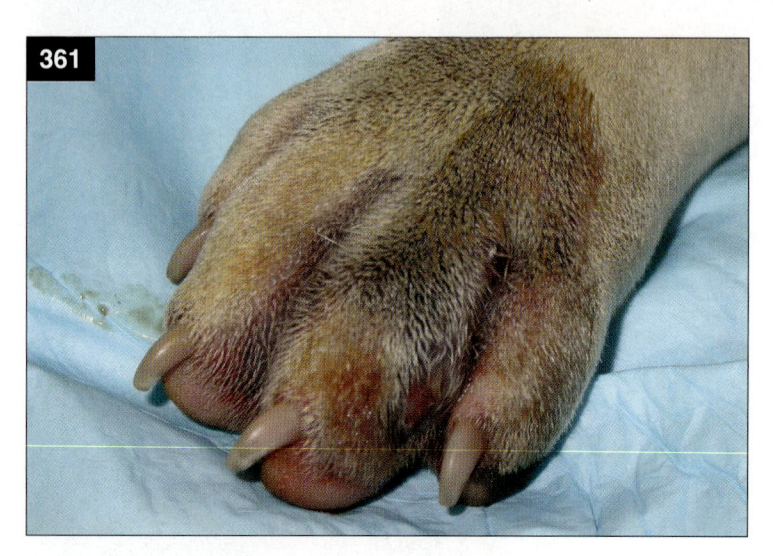

361 Mocassin d'água (boca de algodão).
A pata deste cão foi ferida por uma mocassin d'água, víbora de toca com veneno muito nocivo. O linfedema hemorrágico é típico, embora o local da mordida não o seja. Na experiência do autor, 70% dos cães na Flórida são mordidos na face. Embora possa matar um cão, o veneno da mocassin d'água não é tão potente como o veneno da cascavel Oriental Diamondback.

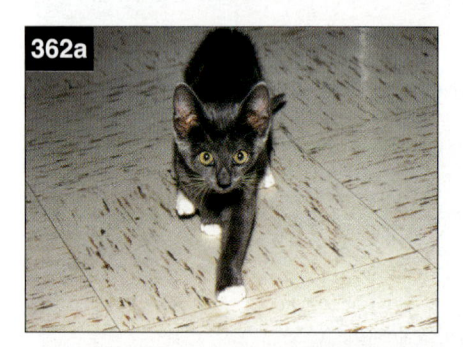

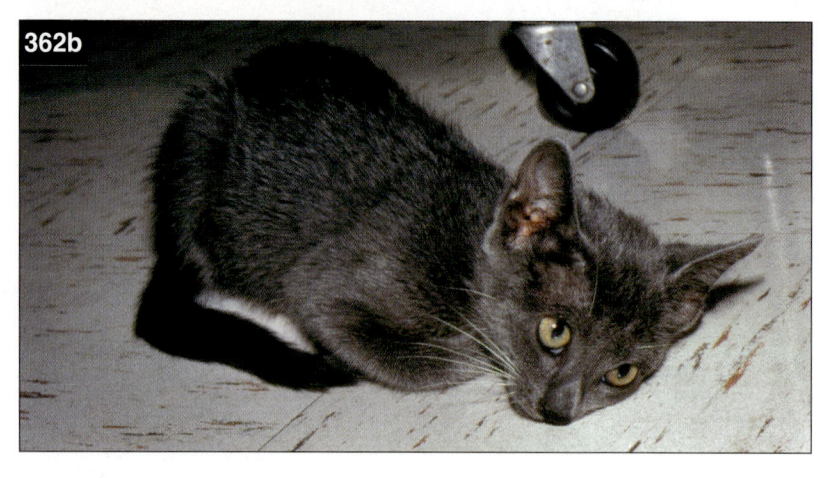

362a, b Intoxicação por organofosforado.
Esse filhote apresentou sinais de fraqueza neuromuscular intensa caracterizada por colapso após exercícios mínimos, como o mostrado nas ilustrações. Ela foi causada por exposição a inseticidas organofosforados depositados em pulverização na casa. Esse sinal nicotínico foi a única anomalia presente nesse paciente. Não há antídoto específico para essa forma de intoxicação por organofosforado. Algumas fontes recomendam uso de difenidramina, mas faltam provas com base científica para esse tratamento. O tempo por si só e a remoção da substância tóxica do meio-ambiente podem eventualmente levar à recuperação.

Doenças toxicológicas

363a, b Intoxicação por organofosforado.
Esse filhote foi submetido a tratamento de sarna com uma preparação acaricida de organofosforado supostamente "segura" para filhotes.
No entanto, logo após a aplicação da solução diluída o filhote teve a maioria dos sinais muscarínicos da intoxicação por organofosforados, incluindo vômitos, hiper-salivação e diarréia. Eles foram seguidos por sinais nicotínicos de tremores, fraqueza e, finalmente, convulsões generalizadas.
O tratamento de emergência consistiu de limpeza dos resíduos no filhote e administração dos antídotos sulfato de atropina e cloreto de pralidoxima.
O tratamento de suporte consistiu de fluidos intravenosos e diazepam. O filhote é mostrado na ocasião da admissão (**363a**) e depois do tratamento bem-sucedido (**363b**).

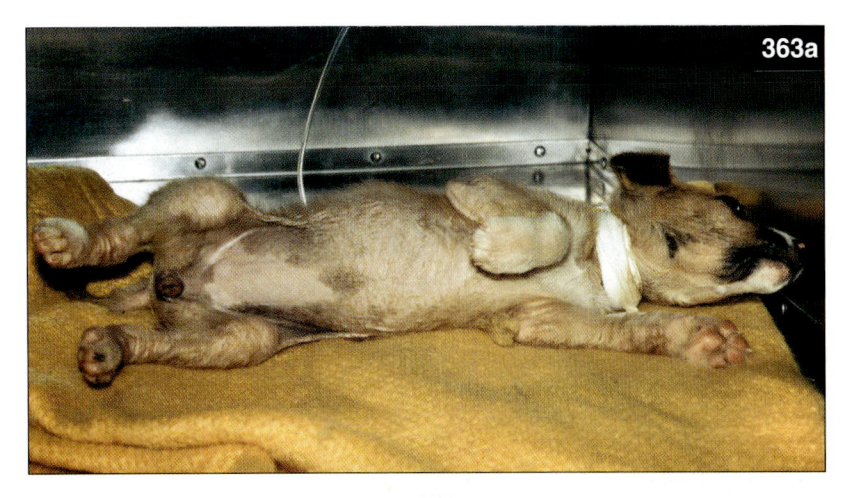

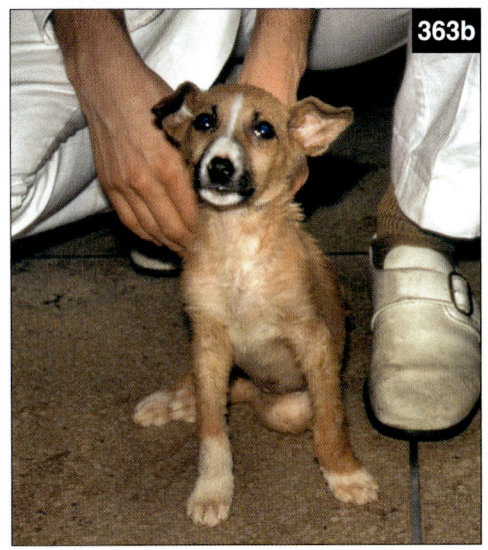

364 Queimadura por soda cáustica.
A lesão cáustica grave na mucosa oral deste cão Pastor Alemão provavelmente foi causada por soda cáustica (hidróxido de sódio) dada furtivamente ao cão no quintal de seu dono. A esofagoscopia e a gastroscopia são importantes processos de avaliação nesse tipo de lesão, para verificar a formação de úlceras no esôfago e no estômago. E também permitem a inserção de tubo de esofagostomia ou gastrostomia para alimentação essencial de suporte.

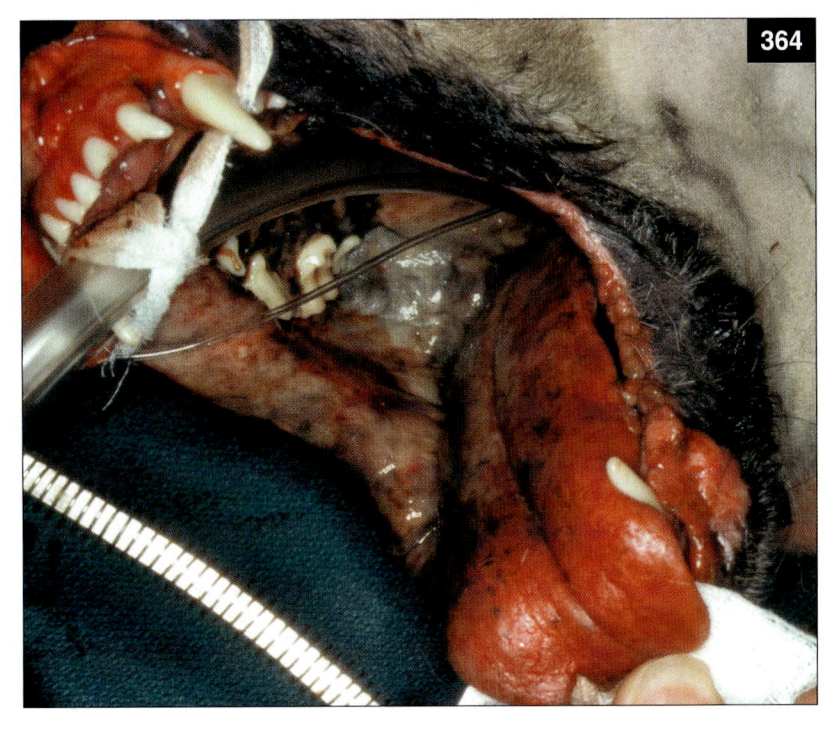

Doenças toxicológicas

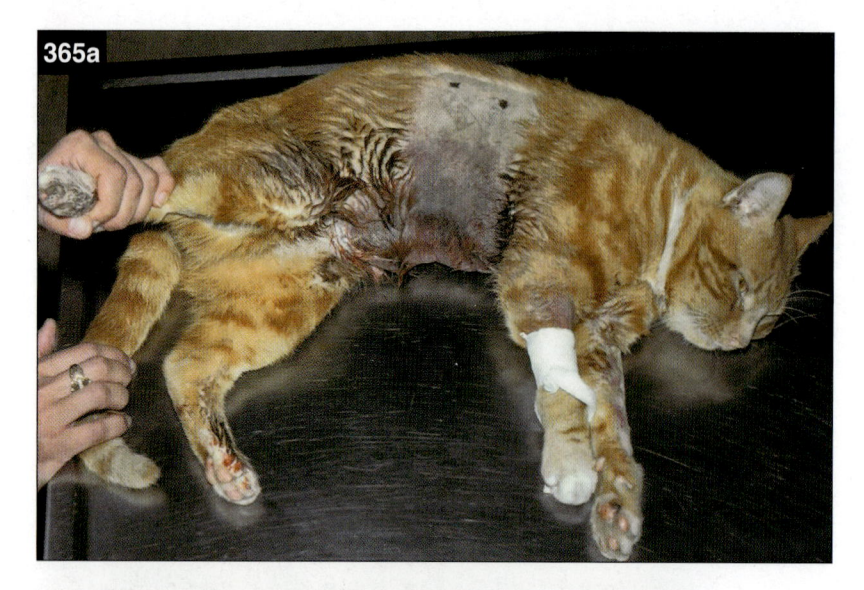

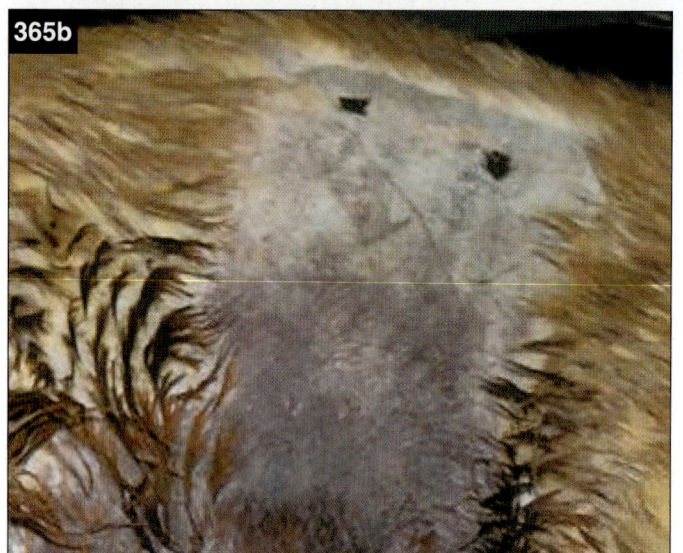

365a, b Mordida de cascavel em gato.
A maioria das regiões do mundo tem sua própria população indígena de cobras venenosas e problemas médicos interessantes, que resultam do envenenamento. Este gato da Flórida foi mordido na face lateral do tórax (alvo comum no gato) por uma cascavel Oriental Diamondback. Mostram-se a típica hemorragia de tecidos moles (**365a**) e as marcas da mordida (**365b**). Gatos comumente são mordidos nas faces ventral e lateral do tronco por causa do modo como pulam para trás e para cima quando a cobra ataca.

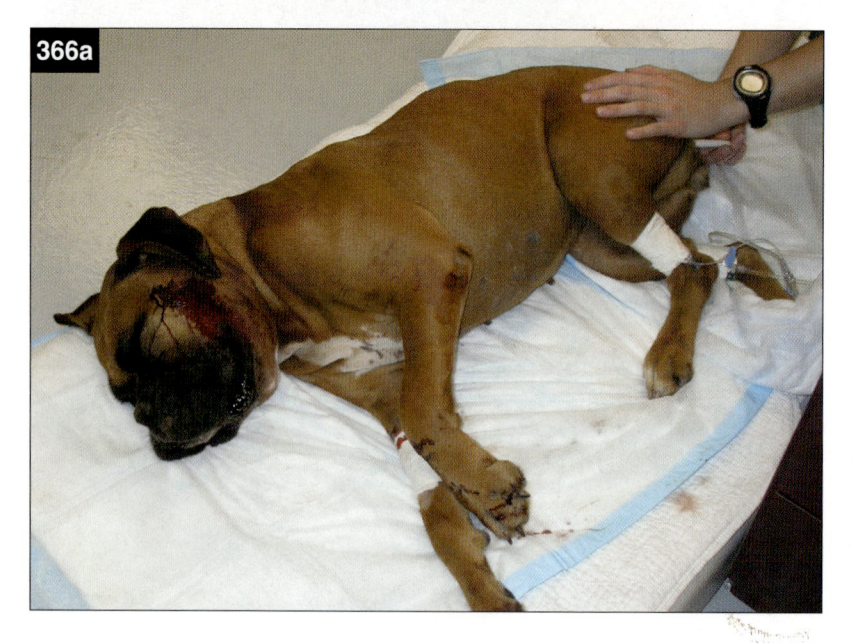

366a Mordida de cascavel na face.
O Boxer foi envenenado por uma cascavel Oriental Diamondback com 1,8 metro. A hipotensão, o linfedema hemorrágico local e a sonolência são sinais comuns. A mordida ocorreu no lado esquerdo da face e o sangramento persistente deveu-se à hipofibrinogenemia que ocorre com esta cobra em particular.

367a, b Tratamento de mordida de cascavel: urticária.

As imagens mostram urticária por reação de hipersensibilidade (Tipo I) em um Boxer, causada por antiveneno crotálico polivalente (víbora de tocas). É possível continuar a administrar o antiveneno, mas com administração simultânea de epinefrina (0,01 mg/kg IM), usando agulha de calibre 25 ou menor, para evitar a formação de hematoma.

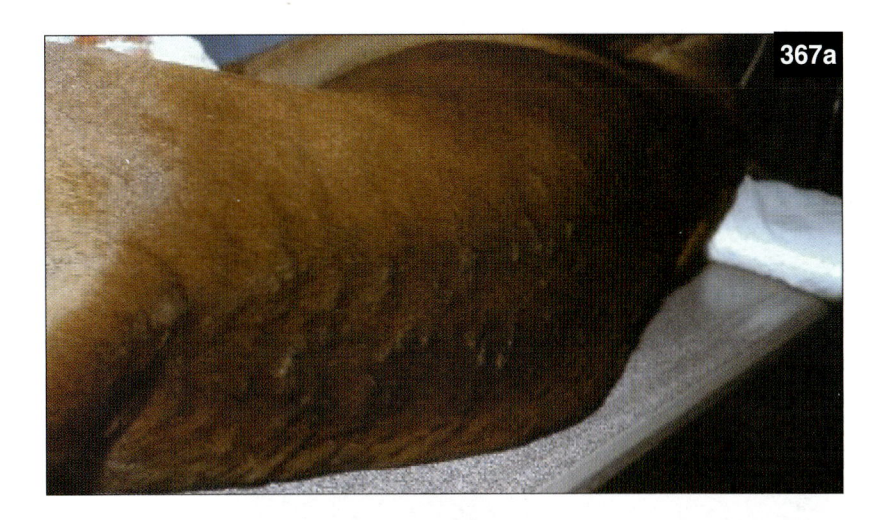

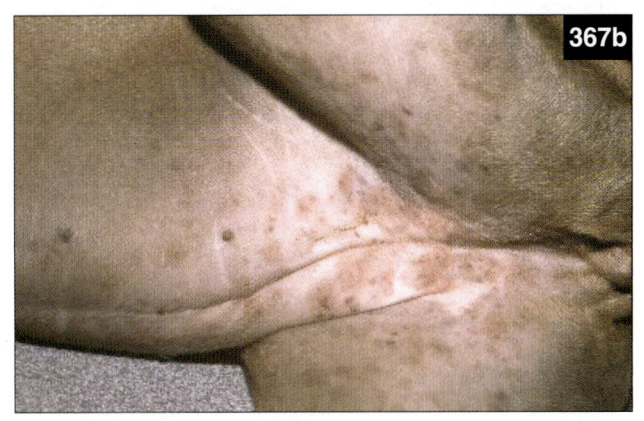

368a–c Envenenamento por cícada.

A palmeira sago (**368a, b**) é indígena da Flórida e de outras partes do mundo. Na Flórida, as sementes da fruta podem causar vômitos graves e necrose hepática quando ingeridas por cães. O tratamento é de suporte, consistindo de leite, SAMe, nutrição e fluidos parenterais, se necessários. Um cão afetado, como este Dachshund (**368c**), pode morrer de insuficiência hepática.

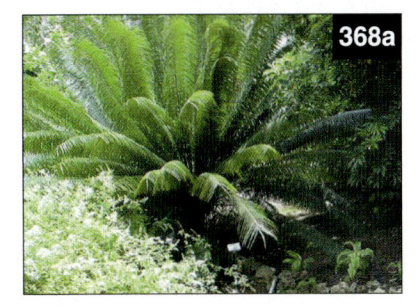

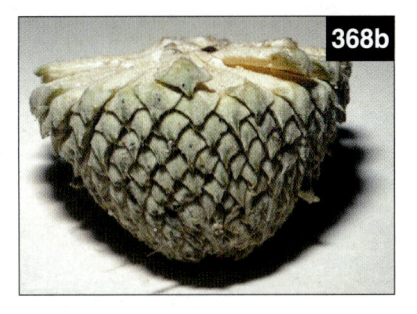

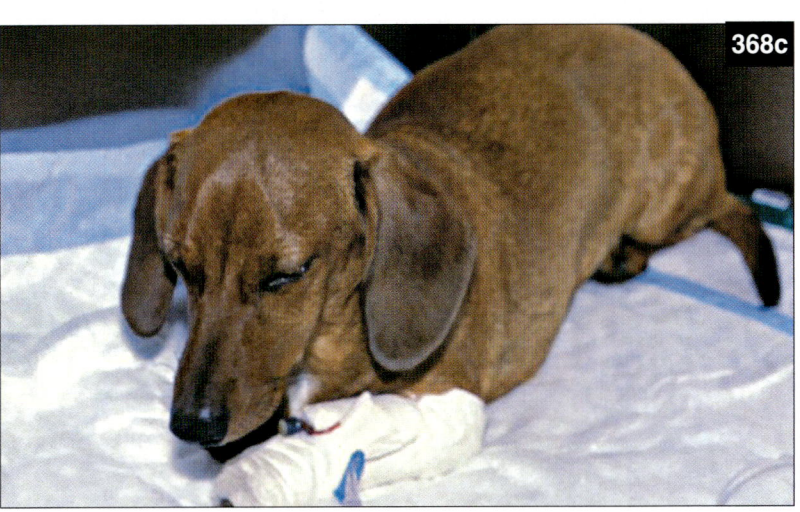

Doenças toxicológicas

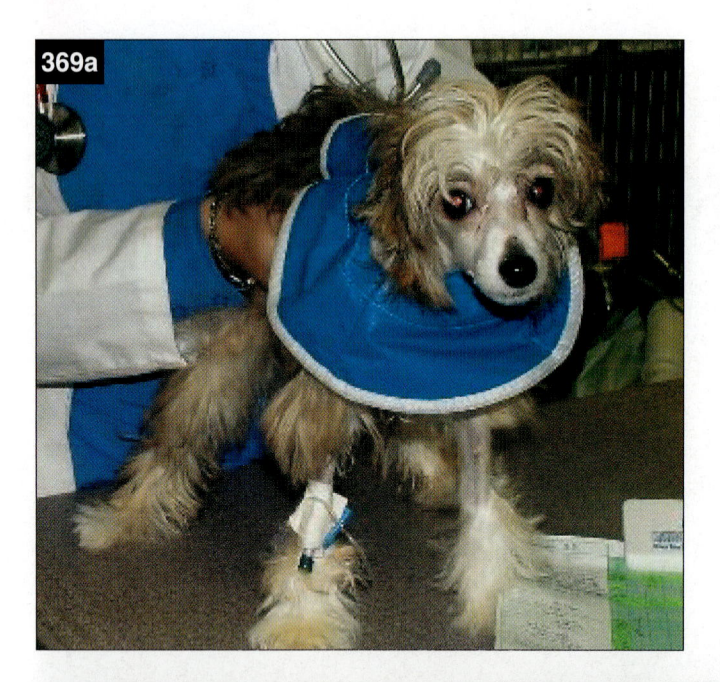

369a–d Intoxicação por zinco.
Intoxicação por zinco metálico pode ocorrer em animais de estimação que ingerem moedas contendo esse elemento. Os sinais clínicos em cães são principalmente anemia hemolítica que responde à remoção da moeda do trato GI. O Poodle (**369a**) tinha anemia hemolítica e o diagnóstico de hemólise causada por zinco foi feito após a radiografia abdominal (**369b**). A moeda foi retirada com gastroscopia (**369c, d**) e o cão recuperou-se totalmente.

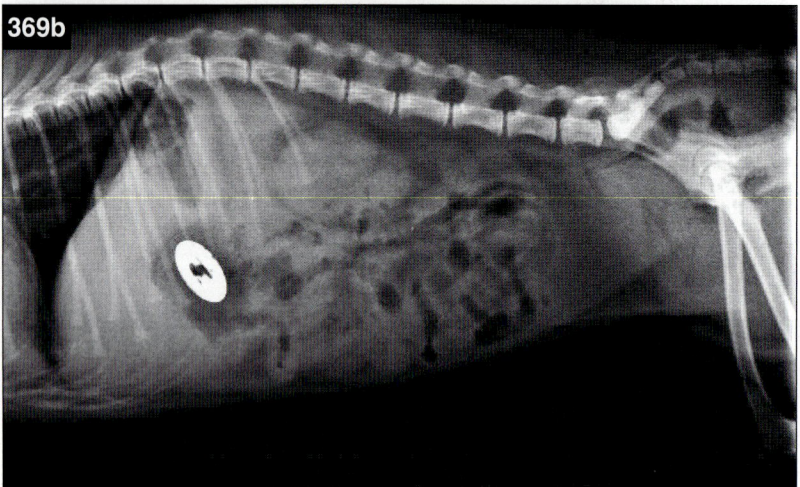

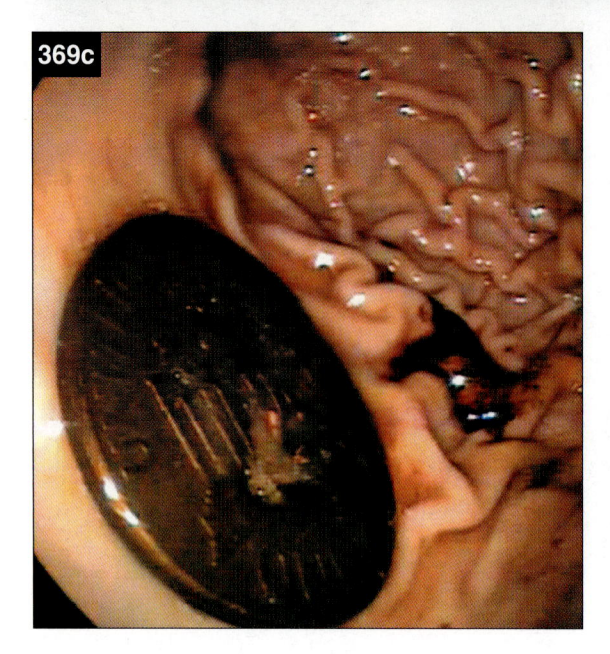

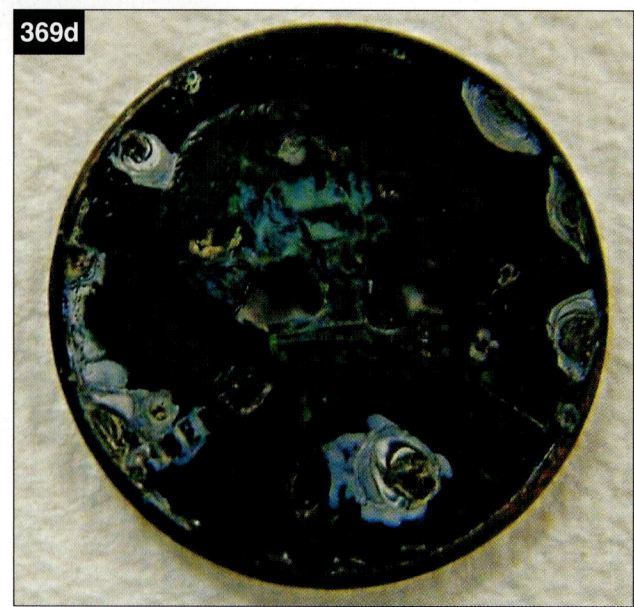

370a–d Intoxicação por permetrina.
Os inseticidas permetrina são seguros para uso em cães, mas são muito tóxicos para gatos e portanto contra-indicados nessa espécie. O gatinho mostrado (**370a**) logo ficou com grande depressão mental e depois entrou em coma após a exposição a um inseticida tópico baseado em permetrina para tratamento de suas pulgas. O gato adulto (**370b, c**) apresentou tremores intensos e hiper-excitabilidade logo depois que o dono aplicou esse composto. Ambos os gatos responderam ao tratamento de suporte (**370d**); não há antídoto disponível.

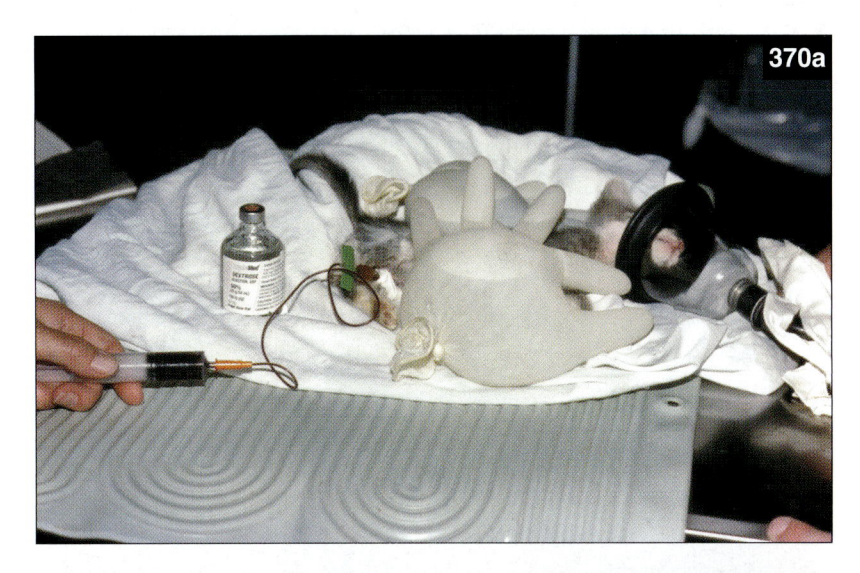

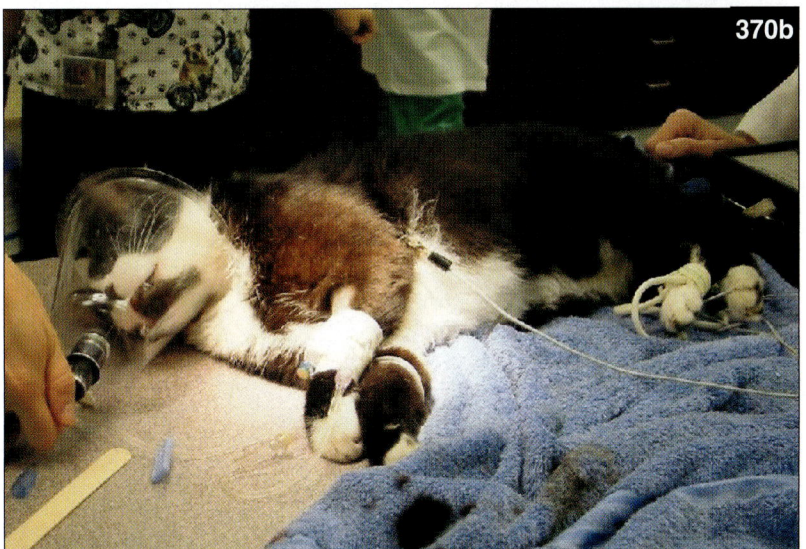

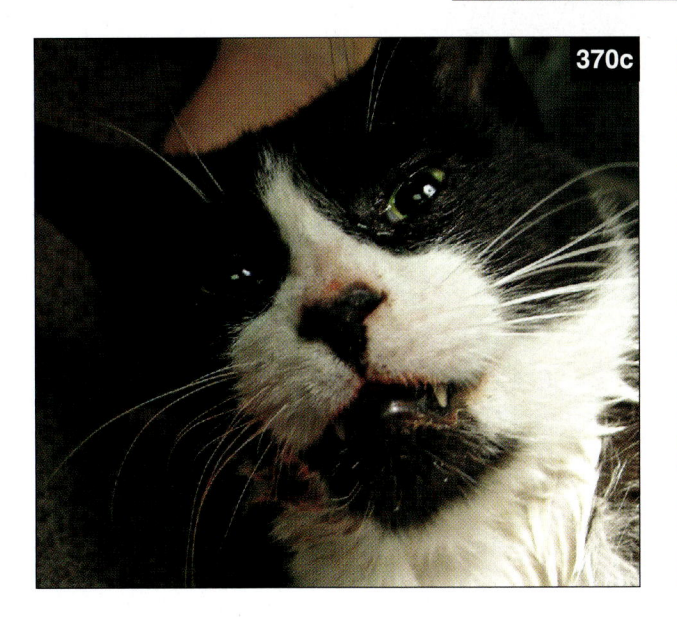

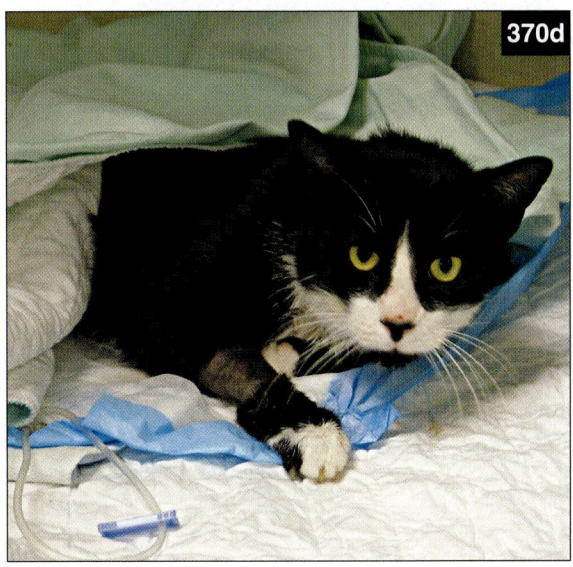

Doenças toxicológicas

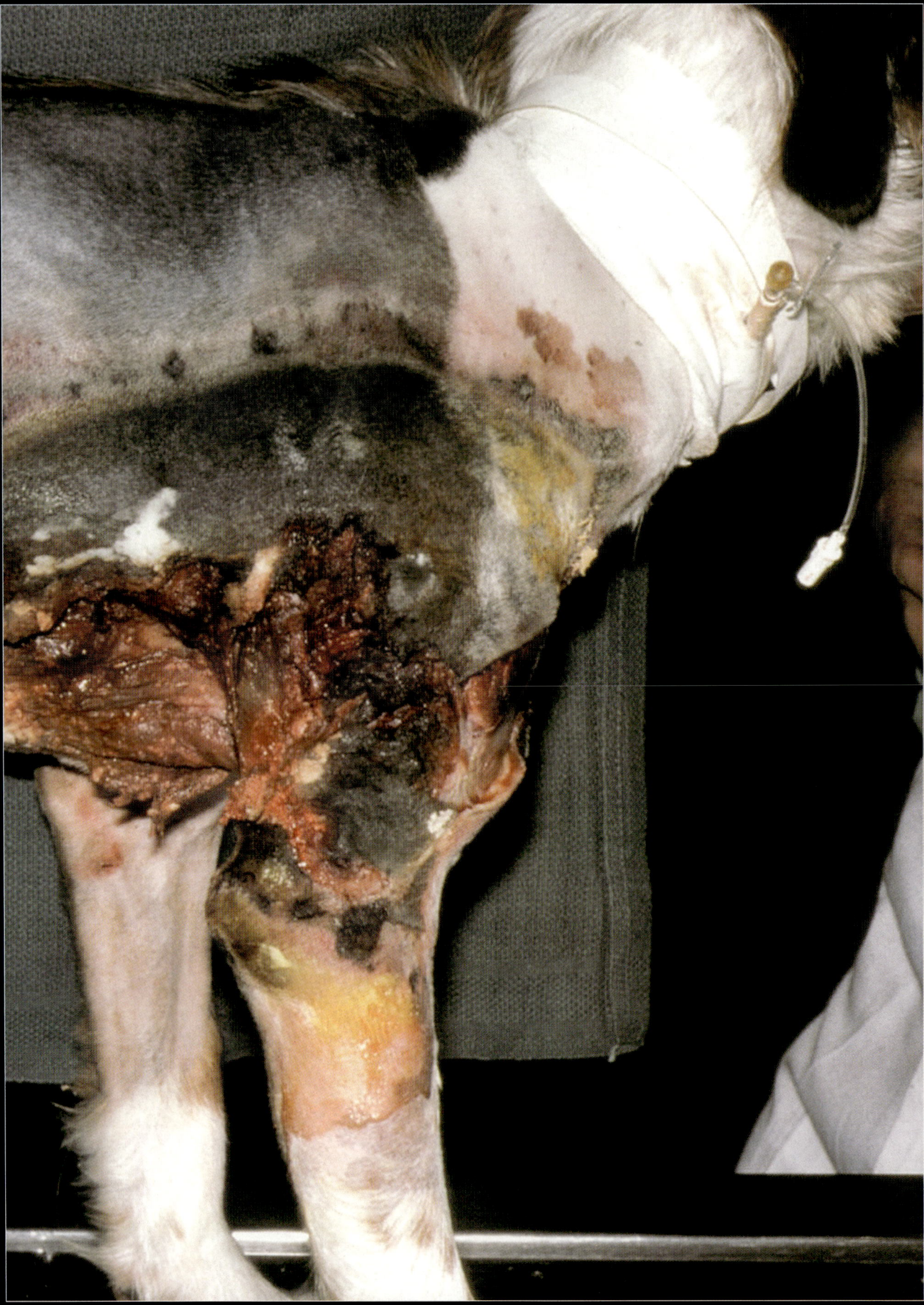

13
Doenças diversas – miscelânea

Convenientemente, incluí várias doenças clínicas interessantes, que não cabem nos limites das outras áreas, como certas doenças imunes e algumas classificadas como inflamatórias, metabólicas e ambientais que talvez sejam, elas próprias, entidades. Essas doenças são muito interessantes do ponto de vista fisiopatológico, embora sua causa exata possa não ser conhecida. Muitas delas são raras e aqui, de fato, uma imagem vale mil palavras.

◀ Queimadura extensa na face lateral do dorso em um cão.

13 Doenças diversas

✦ Se não pensar em alguma coisa, não vai achá-la.

✦ Não esqueça de incluir na história nutrição, localização geográfica e medicamentos atuais (inclusive os vendidos sem receita).

✦ Cuide de todos os pacientes como se fossem seus próprios animais de estimação.

✦ Não drogue seus pacientes a ponto de impossibilitar avaliá-los.

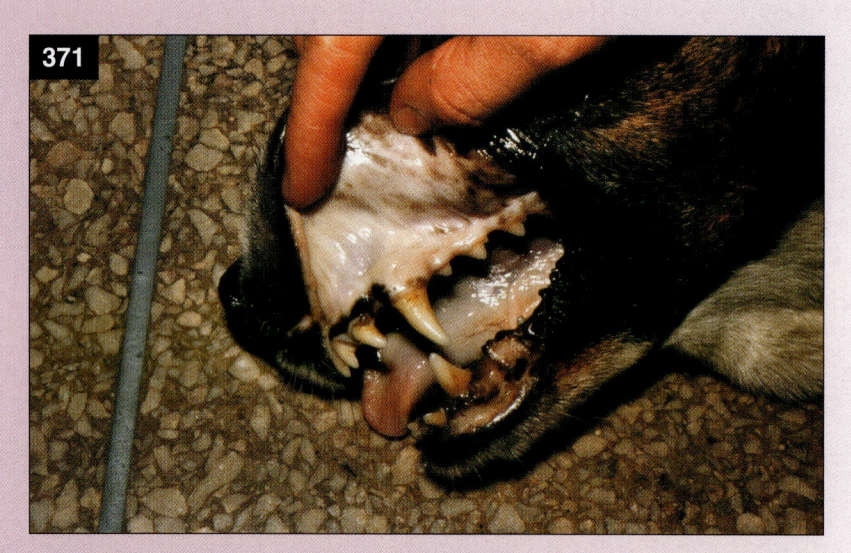

371 Choque séptico.
As mucosas muito hipoperfundidas deste cão são típicas da fase hipotensa (hipodinâmica) do choque séptico. Tais pacientes necessitam de tratamento intensivo, fluidos intravenosos e agentes vasopressores, se forem refratários ao tratamento com fluidos.

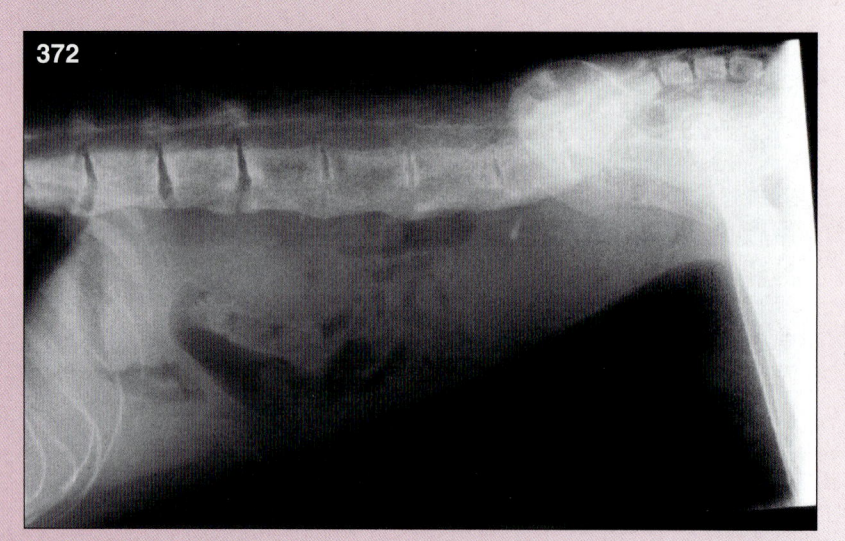

372 Hipervitaminose A.
A radiografia lateral de abdome de um gato velho mostra exostoses confluentes e exuberantes nas vértebras e no íleo, um dos sinais de excesso de vitamina A na espécie. A dieta do gato consistia principalmente de fígado, que contém altos teores de vitamina A.

373a–c   Miosite atrófica.
Este Shar Pei tem miosite fibrosante, responsável pela incapacidade de abrir a boca. Notar a atrofia do masseter, que causou trismo (incapacidade de abrir a boca).

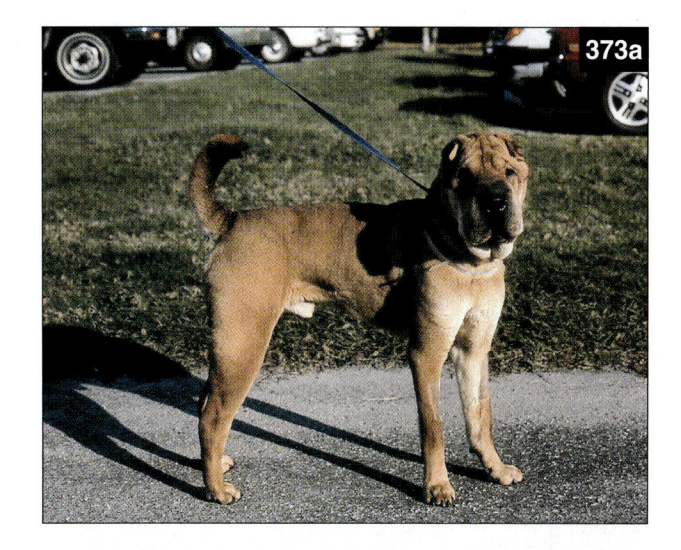

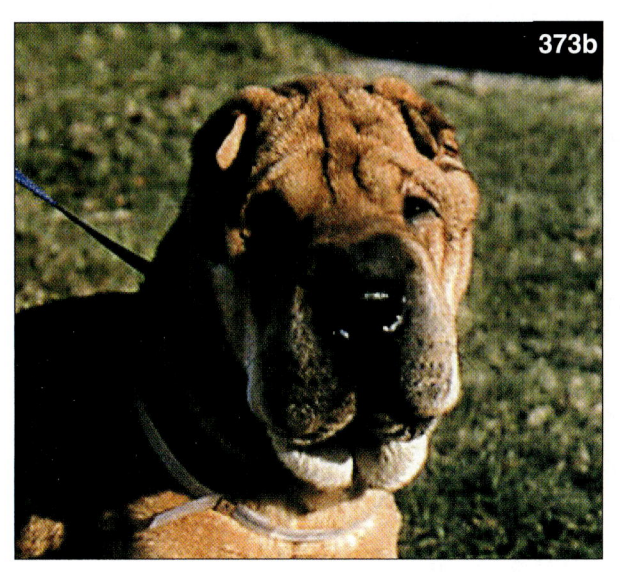

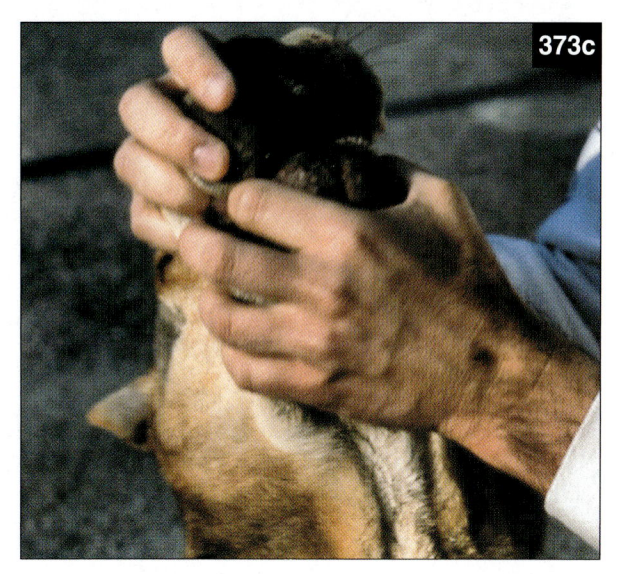

374   Tratamento com fluido intra-ósseo.
A via intra-óssea de tratamento com fluido parenteral é muito eficaz no paciente em estado crítico, quando a veia não pode ser isolada para canulação. Pode-se usar com eficácia agulha de calibre 20 como agulha de medula óssea em pacientes pequenos como este gatinho. É importante fazer uma pequena incisão na pele com bisturi antes de inserir a agulha para evitar que a pele obstrua a abertura da agulha.

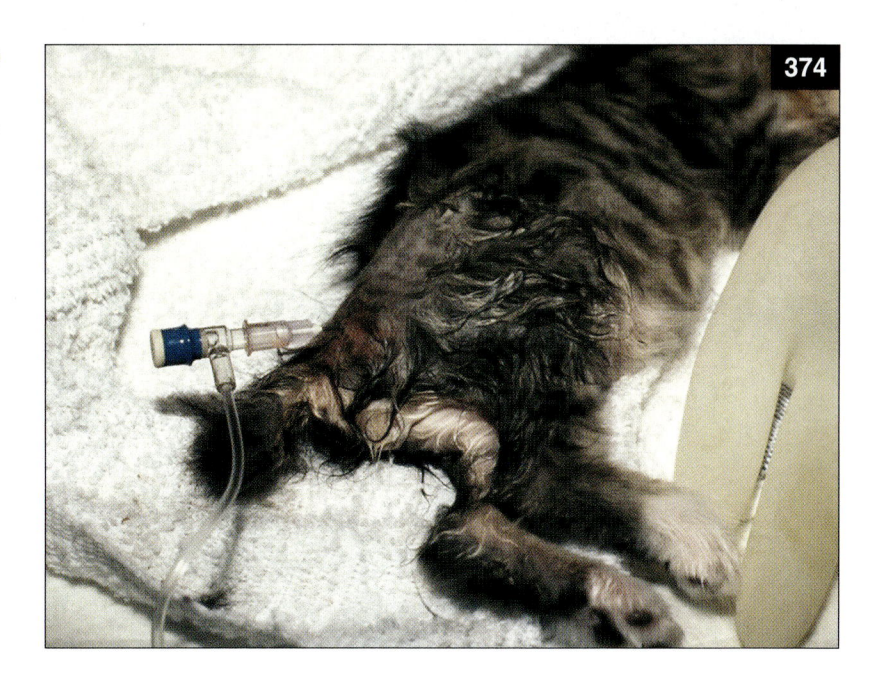

Doenças diversas

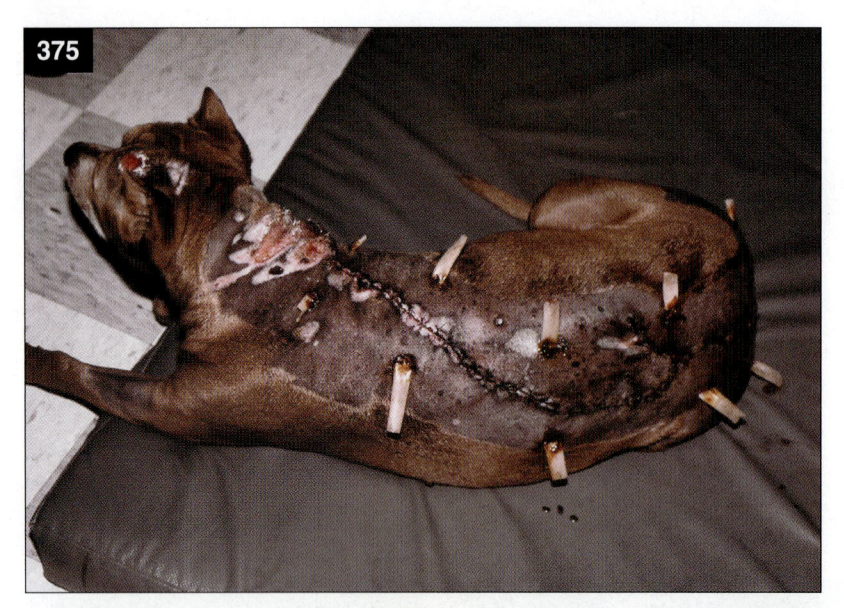

375 Queimadura.
Queimaduras iatrogênicas comumente são causadas por dispositivos hospitalares de aquecimento, usados para manter normal a temperatura corporal. O apoio sobre essas almofadas durante muito tempo pode causar lesão tissular cutânea, por combinação de pressão e temperatura, e finalmente necrose tissular. A região dorsal deste cão vai ter necrose da maioria da pele e necessitar de extenso reparo com enxerto de pele.

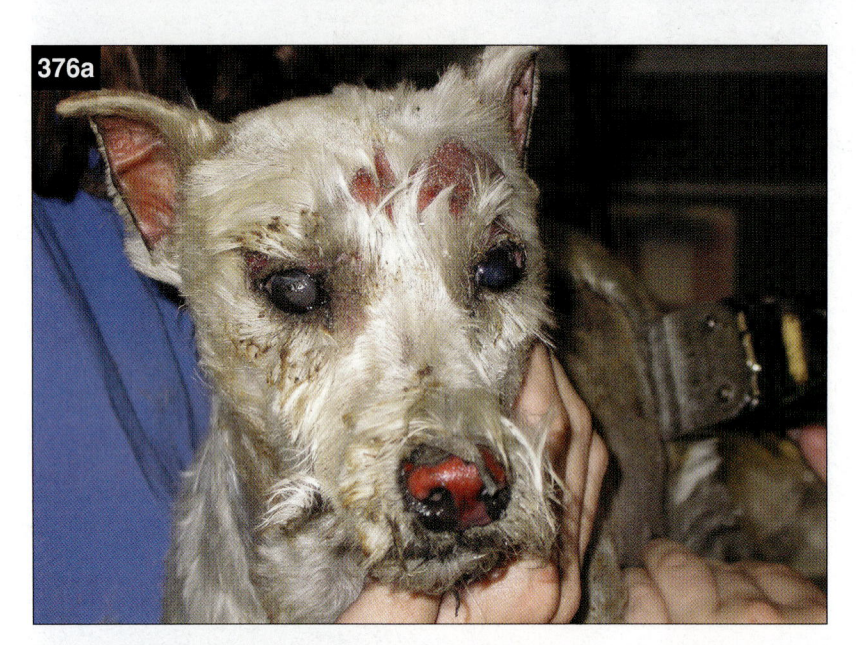

376a–c Queimadura.
Este Schnauzer ficou preso em um incêndio e teve queimaduras na mucosa facial e queimaduras extensas envolvendo o tronco.
Na admissão, é possível que a extensão das queimaduras não seja evidente, mas com o tempo a pele lesada pelo calor se delimita e necrosa.
Neste caso, o tratamento cirúrgico minucioso resultou em cura completa.

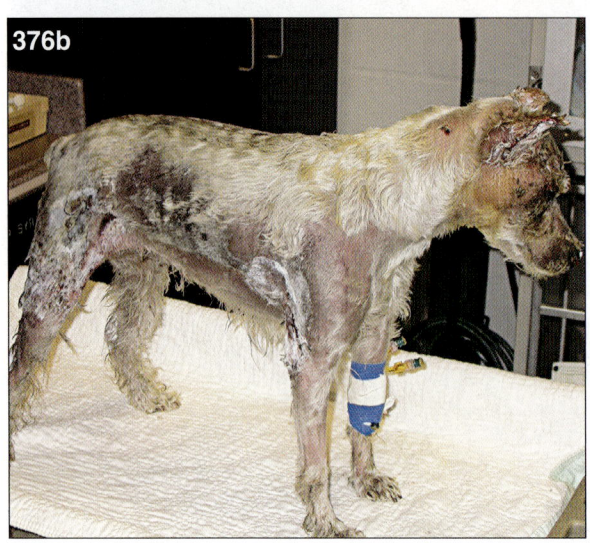

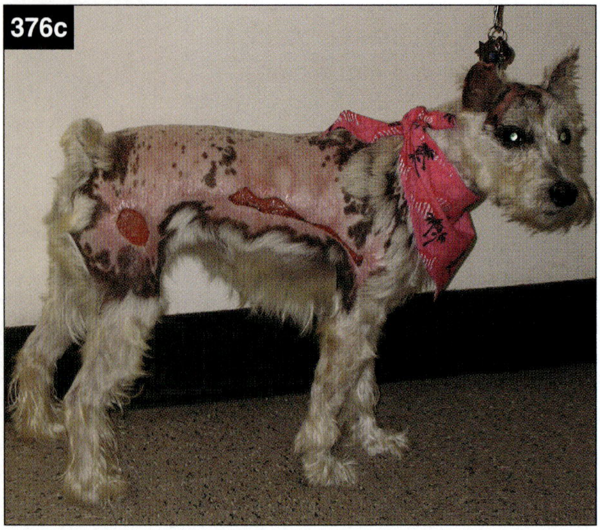

Doenças diversas

377 Queimadura.
O cão teve queimadura extensa da face lateral do dorso quando foi atingido por um carro e arrastado, preso embaixo do escapamento. As principais ameaças para este cão são desequilíbrio hídrico, perda de proteínas e infecção bacteriana. O cateter venoso jugular sem tampa é um erro de tratamento, porque serve como porta de entrada de contaminação bacteriana e possível sepsis. Os procedimentos de reparo cirúrgico incluem vários enxertos de pele, pele de porco tópica e, talvez, correção de aderências que poderiam restringir a movimentação do membro anterior direito.

378a–d Queimadura e lesão por fumaça.
O pelo deste gato foi chamuscado por estar na proximidade das chamas em incêndio de apartamento (**378a**). Há outras lesões, como úlceras de queimadura nas patas, mucosas expostas e lesão pulmonar por inalação de fumaça. Deve-se vigiar de perto tais pacientes quanto a complicações secundárias, como pneumonia bacteriana e síndrome de desconforto respiratório agudo. Radiografias de tórax são indicadas no início e 3-5 dias depois, para detecção de patologia pulmonar grave, como pneumonia secundária.
As radiografias são de um gato com lesões semelhantes. No dia 1 (**378b**), os pulmões não tinham infiltrados, mas no dia 5 (**378c**) o infiltrado era difuso e causou a morte do gato. Na necropsia, constatou-se que este segundo gato tinha patologia pulmonar difusa e grave (**378d**).

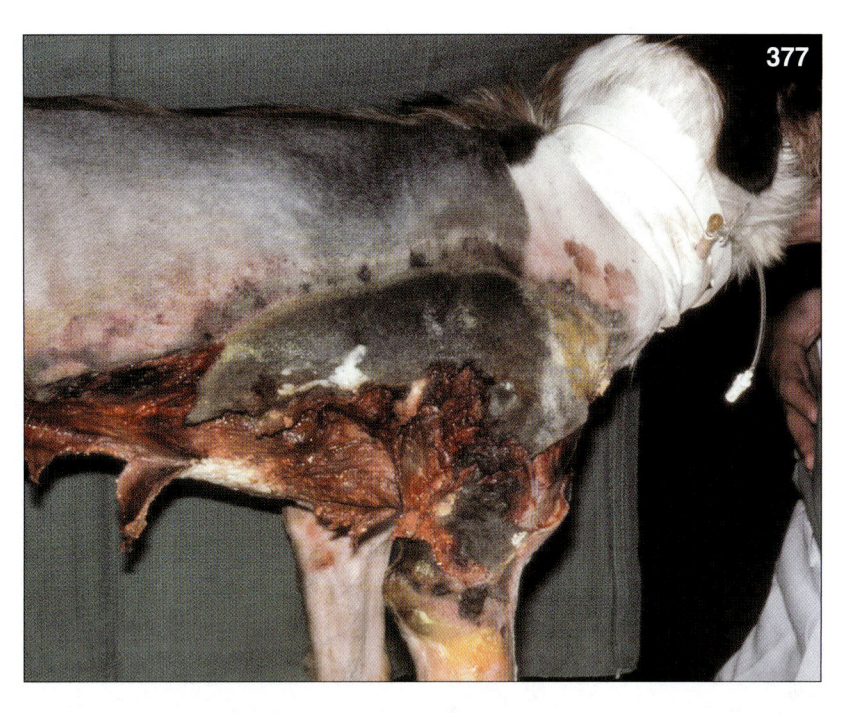

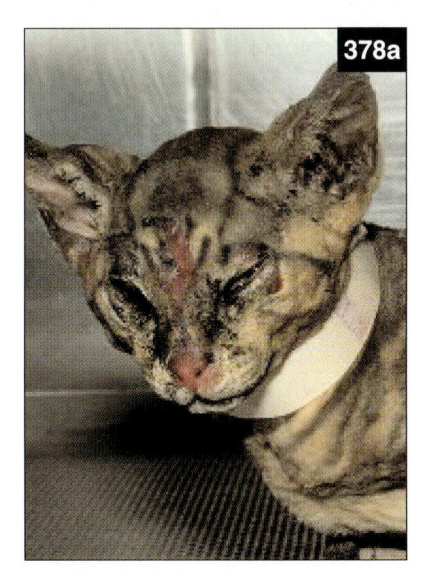

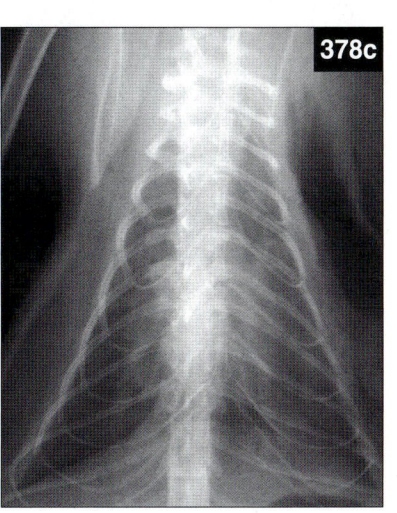

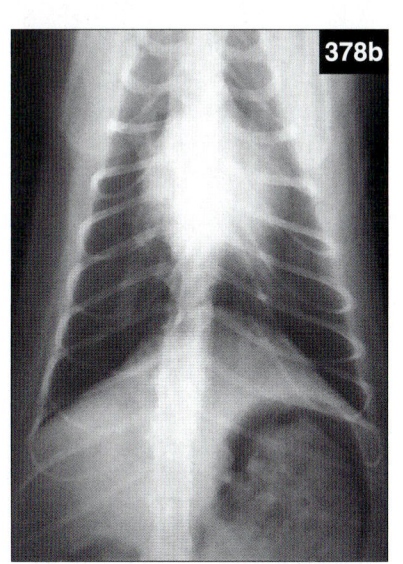

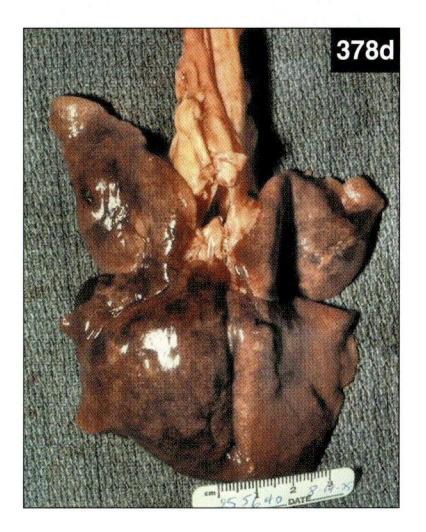

Doenças diversas

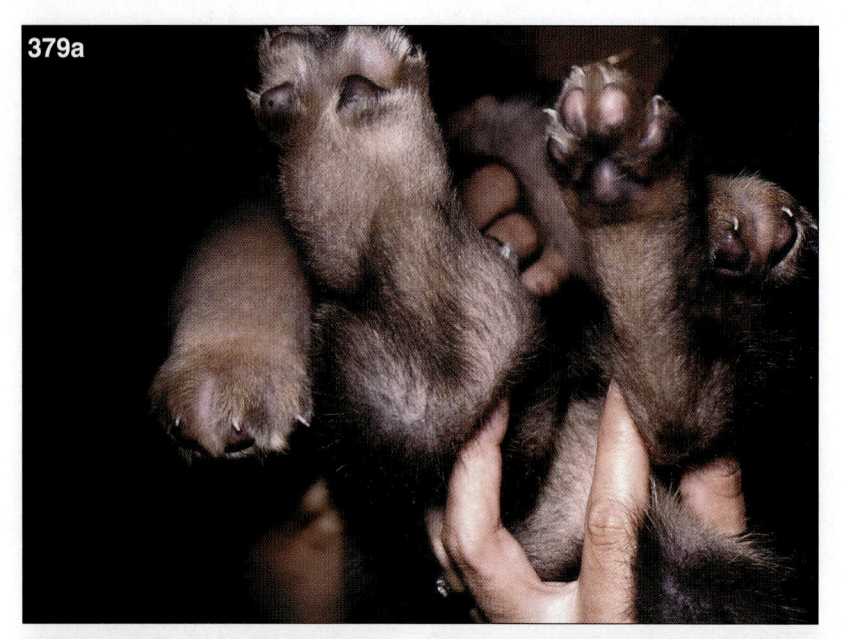

379a–c Linfedema congênito.
Anomalias congênitas dos vasos linfáticos dos membros podem causar linfedema, caracterizado por edema frio não compressível, que pode atingir membros únicos ou múltiplos. As imagens **379a** e **379b** são de um filhote Pastor Alemão. A imagem **379c** é de um filhote de raça mista e mostra seus apêndices distais, um normal e outro anormal. Certos procedimentos cirúrgicos podem beneficiar alguns casos.

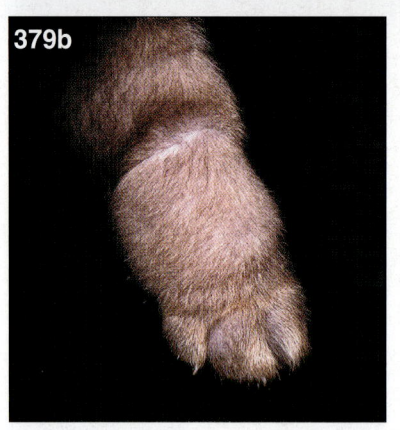

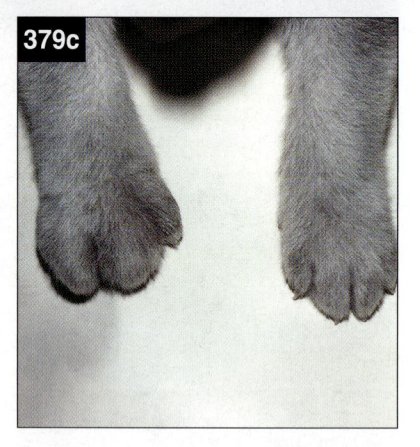

380 Laceração da pele por arreio.
A grande laceração da pele deste filhote resultou da negligência do dono em não ajustar o arreio à medida que o cão crescia. O tratamento da superfície do ferimento e talvez a cicatrização por segunda intenção da ferida freqüentemente levam a um prognóstico favorável.

Doenças diversas

381 Hiperostose do calvário.
A radiografia de um jovem Bullmastiff mostra proliferação periostal no calvário.
Essa doença é específica da raça e a patologia óssea se parece com a osteopatia craniomandibular de outras raças, poupando a mandíbula.

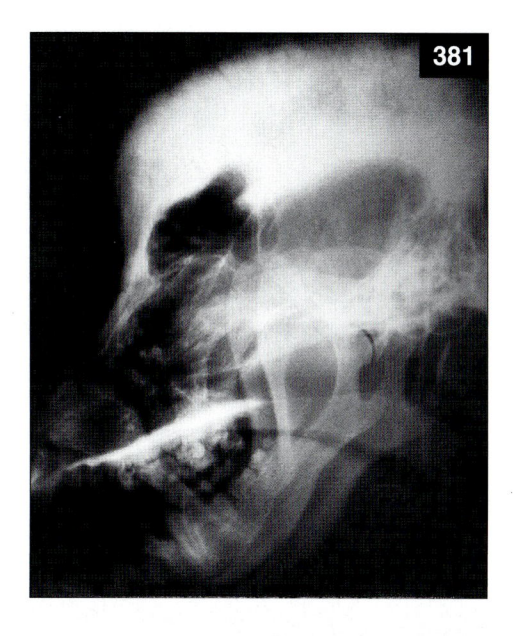

382a–d Hiperostose do calvário do Bullmastiff.
Estes dois filhotes (**382a**) são irmãos. Aquele com parada de crescimento foi afetado por osteopatia craniomandibular. A radiografia ventrodorsal do crânio (**382b**) mostra espessamento mandibular bilateral e as TC (**382c, d**) revelam o espessamento do calvário (setas).

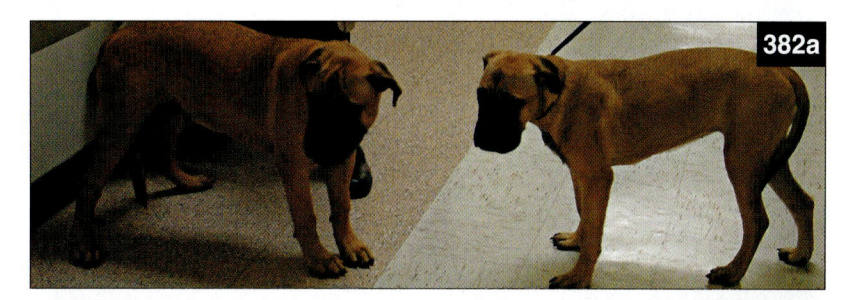

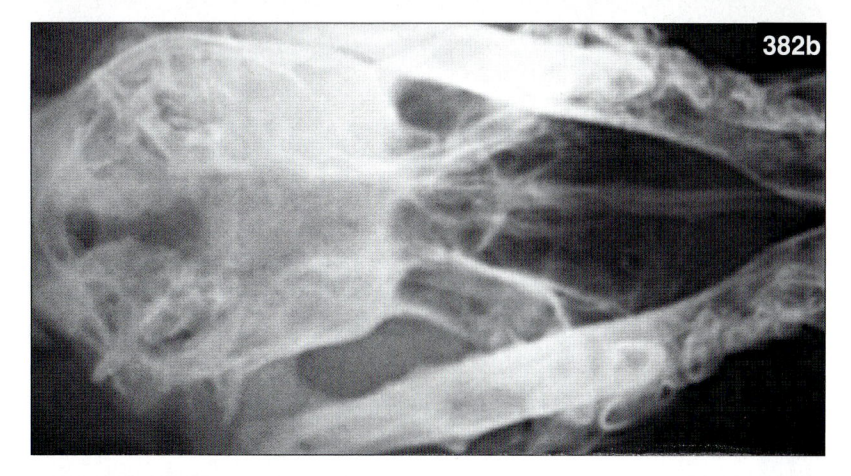

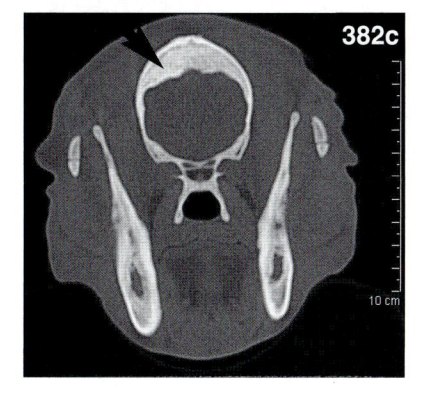

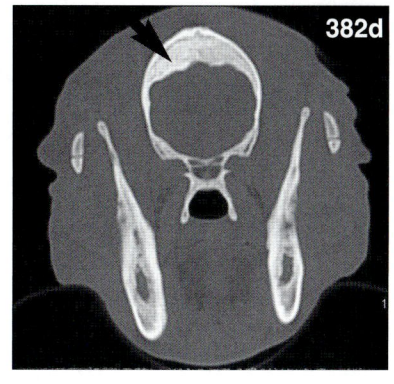

Doenças diversas

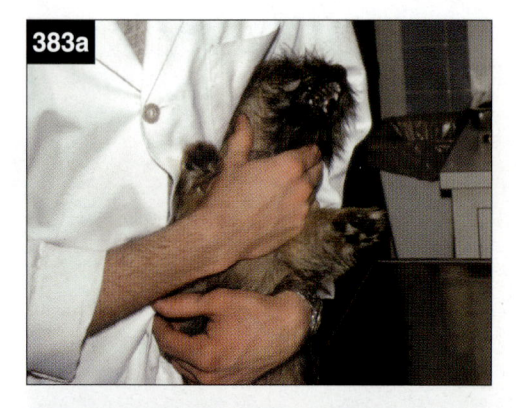

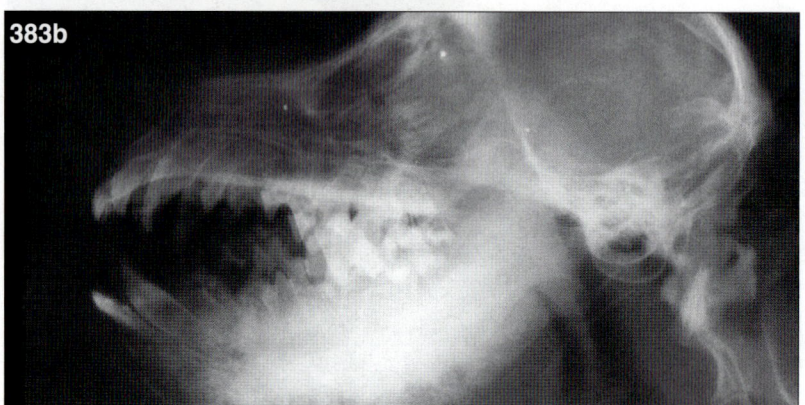

383a, b Osteopatia craniomandibular.
Este jovem Cairn Terrier (**383a**) tem dor intensa provocada pelo estágio inicial de osteopatia craniomandibular. Se tivesse visto o cão antes, este autor impediria a progressão usando prednisona por longo prazo, na dose inicial de 1,0 mg/kg por dia, diminuindo depois, lentamente, para doses em dias alternados, até aproximadamente 1 ano de idade. A radiografia (**383b**) mostra outro cão em estágio avançado da doença, estágio que poderia ser evitado pelo tratamento com prednisona.

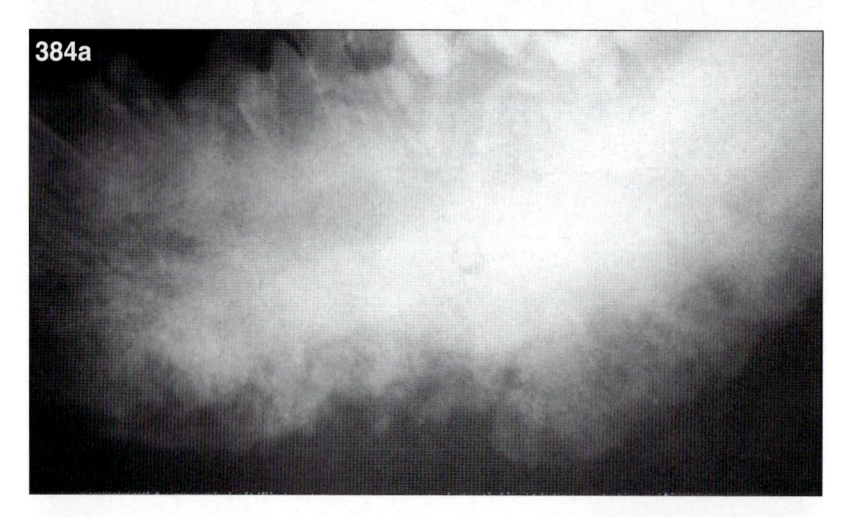

384a, b Osteopatia craniomandibular.
Vista de perto do caso **382b** mostra grande proliferação periostal (**384a**). A imagem **384b** é de um West Highland White Terrier que teve anquilose da articulação temporomandibular, a qual, durante sua vida, restringiu muito os movimentos bucais.

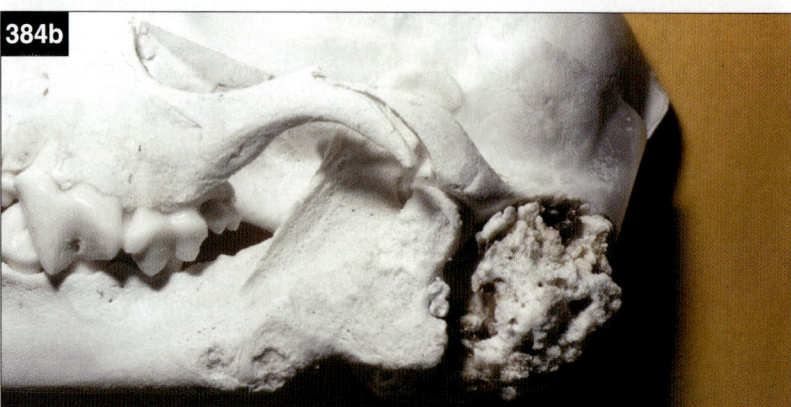

385a–d Osteopatia craniomandibular: início.
Este Cairn Terrier com 16 semanas de idade (**385a, b**) tem espessamento mandibular anterior detectável no exame físico. A radiografia da mandíbula (**385c**) mostra a proliferação periostal (seta). A imagem **385d** é do filhote, passando bem após 3 semanas de tratamento com prednisona – foi impossível mantê-lo parado para a fotografia!

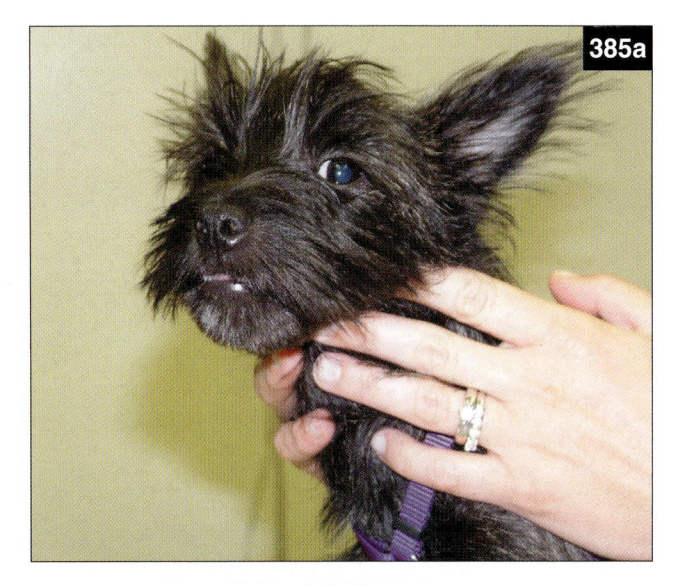

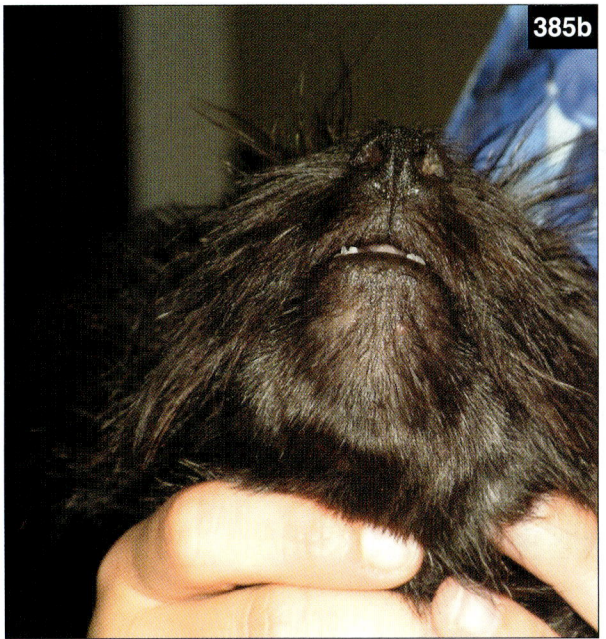

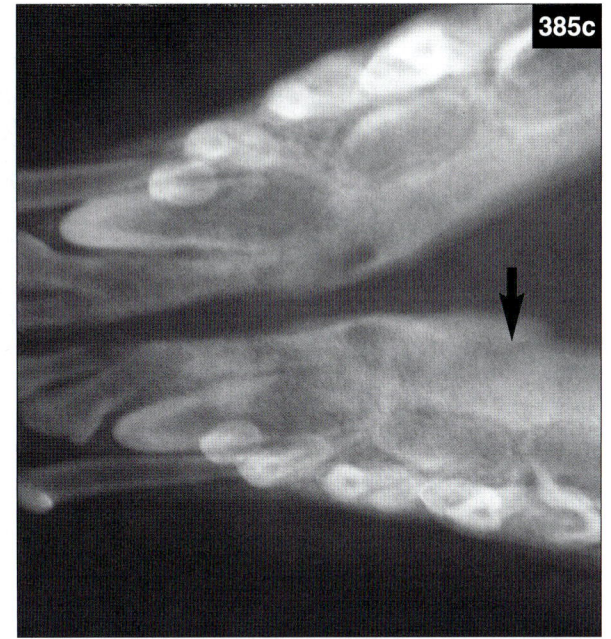

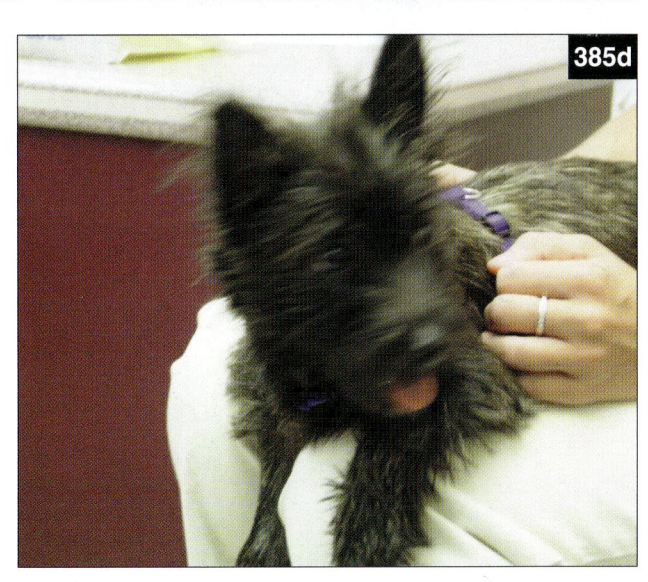

Doenças diversas

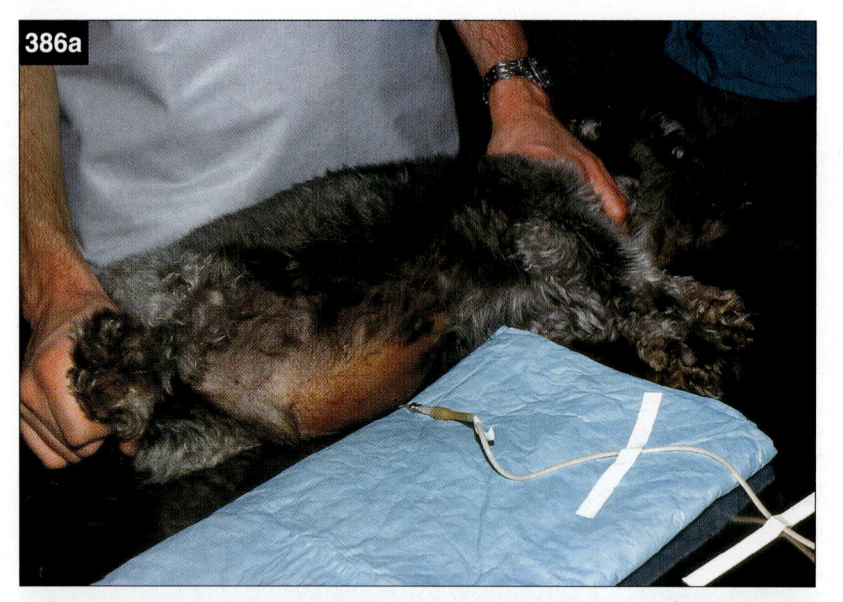

386a, b Peritônio quiloso.
As três garrafas grandes de líquido peritoneal quiloso (**386b**) foram drenadas do abdome de um Schnauzer miniatura (**386a**). A causa, neste cão, nunca foi determinada, mas pode resultar de contusão abdominal, esgarçamento de linfáticos, má-formação congênita e várias causas de obstrução linfática. Neste cão foi necessária drenagem periódica no ambulatório. O dono recusou a oferta de laparotomia exploradora.

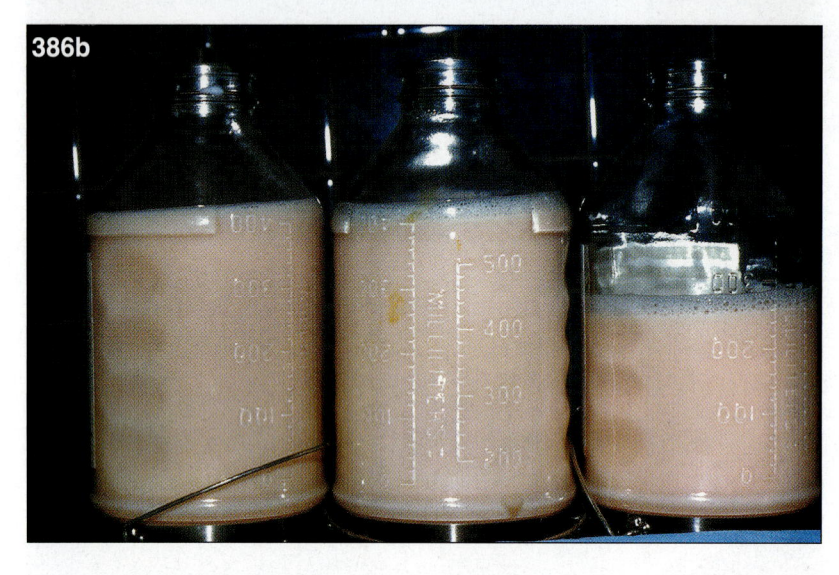

387a, b Corpo estranho intra-abdominal.
A densidade radioopaca na cavidade abdominal deste gato foi detectada em exame de rotina para vacinação. Na cirurgia, verificou-se que o corpo estranho (setas) era uma esponja cirúrgica de ovário-histerectomia feita vários anos antes.

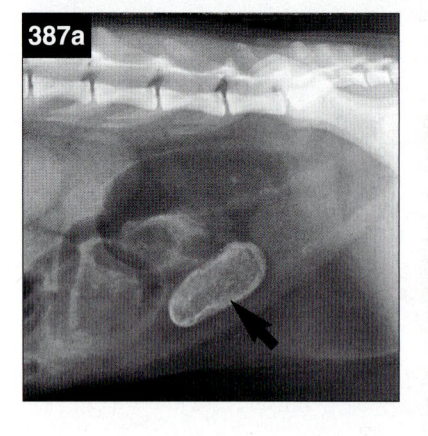

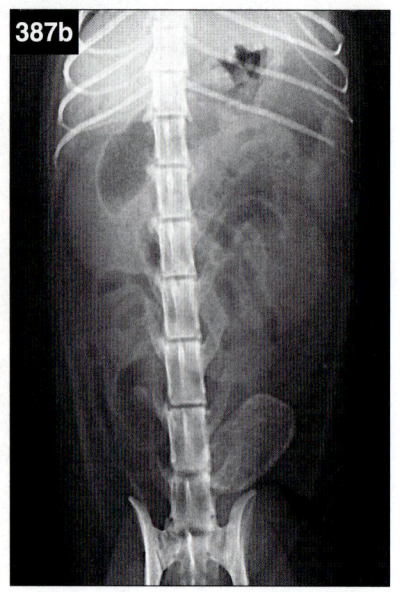

Doenças diversas

388a–c Miosite eosinofílica. A imagem **388a** é do mesmo cão que aparece na **388**, e mostra o masseter saliente e edemaciado, antes da administração de prednisona parenteral. A imagem **388b** foi tomada 24 horas depois da administração de prednisona. A melhora ocorreu no segundo dia de hospitalização (**388c**). Exames diagnósticos, como biópsia de músculo, eletromiografia e anticorpos antimúsculos não foram realizados, neste caso.

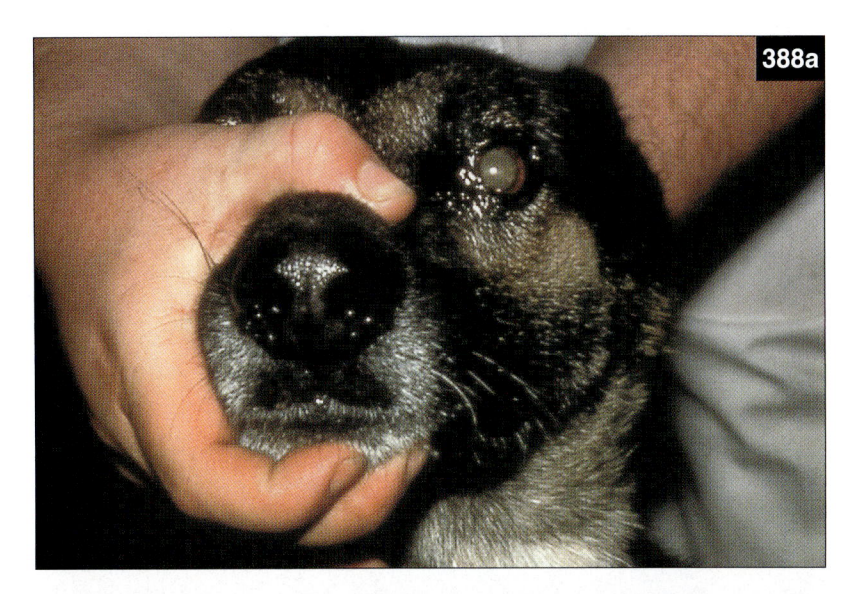

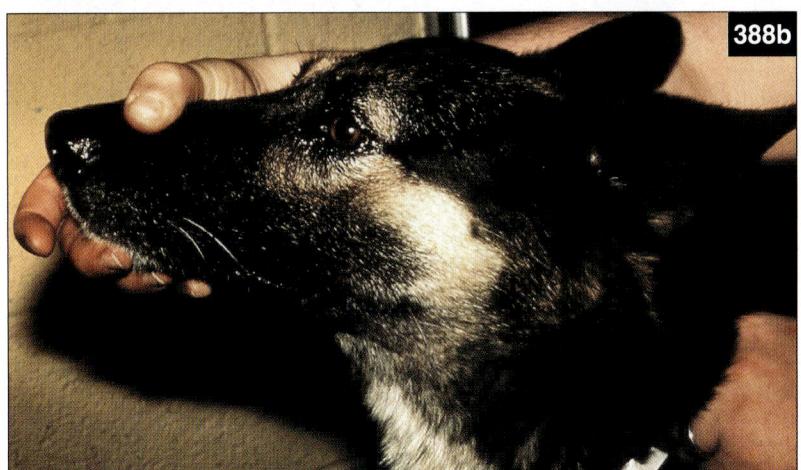

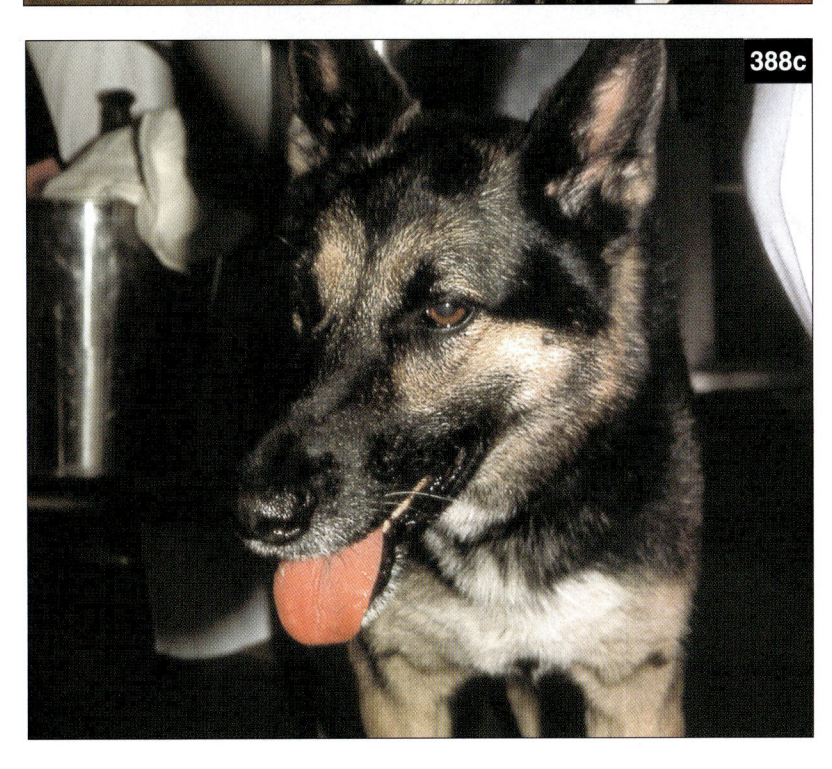

Doenças diversas

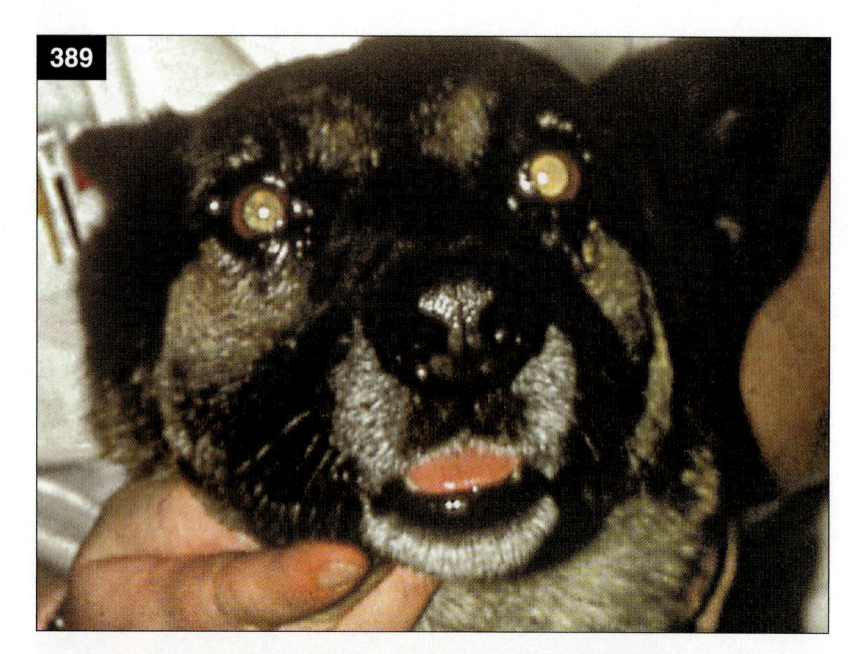

389 Miosite eosinofílica.
Este Pastor Alemão tem dificuldade para abrir a boca e conjuntivite de exposição, devida a exoftalmia causada por inflamação do masseter e da musculatura extra-ocular.

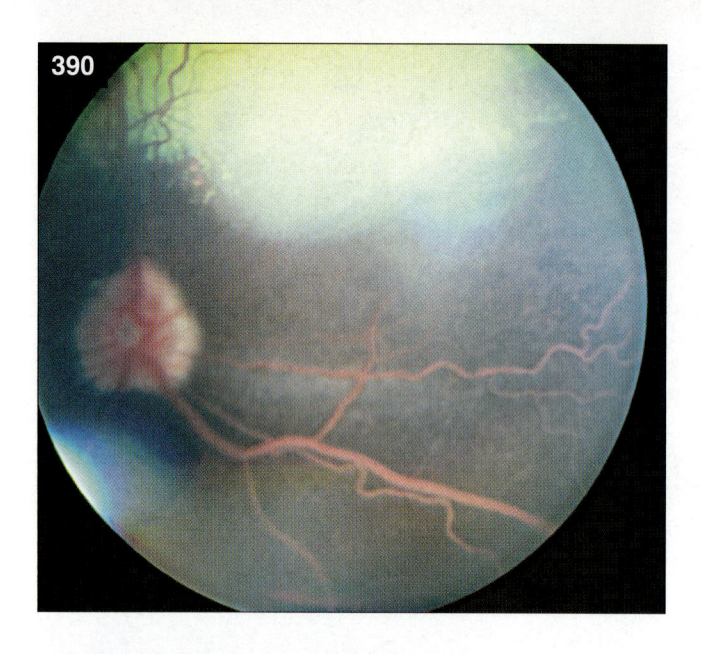

390 Hiperlipidemia: lipemia retinalis.
O fundo de olho de um cão hiperlipêmico mostra lípido opalescente no humor aquoso e nos vasos da retina. (Veja imagem **38**, p. 36). A doença pode ocorrer em muitos pacientes com hiperlipidemia patológica de hipotireoidismo, hiperlipidemias primárias e outras.

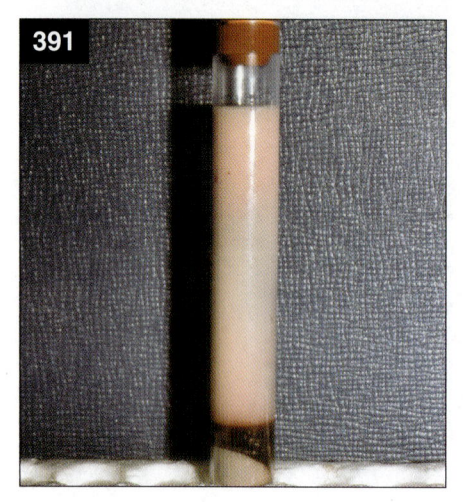

391 Hiperlipidemia.
A amostra de soro densa com lípidos é de um cão com hipotireoidismo grave. Mais exames diagnósticos, como medida de colesterol e eletroforese de lipoproteínas, definem a natureza do problema. O mesmo fenômeno pode ocorrer em qualquer cão normal, se o soro for colhido logo após a ingestão de alimentos gordurosos.

Doenças diversas

392a–e   Hiperlipidemia.
Estas peças *post-mortem* (**392a, b** - setas) mostram êmbolos brancos de colesterol no rim e camadas de lípidos nas artérias coronárias e prostáticas (**392c, d** - setas). O cão também tinha aterosclerose grave, mostrada na fotomicrografia (**392e**). A causa foi hipercolesterolemia grave e hipertrigliceridemia devida a hipotireoidismo avançado.

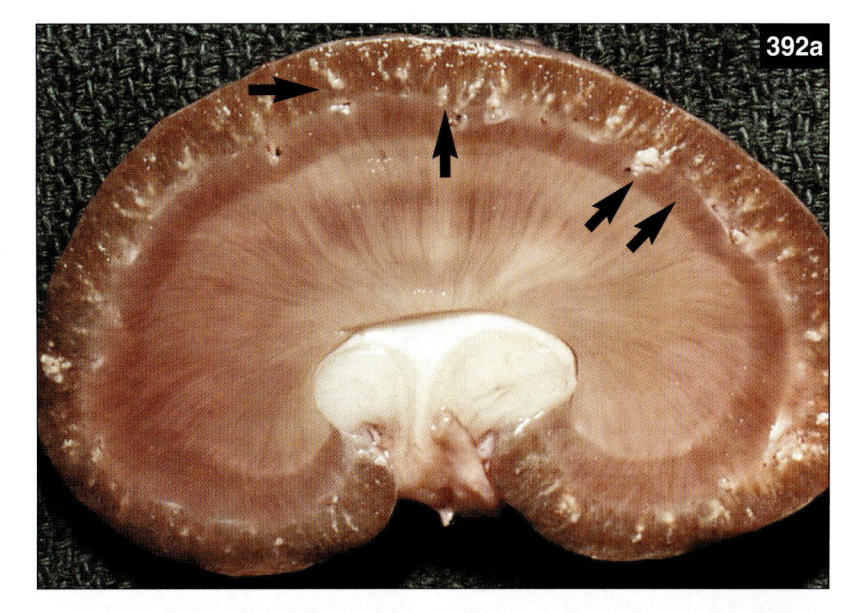

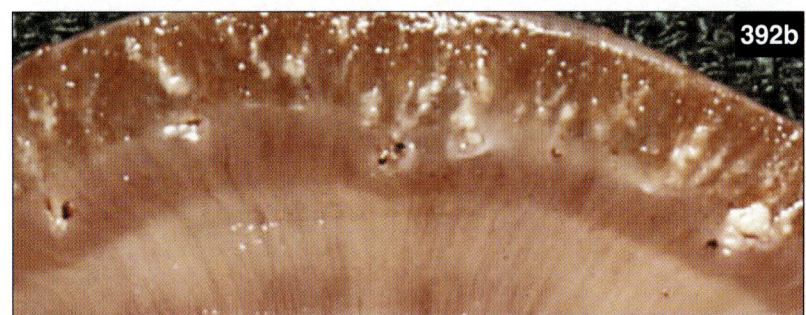

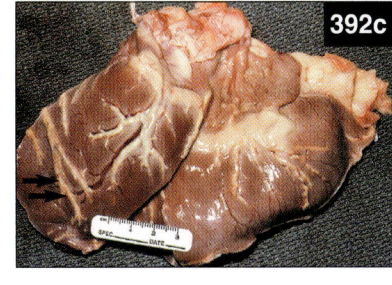

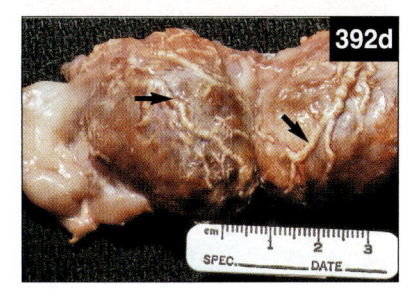

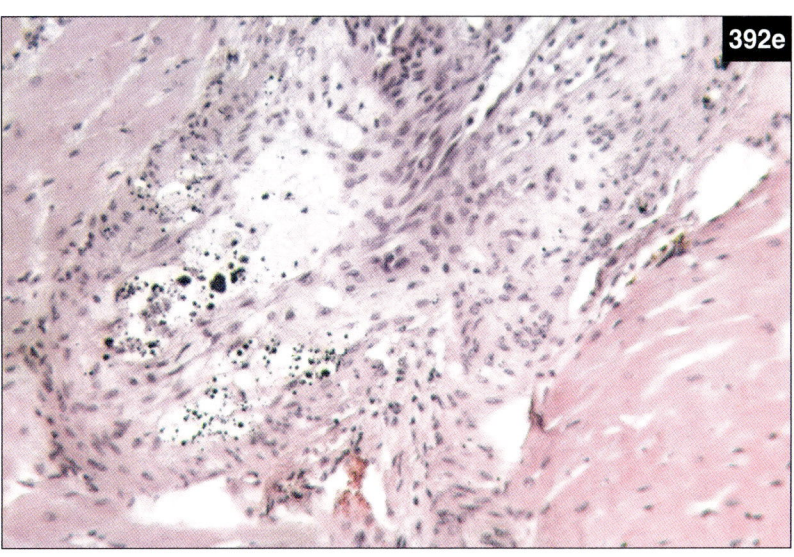

Doenças diversas

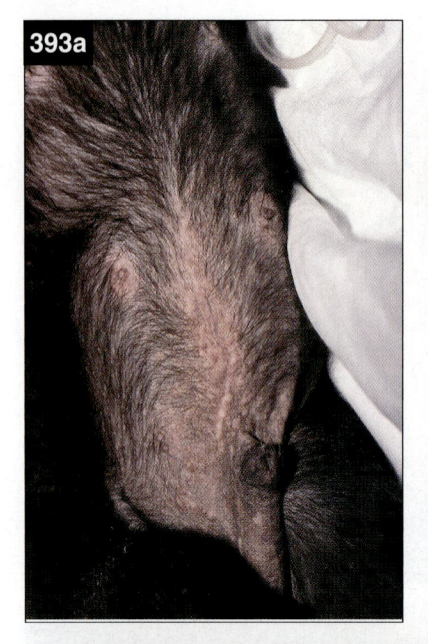

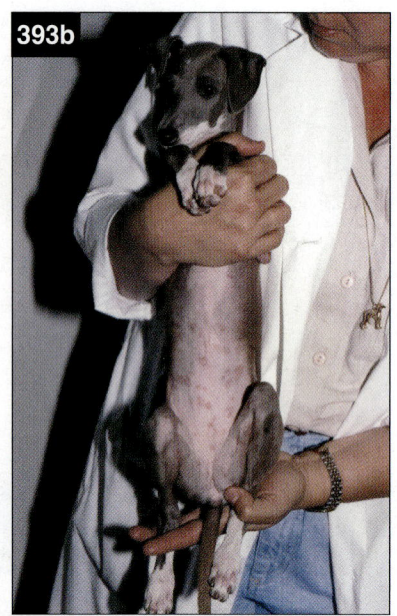

393a–d Picadas de formiga de fogo.
No sul dos Estados Unidos cãezinhos e gatinhos podem ser vítimas da formiga de fogo (*Solenopsis invicta*). Um enxame maciço pode até matar a vítima. Se sobreviver, a lesão típica de pele inicialmente é papular (**393a**), convertendo-se depois em pústula, como se vê nas imagens **393b-d**. (Veja também a foto **9**, p. 19). O tratamento é de suporte, consistindo de cristalóides intravenosos, glicocorticóides e anti-histamínicos. Também aparece no caso **9**.

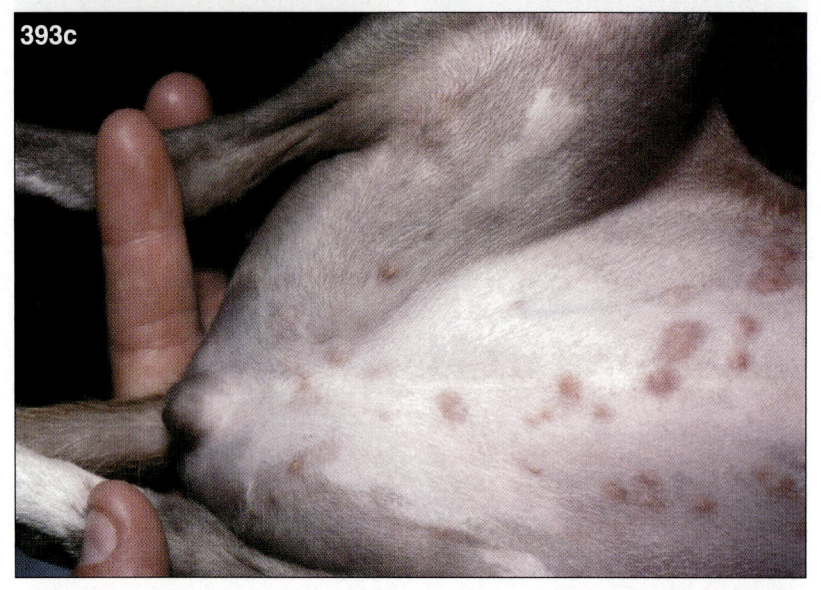

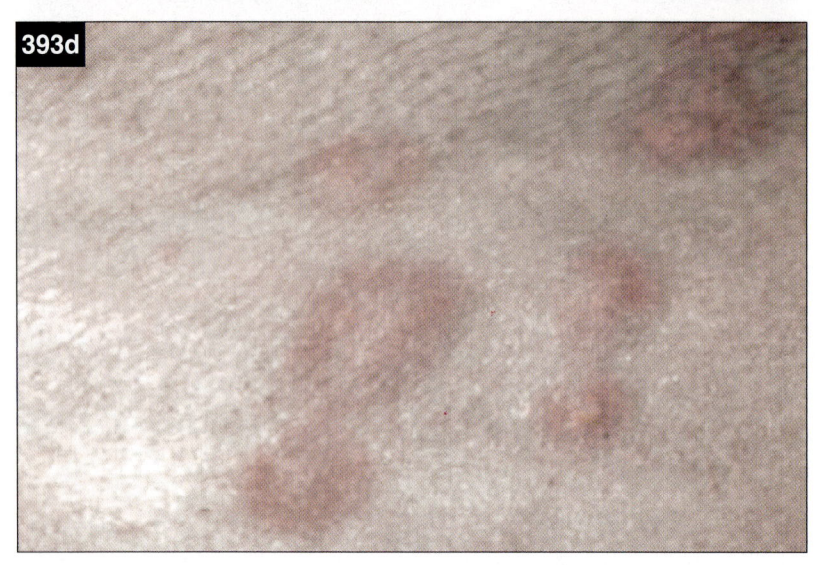

394a–d Osteodistrofia hipertrófica.
A síndrome afeta cães jovens e pode causar debilidade intensa, por causa de febre, dor e incapacidade de usar o(s) membro(s) afetado(s) (**394a, b**). Osteólise de metáfise é característica radiográfica típica da doença (**394c, d**). Supõe-se que suplementação exagerada de dieta poderia contribuir para tal ocorrência. Há relatos descrevendo o papel de bactérias nessa síndrome, semelhante à osteomielite – alguns casos respondem ao tratamento com antibióticos.

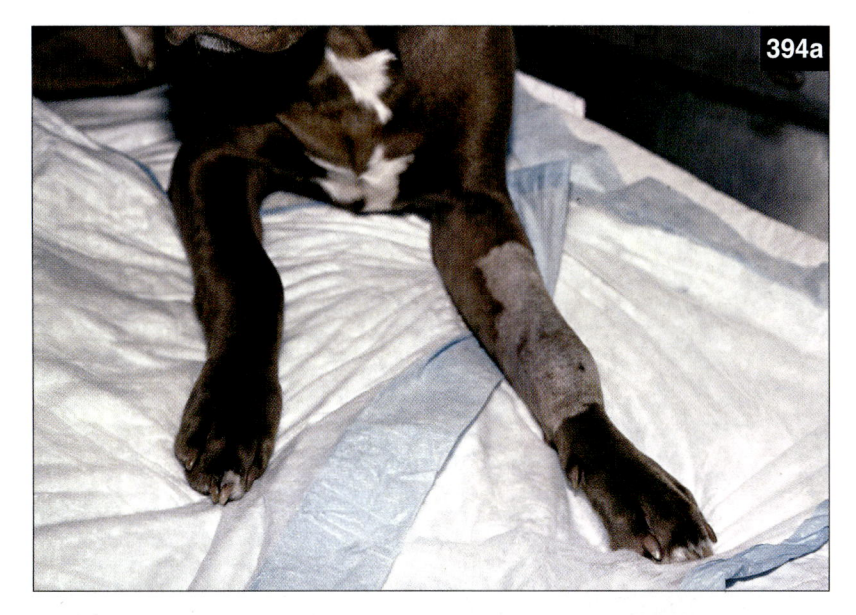

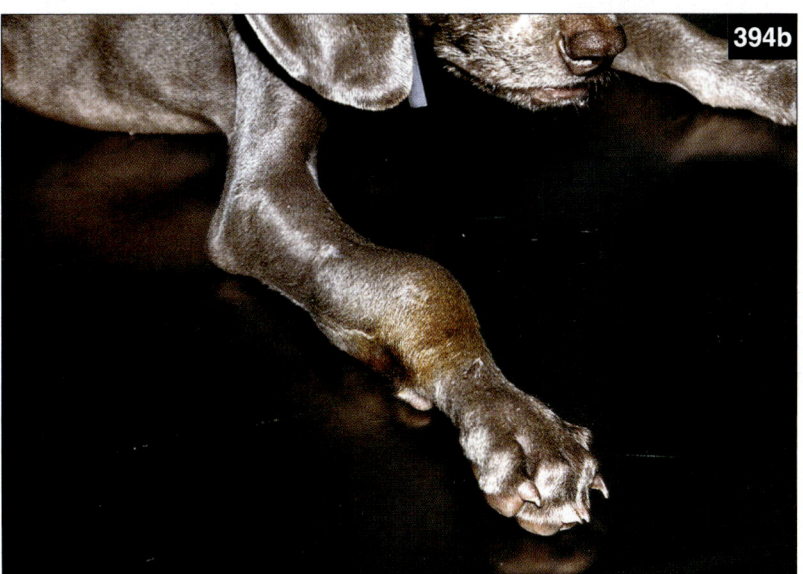

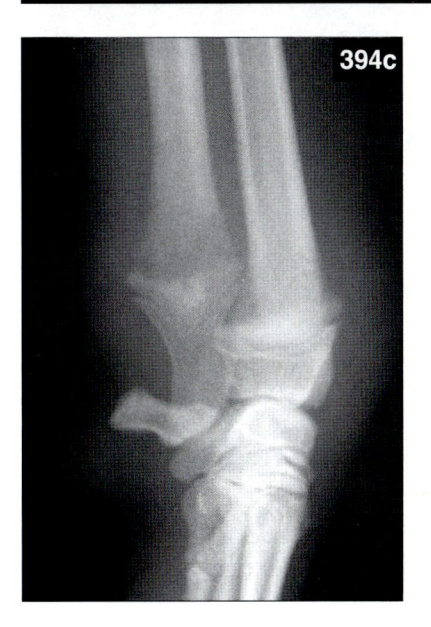

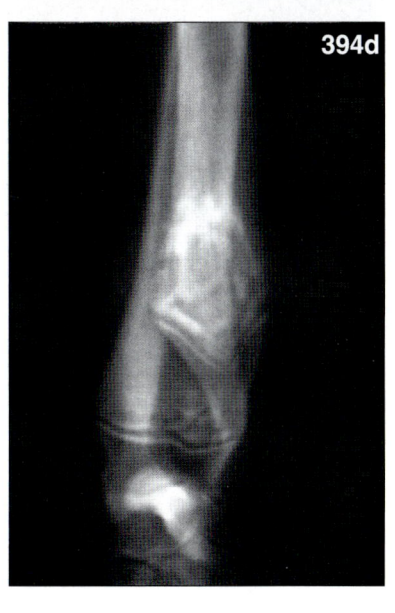

Doenças diversas

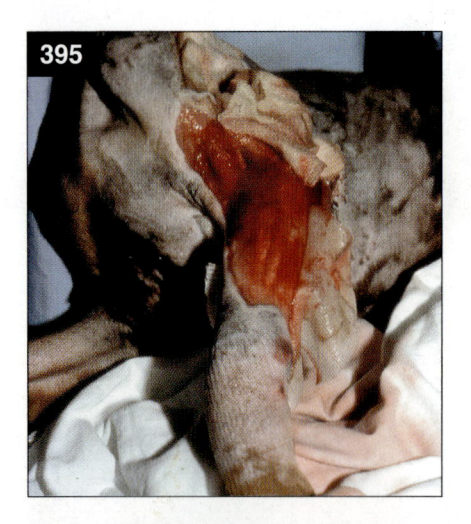

395 Necrose de pele.
A administração de fluido isotônico subcutâneo na escápula causou substancial perda de tecido neste filhote Doberman Pinscher.
O depósito de grande volume pode comprometer a irrigação sangüínea da hipoderme, causando necrose de pele.

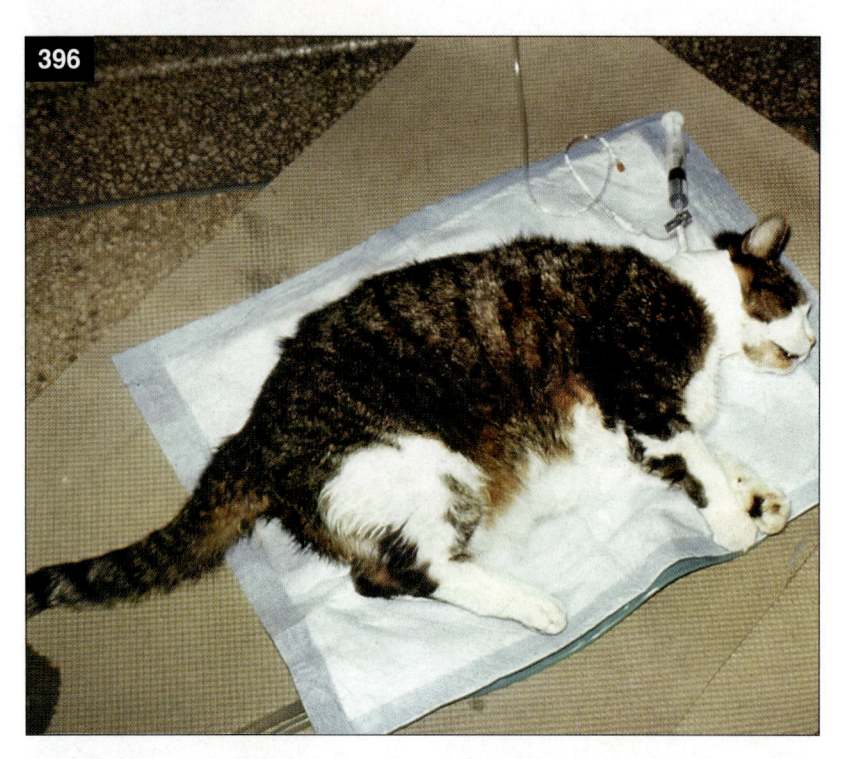

396 Hipocalcemia.
A convulsão generalizada neste gato foi causada por hipocalcemia aguda, que ocorreu após ter recebido enema hipertônico contendo sódio e fósforo, para tratamento de obstipação. Enemas hipertônicos são contra-indicados em animais pequenos, em particular naqueles com insuficiência renal crônica, pois hipocalcemia e hipofosfatemia podem ocorrer se a solução for absorvida pela mucosa do colo, o que certamente ocorre com obstipação.

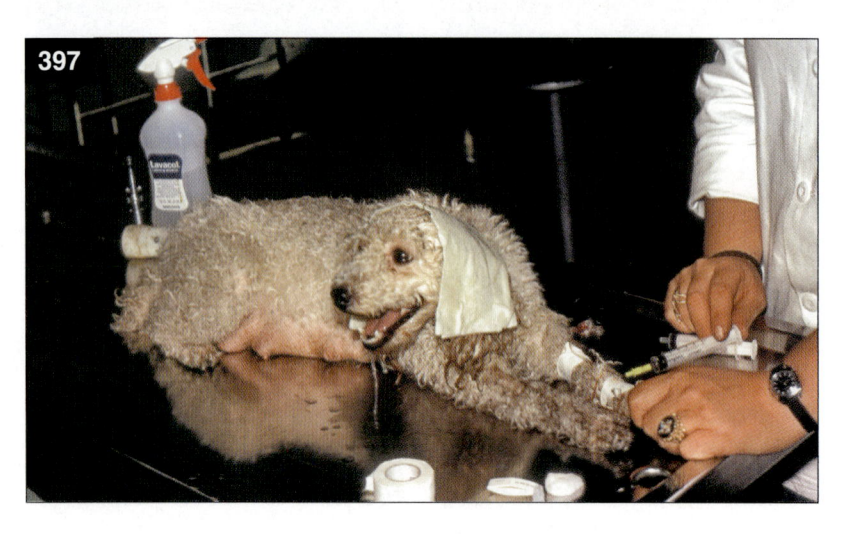

397 Eclampsia hipocalcêmica.
Hipocalcemia após o parto é comum em cadelas de pequeno porte. Esta Poodle mostra sinais de tetania, revertida com infusão intravenosa lenta de solução de gluconato de cálcio a 10% (1-1,5 ml/kg) por cerca de 30 minutos.

Doenças diversas

398a, b Miopatia hipocalêmica.
Cães e gatos podem ter fraqueza muscular intensa com hipocalemia. A fraqueza da musculatura do pescoço é típica, resultando de hiperpolarização da membrana das células musculares, causada por hipocalemia. Este gato tinha hipocalemia com cetoacidose diabética (**398a**). O tratamento inicial foi com fluidos intravenosos, com adição de cloreto de potássio, antes do tratamento com insulina. Isso evita nova baixa do potássio sérico pela insulina transportando-o para o espaço intracelular. A situação responde ao tratamento de reposição de potássio, além do tratamento da doença de base (**398b**).

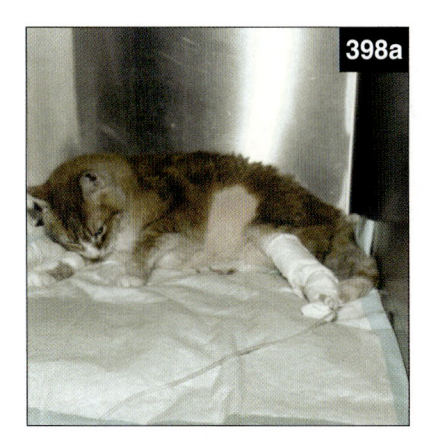

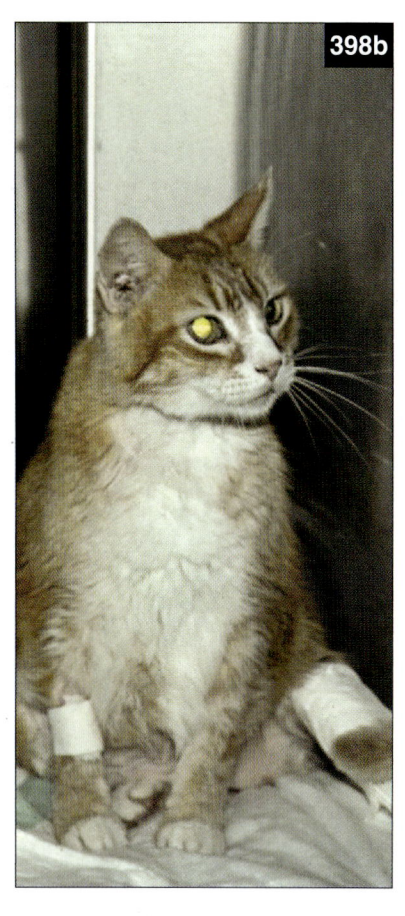

399a–c Miopatia hipocalêmica.
A fraqueza marcante da musculatura cervical neste Poodle foi causada por hipocalemia que ocorreu por doses excessivas de pivilato de dexocorticosterona. O cão tinha doença de Addison, mas era deficiente apenas de glicocorticóides. As imagens são do cão quando estava com hipocalemia (**399a, b**) e depois que o nível de potássio sérico voltou ao normal (**399c**).

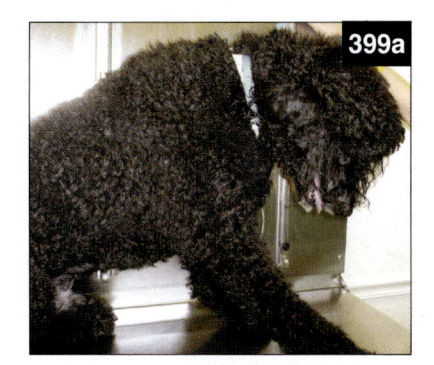

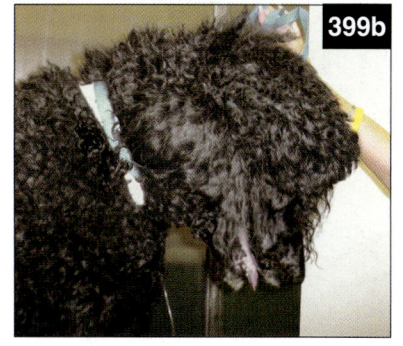

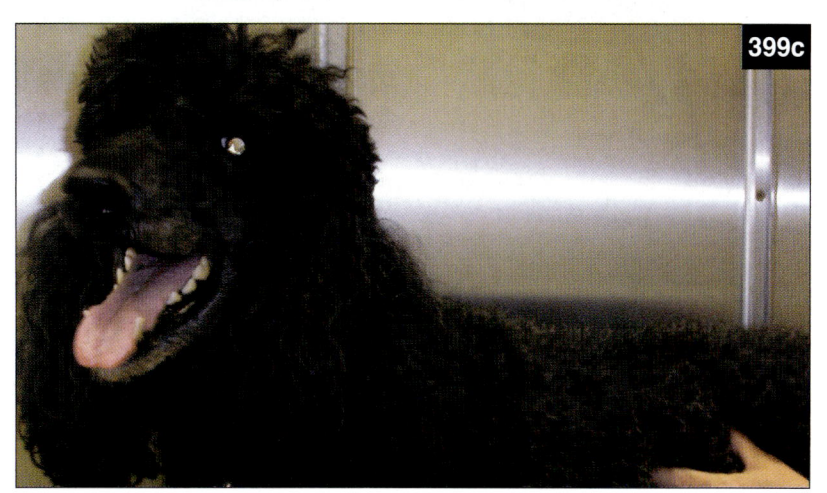

Doenças diversas

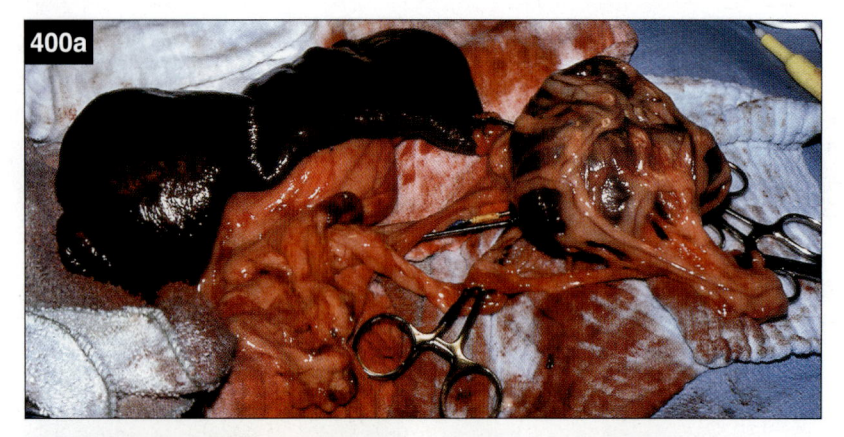

400a–c Esplenose.
Algumas vezes, descobre-se tecido esplênico ectópico durante uma laparotomia. Usualmente, deve-se a fragmentos do baço, que se separou por causa de traumatismo. Mostra-se o baço (**400a**), o fragmento esplênico (**400b**) e o local onde ocorreu a fragmentação (**400c**).

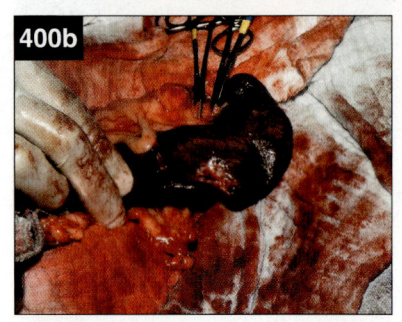

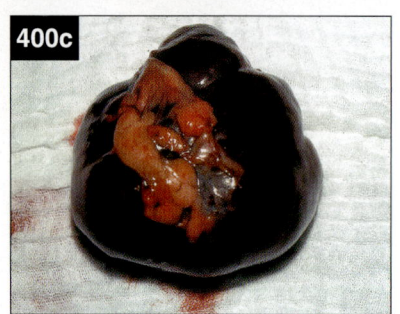

401a, b Torção esplênica.
O baço visto nesta imagem (**401a**) foi torcido várias vezes em torno do pedículo.
O cão, surpreendentemente, não estava em choque.
O baço abarcou toda a extensão do abdome e dobrou-se sobre si mesmo (**401b**).
O cão recuperou-se após a esplenectomia.

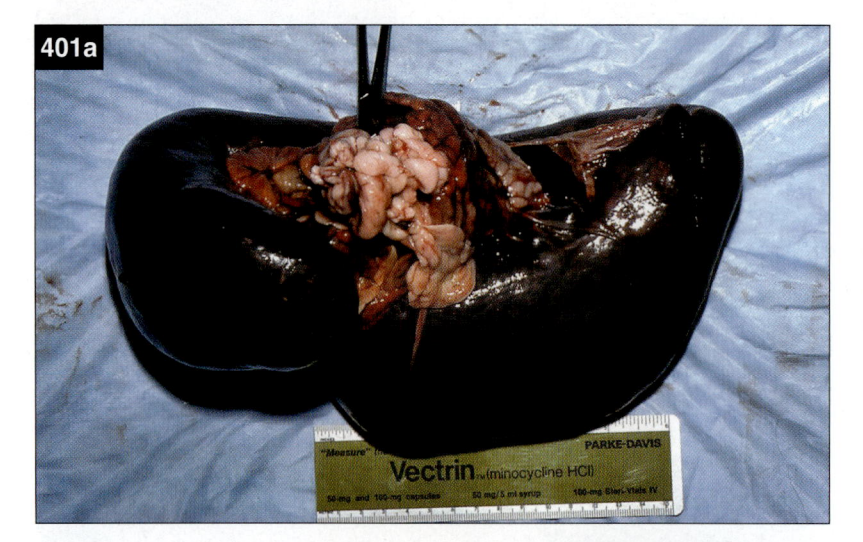

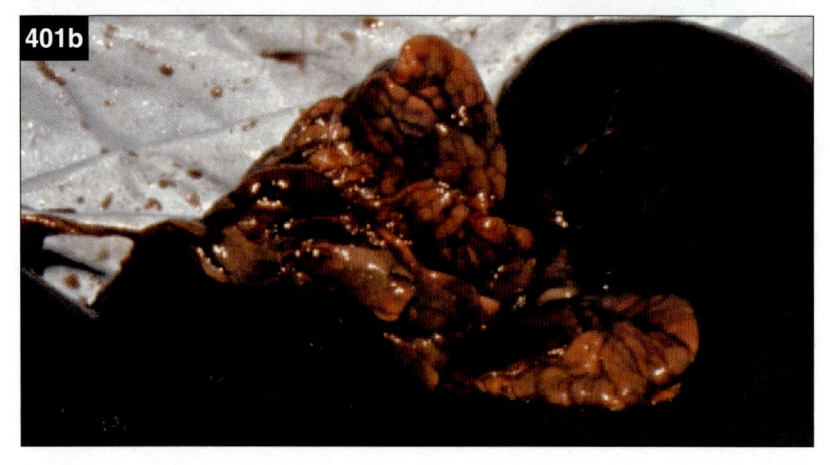

Doenças diversas

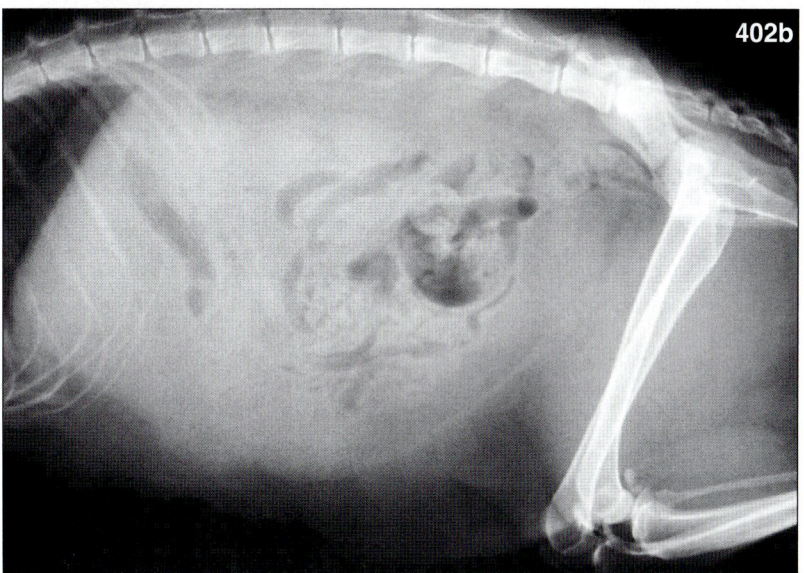

402a–c Pansteatite.
Pansteatite felina (também conhecida como doença de gordura amarela) é uma síndrome inflamatória dolorosa, ligada a depósitos de gordura causados por ingestão de gordura rançosa, presente em atum de má qualidade. Este gato tinha dor, ansiedade e resistiu à manipulação (**402a**). As radiografias (**402b, c**) mostram diminuição da densidade radiográfica de gordura e perda do contraste abdominal, devida à gordura abdominal inflamada. Também há derrame pleural, decorrente da esteatite, que piora o prognóstico. O derrame é um exsudato estéril com predominância de neutrófilos.

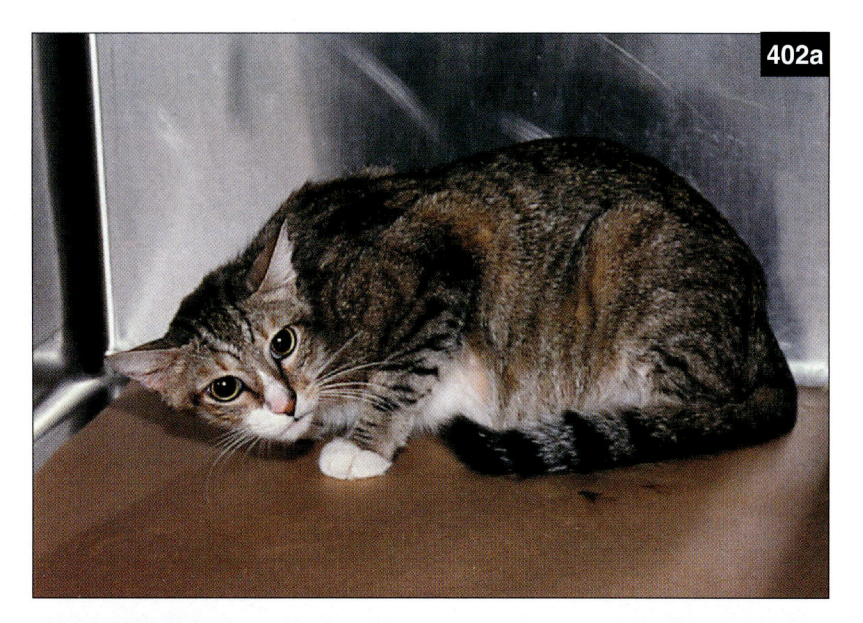

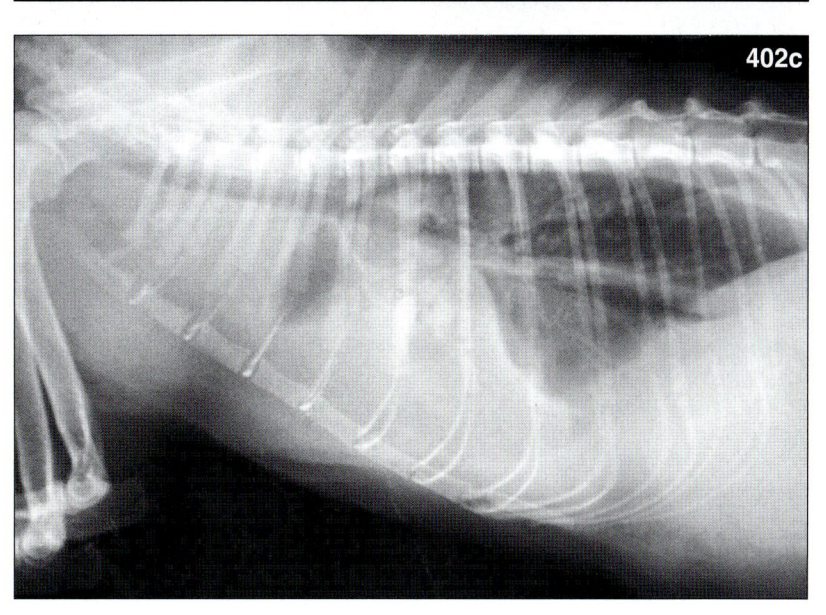

Doenças diversas

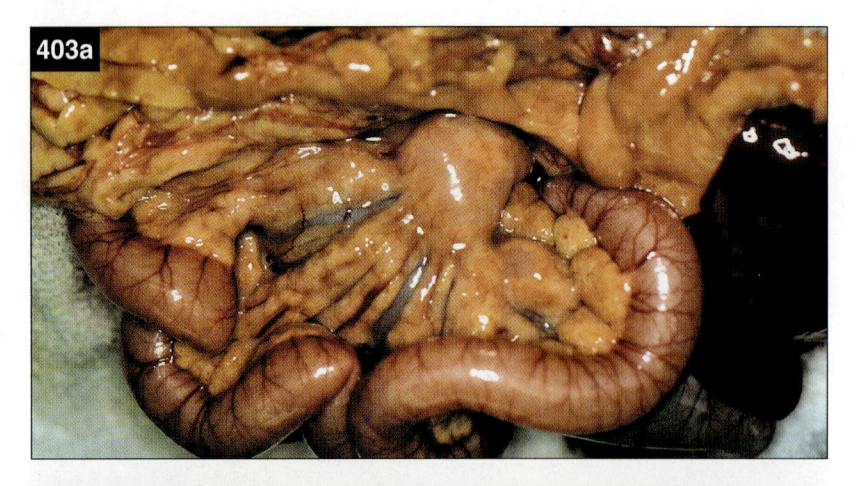

403a, b Pansteatite.
Laparotomia exploradora, mostrando a doença típica de "gordura amarela" e aumento de tamanho de alguns linfonodos mesentéricos (**403a**). A imagem **403b** é de um gato diferente, com a mesma doença. Foram usadas vitamina E e prednisona para tratamento destes gatos, juntamente com mudanças na dieta.
O diagnóstico pode ser feito com mais facilidade com biópsia de gordura subcutânea, poupando aos pacientes agressão adicional.

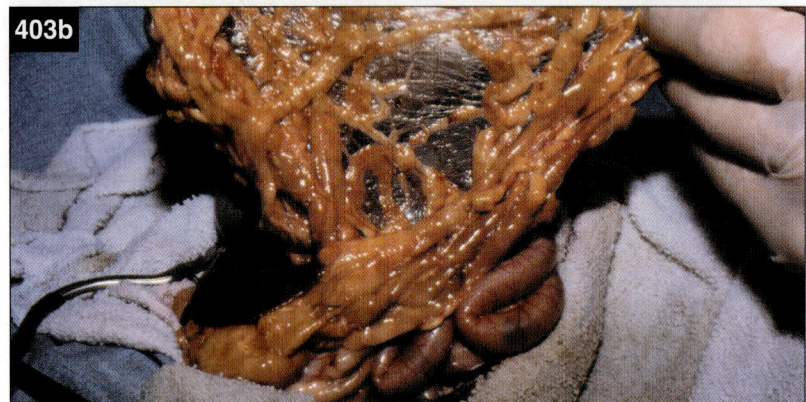

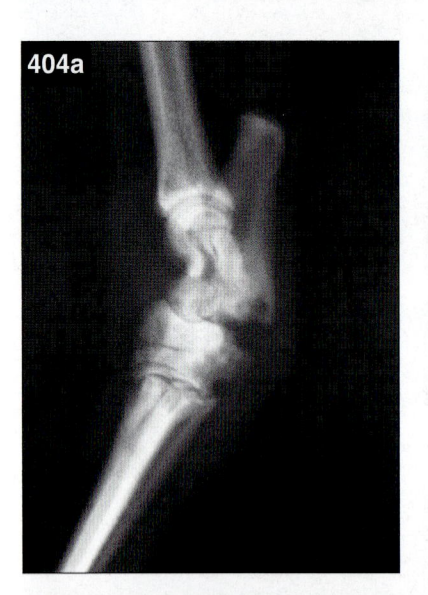

404a–c Poliartrite.
A poliartrite inflamatória no cão provavelmente se deve a processo auto-imune, e pode ter dois tipos erosivo e não erosivo. As radiografias do tarso (**404a, b**) mostram edema de tecidos moles e destruição grave de articulações, causando subluxação óssea e perda dos espaços inter-articulares.
A radiografia do carpo (**404c**) mostra formação de osteófitos e algum colapso dos espaços intercarpais.

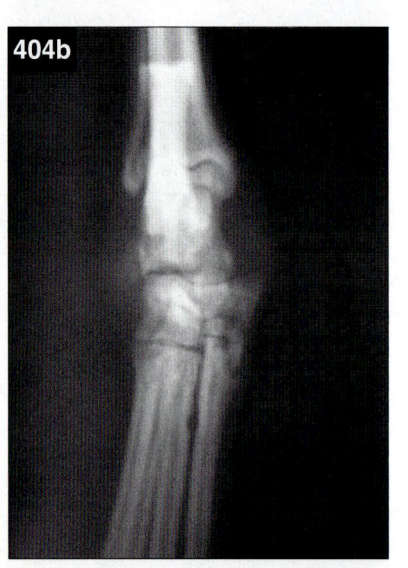

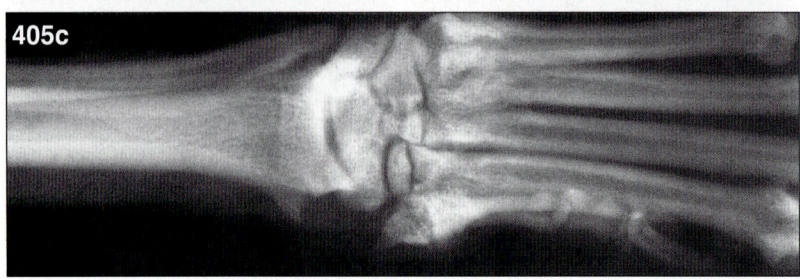

Doenças diversas

405a–e Poliartrite.
A poliartropatia auto-imune foi acompanhada, neste Irish Setter, por edema difuso doloroso das articulações (**405a, b**) e febre alta, de 40,5°C (105°F). A radiografia do carpo (**405c**) apresenta edema do tecido mole periarticular com preservação dos inter-espaços carpais. A amostra da artrocentese era aquosa e sero-sanguinolenta (**405d**), e a citologia do líquido sinovial, predominantemente de neutrófilos (**405e**). Os exames diagnósticos devem primeiro eliminar possível origem infecciosa, antes do tratamento com qualquer tipo de droga imunossupressora.

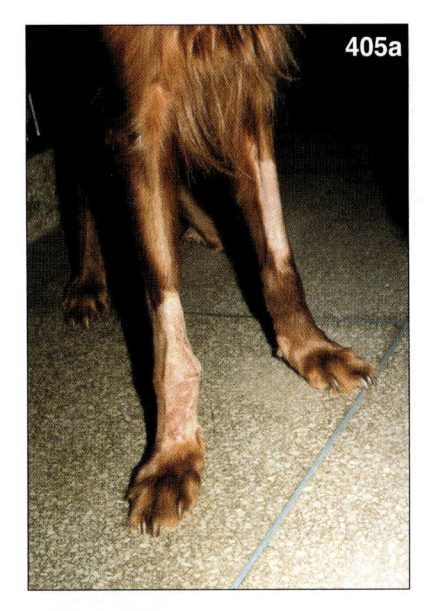

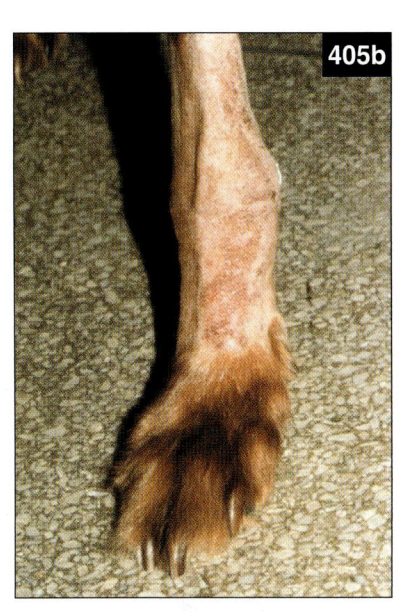

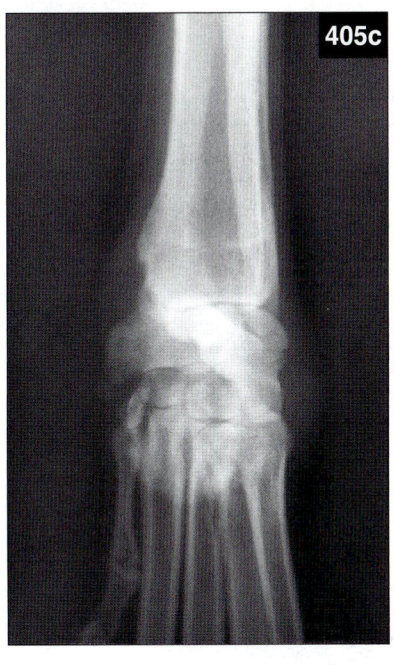

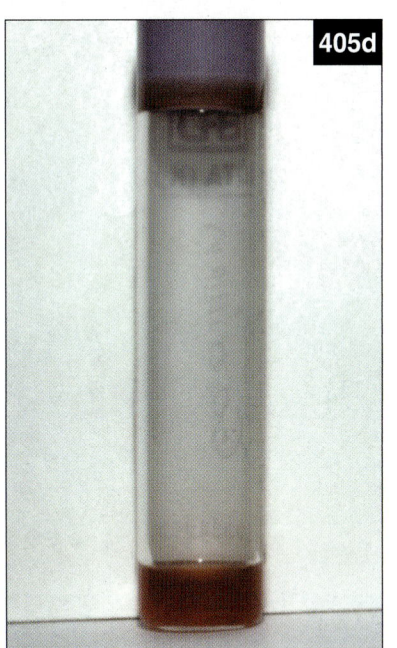

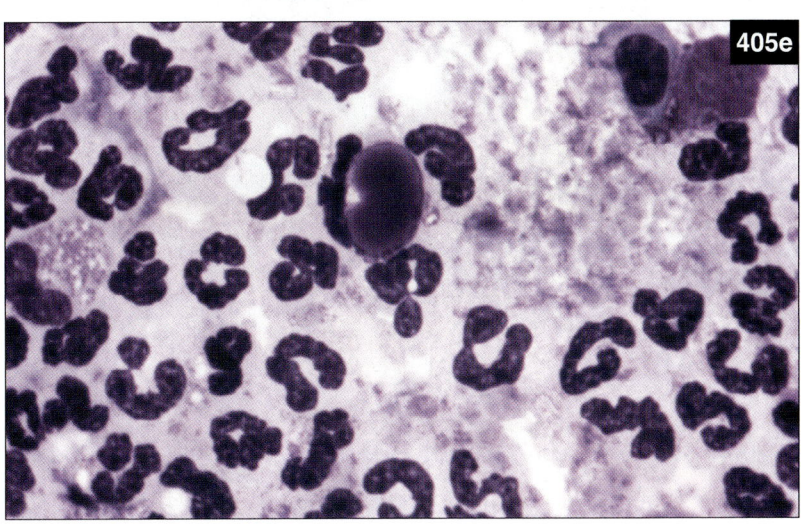

Doenças diversas

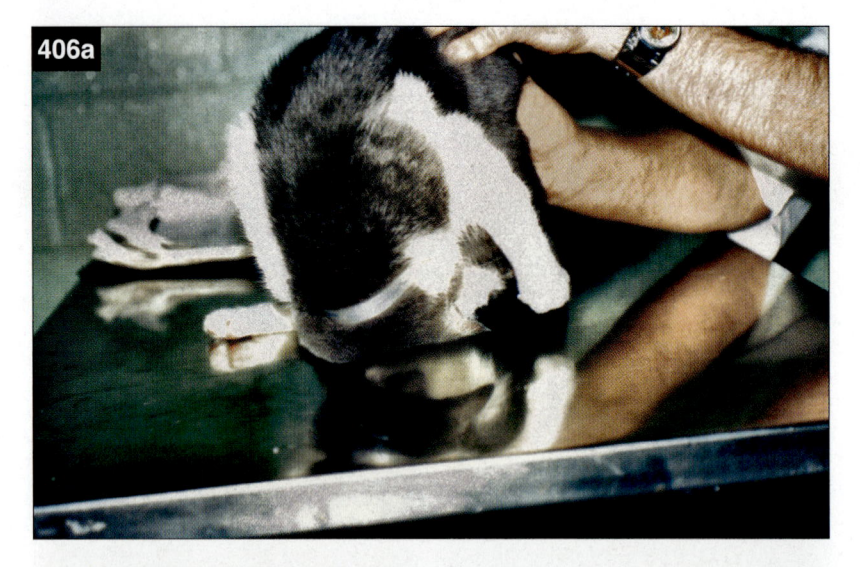

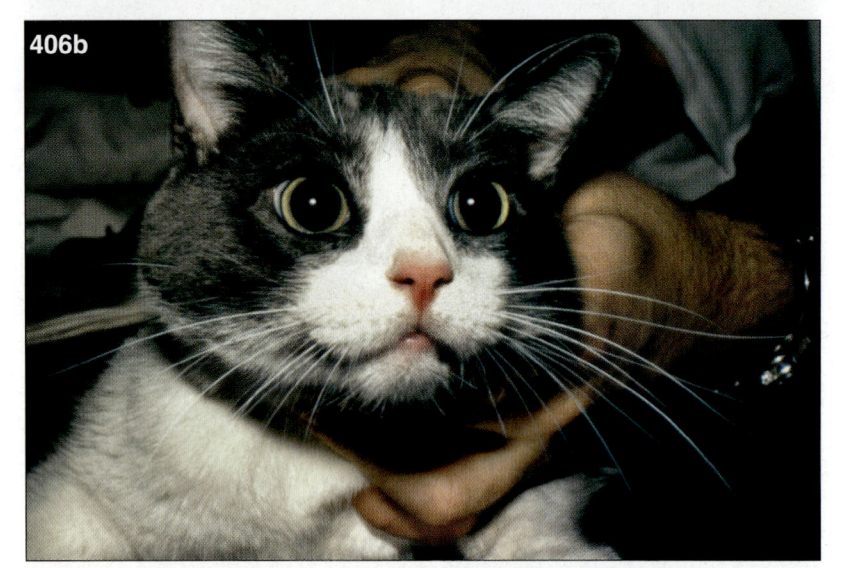

406a, b Deficiência de tiamina.
O olhar vazio (**406b**) e a flexão cervical convulsiva (**406a**) são, no gato, característicos de disfunção cerebral por deficiência de tiamina. Outros sinais incluem ataxia e demência. Certas dietas de peixe, contendo tiaminase, podem causar a doença, mas a privação prolongada de tiamina também pode levar a esse estado e a síndrome de deficiência. O tratamento precoce pode ser curativo, assim como o atraso ou a falta de tratamento eventualmente têm conseqüências graves. Injeção de hidrocloreto de tiamina só deve ser aplicada IM ou SC, porque pode causar anafilaxia quando IV.

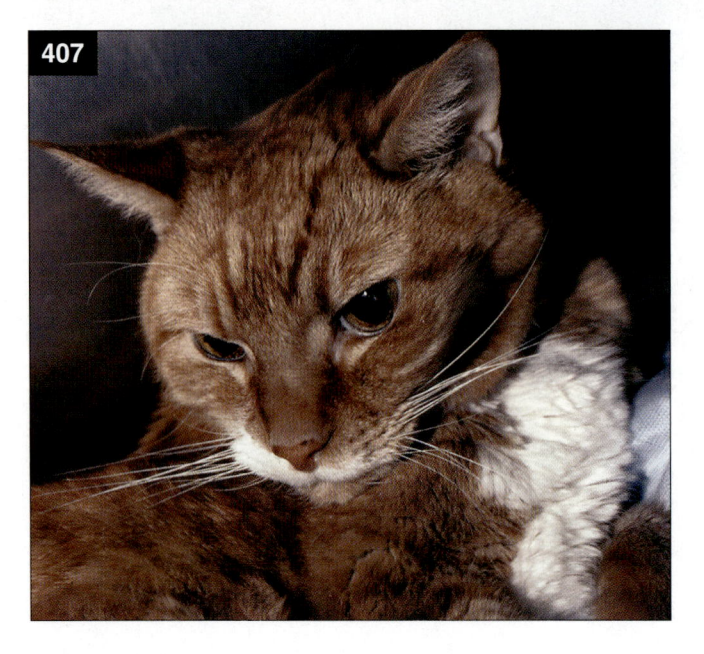

407 Deficiência de tiamina.
Gatos são muito suscetíveis a deficiência de tiamina, porque têm grandes necessidades dietéticas e não há depósitos corporais da vitamina.
Este gato (**407**) mostra o estado demencial característico, com pupilas medianamente dilatadas antes do tratamento. Os sinais clínicos e o índice de suspeita formam a base do diagnóstico clínico.

Doenças diversas

408a, b   Vasculite.
As petéquias neste gato, que tinha febre, foram causadas por vasculite, que ocorreu como reação adversa a vincristina. A contagem de plaquetas era normal. Biópsia de pele confirmou o diagnóstico. O gato respondeu ao tratamento com glicocorticóide e à suspensão da vincristina.

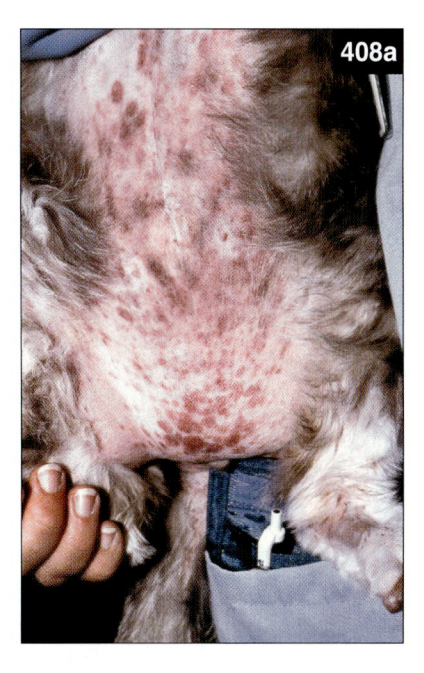

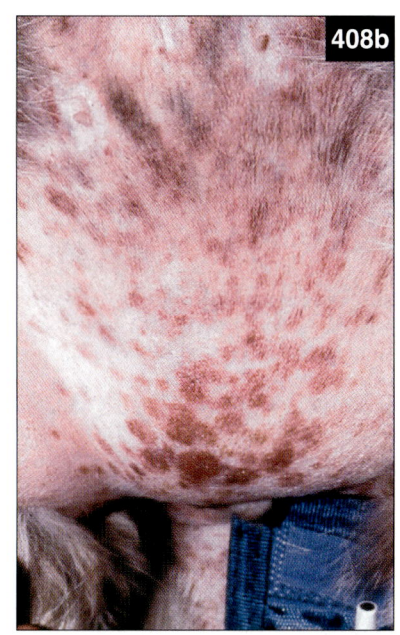

409a, b   Hipoglicemia.
Pacientes pediátricos anoréticos são particularmente predispostos a hipoglicemia com fraqueza e depressão mental associadas, como neste filhote Maltês (**409a**). Sua resposta a bolo intravenoso de solução de dextrose (0,25-0,5 g/kg) foi imediata (**409b**). Deve-se tomar cuidado para evitar super-dosagem da solução de dextrose, pois quantidades excessivas podem causar hiperosmolaridade, com efeitos adversos no cérebro.

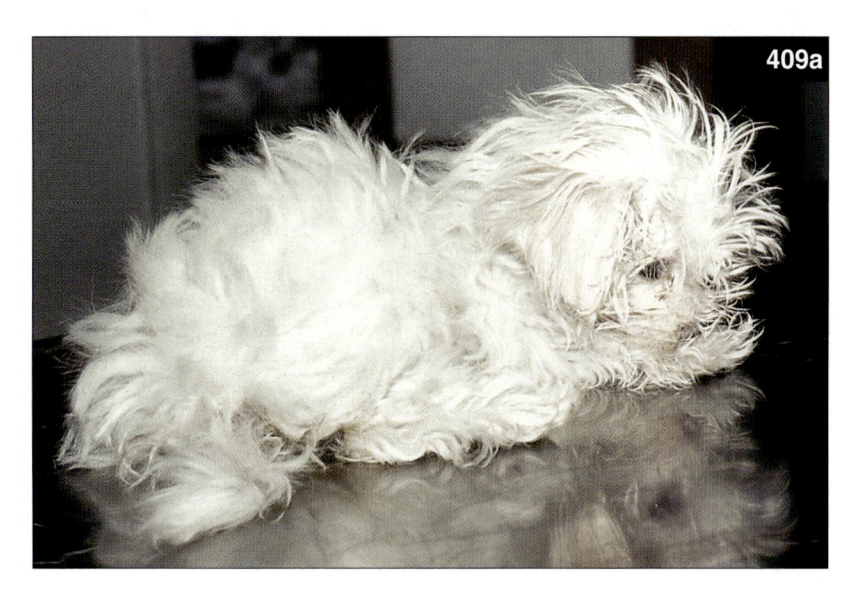

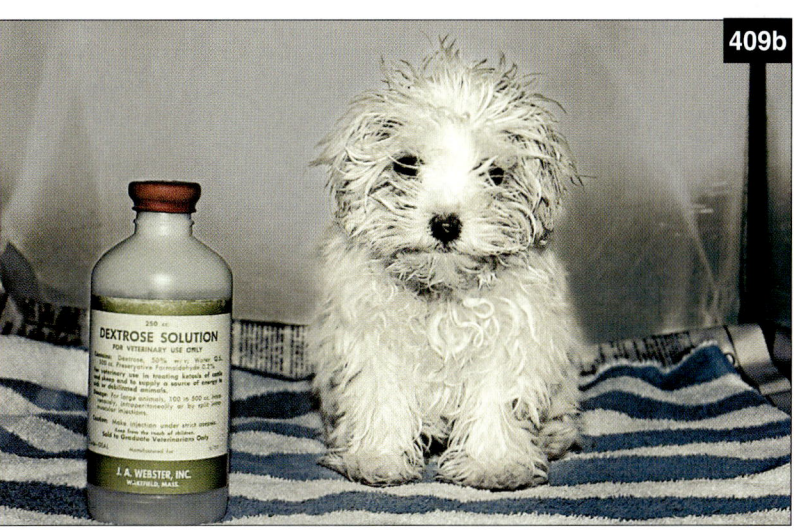

Doenças diversas

Índice

abscesso periapical 140
abscessos 40, 44, 87, 137-8
acetaminofeno, intoxicação por 246-7
acetato de medroxiprogesterona 160
ácido ascórbico 247
ácido dimercaptosuccínico (DMSA) 246
acrocianose 73
acromegalia 151, 160-1
Actinomyces, espécies 60
Addisoniano atípico 152
adenocarcinoma uterino 241
adenocarcinomas 175, 241
adenoma de paratireóide 179
agenesia de pálpebra 37
agulhas de costura 146
alopecia X 14
anasarca 193
ancilóstomas 132
anemia 96, 98-9
  hemolítica 102-3, 106, 109, 247
  normocítica normocrômica 170
anemia hemolítica auto-imune 102, 106
anemia hemolítica induzida por corpúsculos de Heinz 103, 247
anemia normocrômica normocítica 170
anisocoria 206
anomalia porto-cava 141
anticorpos anti-receptor de acetilcolina 210
anúria 183
aparecimento súbito de infiltrados pulmonares difusos 76
aranha viúva negra 254
arreio, lacerações 268
artrite 61
artrite séptica 61
Aspergillus 45-7
auto-aglutinação 96
azul de metileno 247, 255

baço 96, 280
betabloqueadores 64
bexiga 196, 201
bile no vômito 114
bilirrubinúria 114

blastomicose 49
bronquite 77
bronquite alérgica 77

calcinosis cutis 16, 155-7
cálculo vesical 185
cálculo vesical ectópico 185
calicivírus 50
carcinoma
  adenocarcinoma 175, 241
  adrenocortical 155
  célula transicional 197
  de pulmão 236-7
  de saco anal 235
  duodeno proximal 128
  espinocelular 216, 234-5
  espinocelular tonsilar 234
  intestinal 218-19
  mamário inflamatório 218, 228-9
  prostático 242-3
  pulmonar alveolar 239
  renal 243
carcinoma de célula transicional e cistite 197
carcinoma espinocelular da língua 234
carcinoma de duodeno proximal 128
carcinoma de saco anal 235
carcinoma duodenal 128
carcinoma espinocelular 216, 234-5
carcinoma mamário inflamatório 228-9
carcinoma mamário inflamatório linfangítico 218
carcinomas adrenocorticais 155
cardiomegalia 64
catalepsia 215
cataratas 30, 34
celulite 14
celulite juvenil 14
celulite retroorbital 40
cetamina 76
cetoacidose 162
choque 44, 264
choque séptico 44, 264
choque térmico induzido por hipoperfusão periférica 73

cirrose 136
cirrose macronodular 136
cirrose micronodular 136
cistite 186, 197
cistite enfisematosa 118-21, 182, 186
cisto dermóide 220
cistos da íris 39
clindamicina 122
colangiostase 114
colapso de traquéia 78-81
colecistite 118-21
colesterol 35, 275
colírio de atropina 32
coluna vertebral 211, 230, 242
coma 204
complexo granuloma eosinofílico 12, 26-7
conjuntiva 35, 101
coração 64, 66, 67, 68, 184
cório-retinite 34
córnea 33, 34, 35
corpo estranho intra-abdominal 272
corpos estranhos lineares 114, 142-5
corpos estranhos migratórios 146
corpos estranhos orais 146
corpos estranhos
  agulhas de costura 146
  esofágicos 123, 128
  gástricos 130-1
  intra-abdominais 272
  lineares 114, 142-5
criptorquidismo 184
cristais de biurato 118
cristais de biurato de amônia 118
cristalúria 252-4
cristalúria de monoidratos 253
cristalúria de oxalato 252-4
Cryptococcus 42, 52-4
Cushing (hiper-adrenocorticismo) 152-9
cutâneo, veja pele
cuterebriose 18

danazol (Danocrine) 96
deficiência de iodo 170
deficiência de taurina 68
deficiência de tiamina 284
demência 205
dente flutuante 189

dentes 147, 189
depressão 114
dermatite 18
dermatite de contato 18
dermatofitose 22
dermopatia hiper-estrogênica 167
diabetes/diabético 152, 162-3
dificuldade de micção 182
digoxina 64
dilatação gástrica aguda 121
dilatadas pupilas 204
Dirofilaria immitus 70
dispnéia 84-5
disrafismo 211
DMSA (esofagite causada por ácido dimercapto-succínico) 122
doença de gordura amarela 281-2
doença dental 147
doença intestinal inflamatória 114
doença intestinal inflamatória difusa 114
doença nasal 218
doenças congênitas 22, 169, 268
doenças do colágeno 22
dor abdominal 114, 116, 117
dor abdominal aguda 116, 117
drogas antiinflamatórias não esteroidais (AINE) 126

eclampsia 152, 278
ecocardiografia 64, 72
edema angioneurótico 17
edema pulmonar neurogênico 82-4
Ehrlichia canis 55, 98
embolia gasosa 65
êmbolo, carcinoma pulmonar 237
encefalopatia 214
encefalopatia urêmica 214
endocardite 69, 72-3, 184
endocardite bacteriana 72
endocardite marântica 69
endocardite vegetante 69, 72-3, 184
endocardite vegetativa/metrite 184
envenenamento 19, 103, 254-5, 259, 276 veja também intoxicação

envenenamentos 19, 254, 255, 276
envenenamento por aranhas 254
envenenamento por cícada 259
equimoses 104
eritrofagocitose 100
erupções 28
esferócitos 96
esôfago 114, 122, 123, 129
espiga de milho 145
esquizócitos 109
esteatorréia 125
estômago
   corpos estranhos 130-1
   distensão 121
   hiperplasia de mucosa antral 127
   úlceras 126-7
   vômito 114
estomatite 147
estrangulamento de filhotes 14
estrias, hiperadrenocorticismo 159
etilenoglicol 246, 252-4

febre 44
feminização 166, 168, 241
feocromocitoma 176-7
ferimentos da pele perineal 208
fezes negras 114
fígado 136, 137-8
flegmão 117
fraqueza neuromuscular 256
fratura do pênis 186
fundo de olho normal 37

gástrico veja estômago
gastroenterite 132, 133
glicocorticóides 127, 156
glicosúria 152
glossite 132
gluconato de cálcio 16
granuloma linear 20

hemangiossarcoma 222-5, 226
hemangioma 222
hemangiossarcoma atrial 225
hemangiossarcoma de átrio direito 225
hemangiossarcoma do músculo da coxa 225
hemangiossarcoma vertebral 226
hematúria 101, 182
hemoglobinemia 100
hemoglobinúria 100
hemólise 96, 255
hemólise fulminante 96
hemorragia
   cerebral 212

escleral 94
gastroenterite 133
hidronefrose 190
pancreatite 115
peniana 182
pulmonar 84
retina 40
tumor periadrenal 159
hemorragia cerebral 212
hemorragia de retina 32, 40
hemorragia em tumor periadrenal 159
hemorragia escleral 94
hemorragia na hidronefrose 190
hérnia diafragmática 88
hérnia inguinal contendo intestino 130
hérnia peritoneal-pericárdica diafragmática 92
hérnias 88, 92, 130
hidrométrio 200
hiperadrenocorticismo 152-9
hiperadrenocorticismo induzido pela hipófise (HIH) 16
hipercalcemia 179
hipercolesterolemia 35, 152
hipercortisolismo 162
hiperelastose cutis 22
hiperestrinismo 164-8, 220
hiperglicemia 152
hiperinsulinemia 175
hiperlipidemia 35, 36, 274-5
hipermacroglobulinemia 36
hiperostose 269
hiperostose do calvário 269
hiperparatireoidismo 179
hiperplasia 127, 173, 179
hiperplasia adenomatosa 173
hiperplasia cística do endometrial 164
hiperplasia de endométrio 164
hiperplasia de mucosa antral 127
hiperplasia fibrosa epitelial 179
hiperplasia fibrosa epitelial mamária 179
hiperplasia gengival 160
hipersensibilidade a metimazol 173
hipertrofia 67, 135, 277
hipertrofia muscular 135
hipertrofia muscular ileal 135
hipervitaminose A 264
hipoadrenocorticismo 171
hipocalcemia 152, 278
hipofosfatemia 179
hipoglicemia 152, 282
hipoperfusão 73
hipopituitarismo 178
hipoproteinemia 193

hipotireoidismo 169-74
   anemia normocítica normocrômica 170
   deficiência de iodo 170
   hiperlipidemia 274
   hiperplasia adenomatosa 173
   hipersensibilidade a metimazol 173
   hipoadrenocorticismo 171
   hipotireoidismo congênito 169
   neuropatia 172
histoplasmose 56

icterícia 134
imunocomprometimento 44
infarto genital 188
infarto por trombo 71
infarto tissular 158
infecção por *Rhodococcus* 24
infiltrados pulmonares difusos 76
inseticidas 261
insuficiência cardíaca congestiva 67
insuficiência pancreática exógena (IPE) 124-5
insuficiência renal crônica 182, 192
insulinoma 175
intestino 114, 128, 130, 135, 141-5, 218-19
intestino delgado 141, 142-5
intoxicação por anticongelante 246
intoxicação por ferro 256
intoxicação por organofosforados 256-7
intoxicação por permetrina 261
intoxicação por rodenticida 96, 246, 248-50
intoxicação por rodenticida brometalina 249
intoxicação por rodenticida colecalciferol 250
intoxicação por zinco 260
intoxicação urêmica 180
intoxicação veja envenenamento
intoxicação
   acetaminofeno 246-7
   chumbo 103, 246, 250-1
   etilenoglicol 252-4
   ferro 256
   organofosforados 256-7
   permetrina 261
   rodenticidas 96;246,248-9,250
   zinco 260
intoxicação/envenenamento por chumbo 103, 246, 250-1

IPE (insuficiência pancreática exócrina) 124-5
isostenúria 182

lacerações por arreio 268
Lactrodectus mactans, antiveneno 254
leishmaniose 49
lesão por fumaça e queimadura 267
leucopenia 44, 76, 96
linfangectasia 139
linfangiossarcoma 232
linfedema 268
linfoma 230-1, 232
linfoma ocular 39
linfossarcoma 231
linhas de urina 182, 183
lipemia retinalis 36, 274
lipidose 133
lipidose hepática 133

macroadenoma 153
macroaglutinação 102
mastite séptica 229
materiais ingeridos 127
melena 114, 139
membranas mucosas 112
meningite 211
meningite responsiva a esteróide 211
mesotelioma pericárdico 64
metahemoglobinemia 247
4-metilpirazol 246
metrite focal gangrenosa 199
metrite gangrenosa 199
miastenia gravis 210
micobactérias 48
micobactérias atípicas 48
micoplasmose 104
microftalmia 38
Microsporum gypseum 19
mieloma 227
mieloma múltiplo 227
miocardiopatia 66-7, 68
miocardiopatia dilatada 66, 68
miocardiopatia felina 66-7, 68
mioglobinúria 191
mioneuropatia 158
miopatia 279
miopatia hipocalêmica 279
miosite 265, 273-4
miosite eosinofílica 273-4
miosite fibrosante atrófica 265
mordidas de boca de algodão 256
mordidas de cascavel 258-9
mordidas de cobra coral 255
mordidas de cobras 246, 255, 258-9
mordidas de víbora de tocas 256

mordidas por mocassin d'água 256
moscas Cuterebra 18
mucosa 127, 132, 266
mucosa cianótica 244
mucosas amarelas 112

narcolepsia 215
necrólise epidérmica tóxica (NET) 21
necrose uterina 199
neuropatia 162-3, 172, 255
Nocardia 60

olhar vazio 204, 284
olho 32-5, 40, 94, 204
oligúria 152, 182
osteodistrofia 189, 192, 194-5, 277
osteodistrofia renal mandibular 194
osteodistrofia renal maxilar 195
osteopatia 238, 269-1
osteopatia craniomandibular 269-1
osteossarcoma 221
osteossarcoma telangectásico 221
ovários císticos 164, 165

palmeira sago 259
pancitopenia 101
pancitopenia induzida por vírus de leucemia felina (VLF) 101
pâncreas 113, 115-17, 124-5, 175
pancreatite aguda 115-17, 148
pancreatite necrótica 115
pansteatite 281
pan-hipoproteinemia 139
paniculite 24
paniculite nodular 24
papilite 38
paralisa de par de nervo craniano V 213
paralisia 204, 213, 214
paralisia de Bell 214
paralisia de par de nervo craniano VII 214
partículas radiodensas 246
patologia de nervo facial 204
patologia nervosa 204
patologia uretral 182
pele 14, 268, 278
　　blastomicose 49
　　hemangiossarcoma 222-3
　　linfoma 230-1, 232
　　sinais de sepsis 55
　　tumores de mastócitos 218
pênfigo vulgar 25
pênis 186, 188, 200
perda de sangue oculto 114

peritônio quiloso 272
peritonite 116
peritonite infecciosa felina (PIF) 51
petéquias 101, 104-5
picadas de formiga 19, 276
picadas de formiga de fogo 19, 276
pigmentúria 191
piométrio 182, 191, 196, 220
pionefrose 198
piotórax 60, 84, 87
pitiose 23, 58-60
pletora 105
pleurite 60, 84
pleurite supurativa 60, 84
pneumonia 44, 76, 86
pneumonia bacteriana mais leucopenia 76
pneumonia granulomatosa 86
pneumonia lipóide 86
pneumonia por aspiração 76
poiquilocitose 106
poliartrite 50, 282-3
poliartrite auto-imune 283
poliartrite inflamatória 282
policitemia 105
postura de Schiff-Sherrington 206
precipitados ceráticos 36
próstata 182, 242, 243
prototecose 56-7
pseudo-hermafroditismo 200
Pseudomonas 20, 55
pulgas 98-9, 109, 261
pulmão veja pulmonar
pulmonar
　　abscesso 87
　　carcinoma 236-7, 239
　　edema 66, 67, 76, 82-4
　　hemorragia 84
　　infiltrados 76
　　metástases 224
　　osteopatia 238
　　trombose 88-9, 106-7
pupilas dilatadas 204
Pythium insidiosa 58

queimadura por fio elétrico 74, 82
queimadura por hidróxido de sódio 257
queimadura por soda (hidróxido de sódio) 257
queimaduras 74, 82, 262, 266-7
queimaduras do dorso 262-267
queimaduras extensas de mucosa facial 266
queimaduras iatrogênicas de pele 266
queimaduras laterais no dorso 262, 267

queratite 35
querion 19

radiografias 64, 76-88, 90-2, 120, 135
rânulas 142
renal
　　carcinoma 243
　　edema subcapsular 187
　　fibrose 192
　　hematúria 193
　　insuficiência 182
　　osteodistrofia 189, 194-5
　　piogranulomas 51
renomegalia bilateral 182
resposta à insulina 152
resposta transitória à insulina 152
rigidez cervical 212
rim veja renal
rinite 93
rinossinusite induzida por espécies de *Bordetella* 93
rins policísticos 198
riso sardônico 208
rodenticidas anticoagulantes 96, 246, 248-9

sabão de cálcio 116, 117
saculite anal 44
sarna 29
sarna por *Cheyletiella* 15
sarna sarcóptica 29, 257
sepsis 20, 55, 61, 114
síndrome da disfunção múltipla de órgãos (SDMO) 115
síndrome da veia cava anterior 110-11, 235
síndrome de Horner 41, 202, 204-5, 213
síndrome de Pancoast 41
síndrome de resposta inflamatória 115
síndrome de resposta inflamatória sistêmica (SRIS) 115
síndrome vestibular 213
Solenopsis invicta 276
solitárias 132
succimer 246

testículo criptorquídico torcido 182
testículos 166, 182, 240-1
tétano 207-9
tinha 22
tomografias computadorizadas 154
torções 280
tosse 76
traquéia 76, 78-81
tratamento com fluido intra-ósseo 265
tratamentos com cálcio, chumbo 251
tratamentos com fluidos 265
tricobezoar 148
trombo aórtico em sela 69
trombo atrial 65, 66
trombo em sela 71
trombocitopenia 96, 101, 108-9
tromboembolia 70
tromboflebite 163
trombose 70, 88-9, 90, 106-7
trombose em sela 63
tumor cerebral de lobo frontal 205
tumor de células Sertoli 240
tumor de lobo cerebral 205
tumor maligno de adrenal 154
tumores de células tecais 220
tumores de mastócitos 218, 242
tumores de medula adrenal 176
tumores hipofisários 154
tumores mamários 218, 228-9
tumores venéreos 233
tumores venéreos caninos transmissíveis 233
tumores venéreos transmissíveis 233

úlcera dendrítica 35
ulceração sublingual 143
úlceras
　　dentrídica 35
　　estomatite 147
　　gástricas 126-7
　　perfuração de úlcera de córnea 34
　　sublinguais 143
ultra-sonografia 118-21, 197
urticária (erupção) 28, 259
uteromegalia 196
uveíte 32-3
uveíte anterior 32-3

varizes 136
vasculite 285
veia cava 110-11, 176, 235
ventilação com pressão final respiratória positiva (PERP) 84
vermes arredondados 132
vermes cardíacos 62, 64, 70
vesícula biliar 114, 118-21
vitaminas 264, 284
volvo 135
vômitos 114, 138, 148-9
vômitos fecalóides 138
von Willebrand, doença de 97